NEUROLOGICAL SURGERY

脳神経外科
M&M
カンファランス

■監修
寳金清博
北海道大学大学院医学研究科脳神経外科教授

■編集
森田明夫
日本医科大学大学院脳神経外科学大学院教授

MEDICAL VIEW

本書では，厳密な指示・副作用・投薬スケジュール等について記載されていますが，これらは変更される可能性があります。本書で言及されている薬品については，製品に添付されている製造者による情報を十分にご参照ください。

Management and Avoidance of Complications in Neurosurgery

(ISBN978-4-7583-1558-6 C3047)

Editors: Yoshihiro Houkin, Akio Morita

2016. 10. 10 1st ed

©MEDICAL VIEW, 2016
Printed and Bound in Japan

Medical View Co., Ltd.
2-30 Ichigayahonmuracho, Shinjyukuku, Tokyo, 162-0845, Japan
E-mail   ed @ medicalview.co.jp

監修序文

　最初，森田明夫教授から本企画をうかがったとき，逡巡するものがあった．それには2つの理由がある．1つは，現在の医療事故調査の確立に至る困難な経緯を長く目撃してきた者として，「M&M」ということが，筆者らの意図を離れて，誤解を受けるのではないかという危惧であった．もう1つは，本書が広い意味で「失敗学」に関係するものであるということであった．結果として，こうして完成した本書を手にして，すべてが杞憂であったと感じている．

　「失敗」と「過誤」は，因果の関係で結ばれている．失敗は結果であり，「過誤」は，以下に示す3つの主な原因の1つである．
①「過誤」によるもの（ヒューマンエラー）
②「リスクを織り込み済みの戦略・挑戦」によるもの
③生体系のもつ複雑系のために予想できない原因によるもの
　本書では，一流の術者の貴重な経験が多数記載されており，脳神経外科におけるM&Mとして，十分な領域がカバーされている．多くは，上記に②③に分類されるものである．「合併症に学ぶ」という論理の背景には，合併症の経験を共有することで，合併症を予防できるというロジックがある．
　実際には，PDCAサイクルが有効なのは，②③のタイプの失敗である．言い換えると，①のタイプのヒューマンエラーは必ずしもPDCAサイクルが機能しないことも認識すべきである．原発事故などをみても，「失敗学」の裏返しである「安全学」が，根本的な欠陥をもっていたことがわかる．「失敗」が完全に予想可能ではないことと（上記③），それに加えて，ヒューマンエラー（上記①）が重なると，「失敗」が曖昧なものになり，放置されてしまうことがある．
　こうした失敗学への批判は，医療におけるM&Mの試みに対しても厳しい．しかし，私達，医療者は，地道にこうしたさまざまな合併症や患者にとって望ましくない結果の解析は続ける努力を辞めてはいけない．脳神経外科は，複雑系を扱う実学の代表であり，本書はその実例が満載である．また，治療上，リスクを織り込み済みの判断が，どのような結果をどのような状況で引き起こすかは，実際の経験から学ぶしかない．
　本書は，こうした医療事故に対する社会的に厳しい状況のなかで，M&Mを正面から取り上げた力作である．

　森田明夫教授の高い情熱と使命感で，本書が世に出ることになった．このタイミングは，期せずして，絶妙なものとなった．読者は，多くは臨床の前線にいる新進気鋭の先生方であろうと思われる．従って，最近，厚生労働省から示された特定機能病院における医療安全の要件の厳格化の制度設計を詳細にはご存知ないと思われる．
　多くの重要な要件があるが，高難度新規技術に関する病院としての審議体制（委員会）の設置は外科系には最も重要なものである．「高難度新規技術」の定義は，当然のことながら，明確な一線は引かれていない．例えば，橈骨動脈を用い頭蓋外－頭蓋内のhigh flowの血行再建術などは，すでに多数例の経験のある術者が自ら行う場合には，「高難度新規技術」には当た

らない。一方で，例えば，深部の脳動静脈奇形の手術が，「高難度新規技術」になる施設もありうる。言い換えると，この判定は，術者や施設の力量による。今後，本書に示されたさまざまな経験の共有は，今後の脳神経外科治療の「難度」を考えるうえできわめて貴重なものである。

　発刊に際して，もう，次の改定を期待するというのは，勇み足かもしれない。しかし，こうしたM&Mの蓄積は適時，更新される必要がある。また，できれば，こうした結果が悪い場合における，術者の心理とそこからの立ち直りの方法も私達外科医は，考える必要がある。特に，若い研鑽中の脳外科医は，大なり小なり，修練中に合併症で辛い経験をすることになる。脳神経外科学における「失敗学」と「立ち直り」の原点として，本書が発展することを期待している。

2016年9月

北海道大学大学院医学研究科脳神経外科教授
寶金清博

序文

　うまくいかなかったことは人を成長させる。しかし医療，特に外科領域ではうまくいかないということはすなわち患者たちの損失につながる。同じ失敗ばかりをしていてはわれわれを信頼して命を預けてくれた患者たちに本当に申し訳ない。一般の医療については多くのヒヤリハットや医療事故情報が集積され，さまざまな解析がなされてきた。しかし外科領域では，小規模な研究会で失敗経験が語られることはあるが，システマティックに症例が集積され，共有されることは少なかった。
　本書の目的は，**脳神経外科に関与する症例のなかで，特に手術に注目してうまくいかなかった症例の経験と対応策を，広く読者に共有してもらうことにある。**
　脳神経外科医師として一生を生きるうえで経験する症例には限りがある。出会ったことのない，思わぬことが起こったときに，それに対応する引き出しを，富山の薬売りのようにもっていることを目指すきっかけになればと思う。
　そのために本当に数多くの先生の経験を紹介してもらった。さまざまな臨床病院に参加していただき2010年からはじめた「南十字星脳神経外科手術研究会」や，2014年より東京医科大学の河野教授とともにはじめた「手技にこだわる脳神経外科ビデオカンファランス」では，そのようなうまくいかなかった症例の原因と対応策をdiscussionすることを主なテーマとしている。本書に掲載された症例は，そのような会で提示された例であったり，また普段からよく自分の反省点について真摯に発表をされている先生方にお願いをして記載してもらったものである。脳神経外科医であれば誰も理解してくれると思うが，それぞれの先生はその症例には精魂を込めて診療をしており，きわめて重い責任感と慚愧の想いを抱いている。またこのような経験は次にいつ自分に起こるかわからないものである。決して揚げ足を取ったり，また失敗を追求することなどをして欲しくない。ぜひこのような失敗をしないように，またそのような例に出会ったときどのような対応をすべきかの参考にして欲しい。
　われわれの日常臨床においては，ごく些細な問題の発端をみつけられる，見分けられる嗅覚を身につけねばならない。そのためには日頃から診療科のなかおよび施設内，あるいはグループ内で，さまざまな危険に陥るところだった，または陥ってしまった症例について，情報を共有し，忌憚のない意見を言い合い，そしてその患者をよりよい方向に向け，二度と同じ過ちをしない努力をしていかねばならない。それは日頃の姿勢として日常のカンファランスとして行ってもよいが，システマティックに行う本書のタイトルでもあるM&Mカンファランスとして行ってもよいと思う。本書にはうまくいかなかった症例以外に，そのような体制の作りかたや日常診療における心構えなどを，その道を追求している先生方にまとめて記載してもらっている。ぜひ本書を明日の日常診療に役立てて欲しい。

　　少しでも脳神経外科の手術から合併症が減ることを祈って―――

2016年9月

日本医科大学大学院脳神経外科学大学院教授
森田明夫

目次

I 総論

M&Mカンファランスの勧め ……………………………………… 森田明夫　14

II 開頭，硬膜下出血，水頭症手術の合併症と対策

穿頭術の合併症　慢性硬膜下血腫の手術トラブルから学ぶもの ……………… 28
開頭におけるM&M …………………………………………………………… 32
脳室－腹腔シャント，脳室ドレナージの合併症 ……………………………… 36
開頭，硬膜下出血，水頭症手術におけるM&Mの総括 …………… 森田明夫　45

III 脳血管障害の手術における合併症と対策

脳動脈瘤

巨大動脈瘤 …………………………………………………………… 上山博康　52
脳血管障害手術でやってはいけないこと，ピットフォール ………………… 64
脳動脈瘤手術の合併症と注意点 ……………………………………………… 70
これはしてはいけない　脳血管手術例 ……………………………………… 79
脳動脈瘤クリッピングのM&M ……………………………………………… 87
脳動脈瘤手術合併症，やってはいけないこと　脳底動脈先端部瘤の症例 …… 92
脳血管障害　痛恨の1例 ……………………………………………………… 96

脳動脈瘤：診断・治療計画

出血部位の診断と対策 ………………………………………………………… 104
出血部位の判断　くも膜下出血での出血部位判断の合併症と対策 ………… 110

脳動脈瘤：アプローチと手技

静脈損傷　脳動脈瘤手術の合併症 …………………………………………… 115
内頚後交通動脈瘤クリッピングの合併症と対策
　動脈瘤頚部損傷により不完全クリッピングとなった症例 ………………… 127
脳動脈瘤手術におけるpremature ruptureと対応策 ………………………… 135

脳動脈瘤塞栓術における術中破裂と対策 …………………………………… 142

脳動脈瘤：再発例
　　脳動脈瘤クリッピング後の早期の再発 …………………………………… 147
　　脳動脈瘤（内頚動脈－後交通動脈瘤）　長期経過の再発 ……………… 152
　　脳動脈瘤（中大脳動脈瘤）　長期経過の再発 …………………………… 158

脳動脈瘤：予期せぬ因子
　　高齢者脳動脈瘤 …………………………………………………………… 164
　　高齢者の未破裂脳動脈瘤クリッピングにて母血管狭窄を生じた症例 … 173
　　Suction decompressionおよび不十分な血圧のため
　　　脳灌流圧低下をきたしたと考えられた1例 …………………………… 177

巨大・大型・血栓化動脈瘤
　　巨大動脈瘤における穿通枝温存 ………………………………………… 182
　　巨大動脈瘤における視力障害 …………………………………………… 188
　　Elongated styloid processにより狭窄をきたし再建を行った
　　　high flow bypassの1例 ………………………………………………… 192
　　脳血管障害における痛恨の症例 ………………………………………… 197
　　脳動脈瘤手術M&Mの総括 ………………………………… 森田明夫　204

虚血手術：頚部血管の手術
　　CEA手術における総頚動脈離断と再建法 ……………………………… 209
　　CEA術後に重篤な誤嚥性肺炎をきたした1例 ………………………… 216

虚血手術：頭蓋内血管の手術
　　左内頚動脈閉塞症の1例 ………………………………………………… 220
　　急性期バイパス術のM&M ……………………………………………… 225
　　急性期開頭血栓除去の1例 ……………………………………………… 229
　　STA－MCA bypass術の合併症　Recipientの選択 …………………… 235
　　STA－SCA bypassの灌流不全および
　　　術後の血圧降下による広範な小脳梗塞を生じた1例 ………………… 240
　　脳梗塞超急性期血行再開通療法における合併症と対策 ……………… 245
　　脳血管内治療後の後腹膜血腫 …………………………………………… 250
　　虚血性脳血管障害の手術におけるM&Mと対策，総括 ………… 森田明夫　254

IV 脳腫瘍の手術における合併症と対策

グリオーマの手術

脳出血とグリオーマの症例 ……………………………………………………… 260
グリオーマと脳梗塞 ……………………………………………………………… 264
術後片麻痺をきたした insular glioma
　術中MRIと resectability について …………………………………………… 269
グリオーマ手術における合併症と対策　生検術と開頭腫瘍摘出術 ………… 273
後方言語野近傍の再発神経膠腫に対する摘出症例 …………………………… 278

良性腫瘍，頭蓋底腫瘍

小脳橋角部腫瘍の合併症例 ……………………………………………………… 285
内頚動脈を巻き込む前床突起髄膜腫 …………………………………………… 292
頭蓋底手術の合併症の1例 ……………………………………………………… 296
頭蓋底手術における動脈損傷 …………………………………………………… 302
脳腫瘍手術の痛恨の1例　小脳橋角部，錐体斜台部類上皮腫の症例 ……… 307
小脳浮腫をきたした症例 ………………………………………………………… 314
Remote hemorrhage, remote event の症例 …………………………………… 320
静脈出血 …………………………………………………………………………… 325
High jugular bulb 症例の合併症 ………………………………………………… 332
再発斜台・錐体髄膜腫の症例 …………………………………………………… 336
頭蓋底手術の合併症　痛恨の1例　再発海綿静脈洞部髄膜腫の症例 ……… 342
前錐体アプローチの合併症　三叉神経損傷 …………………………………… 348
頭蓋底手術と髄液漏対策 ………………………………………………………… 351
髄液漏に苦しめられた症例 ……………………………………………………… 357
脳腫瘍の手術におけるM&M ………………………………………… 森田明夫　362

V 内視鏡手術の合併症と対策

内視鏡手術におけるピットフォール …………………………………………… 368
内視鏡下血腫除去の盲点　術中出血例 ………………………………………… 376
経鼻的手術後のくも膜下出血 …………………………………………………… 383
経鼻頭蓋底手術の合併症 ………………………………………………………… 391

内視鏡手術の合併症と対策，総括 ………………………………………… 森田明夫　397

VI 脊髄手術の合併症と対策

脊髄手術の髄液漏と対策 ……………………………………………………………… 400
頚椎術後C5麻痺の1例 ………………………………………………………………… 405
脊髄手術の合併症 ……………………………………………………………………… 410

VII てんかん・機能外科手術の合併症と対策

てんかん外科に関連する術後精神症状 ……………………………………………… 416
側頭葉てんかんに対する側頭葉切除後の記銘力障害 ……………………………… 425
てんかん手術の合併症
　脳溝に沿った軟膜下皮質多切術（vertical MST）による脳内出血と脳腫脹 ………… 431

VIII 対策のまとめ

合併症を起こさないための手術教育 …………………………………… 岡本新一郎　438
脳血管障害手術などのローカルルールと合併症の回避 ……………… 石川達哉　446
脳神経外科手術の失敗学 ………………………………………………… 井川房夫　450
脳血管障害手術の合併症防止のための技術修練と知識 ……………… 上山博康　458
脳血管内治療におけるM&M …………………………………………… 村山雄一，ほか　466
脳神経外科手術と平常心 ………………………………………………… 谷川緑野　478
合併症をきたさないための組織の体制作りとガバナンスの構築
　………………………………………………………………………………… 塩川芳昭，ほか　486
合併症対応の社会的側面 ………………………………………………… 森田明夫　492
脳神経外科手術の合併症の集計と対策 ………………………………… 森田明夫，ほか　500
総括　医療安全のためのM&Mと失敗学 ……………………………… 森田明夫　504

索引 …………………………………………………………………………………… 508

執筆者一覧（敬称略）

■ **監修**

寶金　清博　　北海道大学大学院医学研究科脳神経外科教授

■ **編集**

森田　明夫　　日本医科大学大学院脳神経外科学大学院教授

■ **執筆者**（五十音順）

阿久津博義	筑波大学医学医療系脳神経外科講師
井川　房夫	広島大学大学院医歯薬保険学研究科脳神経外科学准教授
石川　達哉	秋田県立脳血管研究センターセンター長
石田　敦士	社会医療法人森山記念病院脳神経外科医長
梅岡　克哉	日本医科大学千葉北総病院脳神経外科講師
大石　英則	順天堂大学医学部脳神経外科脳神経血管内治療学教授
大熊　洋揮	弘前大学大学院医学研究科脳神経外科学教授
大里　俊明	中村記念病院副院長
大瀧　雅文	帯広厚生病院副院長，脳神経外科
大畑　建治	大阪市立大学大学院医学研究科脳神経外科学教授
大宅　宗一	埼玉医科大学総合医療センター脳神経外科准教授
岡本新一郎	医療法人清仁会亀岡シミズ病院副院長，脳神経外科部長
門岡　慶介	亀田総合病院脳神経外科医長
上山　博康	札幌禎心会病院脳疾患研究所所長
川合　謙介	自治医科大学脳神経外科教授
菊田健一郎	福井大学医学部脳脊髄神経外科教授
木村　俊運	NTT東日本関東病院脳神経外科主任医長
黒木　貴夫	東邦大学医療センター佐倉病院脳神経外科
黒田　　敏	富山大学医学部脳神経外科教授
河野　道宏	東京医科大学脳神経外科主任教授
後藤　剛夫	大阪市立大学大学院医学研究科脳神経外科学講師
齋藤　　清	福島県立医科大学医学部脳神経外科教授
櫻井　寿郎	旭川赤十字病院脳神経外科
佐々木雄彦	函館脳神経外科病院診療部長
塩川　芳昭	杏林大学医学部脳神経外科教授
白銀　一貴	関東労災病院脳神経外科
神宮字伸哉	福島県立医科大学医学部脳神経外科
鈴木健太郎	日本医科大学大学院神経内科学
楚良　繁雄	東京警察病院脳神経外科部長
髙井　敬介	東京都立神経病院脳神経外科医長
高橋　雅道	国立研究開発法人国立がん研究センター中央病院脳脊髄腫瘍科

瀧澤　克己	旭川赤十字病院脳神経外科部長
谷川　緑野	札幌禎心会病院副院長，脳卒中センターセンター長
田原　重志	日本医科大学大学院脳神経外科学講師
玉置　智規	日本医科大学多摩永山病院脳神経外科部長
津田　宏重	帯広厚生病院脳神経外科主任部長
時村　　洋	鹿児島大学大学院医歯学総合研究科脳神経外科准教授
長尾　建樹	東邦大学医療センター佐倉病院脳神経外科教授
永谷　哲也	名古屋第二赤十字病院脳神経外科神経内視鏡センターセンター長
成田　善孝	国立研究開発法人国立がん研究センター中央病院脳脊髄腫瘍科科長
西　　　徹	済生会熊本病院副院長，脳卒中センター脳神経外科部長
西原　哲浩	内科・脳神経外科西原クリニック院長
西村　健吾	東京慈恵会医科大学脳神経外科・脳血管内治療部
野田公寿茂	札幌禎心会病院脳神経外科医長
羽賀　大輔	三郷中央総合病院脳神経外科部長
波出石　弘	亀田総合病院脳神経外科主任部長
亦野　文宏	日本医科大学大学院脳神経外科学
松尾　成吾	社会医療法人森山記念病院院長，脳神経外科部長
丸山　隆志	東京女子医科大学脳神経外科講師
宮北　康二	国立研究開発法人国立がん研究センター中央病院脳脊髄腫瘍科外来・病棟医長
村井　保夫	日本医科大学大学院脳神経外科学講師
村山　雄一	東京慈恵会医科大学脳神経外科・脳血管内治療部教授
森　健太郎	防衛医科大学校脳神経外科教授
森岡　基浩	久留米大学医学部脳神経外科学教授
森迫　拓貴	大阪市立大学大学院医学研究科脳神経外科学講師
森田　明夫	日本医科大学大学院脳神経外科学大学院教授
森野　道晴	東京都立神経病院脳神経外科部長
森本大二郎	日本医科大学大学院脳神経外科学
森脇　　寛	函館脳神経外科病院
山口　文雄	日本医科大学大学院脳神経外科学准教授
山﨑　文子	群馬大学医学部附属病院病理部
山本　貴道	聖隷浜松病院副院長，てんかんセンター
萬　　知子	杏林大学医学部麻酔科主任教授
渡邉　　督	名古屋第二赤十字病院脳神経外科神経内視鏡センター
渡部　寿一	中村記念病院脳神経外科副部長
鰐渕　昌彦	札幌医科大学医学部脳神経外科准教授

#　第 I 章

総論

I 総論

M&Mカンファランスの勧め

森田明夫　日本医科大学大学院脳神経外科学

　M&Mカンファランスという言葉に出会ったのは1990年頃米国のMayo Clinicでレジデントをしているころである。医療のしくみはなにをとっても米国が一歩前を進んでいる（一方で退化も）。その言葉にしても，医療安全にしても，日本ではいまや当たり前のように語られるようになっており，どの病院も医療安全対策のためにそれを専業とする副院長をおいたり，教授をおいたりして，最も重要な業務とする傾向もみられる。当時の米国でどうだったかというと，やはりはじめは試行錯誤であった。どこまで誰がいうべきか？　明らかに術者（Mayoの世界の第一人者とされるprofessor）の操作ミスであっても，直接受け持っているレジデントがそれを口にすることはできず，もし下手なことをいえば，首が飛ぶか？　意地悪されるか？　評価が下げられるか？　あるいは閑職に追いやられるということが容易に予想できた。

　しかし本当に真摯なprofessorはそれを皆の前で，土曜日のカンファランスで自ら申告していた。これには驚いたし，その積み重ねがその先生の手技を改善し，症例対応をよりよくし，またその先生の正直な説明は家族のよりよい納得をうながし，また感銘をもさせていた。そしてさらにその先生の評価をあげることにつながった。

　一方で，そうでない先生も数多くいた。その先生はたぶんMayoの教授になったことが人生の終着点であり，それを逃したくない，そこを追いやられるような評価は受けたくないという大前提の心構えがあった。ときにカンファランスでは「なんでこんなことになっているのかわからない」と発言する。そのときにスクラブしていたレジデントにきけばそれは本当に荒っぽい手術であったという。ときには開・閉頭を担当したレジデントのせいにしたりもする。脳神経外科のレジデントは全米の医学生なかでも10％以内の成績のさらにトップクラスのものが選抜される超狭き門である。各学年2〜3名選抜されレジデント同士の仲はとてもよい。そのような相手に理不尽な物言いをすれば，いくらprofessorといえども評価は下がり，前者であるchairmanやレジデント教育担当のスタッフはレジデントの気持ちをよくわかってくれる。その当該先生はMayoに結局飽き足らずどこかのprivateで開業したともきく。その後，名も売れてこないので（やや専門が違うので知らないだけかもしれないが），あまり華々しい活躍はできなかったのではないかと思う。

　脳神経外科医にとって最も重要で基幹となる仕事である手術や患者ケアについて，いい加減な説明しかできないのであれば，それは自分の人生を否定すること

であり，例えば学会の役員とか(かなり出世欲の強い人であったように思う)ほかの仕事もきっちりとはできないのではないかと想像する．このようにともすればM&Mカンファランスでの発言は，医師としての資質，人間性，そして大げさにいえばその人の人生を映す鏡ともいえる．

さて米国でもやはりM&Mは形骸化と実質性を繰り返している．それは担当する人の努力によることは明らかである．日本ではどうか？　今まで2つの施設(NTT東日本関東病院と日本医科大学)でM&Mカンファランスをしているが，自分が最も上の立場ではあるので，当然自分が最も自分に厳しくないとほかの人に厳しくできない．またいくら技術不足，病気のためのもの，そのほかいろいろな案件があると思うが，どれもそれは個人の資質や責任に負わせるものではなく，組織の改善によって解決する努力をしなければならない大前提がある．

誰かに厳しくしても，それはその人一人のためではなく，ほかのそれを聞いている若手への言葉であり，また個人的な批判ではなく，自ら率いる体制の問題を検証すべきことなのである．

一例，その点を筆者自身が考えを履き違えていたことがあった．事例はとんでもない手技によるものである．色々な下準備をせず手術をして，特殊な独自の方法で操作を行い，術後脳出血をきたし，患者に重大な被害を生じた．どうしてもそのような準備不足，機器の扱いが許せず，その術者には家族への説明，1カ月間の謹慎と反省文，その手技を多数行う他施設の見学と報告をノルマとして与えた．後半はよいとしても今考えれば，個人にすべて責任を負わせるのは大きな誤りである．まだその本人には謝罪する機会を得ていない．むしろそのような下準備をあらかじめ確認せずに手術を許可した責任者としての自分の責任はどうなるのか？　なぜ看護師を含めて抗凝固薬投与時の対応措置がマニュアル化していないのか？　道具の扱いに際して，その術者はそれまでも同様な手技をして結果オーライになっていた可能性がある．それを見逃していたのではないか？

医療事故は氷山の一角であるという．医療事故として表面に出ていなくてもヒヤリハットの事象，誤りがあっても結果的には表面にはでてこないこともある．

M&Mカンファランスはそのような氷山の一角だけをあぶり出すのではなく，危険になりそうであった症例もすべて洗い出し，最終的にごくわずかな齟齬も防ぐために対応措置を取ることが目的であることを忘れるべきではない．決して形式的にM&Mを開催すればよいという訳ではなく，できる限り実質的なカンファランスとなるために努力と改善を繰り返してゆかねばならない．

M&Mを見聞すればその組織のありかた，臨床力，そして将来への発展性もみることができるであろう．

以下に，これまでの反省も踏まえて，筆者らがしてきたM&Mカンファランスの内容と今後の方針についてまとめたい．

M&Mカンファランスの大前提

　　M&Mカンファランスは個人の過失や実力のなさを明らかとして，それを注意し，改善をうながすためのものではない．合併症の犯人探しをするためのものでは決してない．基本的には，ある不注意，準備不足，認識不足，未知，そのほかの原因・契機となる事象があれば，このようなことが起こることを皆に周知し，知識・情報を共有するために行うものである．そしてその当事者に対する対策を講じて，さらに悪い方向へ向かないようにすること，そして願わくはその事例が二度と起きないように対応策を考え，その知識と技術を皆で共有することが大きな目的である．個人的な注意であれば，皆の前でする必要はなく，上級医，指導者が直接本人にいえばよいことである．そこを履き違え，個人を皆でよってたかって責めれば，ハラスメントにもなりかねないし，彼や彼女の同僚は今後の医療に萎縮するようになるだろう．

　　合併症は，起こすべきではないが，もし起こってしまったのであれば，その患者の合併症を最大限に回復させる対策を診療スタッフ全員で立て実施し，またそのようなことが二度と起こらないようにすることが，患者や家族，社会へのわれわれの責務である．

M&Mカンファランスとは？　その方法と対象

　　M&MカンファランスとはMorbidity & Mortality conferenceとしてその組織で経験した症例すべてに対して発生した事象を申告し，その患者への被害の程度，原因を明らかとし，対応策を講じるというカンファランスのことである．前記したように可能であればM&Mとなっていないヒヤリハット症例，結果的には問題なかったが，プロセスとしては問題が起こってもおかしくはなかった症例についても取り上げるシステムがあることが望ましい．

　　まず対象である．入院，外来患者すべてを含むことが望ましいが，現在の忙しい日常業務では入院となった症例全例の検討を行うのが精一杯である．できれば外来の症例については見落としや誤診があった場合には記録に残し構成員全員に周知するようにすることが望ましい．

　　次に構成員であるが，現時点では筆者らの施設でも医師のみで行っているが，看護師などメディカルスタッフも加わる必要があるのは自明の理である．病院の有害事情やヒヤリハットの報告など看護師の報告が医師の報告の数倍以上あるのはどの施設でも同様である．カンファランス開催のかたち，時間などの調整が必要である．看護師は特に患者や家族の直接の対応を，医師よりも対等の立場で愁訴を聞く立場にある．また肛門や腋の下など医師が通常チェックしない部位も細かく診察している．彼らの意見を聞くことはM&Mを画期的に変革することは間違いない．

M&Mのタイミングであるが，これは退院また手術後1〜3カ月経過してみないと最終結果はわからないので微妙な問題はあるが，事象から時間がかかると記憶も薄れるので，筆者らの施設では退院した日のあとのカンファランスで行っている。症例が多い施設では週1になるだろうし，月50例程度の入院，手術数であれば月に一度でも行えるかもしれない。

　各患者の退院サマリープレゼン時に行うというタイミングもあるだろう。しかし各カンファランスの時間が長くなり，日常診療に支障をきたすこともあるので，カンファランスと実臨床の上手い配分が必要である。これについては看護師などのメディカルスタッフを加えるためにどうすべきかも含めて検討が必要である。レジデントや病棟医と看護師のカンファランスは医局のカンファランスとは別に行われているはずであるので，そこで上がった問題をM&Mにも上申するという方法もあるだろう。

　M&Mの方法としては，1例1例を各担当医チームおよび可能であれば看護師から入院治療中に問題がなかったか，最終的なアウトカム指標とプロセスの問題を抽出し記録することがまず第一歩である。そのうえで問題があった，問題がありそうな経過であった症例をリストアップし，その原因を解明する。問題の原因にはいろいろな事象がある。またその原因の主体はどのレベルの問題であるのか？　個人の手技，知識，見識の問題か？　組織の問題なのか？　その際も決して個人の責任を追求するのではなく，その個人がどうしてそのような問題を起こすにいたった背景があったかを中心に検証することが重要である。

　さらに原因をいかに解決するのか？　教育，体制のありかた，などの改善の方法を追求する必要がある。

　また1年ごとにカンファランスのありかた，統計を見直し，同じ基準で各期間ごとでどのような改善が図れたかを計測する。そのうえでカンファランスのありかたの見直しが必要であれば，基準の前後比較は可能なような体制で，1〜数年ごとにカンファランスの体制の改善が必要である。

　また，定期的に外部より医師や安全管理に熟練した人に監査を依頼するのも1つの改善策であろう。いまだボランティア的に行っている印象の強いM&Mカンファランスについてより高い価値を付加してゆくことも重要であると思われる。M&Mの記録・評価において重要な点は，合併症をきたした疾患(患者情報)とタイミング，主体(後に階層)，きたされた重症度，そしてそれはあらかじめ予測できたか，できなかったか，さらに適切な現代の医療においては通常予防できることか？　できないことか？　また過失はあったか，まで行う必要がある。そのうえで原因の解明，階層の判断，対応策，予防策までを検証しなければならない。図1にM&Mのしくみをまとめる。

アウトカム，プロセスの評価基準

　NTT関東病院および当院ではM&Mの評価基準に，医療事故，ヒヤリハット

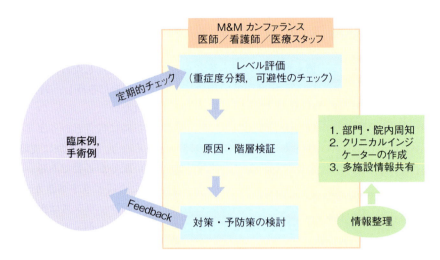

図1 M&Mカンファランスのしくみ

表1 患者のアウトカムへの影響レベル評価（病院事故レベル報告とは別）

Level	障害度
Level 0	発生前に防止した：0.01〜0.03 発生していた場合の重症度
Level 1	合併症あり，実害なし
Level 2	合併症あり，診療措置なし，対応強化あり
Level 3	合併症あり，診療措置を要したが永続障害なし
Level 3a	簡単な処置・治療を要した合併症
Level 3b	濃厚な処置・治療（手術，入院延長，バイタルの重度変化）
Level 4	永続障害残存した合併症
Level 4a	永続障害あり，有意な機能障害・美容上の問題なし
Level 4b	永続的機能障害・美容上の問題あり
Level 5	死亡（合併症またはその結果による）

現在の医療レベルで予見できたか？　防げたか？　を追記する。
P：predictable & preventable
PU：predictable but unpreventable
U：unpredictable & unpreventable
N/A：not applicable, cannot be decided

の基準を一部modifyして転用している（表1）。ただし手術は予想の範囲内外の障害を患者に残すことはあるため，この基準に基づいての判断がⅢbであったりⅣであったとしても，医療事故評価で考えられるアクシデントとは別であると考えるべきである。Ⅲb以上の問題であっても予測のできないもの，できるもの，また予測できたとしても予防できないことも多い。

ただその境界を引くことは難しい一面があり，曖昧な判断が大野事件のような状況に発展しうると考える。群馬大学での腹腔鏡肝臓手術の一件もまだ結論は

でていないし，当事者しか知らない点も多いと思われるが，このような手術の結果基準（予期できたか？　もし予期できたら予防できたか？）と医療事故（過失があったか？）の基準の擦り合わせの離齬がきわめて重要な問題・課題となっていると考える。

　この対応には，病気本体のもつ危険性，手術をしなかったときの予後，手術による問題点などの評価，手術の日本，世界一般にいわれる標準的な成績や基準というものが，特に救急医療や特殊な手技には存在しにくいことなど，さまざまな課題がある。今後克服，解決してゆかねばならないことである。

　まず現代の医療で本件が予見できたか？　また予防できたか？　という評価を加えるべきである。Houkinらの分類はそのことを中心としている[1]。彼らの分類によれば手術症例の約3割弱の症例にadverse eventが起こっているが，そのうち7割は予見できたが，3%のみ予防できたとしている。そのうちの1/3の1%のみがerror（過失）であったとしている。医療の進歩や画像評価技術の進歩によって，これらの予見，予防の基準は変わってくるであろう。定期的に基準の見直し，改善・改良が必要な理由である。

M&Mの原因，階層のタイプ分け

　M&Mの原因の分類は難しい。先に述べたように病気本体のもつリスクと手術や医療行為による危険性の相互の影響の判断が画一的に決められないことが大きな要因である。畑村洋太郎氏の『失敗学のすすめ』は，基本的には氏の専門であった工学，理学系，また産業における失敗事象を対象にしているが，多くの類似点を医学の領域に応用することができる[2]。

　筆者らは原因の分類を氏の分類に倣って行ってみている（表2）。それにより，解決の方法がみつけやすくなる可能性があるからである。ただし医療，とりわけ手術の領域では分類の難しいものもあるため，1つの原因に特定できることは少なく，むしろいくつかの原因分類を可能性として挙げている。またどれにも当てはまらないものも出てくるので，それには可能性としていくつか挙げたうえで，「分類不能」とせざるをえないものもある。

　それぞれについて挙げてみる。畑村氏の当初の意図とは少しずれる可能性もあるが，医療者なりの判断である。彼の記載によれば，10番目の「未知」を除けば番号が大きくなるにつれて高度なミスとなり，組織のリーダーが引き起こす失敗の原因であるとされている。このような原因の整理とともに，決して犯人探しではないが，原因の対象の主体を明らかにしておくことも重要である。それによりどこにその組織の弱点があるか，なにを改善すべきかが明らかとなってくる。

①無知・未熟

　医療の世界一般に知られていることにもかかわらず，本人の不勉強によって起こしてしまうこと。本人の学習不足も問題となる。また技術がスタンダードまたはその対象症例を扱うには未熟な場合もこの群にはいる。一方ではそのよう

表2　失敗の原因分類と階層分類（文献2より改変）

原因分類	例
1. 無知・未熟	知識・技術不足など
2. 不注意	集中力不足による神経・血管損傷など
3. 手順の不順守	マニュアルの不順守，患者，手術側取り違えなど
4. 誤判断	診断の誤り，手術法の間違いなど
5. 調査・検討の不足	神経・身体症状，画像評価不足など
6. 制約条件の変化	脳腫脹，バイタルの変化など
7. 企画不良	手術プランの不良など
8. 価値観不良	過剰な手術適応など
9. 組織運営不良	教育管理体制の不備など
10. 未知	不明な原因
11. 分類不能	上記のいずれにも当てはまらない
階層分類	
研修者・学生レベル	被指導者による問題
他職種医療者	看護師やそのほかの職種による問題
教育者・指導医	指導医による問題
部門管理者	部長，教授の問題
施設管理者	病院長や学長によるガバナンス不足
行政・国	制度による問題

な状況で医療行為をさせた監督不足，指導体制の不備も問題とはなりうる。しかし医療の世界ではon-the-job trainingとして現場で見聞きし，知識・技術を深めてゆく教育も重要である。これを気にするあまり，なにもさせない，したくないでは医療の進歩はない。誰でもはじめての手術はある。日々症例から学び，知識を増やし，この原因の合併症を防ぐようにすることが重要である。薬剤の誤投与，手術器具の誤使用，すべきでないことをする，すべきことをしない，など多くの事象が本理由にかかわる。

②**不注意**

疲労や体調不良などが契機となる不注意。米国ではこれによる医療の非効率化が問題となり，レジデントの80時間ルール（週80時間以上勤務すると管理者が罰せられるか，研修医受け入れをできなくなる制度）が制定されている。しかし脳神経外科手術の結果はその導入前後では有意に差がないとも報告されている。日本でも当直の頻度のしくみを手術インセンティブの導入の制度のなかに組み込もうとしている。ただ不注意は休めば減るというものでもない。日頃から手術に責任をもって入る，患者を診療するには，万全の体調で望むべきであり，それが不可能な場合には治療を信頼おけるほかのものに任せるとか，中止するという選択肢もある。それ以外の理由による不注意もその医師や医療ス

タッフの性質，また知識や習慣によっても異なることも認知すべきである．日頃口に出して，指差し確認するという動作は医療現場では10年くらい前まではみられなかったが，手技をマニュアル化し，バーコードや自呼称などによる本人確認，手術開始時，また重要な操作に際してはタイムアウトを行うのは当たり前の処置になっている．うっかりの不注意を減らすことはヒューマンエラーによる合併症を減らすきわめて重要なステップである．反対側の誤手術（手術部位の誤り），術中の不用意な操作による障害（血管切断や神経，脳障害），コンタミネーションによる感染，褥瘡などさまざまなことがこの事例に当たる．

③手順の不順守

手順を守っていればしっかりできることを，守らないためにしてしまうミスも多い．マニュアルとして成文化されているもの，そうでないがローカルルールとして決まっていること，世間一般に知っておくべき手順などがある．一方で多くの手技がマニュアル化すると，それにのみ頼りがちになる場合もある．脳神経外科ではマニュアルでは対応できないまれな疾患やまた一般的な疾患でもマニュアルとは逸脱した状態になっていることも多い．それをしっかりと把握する力をつけることも重要である．この事象の例としては，清潔操作など，学生教育では最も気を遣うところである．プラモデルやインスタント麺などマニュアルどおりにやりたがらない人もいるのは事実である．しかしどの脳神経外科施設も多く経験する慢性硬膜下血腫症例においては，血腫量の計測，体位，孔の位置，穿頭方法，硬膜切開，ドレナージ，イリゲーションの方法，ドレナージチューブの入れる方向やドレーンバックの位置など，実臨床においては大半の例は同じパターンで行われ，術後管理もパスに則って行われることが多い．それぞれについてある程度の科学が裏打ちされているものもある．それを破る場合には，それなりの理由と根拠をもってしなければならない．

④誤判断

まずは術前の予想をそれまでの放射線学，神経学的検査などで十分に予測しておくことが大前提である．そのうえで，その予測，判断が正しくないこと，また正しく評価しても途中の判断を誤ってしまったりすることによる．深部の脳腫瘍を取るのに進入する部位を間違えて重要な血管や脳を切ってしまうなど，手術においてはかなり頻繁に遭遇する問題ではないかと思う．「考え足らず」「考え落とし」もこの範疇に入るという．これらを防ぐには，さまざまな状況を想定して，その結果までを頭のなかで考えるシミュレーションを行っておくことが必要とされる．

⑤調査・検討の不足

当然知っておくべき情報，検査がないために引き起こされる問題や，十分な術前検討を行わないために生ずるものである．検査を十分行っておらず細かい動脈や静脈の情報がないまま複雑な動脈瘤の治療をしたり，側副血行の評価をせずに虚血の治療をする，脳神経の状況をしっかり把握せずに頭蓋底の腫瘍の治療をする，などによる合併症が含まれる．

⑥制約条件の変化

この原因は医学の領域では，例えば身体状況が悪化し短時間で手術を終了しな

ければならなくなったり，また予定した術式が使えなくなったり，バイパスがうまく開通しなかったりなどという，術前，術中に起こった状況により，条件が変化したことにより発生した問題を指す．

⑦企画不良

企画，計画の不良による合併症である．カンファランスで十分に検討せず，また計画をしっかりとまとめない状況で治療をしたり，一方で手術を企画したものが術者と異なる場合，企画そのものが誤っていれば重大な問題をきたしうる．

⑧価値観不良

自分ないし組織の価値観が周りと食い違っているときに起きる失敗のことを指すとしている．手術の現場で問題となるのは，治療適応の判断や，手術でなにが最も重要かという判断の元となる価値観の相違，それに基づく合併症である．例えば動脈瘤の治療の判断など，施設，個人によってかなり異なる．適応も治療の手段も，施設によって大きく異なるのが現状である．ある施設では当たり前のことが，ほかの施設では非常識となる場合すらある．聴神経腫瘍における手術適応，定位放射線治療との使い分けについても，また手術の際の腫瘍の切除の程度は「神経温存を第一にするか？ 腫瘍の全摘を第一義にするか？」でかなり異なることがある．ただしそれらの判断，価値観が直接合併症の原因であると同定するのは困難な面もある．

⑨組織運営不良

いわゆる組織のトップのガバナンス不良による問題ではある．よく知られている問題として，東京女子医科大学のプロポフォールの問題，精神科医の症例登録の問題，近年は群馬大学の事件など，いくつかの面でこのような事例に当たる．一方でいち脳神経外科の組織においても，トップの運営，教育方針，体制作りの面で不備があればさまざまな問題が発生しうる．指導医を手術に立ち会わせないで起こった手術中の問題は，術者の問題ではない．教育，臨床管理体制の不備である．Single use device（SUD）の決まりを緩くしてもしヤコブが発生すれば，これも管理不良となる．M&Mカンファランスのありかたそのものも組織運営が上手くゆくかどうかにもかかってくる．おそらく臨床の場で起こるどのような合併症も大なり小なりこの側面を含むことは考えに入れておかねばならず，組織の運営者は萎縮することなく，しっかりとした運営体制を作ることに努力しなければならない．

⑩未知

どのような論文や記事，情報，経験からもその原因がわからないものが未知である．例えば健常な若い患者の通常のテント上脳腫瘍の術中に突然の呼吸不全が出て脳圧が上昇したとする．不幸な転帰となり，剖検しても原因がわからない場合，これは「未知」と判断すべきであろう．しかしもし剖検しなかったとすると，これはDVT-PEであったり，脳腫瘍の作用による突然の急性呼吸促迫症候群（acute respiratory distress syndrome；ARDS）の発症である可能性もあるわけである．未知の原因のものに関しては，徹底的に原因を追求し，今後に活かす努力をしてゆかねばならない．

⑪分類不能
上記のいくつかに当てはまる事象は多い。一方で未知でもなくどれにも当てはまらないものもあるだろう。

原因主体の階層の明示

これは決して犯人探しではなく，どのレベルの問題，原因がこの状況を作り出したかを明らかにしておくことは重要である。例えば，これは研修医の未熟によるものか？　看護師の不注意によるものなのか？　医局全体の知識の共有不足なのか？　部署の管理の問題か？　さらには病院，学閥の問題か？　などを考えておく必要がある。そのレベルを明らかにすることで，今後なにを強化してゆく必要があるのかが明らかとなる。

ただし前述したように，どのような失敗においても1人の問題ではなく，組織の問題，管理上の問題がかかわっていることが多い。その点を決して忘れるべきではない。

M&Mカンファランスの記録と伝承
階層化と情報の整理・分類

M&Mカンファランスは対外的なインジケーターの発信の土台となりうる。しかし本来の目的は，合併症や失敗の情報を関与する医療者で共有することであり，可能であれば同業者にも個人名の出ないかたちで共有され，世界の失敗を減らす元になるべきものである。本書もその1つの試みである。

しかしもし2,000例の失敗情報をただ蓄えていても，いざ実際自分の症例に当てはめる場合，使えない情報となる。情報を使いたいときに，知りたい情報をしっかりと獲得できるような方法で呈示できなければ意味がない。

どのような疾患で起こったものなのか？　どのような手技や医療行為が関連しているのか？　先に述べた原因分類，また誰が主体となった問題であるのか？　そしてどのような対応策があるのかまでわかればきわめて有用な情報の蓄積となるであろう。現在は情報検索はkey wordで簡便にできるようになっているが，データを作っていくときに，よく整理して分類，階層化しておくことが重要と考える。

またそれは個人としても，組織としても認知している必要がある。本書の大部分を占める症例検討はその例であるが，ある1例で問題が起こったとき，なぜ起こったのか？　どういう原因の可能性が階層別にあるか？　そしてなにか対応策があるのかを当事者が迅速に検討しておく。その文書をまとめて，リスト化し，カンファランスなどでは共有する。また各構成員が知っていることを確認するま

でをしたほうがよい。

　特に大きなdepartmentになると，組織の長は全体を把握することが難しくなる。一方で各sub-divisionがそれぞれはっきりと分かれてしまうと，それぞれのグループの情報はほかのグループとは共有されにくくなってしまう。腫瘍のグループの常識と血管障害や機能外科のグループの常識がまったく違うものになっていることすらありうる。組織の長が例えばどれかのグループから出たとすると，またこれは情報共有が乏しくなる可能性もある。従って，合同の会議のようにすべてのグループを一括して情報共有するシステムを作る，または情報をコーディネートする役割をもつものをおくことも重要である。

　何事も会議とかになると形骸化してゆくことが多い。上記のような常に活気のある情報収集，共有システムを作るには，人の力によることが多く，コーディネーター，そして部門の長の力が試される部分である。

合併症を減らすために，合併症が起こったら？

　本書の最後のセクションに「いかに合併症を減らし対応するか？」についてさまざまな先生方の，それぞれの私見をまとめてもらっている。合併症の原因は多様であり，その症例また体制，施設によってかなり異なる。従って対応策，予防策も異なる。色々な意見があるところであり，正確な回答はないだろう。ただしM&Mカンファランスなどを開き，情報を共有することでからはじめなければなにも進まない。日々の各構成員また部署長の努力が重要である。

　最後に合併症が起こったときの対応について参考になる心構えを呈示したい。2015年の日本脳神経外科総会で羽生善治名人の特別講演があった。そのなかでミスについて語っていた一節がある。要約して下記にまとめる。

　　「さてミスについてです。
　　ミスのない年はありません。またミスのなかには自分の気付いていないミスというのもあるかもしれません。例えば私が高校のころにした対局など，今考えればミスだらけでもそのときは気付いていません（確かに手術や医療でもそうです。結果オーライですませていることも多い）。
　　ミスしたときに重要なのが，それ以上のミスを積み重ねないということです。
　　ミスをすると気が動転し，「反省」と「後悔」が心を支配します。
　　ミスをすると場はさらに複雑となっていますから，そのときの状況を冷静に判断しないと，さらにミスを積み重ねやすい環境でもあるのです。
　　ミスを重ねないためには，ひと呼吸する。周りの景色をみる。1～3分，一服して気分を変える。
　　「反省」をすぐせず，後でする。反省しだすと後悔し，さらに深みにはまる。
　　ミスのあとの状態から，今はじめてこの状態からなにかをするならどうするか，を意識的に考える。はじめてみた視点を大事に流れの構想を守って進めて

ゆくのが大切です」

　将棋のこととはいえ，常日頃の手術に十分に当てはまる。なにかにとらわれてしまうと冷静な判断ができなくなる。さらに問題を大きくしてしまうことになる。日頃自分を，自分の手術や医療を第三者的な視点からみる訓練をしておくことが重要であると考える。

　M&Mカンファランスについて，自分達でしている方法，今後の方向性，問題点などについてまとめた。忙しい日常臨床のなかで，カンファランスや会議は可能な限り少なくしたい，短くしたいというのが，若手の願いであり，かつ組織全体のあるべき姿である。会議は30分以内で終らせる。起承転結をはっきりさせる。最も大事なことは，目的をはっきりとさせ，事象の結論を出す。その場で出すことができなければ，役割を分担，責任を負わせて，次回には回答が出るようにする。すべて責任者の指導力が試されるところである。

　医療者は自分のしたことに真摯に正確に向き合ってゆくことが，最も重要なことである。失敗から逃げず，相手を知り立ち向かい，克服してゆくことがM&Mカンファランスの目的である。

■ 文献

1) Houkin K, et al. Quantitative Analysis of Adverse Events in Neurosurgery. Neurosurgery 2009; 65: 587-94.
2) 畑村洋太郎. 失敗学のすすめ. 講談社文庫, 2005. SBN4-06-274759-6.
3) Norby K, et al. The effect of duty hours regulations on outcome of neurological surgery in taining hospitals in the United States: duty hour regulations and patient outcome Clinical article J Neurosurg 2014; 121: 247-61.

第 II 章

開頭，硬膜下出血，水頭症手術の合併症と対策

II 開頭,硬膜下出血,水頭症手術の合併症と対策

穿頭術の合併症
慢性硬膜下血腫の手術トラブルから学ぶもの

　穿頭術(burr hole surgery)は歴史的に紀元前から行われており,その単純な手技や侵襲度の低さからあらゆる脳神経外科手術の基本である。特に慢性硬膜下血腫(chronic subdural hematoma；CSDH)の治療においては原則として頭蓋内手技は液状化した血腫の排除にとどまるため,神経組織に触れることもないことから脳神経外科の初級者が担当することも多い。しかしながら重篤な合併症が皆無でないこともよく知られており[1,2],高齢者に好発する疾患であることから,sever adverse event(SAE)はひとたび発生すると重篤化することもしばしばである。

　本稿では,穿頭術に伴う周術期の問題のうち,シャント手術や機能的脳神経外科手術といった脳実質を穿刺する手技に伴う問題については他稿で取り上げられているため割愛し,CSDHに絞ってそのトラブルについて考察する。

症例紹介

穿頭術の手技に伴う問題

　CSDHのドレナージ手術は,一般的にさまざまな程度の意識障害を有する高齢者に局所麻酔で行われる手技であり,過鎮静や併存する(特に呼吸・循環器系の全身疾患への)配慮が求められる。局所麻酔とはいえ,鎮痛・沈静を契機に生じたSAEに対して対応の遅れが重篤な結果を引き起こしやすい背景があるともいえる。

　穿頭手技そのものについては手回しドリルで行われている施設が現在でも多いと推測される。頭蓋骨の皮質骨と海綿骨のドリルを通じて感じられる手触りと手回しドリルが内板を貫通して感じられるドリル先端の歳差運動的なブレから残存内板が菲薄化したことを把握し,ドリルのbarを変えて残存内板を削除するわけであるが,ドリルで骨削除を行うためには頭蓋内の方向へ圧を加える必要がある。ストッパーのないbarを用いると,残っている骨の厚みを誤認した場合にはドリルが頭蓋内へ刺入することは容易に想像できる。初心者はこの感覚を体得することが,脳神経外科医への第一歩であるともいえるわけであるが,個人の習熟に依存しているとドリルが迷入する事態が生じうる(図1)。

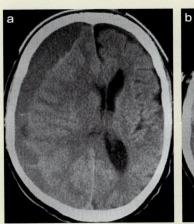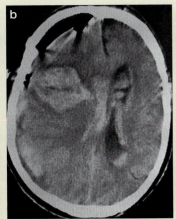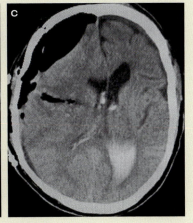

図1　手回しドリルによる脳損傷の1例
術前(a),術直後(b),開頭血腫除去術直後(c)の頭部単純CT。ドリルの刺入経路が明瞭に描出されている。

本症例における問題点と対応策

　手回しドリルにもストッパー付きのbarが市販されているが頭皮の開創が大きくなるなどの理由から般用されていない印象がある。手回しドリルで事故のあった某施設では，その後の対応として経験の少ない術者(非脳神経外科専門医)には原則として手回しドリルの使用を禁止し，穿頭完了によりクラッチがはずれてドリルが自動的に停止するperforateを使用し，同様の合併症発生を防いでいるところもある。手術器具のコストや外科医の感性の教育よりも医療安全に重きをおく方針が反映されたものといえる。

症例紹介

急性硬膜下血腫

　穿頭術では当然のことながら頭蓋内の観察可能な範囲は穿頭部直下に限定される。直視下の完全な止血が完遂されない場合には硬膜，血腫被膜，硬膜外組織からの出血が頭蓋内に貯留し急性硬膜下血腫(acute subdural hematoma；ASDH)を呈する場合があり時期を失しない開頭による血腫除去が必須である(図2)。この基本的病態はASDH without contusionで脳挫傷や白質損傷を伴うことは

例外的であるため，迅速な対応により回復可能である。なおCSDH排出のために留置されていた血腫腔内のドレーンチューブの抜去も細心の注意を払って行うべきで，チューブにより圧迫止血されていたCSDH血腫被膜の血管から動脈性の出血(ASDH)をきたす場合がある(図3)。

急激な減圧に伴う脳腫脹

CSDHの血腫除去中に致死的な急性脳腫脹が発生することが報告されており[3]，減圧による過灌流が原因として推定されているがまだ病態は解明されたとはいえない。筆者自身はCSDH周術期においてこのような事例の経験はないが，くも膜下出血後の慢性期に自家骨を用いた頭蓋形成術に際して，髄液の排除が誘因となったと推測される同様の致死的な急性脳腫脹に遭遇したことがある。同様の報告例からpseudohypoxic brain edemaと称するものもあるが，いずれにしても頭蓋内に比較的多量に貯留した液体を排除する際には時間をかけて行うことがこの現象の回避につながる可能性がある[4]。減圧に伴う小脳や対側大脳半球内など遠隔部の脳内出血の報告

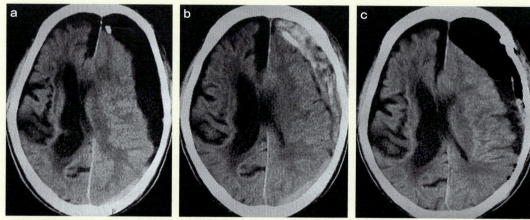

図2　洗浄血腫ドレナージ後に，ドレナージ留置中にもかかわらず急性硬膜下血腫を呈した1例
初回穿頭術直後(a)，術翌日(b)，開頭血腫除去術直後(c)の頭部単純CT。開頭血腫除去術後の経過は良好であった。

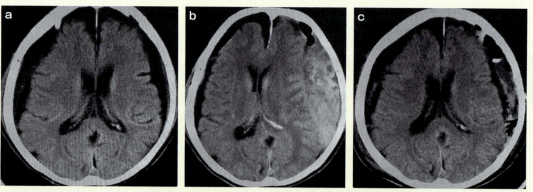

図3　洗浄血腫ドレナージ後に，ドレナージ抜去を誘因に急性硬膜下血腫を呈した1例
初回穿頭術後翌日(a)，ドレナージ抜去1時間後(b)，開頭血腫除去術直後(c)の頭部単純CTを示す。開頭血腫除去術後の経過は良好であった。

例も散見されており，類似の機序が想定される。

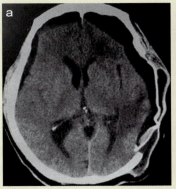 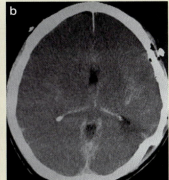

図4 くも膜下出血の減圧開頭術後慢性期で頭蓋形成術3日前と頭蓋形成術直後の頭部単純CT
脳全体が広範な虚血状態となっている。

■ まとめ

穿頭術に伴う周術期の外科的合併症について，その内容と対策を概括した。

> **編者からのKey sentence**
> 穿頭にも大きな落とし穴あり。

■ 文献

1) 大熊洋揮. たかがCSDH, されどCSDH. 脳外速報 2016; 26(7): 746-8.
2) Rohde V1, Graf G, Hassler W. Complications of burr-hole craniostomy and closed-system drainage for chronic subdural hematomas: a retrospective analysis of 376 patients. Neurosurgery Rev. 2002 ; 25(1-2): 89-94.
3) Ogasawara K, Koshu K, Yoshimoto T, et al. Transient hyperemia immediatelyafter rapid decompression of chronic subdural hematoma. Neurosurgery 1999; 45: 484-8.
4) Van Roost D, Thees C, Brenke C, et al. Pseudohypoxic brain swelling: a newly defined complication after uneventful brain surgery, probably related to suction drainage. Neurosurgery 2003; 53(6): 1315-27.

II 開頭，硬膜下出血，水頭症手術の合併症と対策

開頭におけるM&M

　開頭は脳神経外科における基本中の基本手技である。①体位・頭の固定，②皮膚切開の位置，デザイン，剃毛範囲，③皮下・筋肉（神経，血管）の剥離，④開頭，⑤硬膜切開，そして⑥閉頭，までが開頭の範囲となる。開頭時には必ず短期・長期にわたる術後の頭蓋や頭皮の変形，浮腫，など閉頭時のこと，術後のことを考慮しつつ行うことが望ましい。そのどの過程においては判断不良，手技の未熟さ，注意不足などで問題が発生しうる。本稿では開頭範囲の設定，方法により問題が発生した症例を検討する。

症例紹介

術前判断と治療プラン

　高齢，女性。進行性の右下肢麻痺で発症した傍矢状静脈洞髄膜腫である。腫瘍が拡大傾向であり，周囲の脳に浮腫が発生しているため摘出術を計画した。上矢状静脈洞への浸潤は認められていないが頭蓋骨への浸潤を認めていた。開頭の範囲は両側頭頂開頭とした。

手術（図1）

　開頭時，頭蓋骨に腫瘍が浸潤しており，な

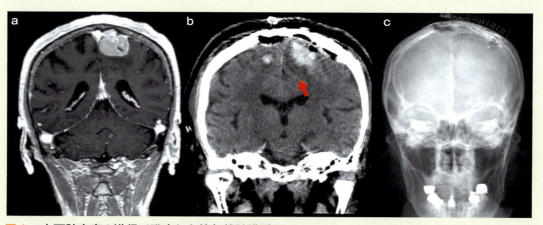

図1　右下肢麻痺の進行で発症した傍矢状髄膜腫
a, b：手術後両下肢麻痺となり，CTにて両側頭頂－前頭に出血を認める（➡）。
c：術後頭蓋X線像。両側に及ぶ開頭を行っている。

かなかはずれなかった。また反対側の硬膜が張り付いており，Pacchionian granule直上で開頭線が引かれており，十分に下面を剥がさず骨弁を起こそうとしたため硬膜が損傷され反対側の静脈が損傷した。腫瘍摘出を行ったが，術後両下肢麻痺（両側MMT1）を認めた。CTでは腫瘍腔の出血以外に体側の頭頂部にも出血を認め，静脈梗塞による出血と考えられた。

術後経過

リハビリテーションにより左下肢はMMT3まで回復したが，右下肢の麻痺は回復していない。車いすが必要となりmodified Rankin Scale(mRS)4に低下してリハビリテーション施設へ転院となった。

本症例における問題点と対応策

問題点

本症例では骨浸潤のある頭蓋骨とPacchionian granuleの密な部分を1つのpieceで行おうとしたことが問題となる。そもそも対側におよぶ開頭が必要であったかも疑問が残る。「企画不良」が原因となる問題であったと考えられる。

対応策

①まず頭蓋骨の頭頂部の開頭であり最も静脈顆粒の多い部分であることを認識し，また腫瘍の骨への浸潤を把握し，もし反対側への開頭を行うのであればいくつかのpieceに分けて開頭をすべきであった(図2)。

②基本的には静脈洞浸潤のない傍矢状髄膜腫であれば，正中を越える開頭は必要ないと考えるべきである。古い脳神経外科の手術書では静脈洞直上にburr holeを穿つ開頭は避けるべきというものもある。しかしこれは手回しのドリルとGigil sawで開頭をしてきた時代の記載である。現在autostopperのついた電動・気動式のドリルでは上矢状静脈洞周囲では正中にburr holeを穿つのが最も安全である。側方はPaccionian granuleがあり，骨が剥がれにくいのと本症例のように容易に静脈損傷をきたすためである。上矢状静脈洞の頭蓋骨側の硬膜は腫瘍浸潤がなければかなり丈夫である。一方で同じ静脈洞でもS字状静脈洞や横静脈洞，静脈洞交会などは壁が突出していたり，静脈洞壁がきわめて薄かったりする場合があるので，直上のburr holeは危険である。

③開頭において重要なことは，目的とする病態に確実にアプローチするルートを提供することと，脳や硬膜の損傷を可及的に避けることである。脳や硬膜の損傷はすなわちその下部にある静脈や動脈，神経組織を損傷するリスクを高める。また術後髄液漏の原因となることもある。

高齢者，特に女性は骨と硬膜の癒着が激しい。なかでも前頭部の硬膜は薄く破

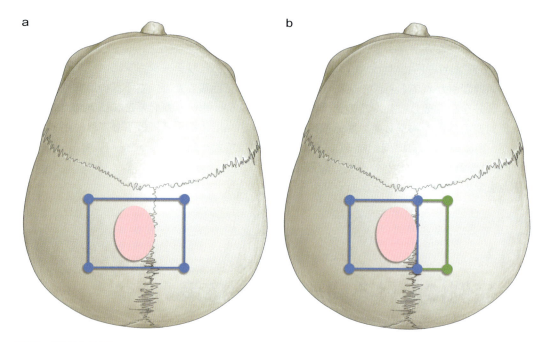

図2　開頭の範囲
a：本症例で行われた開頭
b：Retrospectiveに考えた適性な開頭範囲（青）。必要であれば緑部を追加。また，腫瘍が骨浸潤しており骨弁が剥がせない場合には腫瘍直上に別に開頭またはドリルで孔を開けておく。

れやすい。通常の開頭時よりもずっと細かく硬膜を剥離し安全な開頭を心がける（図3）。また，もし1pieceでの開頭では硬膜損傷がやむをえないと思われる場合には，多数のpieceにして硬膜を剥離するために開頭をおくのも一法である。骨のギャップの幅が広くはなるが，骨の固定には現在ではチタンプレートや吸収性のプレートなど優れたものが多く市販されているので，かなりしっかりと骨同士を結合させることができる。従って硬膜損傷を避けるために，多くの骨弁にすることは厭わないほうがよい。

> **編者からのKey sentence**
> 硬膜損傷は安全な開頭の敵。

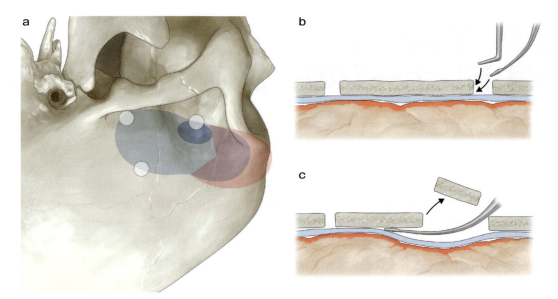

図3 硬膜を損傷しないための2重開頭
前頭側頭開頭(pterional craniotomy)を例に挙げる。
a：特に高齢女性では前頭部(赤)は硬膜が薄く損傷しやすい。そのような例では濃青の部分をまず小開頭し，薄青部分を十分硬膜を剥がして，のちに開頭する。
b：Burr holeからのみでの剥離では十分硬膜を骨から剥離できていないことも多い。
c：小開頭をおくことで道具を入れるスペース，角度，視野を確保できしっかりと硬膜を剥離し，保存できる。特に下面に壁の薄い静脈洞や重要な構造がある場合に有用な方法である。

■ まとめ

　本症例では頭頂開頭において硬膜損傷，その下面の静脈損傷により静脈梗塞，出血をきたした。開頭において必要な範囲をしっかりとしたリスクと必要度に応じて決定し，かつ硬膜や静脈，脳損傷をきたさないための万全の努力をしなければならない。

II 開頭，硬膜下出血，水頭症手術の合併症と対策

脳室－腹腔シャント，脳室ドレナージの合併症

　シャントや脳室ドレナージは比較的初歩的な手技であり，脳神経外科研修の早期に修練することが多い。しかし，脳室穿刺用のガイドやナビゲーション，エコーなどのセットアップが開発されているように，実際には多くの問題が起きうる手技である。またシャントは適応や圧の設定，感染などの問題も起こりうる。
　本稿では手技的な面を中心に筆者らが経験した症例をまとめる。こんな初歩的な問題は起こりえないと考えるauthorityもいらっしゃると思うが，実はどの施設でも起こってしまうか，起こる直前に修正されている問題であることが多いと考える。教育・管理体制の拡充，ルーチンの作業をより安全に行うような体制作り，努力が必要である。

症例紹介（症例1〜3）

　穿刺の問題を示す。
　図1は正常圧水頭症への脳室管誤挿入である。半球間に脳室管が挿入されている。患者，家族にお詫びし入れ替えを行った。
　図2はくも膜下出血患者での脳室ドレナージの挿入である。反対側の側脳室へ到達し，かつドレーンは深すぎ基底核に及んでいる。脳室ドレナージを1.5cmほど抜いている。
　図3は50歳代，男性。くも膜下出血後VPシャントの挿入である。後頭穿刺を行っているが，脳室管は側脳室下角に挿入されている。シャントの効果はあったので，そのままとした。

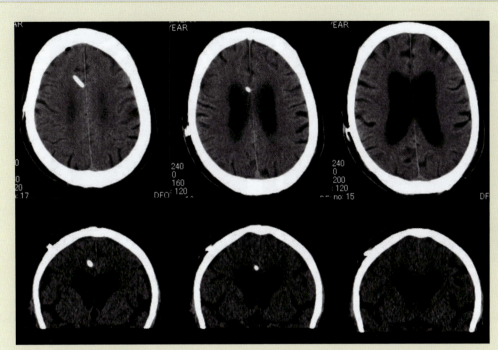

図1　正常圧水頭症例
シャントチューブ(脳室管)が半球間に挿入されている。患者本人，家族に謝罪し入れ替えを行った。

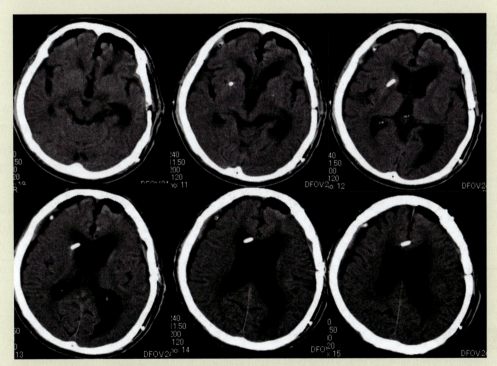

図2　左脳室（前角穿刺）ドレナージ例
対側の側脳室－基底核に至る脳室管を認める。脳室管を2cm抜去した。

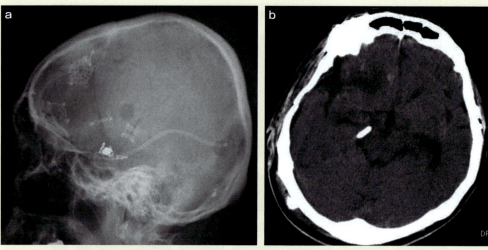

図3 くも膜下出血後水頭症に対して右後角穿刺によるシャント術を施行した例
脳室管は右側脳室下角に挿入されている。シャントは効果があり，そのままとしている。

脳室穿刺における問題点と対応策

問題点

　脳室穿刺の誤挿入は日常診療において比較的多く発生していると考えられる。筆者らの施設での検討では脳室ドレナージ38ドレーンのうち7回は対側脳室，脳実質へ到達，後角穿刺では下角や対側への挿入が起こっていた（19％）。これは不注意や手術手技の未発達が原因ではなく，構造的な問題ともとらえうる。主に「手順の不順守」または「企画不良」が原因とすべきかとも思われる。

　どれも初めてする医師が起こしているわけではなく，また専門医レベルの指導者がついて行っている。当院では一度もそんなことは起こったことがないというのは「嘘」か，症例の実情を把握していない管理者の言である。どの穿刺も悪くすれば血管損傷をきたしうるし，またシャント不全の元となるものである。なんらかの対策を講じなければならない。

対応策

①当然，脳皮質および脳室管の適切な長さをあらかじめ計測し，それに実際が合っていない場合は注意する。

②各穿刺部位での角度の方向をきちっと取る。ドレープで位置の確認が難しければ透明ドレープを用いる。ナビゲーションを数例用いてみて，自分のfree

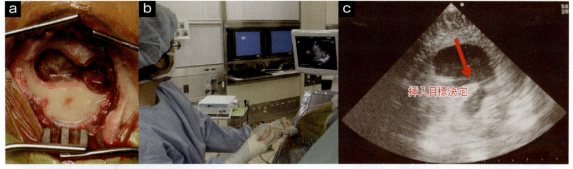

図4 エコーを用いた脳室穿刺
a：2つのburr holeを続けて穿つ。
b：Burr holeエコーで脳室・穿刺目標までの方向，距離を確認しながら穿刺する。
c：目標を設定しその方向，位置へ脳室管を挿入する。

handでの挿入角度と正しい角度の相違をチェックする。特に小さい脳室やslit ventricleに脳室管を挿入する場合にはナビゲーションの有効活用が必須である。
③またエコーの活用などもある。Burr holeを雪だるま状に開け，burr holeエコーで脳室を観察しつつ脳室管を挿入する(図4)。当院にて本法を用いて連続37例に脳室管留置を行った。不適切な挿入は2例(6%)に減少した。しかし本法でも完全ではないことを認知する必要がある。

症例紹介（症例4，図5）

術前判断と治療プラン

60歳代，女性。前交通動脈瘤破裂によるくも膜下出血。WFNS Grade Ⅳ。治療後，水頭症に対してシャントを行った。術後低血圧があり，また胸部X線で右肺の血胸を認めた。CTにて鎖骨下動脈からの枝の引き抜きからの出血と考えられた。

手術・術後経過

胸部外科にて胸腔鏡下で止血を行った。シャントは胸腔外を経由しておりそのままとした。その後，血胸は改善したが，意識レベルの顕著な改善なく転院した。

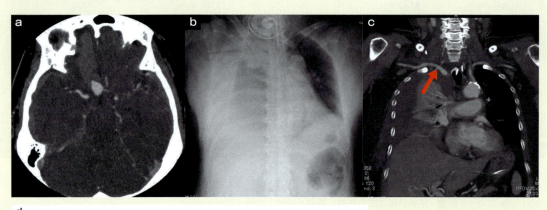
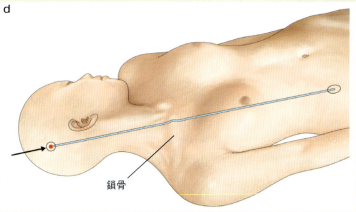

図5 前交通動脈瘤破裂の血腫に対してシャント術を施行した例

60歳代，女性。
a：前交通動脈瘤破裂の血腫，硬膜下血腫合併例。WFNS Grade Ⅳ。水頭症に対して右後頭穿刺にてシャント術を行った。
b：術後低血圧，血胸を認めた。
c：胸部CTにて鎖骨下動脈の枝の引き抜きによる出血が疑われた（➡）。
d：後頭穿刺のシャントではシャントチューブを後頭部から腹部へ一直線に通す努力をするが，鎖骨上をうまく通過できないときは無理をしない。

本症例における問題点と対応策

問題点

　本術者は腹腔チューブを後頭部より頸部を経由し，胸郭上腹部に至るルートを作ろうとしていた。その際，頸部の鎖骨を乗り越えるときに鎖骨下動脈を損傷したと考えられる。術者はその操作を自覚しておらず，手術は普通に終ったと考えていた。本問題は「不注意」「手順の不順守」から発生していると考える。

> **対応策**

頚部のシャントチューブの通過はときに難渋することがある。無理に頭から腹部まで一挙に到達しようとせず，分割して皮下チューブを通していくことを心がける。何事も無理をしないことが重要である（図5d）。

症例紹介（症例5）

▎術前判断と治療プラン

50歳代，男性。くも膜下出血。WFNS GradeⅡで来院した（図6）。右シルビウス裂に血腫を認め3D-CTAにて右中大脳動脈瘤を認め，クリッピングを施行した。

▎手術

通常の麻酔で手術を施行した。血圧が100

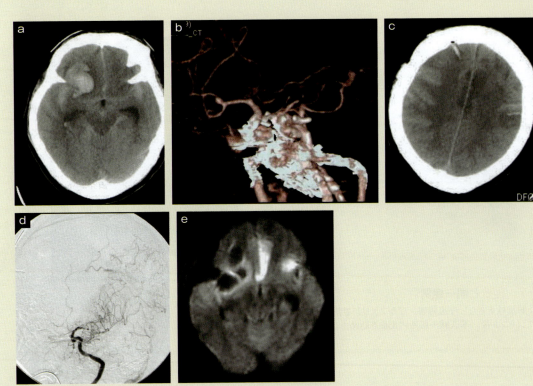

図6 くも膜下出血に対してクリッピングを施行した例
50歳代，男性。
a：WFNS GradeⅡのくも膜下出血。
b：右中大脳動脈の脳動脈瘤を認めた。この際，術者グループは前大脳動脈の描出がないのに気付いていない。また左の中大脳動脈が細いのにも気付いていない。脳動脈瘤のみに注目していた。
c：術後覚醒が悪く半球間，対側に脳梗塞を認めた。
d：血管撮影でmoyamoya血管を認めた。
e：広範な脳梗塞を認める。

以下になることもあり，二酸化炭素レベル（換気）にも特に注意を払っていなかった。手術前に左側の血管の異常に気づいていなかった。

術後経過

その後，術直後大脳半球間，対側に脳梗塞を認めた。血管撮影で片側moyamoya病と判明し，血流改善を試みるも重篤な意識障害を生じた。術後10日で肺塞栓を生じ，ワルファリンにて抗凝固療法を行った（図7）。

水頭症が継続するため脳室－腹腔シャント手術をする方針となった。ワルファリン中止を行わず，ヘパリンブリッジをせず，ビタミンKを注射後，十分にINRが戻らないうちでのシャント手術となった。器械出しの看護師がシャントセットの脳室管を落として先端が盲端となったチューブがなくなったため，指導していた医師（専門医前）が腹腔管の先をスタイレットの先で折って脳に試験穿刺をせずに挿入した。一度で穿刺できず2回目の穿刺で脳室に当たったが流出する髄液に血性を認めた。術後覚醒は悪くCTにて基底核および脳室に出血を認めた。この指導した医師はそれまで何例も同様な方法でやってきたと主張していた。

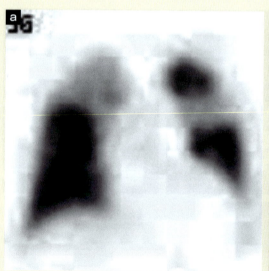 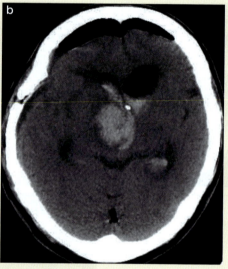

図7 図6と同一症例
a：肺塞栓をきたし呼吸障害。ワルファリンで抗凝固治療を行った。
b：シャント後，基底核－脳室内出血を認めた。

本症例における問題点と対応策

問題点

①まず本症例ではmoyamoya血管を認知しておらず，moyamoya病に準じた麻酔を行っていない。第一段階から病態の認知を怠り，「調査・検討の不足」「不

注意」による問題を起こしている。
② 次いで肺塞栓であるが，これは意識レベルの悪化，不動による発生である。シャントなどを控えており，特に下肢静脈塞栓には注意を払っていなかった。現在であればD-ダイマーなどを定期的に測定したり下肢静脈血栓に注意していれば肺塞栓は防げる可能性が上昇する(完全には防ぎえないが)これは「不注意」「手順の不順守」などが原因となっていると考える。
③ 次に抗凝固，リバース不十分状態でのシャント実施。これは「無知」，「不注意」，「手順の不順守」を主な原因とすると考える。ワルファリンの中止やヘパリンブリッジなど，すべきことをしない。そのうえ，完全なリバースをせずにそのまま実行してしまうという「誤判断」をしている。
④ シャントチューブを脳室管として使ったこと。試験穿刺せずにいきなり脳室管を穿刺したこと。後者はときに脳室が大きな場合にはありえても，前者はまったくありえないものである。「価値観不良」「企画不良」である。また，本症例の経験は当施設において重大な管理上の不足があることを認識させた。専門医が手術指導に入っていないこと。術前の判断，術中の判断を聞かずに進めることなどである。本症例において最も重大なのは「組織運営不良」である。

対応策

非常に反省すべき症例である。1つの不注意がどんどん雪だるまのように悪化し，最後に水頭症治療の際の大きな問題に至っている。ジンクスではないが，一度つまづいた症例は細心の注意を払ってそれ以上の合併症をきたさないように最大の努力をすべきである。
① 緊急時でも徹底した画像検査，検討を行う。なにか画像に違和感があれば緊急手術が必要な場合でも追加検査またはさまざまな可能性を考え注意を払う。
② 合併症をきたした患者には細心の注意を払う。一度合併症をきたすと雪だるま状に問題をきたす場合に遭遇する。より一層の注意をする。
③ 長期臥床例では下肢静脈血栓(肺塞栓)に注意する。できるだけROM訓練などリハビリを積極的に介入させる。D-ダイマーの定期的チェック，下肢の視診，触診を繰り返す。必要に応じて下肢静脈エコーを活用する。
④ 脳室穿刺といえども脳実質を通過する手技では抗凝固は完全にリバースする。ヘパリンブリッジなどを用いる。
⑤ 規格外の器具を(特に埋め込み機器)には用いない。
⑥ 独自の経験を最上のものと考えず，いつも謙虚さをもって正しいことを学ぶ姿勢をもつ。
⑦ 組織の体制をしっかりする。専門医を指導医とする手術しか行わないようにする。手技上，症例に関与する疑問を自由に聞ける環境を作ることが重要である。

編者からのKey sentence
・脳室管は正しい位置への留置を。
・一度問題を起こした症例についてはいつも以上に慎重なケアを。

■ まとめ

　以上，当科で遭遇するシャントの問題と比較的まれであるが重篤な合併症を挙げた。特に3例目は組織運営上の問題点をあぶり出した。

　シャント，脳室ドレナージは簡単にみえているが，人工的な装置を脳のなかに埋め込むわけである。さまざまな問題をきたしうる手技であることを認識して施行すべきである。

II 開頭，硬膜下出血，水頭症手術の合併症と対策

開頭，硬膜下出血，水頭症手術におけるM&Mの総括

森田明夫　日本医科大学大学院脳神経外科学

本稿では脳神経外科のごく初期に習得する基本的な手技にまつわるM&M症例をまとめた。ごく初期にマスターすべき手技ではあるが，さまざまな問題を内包している。

それぞれについて起こりうる問題点と対策をまとめてみたい。

体位，頭位

体位，頭位は最もローカルルールおよび個人的ルールが横行しているテーマであるので，一般論をまとめるのは難しい。しかし基本的には，体位，頭位は術者にとって最も手術がしやすく，かつ病変へのaccessがしやすく，また治療しやすい角度と視野を得られる位置とすべきである。

あまり気にせずに体位を決めると手技がやりにくくなり，ときに不可能となる。例えば水頭症のシャント手術であれば，腹腔チューブを可能であれば一直線で穿頭部から腹部まで到達できることが望ましい。無理をすべきではないが，特に鎖骨は出っ張らないように肩を少し下げることによって通過がしやすくなる。

前交通動脈瘤のpterional approachではほぼ真横からの視野が必要となるので，あらかじめ頭部を通常よりも多く回旋しておくとよい。

髄液の過量の流出は術後の気脳症や悪くすると遠隔部の出血（remote hemorrhage）をきたす誘因にもなる。

また，特殊な部分や一カ所への圧迫が加わりやすい体位は避けるべきである。脊髄手術の際の腹臥位での視力障害，側臥位での大転子の褥瘡，手術側の上肢の橈骨神経麻痺など十分に注意をしなければならない。

■ 症例

図1は斜台髄膜腫の経鼻手術症例である。アプローチの角度から少しvertex-upの頭位で固定していた。術後気脳症となり意識の回復に3日間を要した。髄液の大量流出は避ける体位，頭位とすべきである。

> **編者からのKey sentence**
> 手術しやすい体位・頭位を心がける。ただし髄液を過量に流出させない。

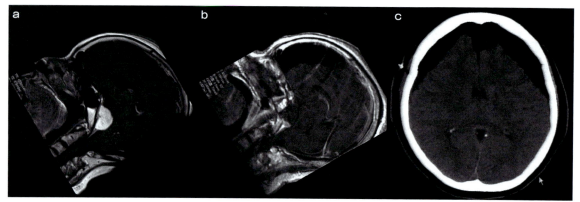

図1 歩行障害で発症した70歳代斜台髄膜腫
年齢を考慮して経鼻アプローチにて減圧を目的とした手術を行った。
a：体位の角度にしたMRI。
b：術後MRI。腫瘍は減圧できているが，気脳症を認める。
c：CT。Mt. Fujiサインが認められる。

皮膚切開，剃髪

　近年は無剃毛手術なども行われており以前の髪の毛が感染の原因となるという誤った観念は棄却されつつある。しかし縫合などの手術手技の邪魔になるということで，無剃毛手術を行っている施設が大半を占めるわけではない。また切開創は患者に一生残る手術痕となる。できる限り皮膚割線に沿って，また毛髪を失わないような切開，準備を行うことが望まれる[2]。

　さらに皮膚切開の計画が悪いと，皮下組織に無理な張力がかかってしまい，組織を挫滅し，かつその浮腫によって神経組織を圧迫することにもなりかねない。組織の壊死をきたさないように皮膚の血流に十分注意して，余裕のある皮膚切開をおくべきである。

症例

　図2は両側前頭開頭の際の皮膚切開と皮膚の牽引方向を示す。両側前頭開頭後に両側の失明の症例が何例か報告され，訴訟案件に上ることもある。全例が皮膚の引きかたが原因となる訳ではないが，眼球への圧迫，また静脈のうっ滞などが原因となり眼球虚血になることが原因と考えられる例も存在する[1]。皮膚切開を余裕をもって行い，軽い牽引で術野が出るようにする，牽引方向をやや上方に向けて牽引する，前頭部を厚いドレープで覆わない（その分眼球を圧迫する可能性あり），などが重要な対策である。

> **編者からのKey sentence**
> 整容を心がけること。

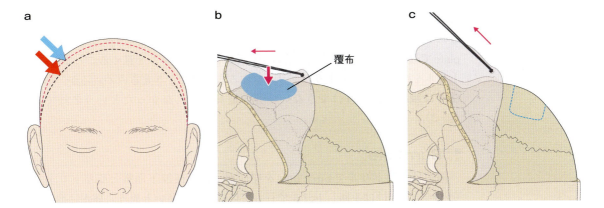

図2　両側前頭開頭の皮膚切開と皮膚牽引方向
a：➡の狭い皮膚切開では皮膚に無理が加わる。⇨で緩やかに翻転できるようにする。
b：皮弁を足の方向に牽引したり，皮膚の上に厚い覆布などがあると眼球を圧迫しやすい。
c：皮弁をやや上方に牽引する。またその際に牽引を緩めにする。

皮下剥離

　皮下の剥離はatraumaticに行うことを基本とする。骨膜の剥離，筋膜の剥離には基本的には鋭な道具や電気メスは必要ない。かえって血流を損傷し組織を虚血に至らせる。ラスパトリウムや先端が鋭の骨剥離子を用いてプレーンを大切に剥離を進める。またいったん骨から組織が剥離できたらそれまでの牽引を一度緩めることを推奨する。目一杯の力で長時間引っ張られた組織がどうなるか？自分の身体で試してみればよくわかる。それこそ寝違えた状態，honeymoon palsy状態と同じである。組織は最大限の力で剥離してもよいが，いったん剥離されたら同じ力で牽引し続けるべきではない。ずっと引っ張られた組織は静脈がうっ滞し虚血になり壊死する。術後は腫脹が強くなり，長期フォローでは萎縮をきたす。

> **編者からのKey sentence**
> 組織剥離後は牽引を緩める癖を付ける。

開頭プランと方法

　まずどこに開頭をおくかはきわめて重要な判断となる。必要最小限度かつ安全に治療が行えるよう開頭をおく。『開頭におけるM&M』の項（p.32）にあるように硬膜を損傷しないことが安全への重要な点である。開頭は電動または気動のautostopper付きのドリルでburr holeを穿ち，クラニオトームで骨切りをおく。

骨切りの際には現在のドリルは昔のものと違ってよく切れるので，ペンをもつようにドリルをもつことが重要である．ペンのようにもつとクラニオトームのfoot plateで硬膜を剥離する感覚で柔らかく骨に沿ってドリルを進めることができる．ドリルを握りこぶしのようにグリップする人をまだときどきみかけるが，この方法では繊細な骨切りはできない．昔の道具は切れなかったという名残である（図3）．

Burr hole

開頭は電動ドリルでburr holeを穿つが，慢性硬膜下血腫と脳室ドレナージ（シャント）だけは手回しドリルで行っている施設が多いと思う．確かに電動ドリルなどではディスポの刃を用いねばならずコストがかかる．しかし慢性硬膜下血腫の項にあるように万が一に備えて電動ドリルを用いるべきである．特に手回しドリルは刃がディスポではなく，どの病院でも10年来用いているため切れにくくなっていることが多く無理な力をかけてしまうことが往々にして起こる．その結果として脳損傷をきたすことが熟練医でも起こりうる．

> **編者からのKey sentence**
> クラニオトームドリルはペンのようにもち繊細に動かす．

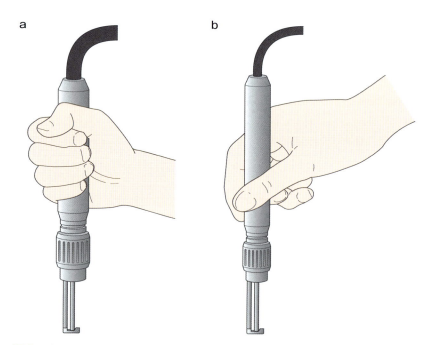

図3　クラニオトームのもちかた
a：旧式のクラニオトームは太くて切れが悪く力をいれるために握って使うことが多かった．
b：近年のクラニオトームはディスポの刃先を用いており，切れもよく，ペンをもつような繊細さで骨を切るようにする．硬膜を感じながら切るよう努力する．

硬膜切開

　硬膜切開までを開頭の一環として，手袋も替えずにマクロで行いマイクロに入る施設，術者が多い．米国では硬膜を切るのはスタッフの仕事であったので，それまでに骨くずなどを洗い流し周辺をきれいに整頓する，マイクロ下で硬膜を切る，ということを常としていた．個人的経験では左前頭葉脳転移の症例において，マクロ下で硬膜切開をおくときに前頭葉島被蓋部を鋏で一部損傷し失語を出したことがある．また後頭蓋窩の開頭では静脈洞がマクロではみえにくいことも多い．個人的には硬膜はマイクロ下で止血を十分したのちに開放すべきものであると考えている．また硬膜開放の方法はドライにしないためにロールスクリーンのように巻く方法，硬膜をなるべく脳に残して脳保護に使う方法，血液が垂れ込みにくいように少し雨樋のように周囲を持ち上げる方法などが工夫されている（図4）．

閉頭

　開頭からの一連の動作は常に閉頭を念頭において進めるべきである．硬膜はtensionがかからないようにwatertightに閉鎖する．止血を十分行い骨弁を戻す．その際できるだけ表面に出る部分などはギャップが少なくなるように工夫する．Pterional plateやハイドロキシアパタイトを用いて骨欠損部を少なくするのも一法である．高齢女性では前頭部の皮膚は年齢とともに薄くなるので，チタンプレートが突出して皮膚を貫いたり，骨切開の溝に皮膚が陥入したりしやすい[3]．前頭部の開頭の際には十分注意して突出や陥凹がないようにすべきである．

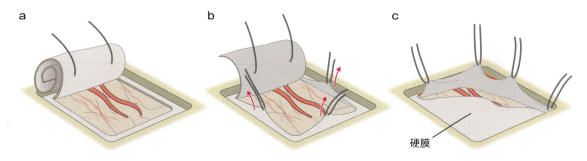

図4　硬膜の切開・翻転
a：くるくる法．硬膜が手術終了時に乾いて収縮しないように保つ．
b：硬膜雨樋法．硬膜の脳側を吊り上げて血液などが垂れ込まないようにする．
c：硬膜脳保護法．硬膜の切開による脳の露出を最小限にして，脳を硬膜で保護する．

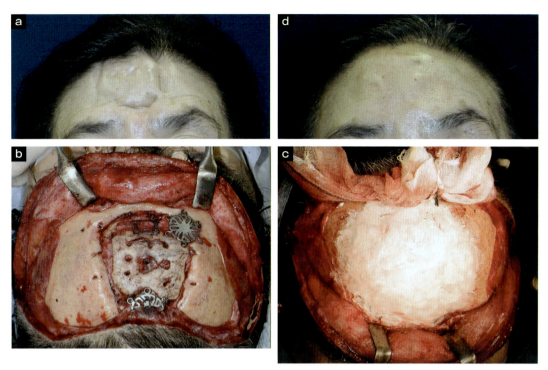

図5　前大脳動脈術後骨溝への皮膚陥入（60歳代，女性）
a：皮膚の陥入が強く皮膚が薄くなる。
b，c：手術所見。骨は萎縮している。萎縮骨の上にハイドロキシアパタイトをおいて平坦化した。
d：術後。感染もなく満足している。高齢女性の前頭部の皮膚は痩せやすいので注意を要する。

■■ 症例

　図5は前大脳動脈多発動脈瘤に対して両側前頭開頭をおいた60歳代の女性症例である。前頭洞開放のため骨膜弁を用いて閉鎖している。1年の経過で前頭部皮膚の被薄化が顕著であり，形成外科にてハイドロキシアパタイトを用いて埋溝術を行っていただいた。

■ 文献

1) 池田耕一，ほか．脳動脈瘤クリッピング後に失明を来した4症例の検討．脳卒中の外科 2007; 35: 387-411.
2) 寺本　章編．整容脳神経外科 Update-きれいなキズアトを目指して NS Now No.13, メジカルビュー社．2011.
3) 和久井　大輔ほか．開頭術後頭蓋骨固定プレートによる頭皮断裂および美容上の問題をきたした3例　Jpn J Neurosurg (Tokyo) 2012; 21: 138-42.

第III章

脳血管障害の手術における
合併症と対策

III 脳血管障害の手術における合併症と対策

脳動脈瘤

巨大動脈瘤

上山博康　札幌禎心会病院脳疾患研究所

　非分岐部動脈瘤は解離や外傷・感染・動脈硬化など血管壁全体に病変が及んでいることも多く，巨大動脈瘤にはこの非分岐部動脈瘤が多く含まれる．通常の囊状動脈瘤と異なり，クリッピングでは対処できないものが多く，種々のバイパスを併用するなどstrategyの選択がとても重要である．また，近年の血管内外科の著しい発展に伴って，大きく様変わりしつつある領域がこの巨大脳動脈瘤の手術治療である．これまでは動脈頸部が広い巨大動脈瘤ではコイル単独では限界があったが，ステント導入後は治癒率も向上してきているようである．さらにflow diverting stentも導入され，内頚動脈瘤，ことに海綿静脈洞部の巨大動脈瘤の治療には大きく貢献すると思われる．残念ながら，穿通枝閉塞と術後の出血のリスクから後頭蓋窩の動脈瘤には適応が認められていないのが現状であるが，さらなる機器の改良で適応拡大が期待される．手術侵襲という観点では圧倒的に有利な血管内治療であるが，塞栓後に血小板機能抑制や抗凝固療法が必須であったり，治癒率の低さから長期の経過観察が必須になるがコイルのアーチファクトなどから経過観察の際に血管撮影が必要になるなど，わずらわしいことが多いことは自覚すべきである．

　あまり頻度の高い疾患ではないために，一般的な脳神経外科医の場合，一生の間に数例しか経験しないかもしれない巨大動脈瘤の治療方針を適切に選択することは難しいと思う．過去の悲惨（？）な手術経験からいまだ未知数の血管内治療へ期待する気持ちは理解できるが，手術方法，ことに種々のバイパスを駆使した手術では良好な結果も得られており，安直に血管内治療に流されないことも大切だと考える．本稿では，痛恨の症例を提示し，筆者なりの反省点と改良すべき点を記した．参考にしていただければ幸いである．

症例紹介（症例1）

術前判断と治療プラン

STA－MCA double bypassでも麻痺を防げなかった例を示す。10歳代，女子。左中大脳動脈（middle cerebral artery；MCA）giant AN。頭痛の精査でみつかったが地元の脳神経外科では治療不能と判断され，家族の知人の紹介で当科来院。

頭痛以外には神経学的に異常なし。術前検査にて図1aに示すように部分血栓化を伴う左中大脳動脈分岐部の巨大動脈瘤（長径32mm）を認めた。外側線条体動脈（lateral striate arteries；LSA）の描出ははっきりしなかった。浅側頭動脈（superficial temporal artery；STA）のサイズは本幹で1.2mmであり発達はよくないが，MCA領域のバイパスには使用可能と判断した。

手術

まずはsuperior division，inferior divisionにSTAを吻合後，動脈瘤の中枢でM1を遮断し，体性感覚誘発電位（somatosensory evoked potential；SEP），運動誘発電位（motor evoked potential；MEP）モニタで異常がなければ動脈瘤内の血栓を除去し，可能であれば動脈形成的にクリッピングする。しかし，本症例の場合，動脈瘤頚部が非常に広く，トラッピングで終わる可能性が高いと予想した。

術前の計画どおり進み，動脈瘤内血栓を除去しはじめたところ，閉塞12分後にMEPが消失した。急いで動脈瘤壁を切り開いたが動脈瘤壁は非常に厚く，動脈瘤のクリッピングも縫縮も不可能と判断した。動脈瘤内血栓を除去中わずかな出血が観察され，どこかから穿通枝が出ておりそこからの逆流と判断された。結果的に動脈瘤底から細い2本の穿通枝が出ており，これがLSAであると判断し，動脈瘤とM1の吻合を試みた。動脈瘤壁の異常な肥厚のためM1 distalをfish mouth様に裁断しても縫合にはサイズが足りないため，急遽STAの残りの部分をarterial patchとして使用し，図1bのようなかたちで吻合を終了し

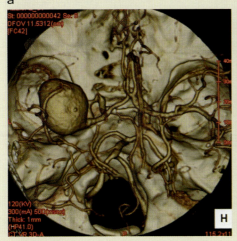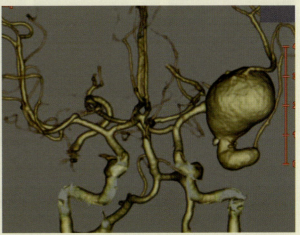

図1　症例1 ①
a：術前3D-CTA。部分血栓化を伴う巨大な左中大脳動脈瘤。解像度の問題もあってLSAは観察できなかった。

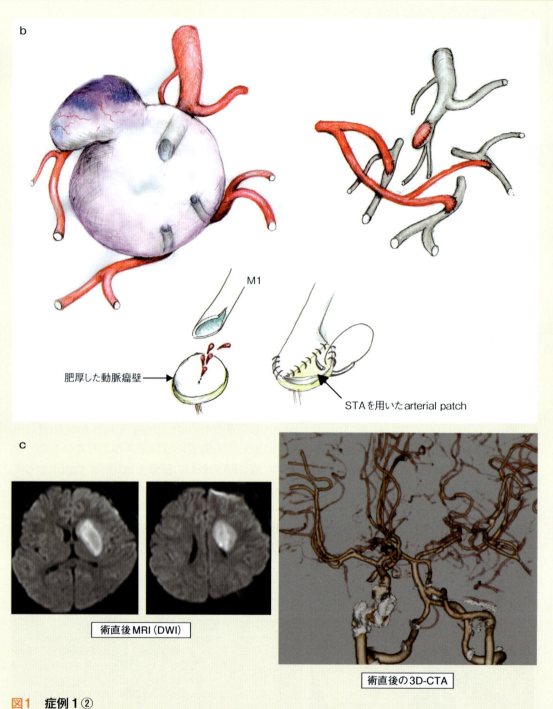

図1 症例1②

b：手術所見（スケッチ）。動脈瘤内から穿通枝を通じた血液の逆流が認められたためM1の断端と動脈瘤の吻合を試みたが，動脈瘤壁は肥厚しておりM1のサイズでは吻合できなかった。急遽STAの残存部から採取したarterial patchを用いて吻合を完成させた。開通はドプラで確認できた。

c：術後のDWIと3D-CTA。左大脳基底核部の広範な梗塞が認められた。3D-CTAでは2本のSTA–MCA bypassの開存とM1が遠位部まで造影されていることが確認できた。

た。再開通までは70分を要し，この間MEPは無反応で，閉頭終了後もMEPは改善しなかった。

▍術後経過

麻酔覚醒後も右の完全麻痺で異常反射も認められた。しかし失語はなく，皮質症ではなく術中に観察されたLSAの梗塞によるものと考えられた。術後のMRI(DWI)でも基底核を含む広範な梗塞が認められた。バイパスはすべて開存していた。手術後しばらくは高度な右片麻痺であったが，患者および家族の必死のサポートもあって，半年後には箸を使えるほどの著明な改善を示した。

本症例における問題点と対応策

問題点

30mmを超える超巨大な中大脳動脈瘤は12例経験しているが，すべてバイパスを併用するやりかたで良好な予後を得てきた。そのような実績から，おそらく大丈夫だろうという慢心がこのような結果を招いたことは否めない。さらにMEPが消えた時点ですぐに動脈瘤を縫合しトラッピングを断念，中枢側のみの閉塞で手術を終えていたら，このような重篤な後遺症を遺さずに済んだ可能性があった。

対応策

今後は精度の高い3D-CTやDSAを用いて，術前にLSAの分岐部を同定する努力が必要だと痛感している。

症例紹介（症例2）

術前判断と治療プラン

MEP, ICG所見を信じすぎて症状悪化を防げなかった症例を示す。70歳代，女性。両側内頚動脈（internal carotid artery；ICA）big AN。

数年来経過観察をされてきたが次第に増大傾向があり，破裂の不安からうつ状態となり，当科を受診した症例。うつ傾向はあるものの神経学的には視力・視野なども含めて陽性所見なし。術前検査の3D-CTAにて両側内頚動脈に大きな動脈瘤（右＞左）を認めた（図2a）。

まずは大きい側の右ICAの動脈瘤を可能であればネッククリッピングを目指すこととした。しかし，高齢であり動脈硬化も想定されるため，橈骨動脈（radial artery；RA）を用いたhigh flow bypassを作り，最悪でも動脈瘤のトラッピング，もしくは動脈瘤近位部での母動脈閉塞を行うこととした。両側に大きな動脈瘤がある症例では，例えballoon occlusion test（BOT）などで一側の閉塞が可能であっても，hemodynamic stressの増加で対側の動脈瘤が急速に増大したり破裂する危険が懸念されるため，リスクの高いBOTは行わないこととした。

手術

まずはRA graftを用いたバイパスを作製，次いで動脈瘤のネッククリッピングを試みるも，予想以上の動脈硬化のため中枢側は後交通動脈にflow outするかたちに，末梢側は前脈絡叢動脈の中枢側で動脈瘤のトラッピングを行った。末梢側（バイパスから供給される側）

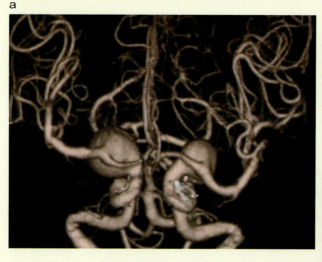
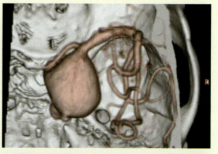
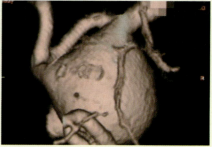

図2 症例2①
a：術前の3D-CTA。両側内頚動脈-後交通動脈分岐部に大きな動脈瘤を認め，右側（大きいほう）では前脈絡叢動脈が動脈瘤のすぐ遠位部から分岐しているのが認められた。

のflow outが前脈絡叢動脈になることの不安が残ったが，本症例の場合，比較的前脈絡叢動脈の発達がよく，術中のICGでも描出は良好であったこと，MEPモニタでも異常なく，約1時間の観察後，閉頭し手術を終えた（図2b）。

術後経過

麻酔の覚醒が悪く，左片麻痺を認めたため緊急のMRIを行ったがDWIでも異常なく，経過観察とした。しかし，麻痺は改善せず，翌日のDWIでは前脈絡叢動脈領域に梗塞巣が認められ，さらに翌々日のDWIでは梗塞巣の拡大もあり，重度の左片麻痺と軽度の意識障害が残存した（図2c）。術前からうつ傾向であったこともあってリハビリテーションは難航し，術後2カ月で自宅のある関東の病院へ転院した。

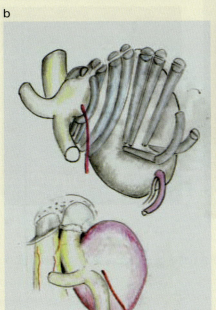
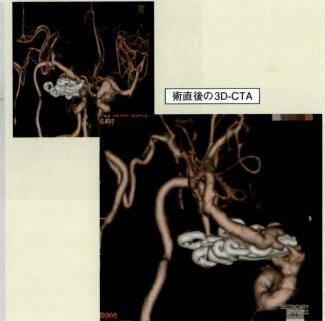

図2　症例2②
b：手術所見（スケッチ）と術後の3D-CTA。RA graftの開存は確認できたが前脈絡叢動脈と後交通動脈は観察できない。内頸動脈は複数のクリップでトラッピングされている。

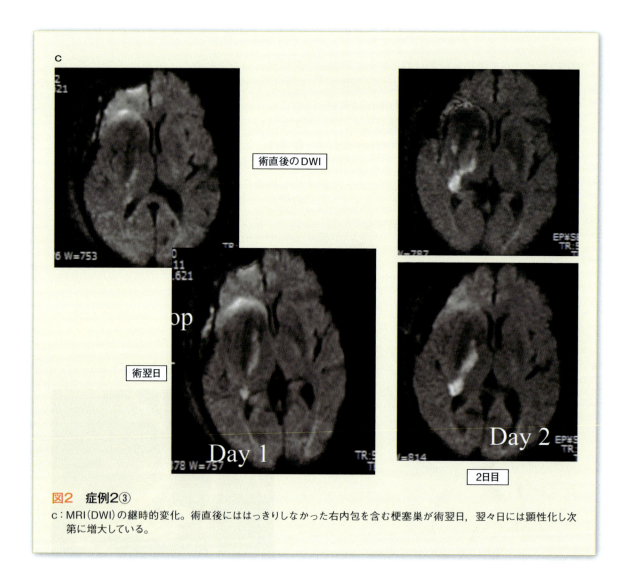

図2 症例2③
c：MRI(DWI)の継時的変化。術直後にははっきりしなかった右内包を含む梗塞巣が術翌日，翌々日には顕性化し次第に増大している。

本症例における問題点と対応策

　　　　　前脈絡叢動脈のような穿通枝などへflow outする母動脈閉塞の場合，穿通枝ごと閉塞することは自験例でも報告例でも周知の事実である。にもかかわらず同じ過ちを犯してしまったことは，愚かで怠慢な結果となった。術前から2剤の血小板抑制薬を投与していたこと，ICGで良好な描出を得たこと，MEPモニタでは潜時，振幅とも異常を示さなかったこと，術者が信頼できる後輩とであり，その医師の希望もあって「まあ，大丈夫だろう……」と，安直な決断をしたこと。筆者の責任である。やはり，なんとしてもflow outは大きな血管にするべきであった。
　具体的にはSTA graftなどを用いて，anterior temporal arteryなどへのflow outを作製するとか，STA-anterior choroidal artery bypass（筆者はこれまでに

6例の経験をしており，比較的良好な結果を得ている）を作るなど，考えるべきあった。しかし，ICG，MEPなどの術中モニタが良好な結果であったことからそれを鵜呑みにして安直な方針としたことに問題が残る。MEPモニタの偽陰性なのか？ 閉頭の際，骨弁などでRA graftを圧迫し血流が悪化したのか？ 術中・術後にヘパリンなどを使用すべきだったのか？ 考えるべき点が多いが，穿通枝などの細い血管へのflow outではこのような危険性があることを知りながら，ICGやMEPを安直に信じた結果の惨事といえるだろう。

症例紹介（症例3）

■術前判断と治療プラン

あまりにも高度な動脈硬化（?）の例を示す。70歳代，男性。脳底動脈本幹の血栓化巨大動脈瘤。歩行のふらつきの精査でみつかった。手術困難ということで経過観察されていたが，次第に増大し，歩行困難も進行したため当科受診。

神経学的所見として，体幹の失調と軽度の右外転神経麻痺があった。術前検査にて脳底動脈の著明な動脈硬化所見と部分血栓化巨大動脈瘤，さらに両側椎骨動脈も石灰化を伴う著明な動脈硬化（図3a）を認めた。

あまりにも高度な動脈硬化に治療に難渋することは予想できたため，患者および家族への十分なインフォームドコンセントを行い，無理であれば途中で手術を中断する可能性を承諾していただいたうえで，戦略が練られた。まずは，V3－RA－P2 bypassを作製し，動脈瘤の中枢で脳底動脈をクリップで閉塞することとした。クリップでの閉塞が困難な場合，コイルでの閉塞も考慮したが，筆者のこれまでの経験ではコイルでの閉塞は過剰な塞栓形成のため失敗することが多かったので，動脈瘤近位での閉塞がキーとなる。

■手術

右側のP2の位置があまりにも高位のため，subtemporal approachでのP2の確保は困難で，最初はRAを上小脳動脈（superior cerebellar artery；SCA）に吻合した。幸い，V3部の動脈硬化は軽度であり，V3－RA bypassは問題なく終了した。Pre-sigmoid approachで動脈瘤の中枢側の脳底動脈を観察すると窓形成があり，そこだけ硬化所見が軽度だったため，図3aに示したように窓付きクリップと弱彎のクリップを使って脳底動脈を閉塞した。閉塞25分後，SEPが悪化したため，閉塞を解除した。幸い10分後にSEPは改善したが，recipientであるSCAがボトルネックとなって十分な血流が得られなかったと考え，右側頭葉の一部を切除してRA－P2 bypassを行った。再度，同じように脳底動脈の窓形成部で閉塞したが，SEP，MEPとも悪化はなく，手術を終了した。

■術後経過

手術は難航し10時間以上を要したが，幸い術後の覚醒は良好で，翌日にはなんとか歩行も可能となった。しかし，術後4日目に突然左片麻痺が出現，右pons腹側に梗塞が出現し

た（図3b）。3D-CTAでは高度な硬化所見を示していた右の椎骨動脈が閉塞してしまっていた。保存的治療では改善せず，高度な左片麻痺を後遺し，2カ月後，リハビリテーション病院へ転院となった。

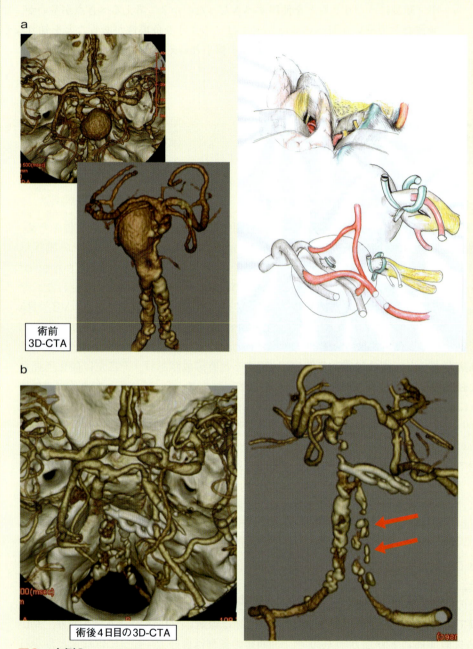

図3 症例3
a：術前3D-CTAと手術所見（スケッチ）。著明な動脈硬化を呈する椎骨・脳底動脈と部分血栓化巨大動脈瘤。動脈瘤近位の脳底動脈は窓形成が認められた。
b：術後4日目の3D-CTA。矢印で示した右椎骨動脈は閉塞している。

本症例における問題点と対応策

　大変に手術が難航し，側頭葉まで切除するという非常識な手段で「なんとか良好な結果を得たか？」という矢先の合併症で，患者のみならず術者である筆者も失望した症例である。反省点としては，術後の経過が予想以上によかったためヘパリンを漸次減量中に起きたので，もう少し厳重に投与を継続すべきだったのか？　しかし，術後のヘパリン投与には限界もあり……。

　本症例のように石灰化を伴う動脈硬化ではクリップでの血管閉塞は不可能であることが多く，窓形成部を使って閉塞できたのは奇跡的で単に幸運だったにすぎない。ステントが使用可能になった現在，mass signである外転神経麻痺を無視しても，ステント＋コイル塞栓で治療すべきだったのか？

考察

　3例の痛恨例と筆者なりの反省点と対策を示してきた。参考になれば幸いである。前述のように巨大動脈瘤は発生頻度も低く，1人の脳神経外科医がそれほど多くの症例を経験することは少なく，至適な治療方法を選択するのは困難と思う。しかし，血管内外科の著しい発展で，この領域の治療も劇的に変化しつつある。

　手術，血管内外科ともに，現状ではどこまで治療可能なのか？　どこが問題点となるのか？　などなど，up to dateの知識の収集に留意すべきである。簡単に治療困難，治療不能と判断せず，先達に相談することが大切である。筆者の師匠である伊藤善太郎先生の遺した言葉「俺たちが諦めたら誰が患者を助けるんだ！？」，これは今でも筆者を動かす原動力となっている。反省も含めて，筆者がこれまでにわかったことで，ぜひ伝えておきたいことを下記に示す。

■■ 急激な血栓化は破裂のwaning sign！

　非血栓化の大きな動脈瘤が比較的急速に血栓化する場合，それは破裂のwarning signととらえるべきである。近年，血管内外科の領域でも同じ警告がされている。

　以前から，コイルの変形をcoil compactionといういいかたをすることに疑問を抱いていた。コイル塞栓後の再増大例の手術を経験するたびに感じていたことだが，約半数の症例ではコイルは完全に動脈瘤の外へ逸脱している。そもそも，コイルが血圧や血流で圧迫されることなどありえず，完全なコイル塞栓によって血流が動脈瘤壁に届かなくなるとその壁の部分は壊死を起こし動脈瘤は吸収されてしまうので，そこからコイルが動脈瘤外へ排出されていると考えられる。クリッピング後の再増大例の手術で，クリップに挟まれたはずの動脈瘤本体はわずかな線維状のなごりとなって消失しているという事実は，多くの先生が経験していると思われる。コイル塞栓後，全例にこのようなことが起きないのは母動脈や動脈瘤頸部近傍にコイルがstrayしそのコイルがアンカーの役目を果たしている

からではないかと推察している。

　個人的にflow diverting stentの可能性に大きな期待をしていたが，急速な血栓化に伴う動脈瘤壁の壊死などが生じ，そこから破裂する可能性を考えると，適応は慎重に選ぶ必要がある。血管内外科早期にバルーンを用いて動脈瘤の治療を試みるも失敗に終わった経緯から考えても，部分的に血流が開存しているコイルが成功したのは動脈瘤の塞栓が不完全でゆっくり血栓化する必要があったのではないかと考える。いずれにせよ，なぜ急速な血栓化が動脈瘤の破裂につながるのかは，今後解明すべき事象だと考える。

バイパス＋母動脈閉塞の落とし穴

　クリッピング，コイル塞栓ともに難しい症例では，バイパス＋母動脈閉塞が唯一の治療法として考えられてきた。しかし，母動脈の閉塞によって盲端が生ずるとそこから分岐する穿通枝梗塞の可能性があり，いかに盲端を作らないかの工夫が必要になる。動脈瘤の中枢側の閉塞では，閉塞した部位から中枢にある大きな分枝まで，トラッピングの場合は遠位側にも盲端が生ずるので，short graftを作るなど順行性の血流を確保する工夫が必要だが，必ずしも可能なわけではない。そのような場合に備えて，術前から血小板機能抑制薬を投与しておく配慮は必須である。ステントが導入された現在，例え血小板機能抑制薬などの投与が必須であっても，手術侵襲が少ないステントが第一選択となると思われる。動脈瘤治療のガイドラインなどを参考にすると，どうしても治療に入るタイミングが遅れぎみとなる。動脈瘤が大きくなってmass signを呈するような症例では，ステント＋コイル塞栓の適応は難しいといえる。

　このような場合は，バイパス＋母動脈閉塞が必要になる。血管内優勢でもこのバイパスの技術は必要である。新たな方法として注目されているflow diverting stentであるが，穿通枝が閉塞することと術後の再出血のリスクが高く，頭蓋内動脈瘤への適応は確立されていない。筆者の個人的見解としても，おそらくflow diverting stentは，現状のままでは無理でさらなる機器の開発が必要だと考えている。

脳動脈瘤の究極の治療方法

　これまで多くの痛恨例を経験してわかったこととして，動脈瘤への血流を完全に遮断することにこだわりすぎて失敗したことが多かったように思う。不完全な治療であっても，動脈瘤が破裂したり増大することを抑止できれば，治療は成功と考えるべきである。クリップをかけたり，コイル塞栓で動脈瘤を消失させることは理想的な治療方法であるが，それが困難な場合は動脈瘤内の血圧を下降させることで，破裂や増大を抑止できる可能性があると考えている。

おわりに

　ちっぽけな前脈絡叢動脈1本の閉塞で患者の人生が台無しになることもあります。患者は完全な治療より，完全な人生を望んでいるのです。脳の巨大動脈瘤はそれほど多い疾患ではありません。おそらく平均的な脳神経外科医であれば，一生に数例の経験をするだけかもしれません。私はテレビなどで取り上げてもらったことなどから，非常に多くの経験をしました。うまくいった症例も，多くは幸運からの紙一重であった可能性もあります。科学は再現性が大切です。運とか偶然とかが通用する世界ではありません。なぜ巨大動脈瘤ができるのかなど不明なことが多いなかで，治療方法を確立することは不可能です。しかし，貴重な経験を共有することで，解決の糸口がみえてくるかもしれません。

　もし，めったに遭遇しないような動脈瘤の治療が必要になったら，経験の多い先生に相談してください。もしそこで提示された治療が自分ではできない技術や方法だったら，自分で治療することは諦めて，紹介すべきです。しかし，必ず治療を見学にいってください。そしていつかはその治療が自分でもできるよう努力してください。患者は命を懸けて医者を信じて手術台に乗ります。その命懸けの信頼に貴方はなにを以って応えるのですか？

　これからを担う若い先生方にとって私の失敗が少しでも役に立てば幸いです。そして，皆様のさらなる健闘をお願いします。

III 脳血管障害の手術における合併症と対策

脳動脈瘤
脳血管障害手術でやってはいけないこと，ピットフォール

　脳血管障害手術時のトラブルは脳出血や脳虚血をきたし，患者の機能予後，生命予後に直結するため時間との戦いになる。短時間に回復できず時間をかけてリカバリーしても結果，障害が残れば意味合いが少なくなってしまうという特徴がある。そのためには，トラブルが起こってから対応を考えるのでは時間がかかりすぎ不十分で，術前にできる限り起こりうるトラブルとその対処方法を想定しておくことが重要である。ただし，自分が経験もなく聞いたこともないことは想定困難で，できうる限り他者の経験を共有しておくことが最も重要と考える。

症例紹介

術前判断と治療プラン（図1）[6, 7]

　70歳代，女性。左眼瞼下垂の部分的動眼神経麻痺で発症した左症候性未破裂内頸動脈後交通動脈分岐部動脈瘤で，大きさは6mmである。70歳代であるが，症候性動脈瘤で切迫破裂と考えられ，患者本人，家族へ筆者らのこれまでの成績も含め説明し，手術治療の方針となった。

　術前のCTAで動脈瘤の位置は，頭蓋底に近く，近位側内頸動脈は前床突起の削除が必要

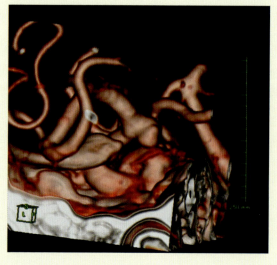

図1　術前CTA
左症候性未破裂内頸動脈後交通動脈分岐部動脈瘤を認める。

な可能性があり，実際の手術時に確認して，頭蓋内から部分的前床突起削除の方針とした。

手術（図2～5）[6, 7]

シルビウス裂を剝離し，確認すると動脈瘤の近位側内頚動脈は，前床突起の硬膜により一部隠れていた。前床突起を削除しなくても硬膜切開程度で露出可能の可能性があり，近位側内頚動脈の露出程度を確認すべく内頚動脈を牽引すると動脈瘤の破裂をきたした。内頚動脈瘤の破裂は出血量が多く，一瞬で術野が血液で満たされた。破裂時は両手に吸引管を持ち，出血の量により吸引管の大きさを片手ずつ持ち替えることによりポイントサクションを行う。右手の吸引管で吸引しながら，左手のイリゲーションサクション吸引管の小を大に変更して持ち替える。左吸引だけでポイントサクションできず術野が得られない場合は助手に吸引を手伝ってもらう。シルビウス裂は剝離されており，術前画像から動脈瘤と後交通動脈との位置関係も把握されていた。近位側内頚動脈に一時遮断を行ったが，出血量はそれほど減少せず，ネッククリッピングを試みた。ネックを完全に視野に収めることは困難であったため，彎曲のクリップを用いて内頚動脈と後交通動脈を想定しながら，内

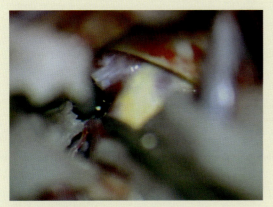

図2　術中所見
動脈瘤の近位側内頚動脈は，硬膜で全周性には露出困難であった。

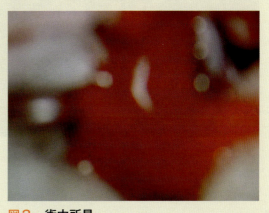

図3　術中所見
内頚動脈を少し牽引すると破裂をきたした。

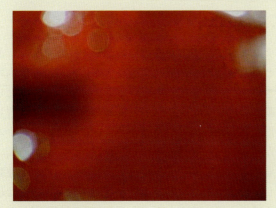

図4　術中所見
術野は血液で充満された。

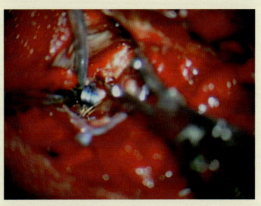

図5　術中所見
彎曲クリップでネッククリッピングを行った。

頚動脈の後面に沿い，後交通動脈を温存するよう，少しずつ深く止血されるまでクリップを挿入した。

激しい動脈性出血のため血圧は収縮期80mmHg程度まで低下し，400mLの輸血が必要であったが，動脈瘤は止血され，後交通動脈も温存されていた。

術後経過（図6）

術後のCTではくも膜下出血はほとんど残存なく，脳血管攣縮などは認めなかった。術後のCTAで動脈瘤は消失し，後交通動脈も温存されていた。術後のMRIで明らかな脳梗塞を認めず，術後は新たな神経脱落症状なく，術後10日目に独歩退院した。部分的左動眼神経麻痺は約2週間の経過で軽快した。

図6　術後CTA
動脈瘤は消失し，後交通動脈は温存されている。

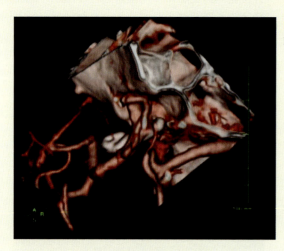

本症例における問題点と対応策

問題点

術中動脈瘤と頭蓋底硬膜，テントとの位置関係などは術前シミュレーションと大きな差はなかったが，なんとか前床突起を削除せず硬膜切開のみで近位側内頚動脈を確保して，一時遮断できるスペースを得たいという考えになった。後にビデオを見返すと内頚動脈を硬膜から浮かすように牽引しており前頭蓋底に癒着した動脈瘤ドームに力が加わったと思われる。この操作をすれば動脈瘤が破裂する可能性があることは誰でもわかるのに，なぜその操作をしたかが問題である。

これまで同様な操作で動脈瘤の破裂を経験していないこと，症候性だが未破裂脳動脈瘤であること，全体として術者の失敗経験が少なかったこと，自分には起こるはずがないであろうという勝手な思い込みがあったこと，などが原因と考えられる。

対応策

内頚動脈瘤術中破裂の対応は，
①頚部頚動脈を用手的に圧迫する，
②綿片で出血部位を覆い，止血を待つ，
③助手と一緒に大きな吸引管をもち，術野の確保，ポイントサクションを試みる，
④みえる範囲の近位側内頚動脈に一時遮断を試み，止血されなければ動脈瘤をトラップするように一時遮断する，
⑤体血圧を下げる，
⑥大きなストレートクリップで動脈瘤ネックと親血管（内頚動脈，後交通動脈）を同時にクリップし，とりあえず止血する，
⑦リングクリップで内頚動脈を温存し，ネックと後交通動脈を同時にクリップし，止血する，
などが考えられる。その際の注意点として，
①術野は血液で充満され正常組織が確認困難となるため，術野をブリッジする静脈を損傷しないこと，
②完全に出血部位がみえておりポイントで圧迫止血できる場合以外は，不用意に綿片で出血部位を覆うと血液が脳深部に回り，脳腫脹をきたすことを知っておくこと，
③一時遮断を試みるが，近位側内頚動脈は完全に露出されておらず，不完全クリップの可能性があること。トラップする場合は，トラップ間の穿通枝の虚血や血栓形成にも注意が必要であること，
④内頚動脈，後交通動脈，前脈絡叢動脈の合併クリップを避けること，
などがある。

　本症例は未破裂でも特に症候性例であり切迫破裂と考え，破裂例同様に動脈瘤から離れた部位で親動脈を確保する必要がある。動脈瘤にまったく力がかからないようにして，親動脈を確保するために前床突起をしっかり削除し，確実に近位側内頚動脈を確保する。言葉にすれば当たり前であるが，そのときの状況により横着して少しの手間を省いたり，集中力不足，その日の体調，周囲との会話などに左右されたと思われる。

　最も困難な状況を想定できるよう，異なった状況で術前シミュレーションを2〜3回行い，術前カンファランスを経て，ほかの先生からの意見をもらいディスカッション後に決まった方針を手術で淡々と行うことが重要と思われる。

　手術の方針は最終的に術者本人が決定し，責任を負うものである。術前にどれだけ不利な状況を想定でき，リスクヘッジを行うことができるか，そのうえで最終的に成功をイメージして自信をもって手術できるかが重要と思われる。そのためには，多くの成功体験と失敗の共有体験が必要で，自分の経験だけではまったく不足で，多くの実際の手術や成功例でも失敗例でも他者のできるだけたくさんの動画をみて，疑似体験することが必要と考えられる。そのとき，もし可能なら術前画像を自分なりに十分シミュレーションし，自分ならどういう方針で手術を行うか決めておくことも重要である。

術中破裂のリカバリー方法

　術中破裂は，動脈瘤の露出程度により対応が異なる。非常にまれであるが動脈瘤がまったくみえておらず，ネックやドームの剥離がまったく行われていない場合は，親血管が露出されていれば一時遮断を行い，可能であれば止血されるのを待って，その後に徐々に動脈瘤を剥離していく。脳腫脹が強く止血を待てない場合は，血腫や脳を吸引しながら動脈瘤に接近せざるをえないが，動脈瘤には直接近づかず，まず近位側親血管を露出し一時遮断を試みるか，困難なら動脈瘤ドームと一緒に親血管をクリップする。止血が得られれば，動脈瘤の破裂点，親血管との関係をよく観察することが重要である。不用意に穿通枝や周囲の動静脈を損傷しないよう，全体に気を配る集中力が必要である。

　次に，剥離がある程度進んだ場合の破裂であるが，可能なら親血管に一時遮断を行うが，出血量がそれほど減少しないこともある。動脈瘤をトラップするように一時遮断を行えば止血されるが，トラップ間の穿通枝の虚血，近位側不完全一時遮断のリスクを想定する。術前シミュレーションなどで動脈瘤と親血管との位置関係を把握しておくことは必須で，動脈瘤ネック，ドーム，blebを把握しておれば破裂点は自ずと予想される。従って，破裂点を含むようにまずtentativeにクリッピングを行い，止血されれば親血管や周囲血管を含んでクリップされているかどうかを確認，含まれていれば動脈瘤のみのクリップにかけ替える。破裂点のドームクリップができれば，未破裂脳動脈瘤と同じであり，あとはゆっくりとネックの剥離，穿通枝の確認などを行い，ネッククリッピングを行う。最後に動脈瘤のネックからの出血の場合である。特に小さな前交通動脈瘤や内頸動脈後交通動脈瘤ではネックの壁が薄いことがあり，破裂点でなくともネックから出血をきたすことがある。出血部位の広さや周囲血管壁の状態によるが，薄いネック壁の縫合は困難なことが多く，出血部位を含むように，正常血管を少し含んでのネッククリッピングが安全と思われる。ただし，出血部位がさらに広がらないように，方向，深さに注意したミニクリップでの血管形成的クリップが必要となる。

脳血管障害手術のピットフォール

　脳血管障害手術[1-7]のピットフォールは脳動脈瘤，頸動脈内膜剥離術(carotid endarterectomy；CEA)，バイパス，脳動静脈奇形(arteriovenous malformation；AVM)手術など本書のほかの項でさまざまなものがあるので参考にしていただければ幸いである。筆者らが経験したトラブル症例でも，その対処法を事前に知っているか知っていないかだけで患者の転帰に直結した。知識不足が考えられる場合は，知識を得るための勉強が必要となるが，通常の文献検索では自分の望む情報は得られず，本書のようにM&Mカンファランスに特化した本が必要となる。

時間の長い手術での不注意・集中力低下が原因と考えられる場合は，自分では自覚していなくてもあえて早めに手術を一時中断し，休息を取ったり，体調管理に努めることが対策となる。失敗に対する認識不足や起こるはずがないだろうと思いこみ十分な対策が取られていなかった場合は，術前に最悪の事態を考える癖をつけて十分なシミュレーションを行っておくことが対策になりうる[8-10]。脳血管障害の手術は，綱渡りや地雷源のある場所を歩くようなもので，どこにピットフォールがあるかすべてを把握することは困難である。だからこそ，皆の経験を持ち寄って共有する必要があり，さらに求めればその情報が簡便に手に入るデータベースシステムが必要と考えられる。可能なら短時間の動画で伝えられることが理想と考える。

> **編者からのKey sentence**
> 先人の知恵，経験を共有しよう。

■ 文献

1) 井川房夫．血栓化動脈瘤に対するクリッピング術．脳外速報 2011; 21: 383-8.
2) 井川房夫．上眼窩裂外側硬膜の切開剥離を利用した手術-Sphenoparietal sinus 移動のコツと注意点-．脳外速報 2010; 20: 902-10.
3) 井川房夫．大型動脈瘤に対するクリッピング術．脳外速報 2007; 17: 1260-71.
4) 井川房夫．Interhemispheric Approachによる脳動脈瘤の手術．脳外速報 2008; 18: 680-9.
5) 井川房夫．手術のコツとピットフォール―流術者のココが知りたい　脳動脈瘤と周囲構造物との剥離．脳外速報 2009; 19: 884-93.
6) 井川房夫．脳神経手術リカバリーの極意 私の工夫　脳動脈瘤術中破裂の対応(前編)．脳外速報 2012; 1264-8.
7) 井川房夫．脳神経手術リカバリーの極意 私の工夫　脳動脈瘤術中破裂の対応(後編)．脳外速報 2012; 1390-5.
8) 寶金清博，井川房夫，宮地　茂．中大脳動脈瘤のすべて　脳外速報EX　部位別に学ぶ脳動脈シリーズ，メディカ出版．2014.
9) 寶金清博，井川房夫，宮地　茂．内頚動脈瘤のすべて 近位部(cavernous-paraclinoid)．脳外速報EX　部位別に学ぶ脳動脈シリーズ，メディカ出版．2015.
10) 寶金清博，井川房夫，宮地　茂．内頚動脈瘤のすべて 遠位部(supraclinoid)．脳外速報EX　部位別に学ぶ脳動脈シリーズ，メディカ出版．2015.

III 脳血管障害の手術における合併症と対策

脳動脈瘤

脳動脈瘤手術の合併症と注意点

症例紹介（症例1）

■術前判断と治療プラン

　動脈瘤剥離操作により動脈損傷をきたした例を紹介する。30歳代，男性。特に既往歴や家族歴はない。一過性左上肢脱力発作の精査により未破裂前交通動脈瘤を指摘された。

　MRAおよび3D-CTAでは右A1-2分岐に前方に突出する7mm径の瘤を認め（図1，2），脳血管撮影でも同様所見であった（図3）。左

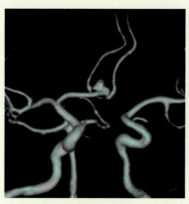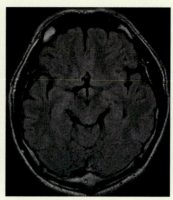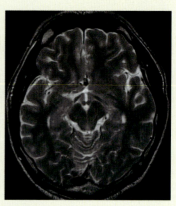

図1　紹介受診時MRI
右A1-2分岐部に7mm径の動脈瘤を認める。瘤の硬化性変化や血栓化などの性状は観察できない。

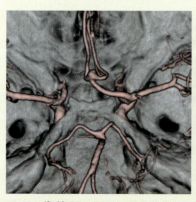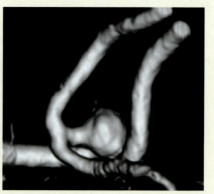

図2　術前3D-CTA
左A2と瘤の間隙を認め，癒着はあっても軽度であろうと判断した。

A2が瘤に近接して走行していたが，両者の間隙には十分余裕があり剥離は容易であるものと考えられた。年齢と瘤のサイズを考慮して手術適応のある旨を説明し，患者本人と家族の理解が得られたので手術を予定した。

▍手術（図4）

　正中頭位によるbasal interhemispheric approachにて手術を行った。通常の前頭洞処置と両側硬膜切開，嗅神経の保護を行い瘤にアプローチしたが，瘤自体が大きく，かつ硬化性に変化した部分を認めた。左A2とも強固にかつ長く癒着しており，その剥離操作に時間を必要とした。IKAメスや鑷子，マイクロ鋏を使用した剥離操作自体には特に問題なく，瘤がすべて剥離されその全容が観察で

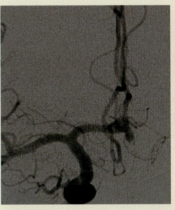
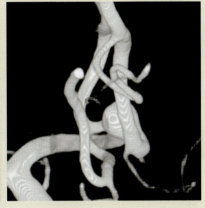

図3　術前脳血管撮影

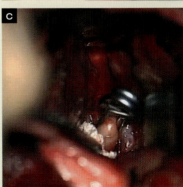
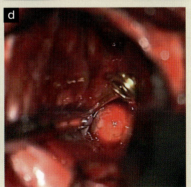
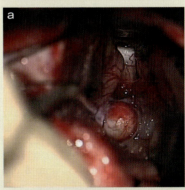
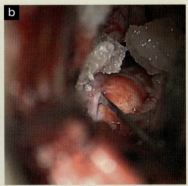

図4　初回手術所見
a：硬化性変化の強い瘤を認める。
b：左A2と瘤の間の癒着は高度であった。
c：Yasargil clip#762をapplyしたが硬化性変化または血栓化のためクリップが十分閉まらない。
d：クリップのかけ替え操作により左A2を損傷し出血。一時遮断を行い損傷部を観察後にスポンゼル®を宛てがい圧迫止血した。

きた．術野がやや狭いため一時遮断は置かずにクリップ（Yasargil clip#762）を挿入した．一部ネックに残存を認めたためかけなおしをしようと考え，ゆっくりとこのクリップを引き抜いたが，その操作中，突然動脈性出血が起こった．クリップの先端が一部脆弱になっていた左A2内側面に接し損傷したものと考えられた．左A2近位に一時遮断をおき，損傷したと思われる部位にスポンゼル®を宛てがって圧迫すると出血は止まった．その後，Yasargil clip#762と#694にてクリッピングを行い，左A2の損傷部位周辺をフィブリン糊にて補強し閉頭．手術を終了した．

術後経過

麻酔からの覚醒も良好で神経学的異常所見なく経過したが，術後6日目の脳血管撮影で左A2内側面に仮性瘤を認めた（図5）．未破裂瘤は消失していたが，この仮性瘤からの出血を危惧し，初回手術より10日後に再手術を行った．

再手術（図6）

Gore-Tex®シートによる仮性瘤のwrapping

図5　術後6日目脳血管撮影
脳動脈瘤は消失しているが，左A2に内側に向く仮性瘤（➡）を認める．

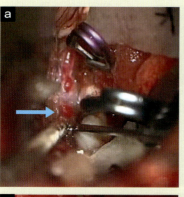
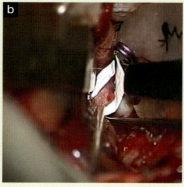
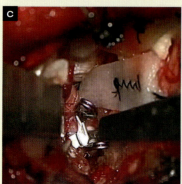
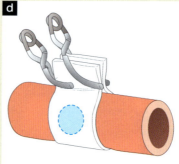

図6　再手術所見
a：左A2内側面を剥離すると赤色血豆状に膨隆した仮性瘤が認められた（➡）．
b：左A2の末梢から短冊状にカットしたGore-Tex®シートを挿入した．
c：仮性瘤が完全に覆われる位置にGore-Tex®シートを移動させ，Yasargil clip#714と#694でシートが動かないように，ややtightにwrap & clip手技で固定した．
d：Wrap & clip手技

を選択したが，A2-A2 bypassも可能なように両側A2を確保し前回同様のアプローチで手術した．瘤周辺は前回手術時使用したフィブリン糊が認められ，それらを取り除きながら慎重に剥離操作を行った．クリッピングされた瘤には特に異常なく，また仮性瘤周辺にも出血所見は認めなかった．瘤と左A2内側面を剥離すると赤色血豆状に膨隆した仮性瘤が認められた．その瘤に触れないように注意しつつ，左A2の末梢から短冊状にカットしたGore-Tex®シートを挿入した．仮性瘤が完全に覆われる位置にGore-Tex®シートを移動させ，Yasargil clip#714と#694でシートが動かないようにwrap&clip手技で固定した．

術後経過は良好で2カ月後の脳血管撮影で仮性流の消失を確認した（図7）．3年後の再検でも仮性瘤の再増大は認めていない．

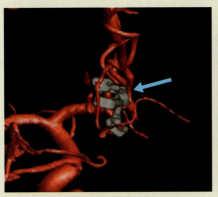 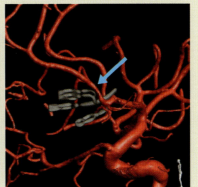

図7　再手術2カ月後脳血管撮影
仮性瘤は消失している

本症例における問題点と対応策

問題点

■■ 動脈瘤の癒着と剥離

脳動脈瘤と周辺組織の癒着は日常的に遭遇するものであるが，特に問題となるのは周辺を走行する主幹動脈との癒着である．その癒着を剥離しなければ良好なクリッピングができない場合が多く，手技に難渋すれば手術操作が不完全なものとなるためしっかりとした剥離技術が要求される[1]．

■■ 瘤の硬化性変化や血栓化などの性状と術前検査

術前MRIは他院からのものを採用していたが瘤の硬化性変化や血栓化までは把握できなかった（図1）．自院での再検査で血栓化や瘤のサイズを正確に把握できた可能性がある．左A2と瘤の間隙も想定していた以上に，かなりtightに癒着していた．

■■ 仮性瘤の処置

　動脈損傷により仮性瘤ができた場合の処置は難渋する場合が多い。仮性瘤の発生部位にもよるが，バイパスをおいて仮性瘤をsacrificeする方法や本症例のようにwrappingを考慮する場合もある。

対応策

■■ 動脈瘤の癒着と剥離

　本症例では剥離操作中出血をきたすことなく問題なく剥離操作を終えているが，この剥離操作でも動脈壁に脆弱な部位が発生したものと考える。クリップや手術器械がその部位に触れただけで損傷することもあることを念頭におくべきである。

■■ 瘤の硬化性変化や血栓化などの性状と術前検査

　検査だけでは描出できない血管病態を想像して手術に臨む必要がある。

■■ 仮性瘤の処置

　時間と瘤周辺の空間的余裕がある場合はwrappingを選択してもよいと考える。バイパスにより血流を変更せざるをえない場合もあるが，若い患者であれば本来の血流を温存させるwrapping術の方が将来的にも有利である。

症例紹介（症例2）

▌術前判断と治療プラン

　術中破裂をきたしたparaclinoid瘤の1例を紹介する。

　50歳代，女性。頭痛と嘔吐で発症し6時間後救急搬送。CT上脳底槽に広範なくも膜下出血を認めた。脳血管撮影で左内頸動脈瘤を確認し，WFNS GradeⅡの脳動脈瘤破裂によるくも膜下出血と診断した（図8）。

　硬膜下で内頸動脈は上下に伸展して走行し後交通動脈は同定できなかった。左内頸動脈瘤はC2 segmentにネックを有し，後方に突出して上下にblebを有する複雑な形態であった。下方のblebは海綿静脈洞内に存在し，上方に伸びたblebが破裂部位であろうと考えた（図8）。動脈瘤の近位ネックは海綿静脈洞内に存在するが，眼動脈分岐部よりは遠位で距離があるため前床突起を切除することで瘤のネック確保は容易と考えた。開頭クリッピング術を選択した。

▌手術

　発症から10時間後，準夜勤務帯での手術開始となった。通常の左前頭開頭を行い，脳室ドレナージを留置してシルビウス裂を末梢から広く切離した。なお内頸動脈を頸部で圧迫できるように術野を作製しておいた。シルビウス裂内の血腫を洗浄除去しつつ脳底槽に到達した。内頸動脈と視神経を確認し破裂瘤の

おおよその部位を同定した。破裂部位の血腫除去は行わず前床突起の切除に手技を移行した。前床突起表面の硬膜を切除したあとに視野を展開するため顕微鏡を移動したときに突然動脈性の出血が出現した（図9）。助手が頸部で内頸動脈を用手圧迫しつつretrocarotid spaceで再破裂部位を確認した（図10）。出血部位をpoint suctionしつつ内頸動脈と瘤blebを剥離し，わずかではあるがクリップが挿入できるスペースを確保した。杉田の#10クリップをかけなんとか止血した（図11）。

術後経過

翌朝速やかに脳血管撮影を再検し，上方に延びた出血部位と思われるblebにクリップがかかっていることを確認した（図11）。再破裂が危惧されたことから，同日残存瘤に対しコイル塞栓術を施行した（図12）。術後経過は良好で脳血管攣縮も出現せず，神経学的異常なく退院した。

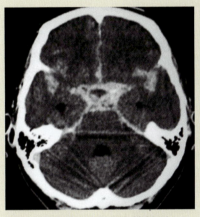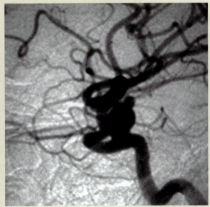

図8　入院時CTと脳血管撮影
脳底槽に広範なくも膜下出血を認めた。左内頸動脈瘤はC2 segmentにネックを有し，後方に突出して上下にblebを有する複雑な形態であった。

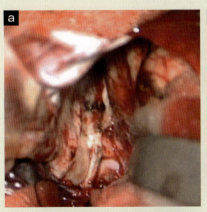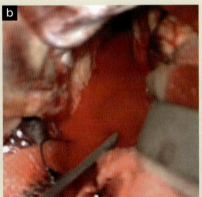

図9　術中破裂直前（a）と破裂後（b）

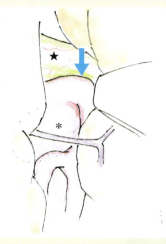
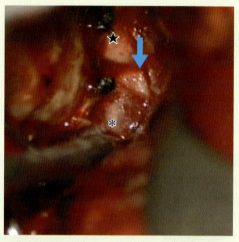

図10 瘤（＊）と内頚動脈（➡）および視神経（★）

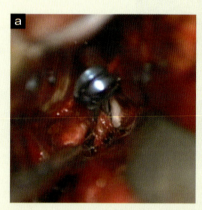
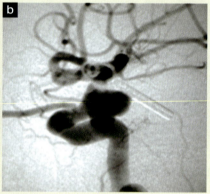

図11 クリッピング（a）と術後脳血管撮影（b）
クリップが挿入できるスペースを確保し杉田の#10クリップをかけ止血した。上方の破裂部位のみクリッピング処置されている。

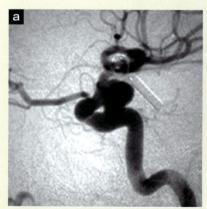
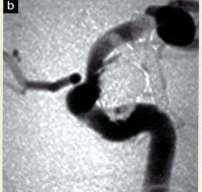

図12 コイル塞栓術前（a）と術後（b）
瘤内は塞栓されその後の再発も認めない。

本症例における問題点と対応策

問題点

①脳血管撮影の読影と3D-CTA

いわゆる通常のIC-PC分岐部瘤でないことには気付いていたが，海綿静脈洞との位置関係を深く読影する必要があった。そのために3D-CTAは必須であろうと考える（図13）。

②頸部内頸動脈の確保

未破裂瘤と異なり破裂paraclinoid瘤の場合は頸部で内頸動脈を確保することが必要であろう。本症例では用手圧迫でなんとか出血を制御することができたが，破裂瘤の場合は頸部内頸動脈を確保するべきである。

対応策

提示した部位のparaclinoid瘤は少なからず存在する。未破裂paraclinoid瘤治療例をまとめたIiharaらの報告では，内頸動脈後方にネックを有するventralおよびtransitional typeは対象112瘤中27例（24.1%）存在した[2]。同様に破裂および未破裂paraclinoid瘤を対象としたHohらの報告によれば，同部位のtransitionalおよびpost carotid wall typeの瘤は238瘤中50瘤（21%）存在している[3]。決してまれな動脈瘤とはいえないが，わが国では主に未破裂瘤として発見される機会が多いのではないだろうか。また海綿静脈洞内に存在する場合が多く，積極的に手術が検討されることは少ないと思われる。

しかしくも膜下出血発症で来院する症例も必ず存在する。筆者は同様の症例に遭遇した場合は血管内治療を第一選択にするべきだと考える。C2 segmentすなわち後交通動脈より近位にネックを有する後方向きの瘤では，未破裂瘤であっても血管内治療が第一選択となる。

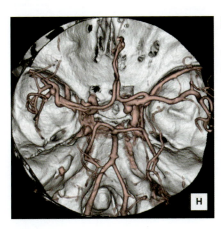

図13 Posterior carotid wall typeのparaclinoid瘤
後交通動脈分岐の近位に存在し瘤は海綿静脈洞内に埋没していることが想像できる。

編者からのKey sentence

Paraclinoid aneurysmのクリッピングでは頸部でのIC－CCの確保を。

■ 文献

1) 帯包雄次郎, 波出石 弘. 脳動脈瘤の剥離. Jpn J Neurosurg (Tokyo) 2012; 21: 918-24.
2) Iihara K, Murao K, Sakai N, et al. Unruptured paraclinoid aneurysms: a management strategy. J neurosurg 2003; 99: 241-7.
3) Results after surgical and endovascular treatment of paraclinoid aneurysms by a combined neurovascular team. Neurosurgery 2001; 48: 78-90.

III 脳血管障害の手術における合併症と対策

脳動脈瘤

これはしてはいけない　脳血管手術例

　数十年と臨床をしていると，手術結果が悪ければ，"これはしてはいけない"という脳血管障害症例はいくつか鮮明に蘇ってくるものである。例えばくも膜下出血(subarachnoid hemorrhage；SAH)例でAcomに瘤があり，そこが破裂部と思い込んで剥離を進めていると，突然，激しいpremature ruptureが内頚動脈部から発生。何事かと，必死でなんとか止血をしたあと，血管撮影を注意してよくみると，内頚動脈から少し外側のところに，点状に造影剤残留像がみえ，「あ，これか！　破裂したのは……」と血栓化したICA－Pcomの破裂動脈瘤にまったく思いを馳せなかった自分に慚愧たる思いをもったことがある。SAH，多発脳動脈瘤例では，どの動脈瘤が破裂動脈瘤であるか判断に難渋することは多々あり，似たような経験をされた方もいるのではないかと思われる。また，別なSAHで，中大脳動脈瘤の左右対称例，CTの画像をみたのち開頭したところ，SAHがみられず「どうしたことか……」と思ったところ，直前の他科の撮影のためどういうわけかCTの画像の左右が逆転していたということがあり，続いて開頭する間に再出血してしまって悪い結果に繋がったという信じられないようなことも経験した。

　これらは四半世紀以上前の話であるが，昨日のことのように思い出し，今でも手に汗を握るような思いを抱く。脳血管障害の手術に関しては，特に主要血管を操作する場合，失敗というようなことが起これば，重篤な脳梗塞の発生につながることが多く，術者も万全な計画を立て，用意をし，細心の注意を払って手術に望まなければならない。

症例紹介（症例1）

術前判断と治療プラン

　60歳代，女性。めまいの精査中に大型右中大脳動脈瘤が見出された。兄弟の1人が50歳前にSAHで早逝しており，本人も動脈瘤が見出されてから精神的不安感がきわめて強く，クリッピング手術となった。

手術

　図1のように，主要な2本の枝がdomeから分枝するようなかたちをとっており，術前の検討で，その1本のM2に，浅側頭動脈からバイパスを施行し，瘤の形態をみて，切開後残りのM2の流れを温存するかたちでクリッ

ピングする方針とした。定型的なバイパス後のICG, doppler studyは満足しうるものであり，その後，瘤を切開しinferior trunkの流れを残すかたちでクリッピングとした。切除の関係でsuperior trunk branchはdomeからの出口でクリッピングとした。瘤は外見上，図2のように黄色で固かったが，切開，クリッピングはなんとか可能な程度であった。ICG，運動誘発電位（motor evoked potential；MEP）は術終了直前には正常範囲と判断した。

術後経過

術直後，左側上下肢にrididtyがみられたが，その後flaccid hemiplegic stateとなった。MRIでも図3のように脳梗塞がみられ，結果的にinferior trunkの閉塞がみられ，逆行性に外側線条体動脈（lateral striate arteries；LSA）の閉塞につながったと思われた。その後，長期のリハビリテーションが必要とされた痛恨の1例である（ICA-topの動脈瘤は同日強行せず，後日endovascular coilingを施行した）。

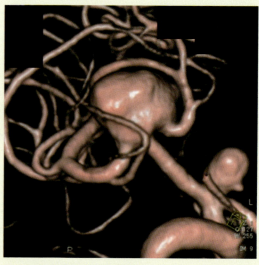

図1　術前DSA（長径15mm）

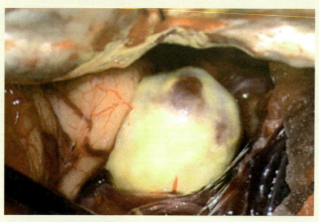

図2　術中動脈瘤画像

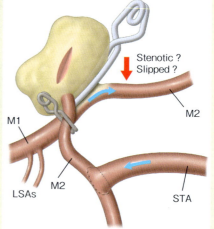

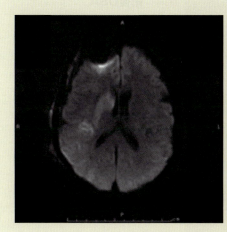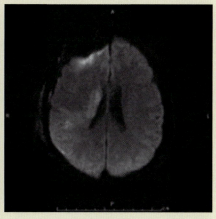

図3 術後DWI

本症例における問題点と対応策

問題点

　本症例では図2のごとく（血栓化はMRIでみられていなかった）外観上硬化像が強く通常の2本のM2 branchesを形成するようなかたちでのクリッピングは不可能であった。クリッピングを強行するような症例でなかったのかもしれないが，年齢，家族歴と本人の不安感から，瘤を残したようなかたちで終われるような状況ではなかった。結果的に図3のような梗塞像を生じてしまった。

対応策

　図4のごとくsuperior trunk bypass flowは良好であったが，問題はinferior trunk flowで，本症例の反省点は，多少，動脈瘤が残存するかたちになったとしても，十分にその流れを形成するようにクリッピングすべきであったと思われる。手術終了時に流れていても結果的にstenoticであり，徐々に閉塞し，"どん詰まり"状態のなかで，逆行性に穿通枝の閉塞も引き起こしてしまったと思われた症例である。High flowないしdouble bypassを施行したとしても，やはりM1がstumpになってしまうと，大型動脈瘤においては穿通枝の流れが課題となってくるであろう[1,2]。

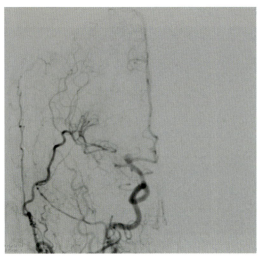

図4 術後DSA

症例紹介（症例2，3）

■術前判断と治療プラン（症例2）

　70歳代，女性。未破裂の大きめの動脈瘤である。頭部外傷を契機に偶然に見出された。高齢の患者で適応に議論はあるかと思われるが，ほかに病気はなく，健康で日常生活は元気にしており，この動脈瘤の存在を知ってからの不安感から，処置を強く希望し家族も同意した。右中大脳動脈（middle cerebral artery；MCA）未破裂動脈瘤例である。

■手術（症例2）

　図6は，図5の裏側からみた画像に相当し，矢印のようにinferior trunkの出口部はかなり狭窄している状態である。長径13mmで大

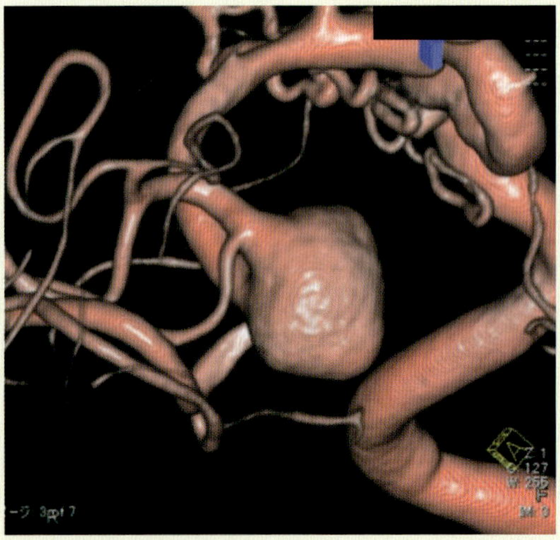

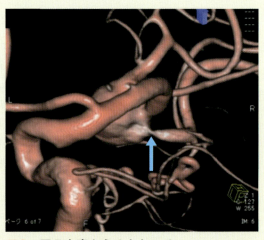

図5 術前DSA

図6 図5を裏からみたところ

きな動脈瘤例である。この例では，狭窄しているinferior trunkの遠位部にまずバイパスをおいて，万が一の閉塞に備えたあとに，狭小化させないように多少の動脈瘤の残存は年齢から問題ないものとしてクリッピングを終了した（図8）。図7のように症例1とは違い，瘤自体は普通の柔らかさでありクリッピングは可能であった。症例1の経験より，M2 branchesの流れの保存には全力を注いでマルチプルクリッピングとした。

術後経過（症例2）

術後は問題なく経過した（図9）。動脈瘤の"固さ"はやはり手術の難易度に大きく関与してくるものと思われた[2,3]）。

術前判断と治療プラン（症例3）

High flow bypassでの合併症を述べる。初期の経験で20年以上前の症例であるが，結果的に失った残念な1例である。

50歳代，男性。視野障害を訴え下垂体腫瘍が見出された（図10）。他院で経蝶形骨洞的に下垂体腫瘍が摘出されたが，術後6日目で左の動眼神経麻痺が生じた。血管撮影をすると左のsiphon部にtraumaticと思われるgiant aneurysmを認めた（図11）。

手術（症例3）

下垂体術後12日目に橈骨動脈グラフトを用い，EC-RA-M2 graft bypassを施行し，同側内頚動脈を結紮した。

術後経過（症例3）

術直後の血管撮影では良好な流れを確認し（図12）運動麻痺など認めなかったが，術後1週間程で消化管出血など併発し脱水傾向となった。術後11日目午前中には失語症状を認め，M1部からの狭窄と両側前大脳動脈（anterior cerebral artery；ACA）の血流低

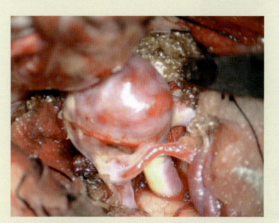

図7　術中画像

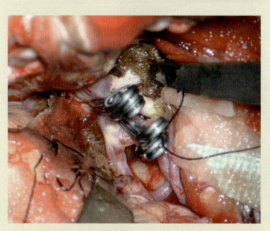

図8　クリッピング後

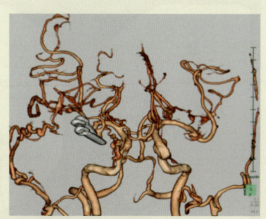

図9　術後CTA

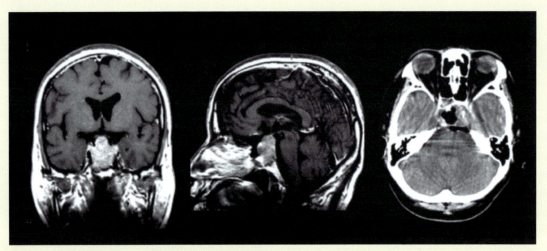

図10　下垂体腫瘍術前，経蝶形骨洞手術後画像

図11　バイパス術前血管撮影

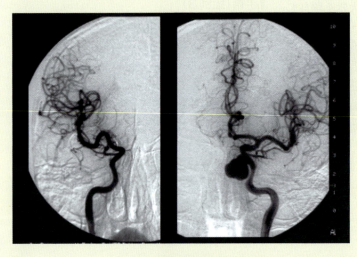

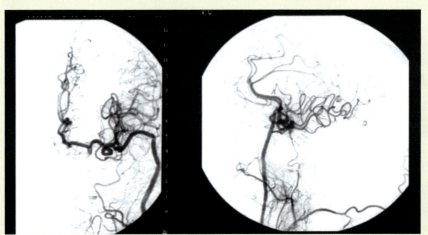

図12　術後翌日の血管撮影

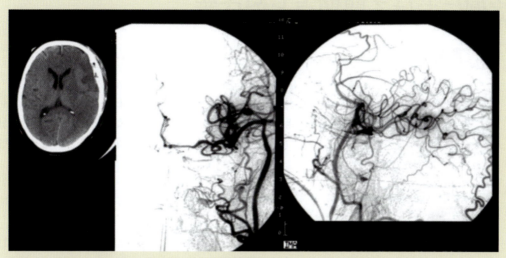

図13　術後11日目午前のCTおよび血管撮影

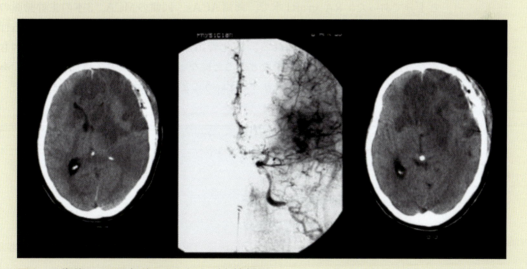

図14　術後11日目午後のCTおよび血管撮影

下を認めた(図13)。同日午後,急速に同側グラフトの閉塞の臨床経過をたどり脳死状態となった(図14)。

本症例における問題点と対応策

問題点

本症例は，現在のように発展したEndovascular stenting，Flow Diverterが当時可能だったならば救命することができたであろうと思われる。当時はバイパスの選択肢しかなかった状態であったが，本症例では不幸なことに同側の内頸動脈によって両側のACAも供給を受けていて，バイパスの負担が非常に大きい状態であった。

対応策

反省としては，あらかじめSTA bypassをおいておき，high flow bypassの負担を下げるべきだったのか，とも思われるが，RA graftのstump flowは150mL/minと十分であった。RA graft1本で，両側ACAs，同側のMCA，3本の主幹動脈のfeedingに懸念が少しでもあったならば，ACA領域になんらかのバイパスを施行するべきであったかと思われる。消化管出血などの全身状態の悪化，脱水も重なったためか，不幸な経過をたどることになった。術者としては痛恨の1例であり，今後もこういう事態が起こりうるということを肝に銘じておきたいと思う[4-6]。

編者からのKey sentence
壁の固い動脈瘤は余裕をもったクリッピングを。

■文献

1) Thoralf M, Sundt Jr MD, David G et al. Surgical approach to giant intracranial aneurysms; Operative experience with 80 cases 1979; 51: 731-42.
2) 上山博康，寶金清博．脳動脈瘤手術．第Ⅴ章；中大脳動脈瘤．南江堂．2010. 244-66.
3) Jason M, Davies MD, Michael T et al. "Picket Fence" clipping technique for large and complex aneurysms. Neurosurgical Focus 39(suppl 1)2015: V17.
4) 上山博康，寶金清博．脳動脈瘤手術．第Ⅱ章；バイパス手術．南江堂．2010. 69-77.
5) Sekhar LN, Duff JM, Kalavakonda C, et al. Cerebral revascularization using radial artery grafts for the treatment of complex intracranial aneurysms: techniques and outcomes for 17 patients. Neurosurgery 2001; 49(3): 646-58; discussion 658-649.
6) Ramanathan DT, Nancy K, Louis J. Cerebral Bypasses for Complex Aneurysms and Tumors: Long-term Results and Graft Management StrategiesMore. Neurosurgery 2012; 70(6): 1442-57.

III 脳血管障害の手術における合併症と対策

脳動脈瘤

脳動脈瘤クリッピングのM&M

症例紹介

■術前判断と治療プラン

　70歳代，女性。20年前に左内頚動脈未破裂脳動脈瘤に対して他院にて開頭クリッピング術を受けている。今回他科の全身麻酔手術が予定されており，脳動脈瘤の既往があったことから脳のMRI検査を行ったところ新たな動脈瘤陰影が発見され当科へ紹介となった。

　右内頚動脈に後方向きのワイドネックの20mm径の動脈瘤がある。Matas試験では前交通動脈を介したcross flowは十分確認された。前脈絡叢動脈の分岐がどうしても明らかにできなかった(図1)。患者本人／家族は20年前のクリッピング手術時に説明を受けており，脳動脈瘤／くも膜下出血について十分な知識をもっていたことから今回も治療を強く希望した。

　基本的には前脈絡叢動脈が確認できれば頚部内頚動脈からsuction decompressionを行い有窓クリップにてクリッピングを行うことは可能であると判断した。クリッピングを安全に行うために同側の内頚動脈を頚部で確保ICA-decompressionの準備，内頚動脈の一時遮断に備えてSTA－MCA anastomosisを先行させる。体性感覚誘発電位(somatosensory evoked potential；SEP)／運動誘発電位(motor evoked potential；MEP)モニタリング，術中ICG video angiography，術中DSAを行うこととした[1]。

　しかしながら前脈絡叢動脈の分岐部がどうしても明確ではないため術中の所見で動脈がドームから分岐していて血流障害が回避できないときはクリップせずに撤退する可能性もあることを説明，重症合併症の可能性は10～20％程度はあり死亡につながる可能性もあることを何度か話合った。

■手術

　クリップ前までの手術操作は予定通り行うことができた。前脈絡叢動脈はネックから4～5mm離れた部位でドームから分岐していた。この前脈絡叢動脈を観察するにはICA-top側から(M1の上方から)剥離観察しなければならない状況であり，さらにその末梢はドームの裏側に回り込むように走行していた(図2)。この時点で術中に一度手を下ろし待機している家族と話しあった。

　前脈絡叢動脈の走行はわかったが非常に難しいところにある。動脈瘤の一部を残してこの動脈の血流を温存することができるかどうかは不可能ではないと思うがやってみないとわからない。一度クリップをかけはじめると後戻りできず予定外の手術(ICA-ligation，前脈絡叢動脈を温存できずトラッピングなど)となることもある。これらのことについてしばらく話しあった結果，家族はクリッピングをできるだけ行って欲しいとの意向でありクリッピ

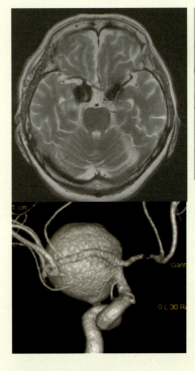
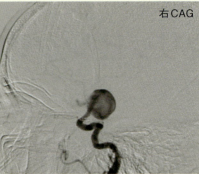

右CAG

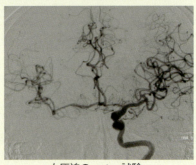

右圧迫のmatas試験

図1 術前MRI, DSA, 3D-DSA, Matas試験

ネックはICA-topまで少し距離があり有窓クリップでクリッピングも可能と考えられたが前脈絡叢動脈がどうしてもはっきりわからなかった。

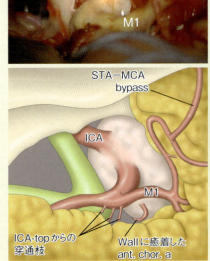
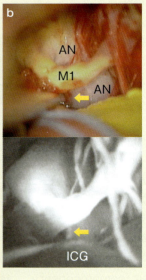

ICA-topの上方から（M1の上方から）ant. chor. aがなんとか確認できる

図2 術中所見①

a：動脈瘤剥離後の全景。この時点でも前脈絡叢動脈は確認できない。

b：ICA-top/M1の上方から動脈瘤のドームに沿って剥離するとネックから数mm離れた部分のドームから前脈絡叢動脈が分岐（⇨）していた。この方向から観察しないとこの動脈の確保は難しい状況であった。

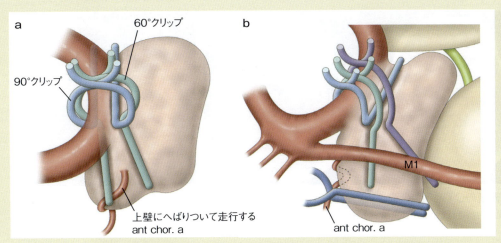

初回クリップ時。前脈絡叢動脈閉塞によりMEP消失。このクリップははずしてかけなおした。

最終的なクリップの図（わかりやすくするためややデフォルメしてある）。

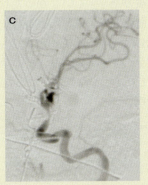

術中angiography。前脈絡叢動脈分岐部付近のみ動脈瘤残存。

図3 術中所見②

a：初回クリップ時には前脈絡叢動脈から十分離れた位置にクリップをかけたつもりであったがドームに癒着していたためクリップにより血流が遮断されていた。
b：このためクリップの方向を変えかけなおしたが有窓クリップに長いものがなくドームの上方に（M1の上方から）追加でクリップをかけている。
c：術中のangiographyでは動脈瘤は造影されなくなっている。

ングを行うこととし手術を再開した。

　まず右のA1にテンポラリークリップをかけ頸部内頸動脈（internal carotid artery；ICA）からsuction decompressisonをスタートした。まず有窓90°のクリップをかけ，その後，前脈絡叢動脈の走行を確認しながら60°の有窓クリップをかけICAの遮断を解除したがMEPが低下消失した。クリップ後の観察で前脈絡叢動脈は視野の裏側で動脈瘤の壁に癒着して走行しておりこの部分にクリップがかかっていたことが判明した。ドームが完全遮断できてないうちに一部出血もみられたため長いクリップの追加も必要となった。最終的に図3のような複雑なクリップとはなったがICGでも血管は温存されているかたちでなんとか手術を終了させることができた。術中angiographyでも動脈瘤の閉塞が確認された。一時低下していたMEPも50％まで回復。一時消失していたSEPも波形がみられるようになっていた。

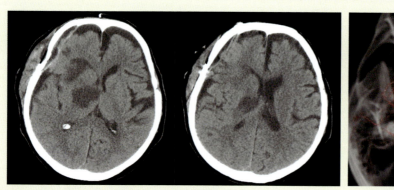

図4　術後のCTと3D-CT
脳動脈瘤は治療されているがICA-topからの複数の枝と思われる基底核部に脳梗塞が生じている。

術後経過

　術後の覚醒は不良であった。数日後から開眼がみられるようになったが上下肢ともMMT1/5の左片麻痺がみられた。抜管はできたものの舌根沈下気味であったため安全のために気管切開を施行した。MRI/CTにてICA-topからの穿通枝領域の基底核の脳梗塞が認められた。前脈絡叢動脈領域は脳梗塞とはなっていなかった（図4）。麻痺は徐々に改善し従命が入るようになってきていたが1カ月後簡単な会話はできるものの麻痺はMMT3/5，移動は車いすの状態でリハビリテーション病院に転院となった。

本症例における問題点と対応策

適応

　全身状態もよく70歳代の年齢であったこと，動脈瘤の大きさなどからはリスクが低いと判断されれば治療適応であると考えられるが術前の正確なリスクの評価は難しかった。

前脈絡叢動脈について

　本例では結果的には前脈絡叢動脈自体の血流障害はなく，温存はできたとはいえるがその温存のためにICA-topからの穿通枝の血流障害をきたしてしまった。術者の経験からは今まではこういった動脈瘤でも前脈絡叢動脈は全例動脈瘤のネック近傍から分岐しており温存は比較的容易であったため術前の検討で分岐がわからなくても術中なんとか温存できると予想していた。本例のようにドームの途中から分岐するタイプでは複雑なクリップになるためこういった合併症のリスクが高くなると判断すべきであり手術を行わないか，途中で撤退する勇気も必要であった。

ICA-topの上方からの操作について

　この部位の穿通枝血流障害はMEPが低下しても完全に消失しないことは経験していたが，一度MEPが低下すると前脈絡叢動脈温存に集中しこの穿通枝への注意がおろそかになってしまった．さらなる愛護的な操作を行うか，ICA-topの上方から（M1の上方から）操作しないアプローチ方法（M1の下方からアプローチする）を工夫するべきであったが，M1の下方から観察するとドームの裏を走行する前脈絡叢動脈が確認しにくくなるため現実的には難しかったと思われる．さらに今回はsuction decompression時に右のA1にテンポラリークリップをかけていたがこれもA1付近の穿通枝の脳梗塞に関与した可能性がある．この部位の脳梗塞は小さなものはほとんど症状のみられないものもあるが，ある程度の大きさでは中等度の麻痺や基底核の症状，意欲の低下などが生ずる．しかしながら経験的にMEPでも予想は難しく，随時ICGなどでチェックしながら愛護的に操作することが重要と思われる．

そのほかの治療法について

　前脈絡叢動脈の分岐点がクリップの難しい部位であることが判明した時点で家族とはさらに話し合いを行い手術を継続したわけであるが，①この時点で中止するという選択もあったと思われる，②さらに最初の90°の有窓クリップを安全にかけただけで手術を終了しその後ただちに（またはハイブリッド手術にてそのまま）コイルによる塞栓術を行うという選択肢もあったと思われる．術前には前脈絡叢動脈の分岐は明らかではなかったものの手術で確認できており有窓クリップでネックが形成されコイル塞栓は行いやすくなっている可能性はあったと思われる[3,4]．

> **編者からのKey sentence**
> 困難な脳動脈瘤における術前／中／後の適時説明は重要．

■ 文献

1) Seifert V, Guresir E, Vatter H. Exclusively intradural exposure and clip reconstruction in complex paraclinoid aneurysms. Acta Neurochir 2011; 153; 2103-9.
2) 伊達　勲，大本堯史．直接クリッピング術を施行した硬膜輪近傍の大型・巨大内頚動脈瘤の検討　脳卒中の外科 2013; 31; 295-302.
3) Gupta S, Khosla VK, Chhabra R, et al. Internal carotid artery bifurcation aneurysms: Surgical experience. Neurol Med Chir 2007; 47: 153-8.
4) Lehecka M, Dasgti R, Romani R, et al. Microneurosurgical management of internal carotid artery bifurcation aneurysms. Surgical Neurol 2009; 71; 649-67.

III 脳血管障害の手術における合併症と対策

脳動脈瘤

脳動脈瘤手術合併症，やってはいけないこと
脳底動脈先端部瘤の症例

症例紹介

術前判断と治療プラン

60歳代，女性。耳鳴りを主訴に神経内科を受診し，MRAにて多発性未破裂脳動脈瘤を指摘され脳神経外科に入院となる。神経学的に異常はない。脳底動脈先端部に右後大脳動脈が頚部から分岐する直径7mmの動脈瘤と前交通動脈瘤（7mm）のほかに，右内頚動脈・後交通動脈分岐部に小動脈瘤（2mm）を認めた（図1）。

多発性脳動脈瘤であり，脳底動脈瘤頚部から後大脳動脈が分岐しており，また前交通動脈瘤はブロードネックであったため開頭クリッピング術を選択した。脳底動脈瘤はclinoid lineより12mmと高位であり，右内頚動脈はやや低い。従って，手術はorbitozygomatic approachにextradural temporopolar approachを加え，前床突起の切除とともにdistal dural ringを切開して内頚動脈の可動性を確保し，脳底動脈瘤をoculomotor trigoneあるいはoptico-carotid spaceから観察することとした。なお，術前検査ではcarotid-clinoid foramenの存在や内頚動脈の動脈硬化を示唆する所見はなかった。本人および家族には穿通枝障害

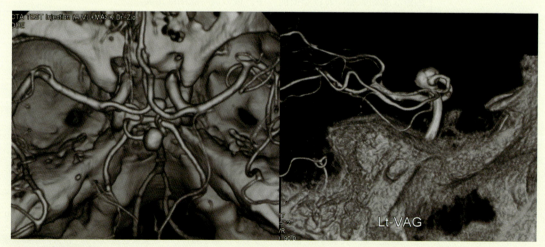

図1　術前画像
術前3D-CTA画像とDSA画像である。脳底動脈先端部瘤はclinoid lineより12mmとやや高位である。また前交通動脈瘤も認める。術前の画像からは内頚動脈などの主幹動脈に動脈硬化性病変を示唆する所見は認められなかった。

による意識障害の可能性など十分に説明した。

手術

右orbitozygomatic craniotomyを2 piece法で行ったのち，側頭葉内側硬膜のdura prorpiaを海綿静脈洞外側壁から剥離し，前床突起を硬膜外から削除した。Dural ringを全周性に切離し内頚動脈の可動性を得た。側頭葉を硬膜ごと後方に移動し脳底動脈を含む術野を確保した（図2）。その際，内頚動脈のまだら状の動脈硬化性病変には気付かなかった。内頚動脈を内側に移動し脳底動脈にテンポラリークリップをかけて，次に助手に吸引管を使って内頚動脈を外側に牽引してもらい脳底動脈瘤を展開した。その際に，内頚動脈と前大脳動脈（A1）との分岐部にも動脈硬化性病変が存在することに気付かなかった（図3）。瘤剥離の最中に内頚動脈とA1との分岐部が裂けて大出血をきたした。幸い，裂傷部がみえる範囲であったので10-0Nylonにて縫合し止血しえた（図4）。その後，3つの動脈瘤をすべてクリッピングし手術を終了した。

術後経過

術後のMRでは右視床部，尾状核に穿通枝梗塞を認めた（図5）。患者は麻痺などないものの，記銘力障害と言語の流暢性などが悪かったが自宅退院となり，その後，症状は消失した。

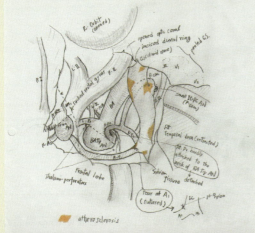

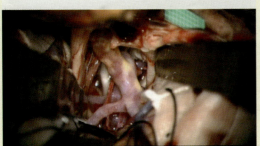

図2　術中の手術所見と術中写真①
右orbitozygomatic approachとextradural temporopolar approachを行い，前床突起切除とdural ringの切開を行った。図は側頭葉を硬膜ごと後方に移動し，内頚動脈と脳底動脈を展開している。左右の動眼神経もみえる。内頚動脈には黄色調を呈するまだら状の動脈硬化性病変を認める。

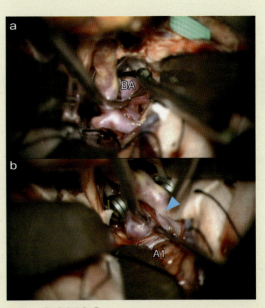

図3　術中写真②
内頚動脈の可動性が得られたため，内頚動脈を内側に移動しoculomotor trigoneから脳底動脈（BA）にtemporary clipを掛ける（a）。内頚動脈を外側に移動しoptico-carotid spaceから脳底動脈先端部瘤を確認している（b）。術者および助手が吸引管を使って内頚動脈と前大脳動脈（A1）を牽引している。内頚動脈とA1との分岐部に黄色調の動脈硬化性病変（▶）を認める。

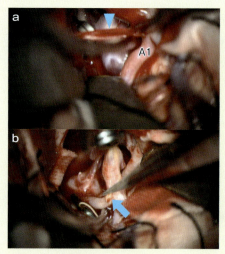

図4 術中写真③
過度の吸引管による内頚動脈の牽引のためA1との分岐部が裂けて出血している（a▶）。裂傷部を10-0Nylonにて縫合している（b）。裂傷部には動脈硬化病変を認める（→）。

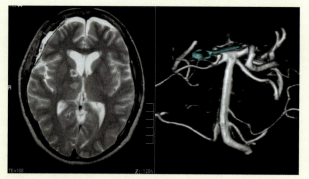

図5 術後画像
MRIにて右視床と尾状核に空洞性梗塞を認める。クリッピング自体はcomplete clippingであった。

本症例における問題点と対応策

問題点

　動脈瘤の手術の際には母血管など脳主幹動脈を変位する必要がある場合がある。信州大学脳神経外科本郷一博教授に「動脈硬化の強い内頚動脈を乱暴に扱うと血管自体に損傷を起こして大変なことになるので気を付けるように」とご指導いただいた。動脈硬化の強い主幹動脈の移動はそれから分岐する穿通枝の引き抜き損傷や主幹動脈自体の損傷をきたす危険があるので注意が必要であることは認識していた。脳主幹動脈の損傷は死に至る合併症となりうることを銘記すべきである。今回の症例で前大脳動脈分岐部の裂傷をきたした問題点・原因として以下の点が考えられた。

①内頚動脈の可動性を得るためdural ringを切除したのはよいが、そのため結果として内頚動脈の過度の可動性を生じてしまった。
②内頚動脈に血管分岐部を含むまだら状の動脈硬化があることを見過ごした。
③内頚動脈の移動を助手の吸引管を使って用手的に行ったため、一時的に過度の牽引が分岐部に加わった。
④術者は瘤の剥離に夢中になっており、内頚動脈の加度の牽引に注意していなかった。

対応策

もし同じ症例が来たらどうするか？
①動脈硬化の強い内頚動脈を認めたら，その牽引は最小限度にとどめる。
②内頚動脈の移動に際しては術者自身が分岐血管との状態を判断しながら，少しずつ先細りの脳べらを用いて血管を変移して固定することによって，それ以上の過度の牽引がかからぬようにする。

対策適応例

前述のような教訓に基づいて行った同様な未破裂脳底動脈先端部瘤の症例（60歳代，女性）。同様にorbitozygomatic approachにextradural temporopolar approachを加えてdural ringを切除した。内頚動脈にまだら状の動脈硬化を認めたため，今回は術者自身で後交通動脈などの分岐血管の状態を見極めながら，注意深く少しずつ内頚動脈を先細りの脳べらを用いて内上方に偏位してretrocarotid spaceから瘤の剥離操作を行って問題なく瘤をクリッピングできた（図6）。術後も問題なかった。

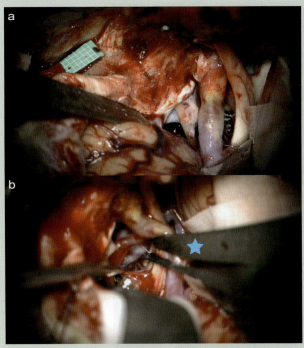

図6 術者自身が分岐血管に注意をしながら内頚動脈の移動を脳べらを用いて行った症例の術中写真

前回と同様に，今回は左orbitozygomatic approachとextradural temporopolar approachを行い，前床突起切除とdural ringの切開を行った。側頭葉を硬膜ごと後方に移動すると，やはりまだら状の動脈硬化性病変を伴った内頚動脈を認めた（a）。今回は術者自身が血管分岐部の状態を観察しながら，少しずつ先細りの脳べら（★）を用いて内頚動脈を内上方に牽引しretrocarotid spaceから脳底動脈先端部瘤を展開した（b）。

編者からのKey sentence

動脈硬化をみたら血管をやたらに触らない，動かさない。

III 脳血管障害の手術における合併症と対策

脳動脈瘤

脳血管障害　痛恨の1例

症例紹介

術前判断とアプローチの選択

　60歳代，女性。9年前に未破裂前交通動脈瘤を発見され，サイズが小さいため，経過観察となっていた。1年ごとの経過観察中に新たなblebの出現を認め，治療適応の判断となった。

　ブロードネックのため，血管内手術は不適，直達手術の判断となった（図1）。穿通枝確認のしやすさから，interhemispheric approachを選択。当施設で行っている，baseのgyrus

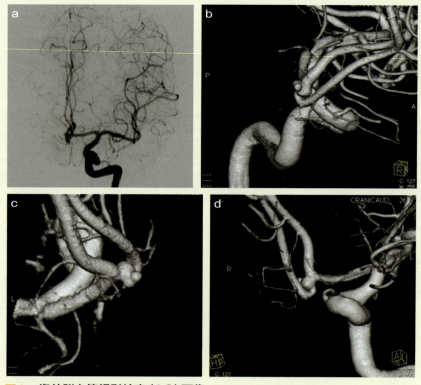

図1　術前脳血管撮影検査（AG）画像
a：AG正面像。動脈瘤は右方向へ向いている。右A2が前方，左A2が後方である。
b～d：3D-AG画像。動脈瘤はblebを有し，三つ又様の突出をしている。Orificeはbroadで，A com前面から側面～後面にまでまたがり，血管内手術が不適と判断された。直達手術でもclosure lineを考えた場合，multi clipが必要となる可能性があった。

を開けず，片側開頭で行う手法のanterior interhemispheric approachで行った（図2）。

初回手術（図3，4）

静脈の制限があり，狭い術野となった。動脈瘤の形状から，Acomに直交するかたちで，2本のクリップを使用してクリッピングを行うと術中判断した。前方の静脈で，クリップ鉗子の入る方向が制限されたため，1本目でアングル型のクリップを使用し完了（図3），2本目は1本目の軸に合わせるかたちで彎曲クリップを使用しクリッピングにいったところ，ネック部分が裂け出血した（図4）。左A1のテンポラリークリップののち，すべてクリップをはずし，弯曲（強彎）のクリップでAcomに平行に破裂点を含むかたちでクリッピングを終えた（図5）。温存していた皮質静脈は切れてしまった。

術後経過（初回）

術後覚醒は問題なし．術後4日のMRIで右前頭葉に浮腫が出現したが，無症候で経過した。嗅覚問題なし。術後7日目の3D-CTAではクリップに問題なく（図5），神経学的異常所見を認めず，術後12日目にmodified Rankin Scale(mRS)0で退院となった。術後15日目頃より，めまいと食欲の低下あり。術後30日目定期検査で独歩外来受診し，CT上右脳内出血を認め，緊急脳血管撮影検査を施行した。クリップ脇が膨れている状態で，再発瘤の破裂と判断し緊急再開頭術となった（図6）。

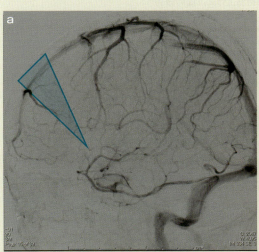
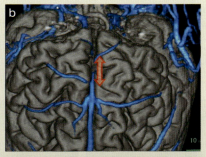
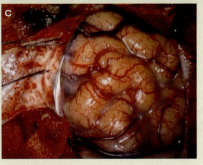

図2　術前計画画像と術中開頭画像
a：AG側面（静脈相）。皮質架橋静脈の空いた後方スペースからのアプローチを計画した。前方が静脈，後方が脳梁で制限されるため，術野で使用可能な範囲は，おおよそ三角の範囲との予想となった。
b：3D-AGとMRI(CISS)のfusion画像。aの三角の範囲を考慮すると，使用する進入範囲は⟷のごとくとなる。
c：実際の開頭後の術中所見。予定通りの位置に皮質静脈がみえている。

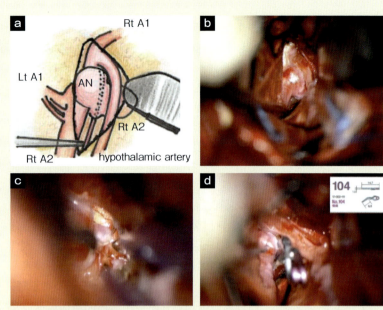

図3 初回術中画像

a, b：術中スケッチと術中所見。スケッチの実線部分が実際の手術でみえている範囲である。

c：周囲構造から動脈瘤を完全剥離し，瘤の先端を吸引管で持ち上げて，瘤の後方を走るhypothalamic arteryを確認している。

d：右側に突出した成分を1本目として，アングル型のクリップでクリッピングを行った。ストレートのクリップも入るが，静脈の制限のため，クリップ鉗子がAcom正対方向に入らず，ストレートでは，Acomに直交方向にクリップできない制限が生じた。2本目を考えると，Acomに直交するかたちが理想なため，それが可能なアングル型を選択した。

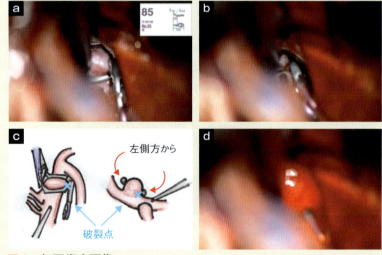

図4 初回術中画像

a, b, d：2本目のクリップのapplyを時間経過で示している。ブレードを閉じきる直前で出血が起こった。

c：スケッチ。軸が合っていなかったため，手前のネックに負荷がかかり出血が起こった。×が出血点であった。

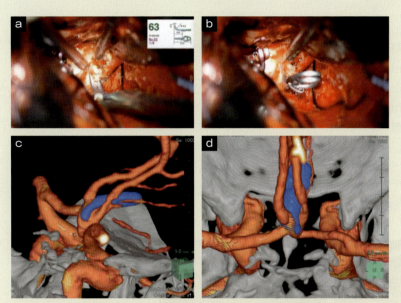

図5　初回手術最終クリップ画像

a，b：術中所見。クリップをすべてはずし，1本の彎曲クリップで，破裂点を含むかたちでクリッピングを行った。

c，d：術後3D-CTA。動脈瘤の遺残を認めなかった。

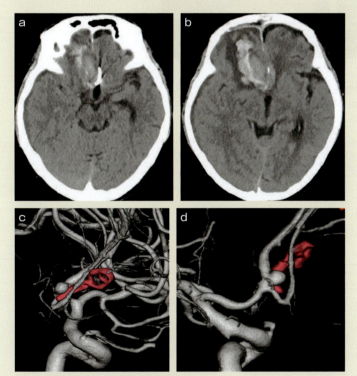

図6　術後定期検査受診時画像

a，b：術後30日目CT。右前頭葉内に脳内出血を認めた。

c，d：初回クリップの右脇が膨れている状態であった。

再手術

再手術のため，広い術野が必要と判断した。両側の開頭，frontal sinusを開放し，falxをcut。Base側のgyrusを開放したanterior + basal interhemispheric approachを選択した。クリップ右脇が膨れており，壁は真性瘤の壁であった。癒着した周囲を剥離し，両側A1にテンポラリークリップののち，初回クリップをはずし，出血点を含めるためAcomとA2をより狭窄させるかたちとし，弱彎のクリップでクリッピングを行った。Hypothalamic arteryは温存した(図7)。

術後経過(再手術)

画像上は新たな異常所見なし。確認血管造影検査では，狭窄させたAcomはわずかに確認できる状態であった。術後記銘力障害が残存し，回復期リハビリテーションののち，mRS2で自宅退院となった(図8)。

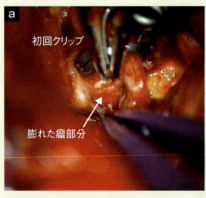 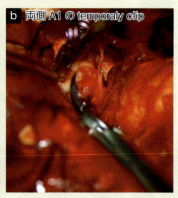

図7　再手術の術中画像
a：膨れた部分は偽性瘤ではなく，真性の動脈瘤であった。
b：初回クリップを一度はずし，よりAcomを狭窄させ，動脈の正常な壁を十分に含むかたちで再クリップを行った。

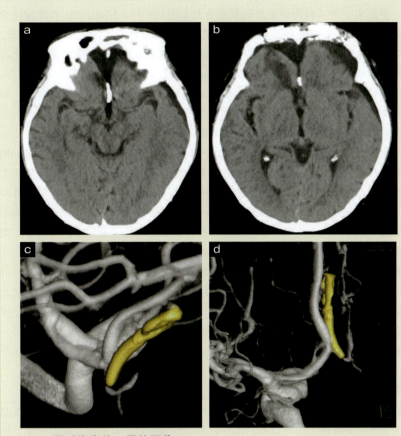

図8 再手術術後，最終画像
a，b：術後最終CT。右前頭葉の傷跡を後遺した。
c，d：術後2週間の3D-CTA。動脈瘤の再発を認めない。Acomは狭窄しながらもわずかに描出された。

本症例における問題点と対応策

問題点

①術野の展開

　本症例は術前診断で，ブロードネック，形状不整の動脈瘤であったため，multi clipが必要となる可能性があった（図1）。よって広く術野を展開し，クリップ鉗子の挿入方向を制限なくしておかねばならなかった。当初の術野展開では，静脈の制限があり，狭い術野となっていた。2本目のクリップを合わせる際，本来クリップ鉗子は，よりbase側下方向より入らなければならない。実際の手術では，その制限を補うため，Acom/A2の血管構造に可動性をもたせ，A2を下方に押し付けてAcomを"こちら"に向かせてクリップをapplyしているが，正対し

きれず，手前ネックに負担が生じ破裂をきたした（図4）。Multi clipの可能性を考慮する症例は，より術野を広く展開するため，皮質静脈の広い範囲での剥離や，base側のgyrusを分けるなど，可能な限り広く展開する工夫が必要である。それでも展開が足りない場合には，frontal sinusを開け，falxを切る選択も考えうる。より制限が少ないanterior + basal interhemispheric approachの選択もある。動脈瘤に向かう前に，必要十分な術野を確保することが肝要である。

②初回手術の最初のクリッピング方法の判断

当初の術野展開の場合，クリップ鉗子が入る方向がやや制限されるため，multi clipを避け，single clipで，よりsimpleなAcomに平行な方向でクリッピングする選択があった。A1/A2/Acom構造の可動性は，Heubner反回動脈や穿通枝の影響で，血管構造を周囲脳と剥離しても中大脳動脈（middle cerebral artery；MCA）構造のように大きく動くようにならないことも多く，初回手術の場合，血管構造側を動かしてのクリッピングには不足と無理が生じていた。

③初回手術の最終形のクリッピング具合の判断

ネックが裂けた部分を含むかたちでクリッピングを行わざるをえない状況となった場合，動脈の実質壁部分をより多くブレードに含めるため，より血管を狭窄させるかたちでのクリッピングとすべきであった。初回手術では，クリッピングで止血が得られたため，より血管のpatencyを保つように考えたことで甘さが生じた。

④初回手術の術後のクリッピング確認方法

退院前のクリッピング確認を3D-CTAで行い，complete clippingと思われたが，術中トラブル症例であるため，より詳細な情報がわかる脳血管撮影検査を施行すべきであった。この時点で顕著な異常がなかったとしても，なんらかの変化の所見が得られた可能性もあった。

対応策

①術中

クリッピングコンセプトと術野の間に乖離があってはならず，必要十分な術野展開が重要である。本症例では動脈瘤の処置を開始した時点で，コンセプトに必要な術野展開が十分になされていなかった。術中，術野展開が不足と感じられた場合には，手順の先に戻って術野を広げる手間を惜しんではならない。

次にネックが裂けてしまった場合の対処方法であるが，テンポラリークリップとサクションで，出血のコントロールと出血点の確認をしっかり行い，そのままクリッピングで対処が可能な程度の裂け目か，血管の遮断が必要かの判断を迅速かつ慎重に行う。

クリッピングで対処可能と判断した場合，母血管を狭窄させても，裂けた部分の母血管壁部分を十分クリップブレードに含めてクリッピングを行う必要がある。動脈瘤壁は，内弾性板が断裂しているため，内弾性板が正常な血管壁までしっかりとクリップ内に含めないと再増大の危険がある。本症例の2回目の術中所見で，新たに膨れた部分は偽性の壁ではなく，真性の壁であった。よって，初

回クリップはネックdistalの血管壁の含め具合が甘かったと考えられる。2度目は，Acom，A2をより狭窄させるようにクリップをかけた。術中所見では，クリップは強彎クリップのほうが入りやすいが，それではdistalがまた余る可能性があったため，弱彎クリップを使用し，A2をやや噛むくらいに幅をもたせてかけた。また，今回は裂け目が小さく真性壁であったためなんとか流れを残してクリップできたが，裂け目が大きく偽性壁となっていた場合は，trunkを遮断する必要がある。クリップ脇が膨れた場合，術前画像から真性壁か偽性壁かの判別は困難であり，trunkを遮断してA3-A3 side to side anastomosisなどが必要となる可能性があるため，それに伴い開頭を広げ，anterior + basal interhemispheric approachのアプローチ術野へと変更した。

②術後

通常の経過と異なる事象が起こった場合には，術後検査にも慎重でなければならない。術中トラブルがあった場合には，必ず脳血管撮影検査を一定期間（1～2週後が目安）ののちに行うことが重要である。3D-CTAでは，クリップのartifactが入り込む余地があるため，問題なく終了したクリップの確認には適しているが，細部の観察には脳血管撮影検査が基本と考えなければならない。本症例の再手術後は，直後と2週間目の2回，血管造影検査を行い，動脈瘤の再増大がないことを確認した。

> **編者からのKey sentence**
> クリップの基本は十分な術野展開。

■文献

1) Ito Z. Microsurgery of cerebral aneurysms. Netherlands/Niigata, Japan: Elsevier/Nishimura, 1985. 163-74.
2) 安井信之, 鈴木明文, 佐山一郎, ほか. 前交通動脈瘤に対する新しい手術アプローチ-Basal interhemispheric approach-. Neurol Med Chir (Tokyo) 1987; 27(8): 756-61.
3) 波出石弘, 石川達哉, 田中美千裕. A com complex. 脳動脈瘤コンプリート 開頭手術と血管内治療のために. 中外医学社, 2014. 55-62.
4) 中山若樹. 前交通動脈瘤クリッピングにおけるClosure Lineのとりかた～Closure 'Plane' コンセプトとアプローチ選択～. 脳外速報 2009; 19: 998-1010.

III 脳血管障害の手術における合併症と対策

脳動脈瘤：診断・治療計画

出血部位の診断と対策

症例紹介

術前判断と治療プラン

70歳代，女性。突然の頭痛が出現したが，経過観察していた。その後も頭痛が継続し，食欲不振となり，発症1週間後に近医脳神経外科外来を受診した。CTでくも膜下出血（subarachnoid hemorrhage；SAH）の所見を認め，3D-CTAで多発性脳動脈瘤を認めたため同日当科に紹介。既往に高血圧と糖尿病があり，降圧薬の内服とインシュリンの自己注射を行っている。CT，MRI（FLAIR）で両側後頭葉の脳溝に沿って薄いclotが描出されている。（図1，2）前医の3D-CTAでは右中大脳動脈（middle cerebral artery；MCA），basilar trunkの近位と遠位の合計3カ所に囊状動脈瘤を認める。

血腫の局在や動脈瘤の形状などからは破裂瘤の判断が困難であったため，脳血管撮影を行い一期的にすべての動脈瘤に対してコイル塞栓術が可能かどうかを検討した。しかし，いずれもブロードネックでありsimple techniqueやballoon assistのみでは治療が困難で，ステントの使用が必須と考えられた。3D-DSAの所見から破裂瘤を推定したが，大きさはbasilar trunk遠位が最も大きいものの明らかなblebを認めず，一方で右MCAとbasilar trunk近位の動脈瘤はblebがあり，特に右MCAは不整型で複数のblebを有していた（図3）。どれも破裂動脈瘤の可能性があると判断されたが開頭術を行う場合，右前頭側頭開頭のアプローチが最も低侵襲であるため，治療プランとしては右前頭側頭開頭でMCAにアプローチし，破裂であればクリッピングで終了とし，未破裂であったならば同開頭でアプローチできるbasilar trunk遠位瘤を処置することとした。これも未破裂であったならばbasilar trunk近位瘤に対しては日を改めて抗血小板薬のloading doseを行い，ステント使用下でコイル塞栓術を行う方針とした。

手術

右前頭側頭開頭でシルビウス裂を開放し，右MCA動脈瘤に到達した。Dome全体を確認しMCA動脈瘤は未破裂であることが判明した。そのままbasilar trunk近位の動脈瘤にアプローチし同様に確認したが，こちらも未破裂であった（図4）。脳底動脈本幹は，壁が黄色であり強い動脈硬化性変化を示していた。それぞれの動脈瘤に対してネッククリップを施行した。ICGを用いて親動脈や穿通枝のpatencyとクリップにより動脈瘤が描出されないことを確認し閉頭した。

術後経過

術後は覚醒良好で動眼神経麻痺を含め神経所見の悪化を認めなかった。翌日のCTで出血

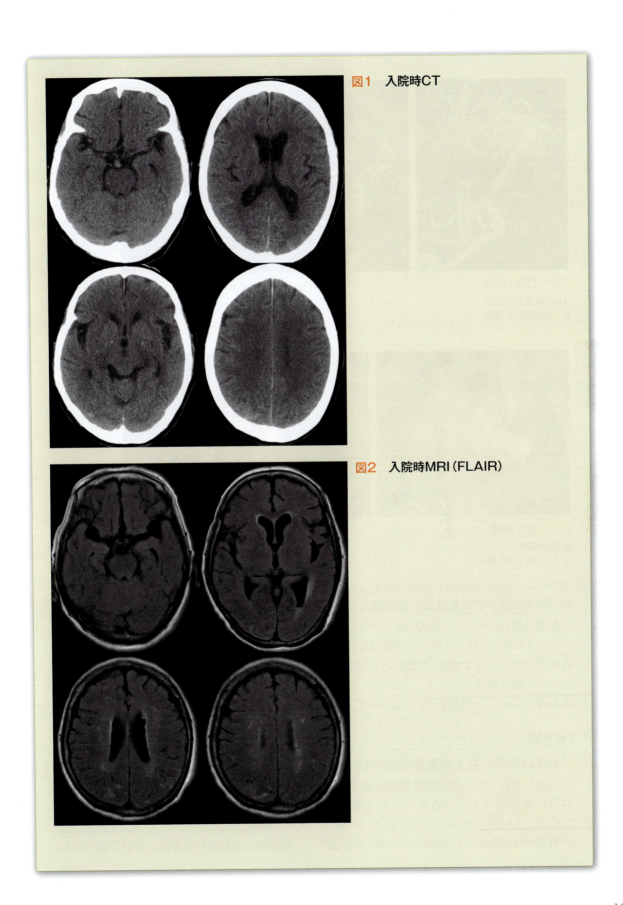

図1 入院時CT

図2 入院時MRI（FLAIR）

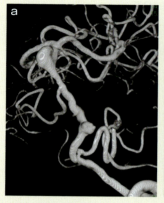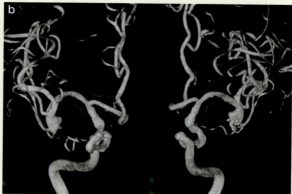

図3 3D-DSA
a：左椎骨動脈造影
b：右内頚動脈造影

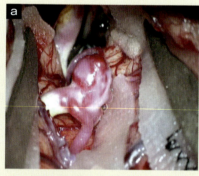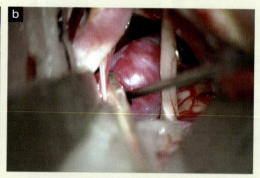

図4 術中所見
a：右MCA
b：Basilar trunk遠位

性合併症がないことを確認して同日より抗血小板薬3薬（アスピリン300mg，クロピドグレル300mg，シロスタゾール200mg/日）の内服を開始し，その翌日（開頭術から2日後）にコイル塞栓術を施行した。この際に血小板機能のモニタリングは行っていなかった。

■塞栓術

全身麻酔下に右大腿動脈経由で6Fガイディングカテーテルを左椎骨動脈に留置。はじめに瘤内にマイクロカテーテルを誘導したのち，Enterprise VRD 22mmを前下小脳動脈（anterior inferior cerebellar artery；AICA）分岐部近位から後下小脳動脈（posterior inferior cerebellar artery；PICA）分岐部の遠位にかけて留置した。Jailing methodでcageを作製しコイルを充填していったが，動脈瘤の先端部に造影剤の流入を認めるため途中からtrans-cell methodに変更してステントとcageの間のスペースを埋めるようにコイルを追加した。しかし動脈瘤先端の描出は完全に消失せず，最終的にbody fillingで終了した（図5）。

■術後経過

術直後の麻酔からの覚醒は良好であったが，

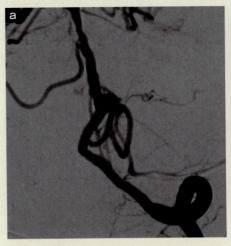 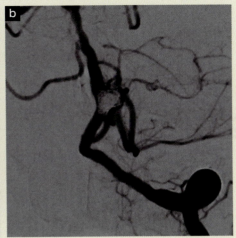

図5 塞栓術
a：術前
b：術後

帰室1時間後に突然の意識障害と血圧低下が出現し，下顎呼吸となった．MRIを施行したが再破裂の所見を認めず，脳底動脈本幹は描出されていた．しかし，その後まもなく自発呼吸が停止し両側の瞳孔が散大した．蘇生処置を行うも症状の改善は得られず，6日後に死亡した．臨床症状からは脳幹の虚血症状として矛盾せず，急変した原因はステント内血栓による脳幹虚血と診断した．原因究明のため剖検を提案したが家族の承諾を得られなかった．

本症例における問題点と対応策

問題点

術前診断について

　SAH症例で多発性に脳動脈瘤を認めた場合，通常SAHの分布，動脈瘤の大きさや形状，blebの有無，aspect ratioなどを検討して破裂瘤を推定する．今回の症例では発症後1週間ほど経過していたためSAHがwashoutされており，血腫の分布から部位を推定することは困難であった．

　Hinoらは，複数の動脈瘤が発見された場合の破裂部位を同定する基準として，①CT上の血腫の局在，②CTで血腫の局在を認めない場合は最も不整あるいは最も大きな動脈瘤を破裂瘤，と決定するが，特にmultilobulated appearanceやdaughter loculusの存在といったirregularityが大きさより重要であり，daughter loculusの存在が最も重要なパラメーターであると述べている．しかし

ながら，この基準でも8％の症例で術前の予測と破裂部位が一致しなかったことから，放射線学的検査の限界を示し，術中における直視下での確認の有用性を強調している[1]。筆者らの症例でも大きさはbasilar trunk遠位瘤が一番大きく，右MCA動脈瘤が形状は不整で多発性にblebを有していたが，結果的にはいずれも未破裂瘤であった。

対応策

今後も同様の症例に遭遇した場合，動脈瘤の形状のみから破裂瘤を診断するのは困難である症例は必ずあると考えられ，最終的には直視下での所見によって確認せざるを得ないのが現状であると思われる。今後は破裂瘤と診断するためのmodalityの進歩が期待される。

問題点

治療のstrategyについて

血管内治療を考える場合，どれが破裂瘤であるかの確認ができないため，1期的にすべての動脈瘤の処置を行う必要があるが，アプローチによる侵襲性の増加がないため一期的処置が可能となる。一方，開頭手術を考える場合，急性期にすべての動脈瘤に対してクリッピング術を施行することを推奨する報告がある半面[2]，血管や浮腫を伴った脳に対する手術操作が，術後の予後を悪化させるといった意見もある[1, 3]。とりわけ，同一開頭ではクリッピング術が困難で，複数の開頭が必要となる場合や，後方循環の動脈瘤を含む場合に，急性期の一期的な治療を行うことは，脳浮腫や水頭症により手術操作の空間が狭くなることから，その治療はきわめて困難である[4, 5]。従って，破裂瘤が特定された場合には，急性期には破裂瘤のみの処置を行えばよいと考えられる。通常は，最も破裂の可能性が高いと判断される動脈瘤からアプローチすることになり，その判断が誤りであれば引き続きほかの動脈瘤へアプローチすることとなる。

今回の症例は，血管内治療で一期的にすべての動脈瘤の処置を行うという方針では治療が困難と判断されたため，開頭手術によるstrategyを立てたが，高齢であるためいかに低侵襲的に治療を完結させるかという点を重要視する必要があった。従って，最も低侵襲で，かつ複数動脈瘤にアプローチできる右前頭側頭開頭を選択し，右MCA動脈瘤（この動脈瘤が破裂瘤であったならこの時点で手術を終了予定であった）およびbasilar trunk遠位瘤に対してクリッピングを先行した。両者とも未破裂と確認された時点で，引き続き体位を取りなおしてbasilar trunk近位の動脈瘤に対して開頭手術へ進むという選択肢に対しては，発症後1週間が経過しているとはいえ侵襲が高いと判断し，この動脈瘤は血管内治療で処置をする方針とした。血管内治療を行う場合ステントの使用が不可避と考えていたが，術中所見で脳底動脈の著明な動脈硬化が確認されていたため，ステントを使用した場合の血栓性合併症のリスクは高いという認識はもっていた。しかし再破裂の懸念から，開頭術後翌日に抗血小板薬3剤の内服を開始し，その翌日に

塞栓術を施行することとした．結果的に治療の時点で抗血小板薬が十分に効いていなかった可能性がある．

対応策

　Golshaniらはステントを用いた破裂脳動脈瘤に対する塞栓術36例において6例(17%)に塞栓性合併症が生じたが，術前からアスピリンおよびクロピドグレルのloadingを施行したのは1例のみであり，ほかの5例は術中，術後に施行していることから，術前からの抗血小板薬の投与が効果的であると報告している[6]．わが国ではステントの使用が未破裂瘤のみに認められているため同様の報告は少ないが，堤らはEnterprise VRDを用いて塞栓術を施行した破裂脳動脈瘤20例に対して，術前からの抗血小板療法は行わず術中ステントを使用する直前にオザグレル40mgをbolusで投与し，その後30分で40mgを点滴投与した．さらに術直後より抗血小板薬の経口投与を開始しオザグレル80mg/日を14日間投与した．その結果1例(5%)のみで症候性血栓塞栓性合併症を認めたが，出血性合併症をきたさなかったことからオザグレルは抗血小板作用を発揮する有用な薬剤であると報告している[7]．

　筆者らの症例でもステントを使用する方針であるならば，数日の抗血小板薬投与を行い十分にその効果が発現した時期に塞栓術を行うべきであった(しかし破裂瘤であることを考えると数日は待てないかもしれない)．ステントを使用する場合には保険適応外であるがVerifyNow®による抗血小板機能のモニタリングは必須であったと考える．また上記の堤らの報告のように術中，術後にオザグレルの使用を検討すべきであった．また最初からステントという選択肢を除外してballoon assistやdouble catheter techniqueで治療を試みて，うまくいかない場合には血管内治療に固執せず再度クリッピングを考慮すべきであったと考えている．

編者からのKey sentence
多発脳動脈瘤の対応はさまざまな場面，条件の変化に応じて臨機応変に．

■文献

1) Hino A, et al. False localization of ruptured site in patients with multiple cerebral aneurysms and subarachnoid hemorrhage. Neurosurgery 2000; 46: 825-30.
2) Mizoi K, et al. Surgical treatment of multiple aneurysms. Acta Neurochir 1989; 96: 8-14.
3) Rinne J, et al. Management outcome for multiple intracranial aneurysms. Neurosurgery 1995; 36: 31-8.
4) Oshiro EM, et al. Contralateral approaches to bilateral cerebral aneurysms: a microsurgical anatomical study. J Neurosurg 1997; 87: 163-9.
5) Solander S, et al. Endovascular treatment of multiple intracranial aneurysms by using Guglielmi detachable coils. J Neurosurg 1999; 90: 857-64.
6) Golshani K, et al. Stent-assisted coil emboilization of ruptured intracranial aneurysms: A ret-rospective multicenter review. Surg Neurol Int 2012; 3: 84.
7) 堤　正則，ほか．急性期破裂脳動脈瘤に対するEnterprise VRDを用いた瘤内塞栓術におけるオザグレルの有用性．脳卒中の外科 2014; 42: 81-8.

III 脳血管障害の手術における合併症と対策

脳動脈瘤：診断・治療計画
出血部位の判断
くも膜下出血での出血部位判断の合併症と対策

症例紹介

術前判断と治療プラン

50歳代，男性。頭痛にて発症。近医で行った頭部CT，MRIにて左急性硬膜下血腫（acute subdural hematoma；ASDH），左内頚動脈後交通動脈分岐部（Lt ICA－PC AN），右脳底動脈上小脳動脈分岐部（Rt BA－SCA）に囊状動脈瘤を認めた。外傷歴がなく，発症がくも膜下出血様であることから，脳動脈瘤破裂によるASDHが疑われ当科紹介された。既往歴は高血圧，家族歴は妹がくも膜下出血。3D-CTAにて，5つの囊状動脈瘤を認めた。①左内頚動脈後交通動脈分岐部動脈瘤（Lt ICA－PC AN），②右脳底動脈上小脳動脈分岐部動脈瘤（Rt BA－SCA AN），③左後下小脳動脈遠位部動脈瘤（Lt PICA distal AN），④右前大脳動脈瘤（Rt A2A3 AN），⑤左中大脳動脈瘤（Lt M1M2 AN）。WFNS GradeⅠ，Hunt & Kosnic GradeⅠ（図1）。

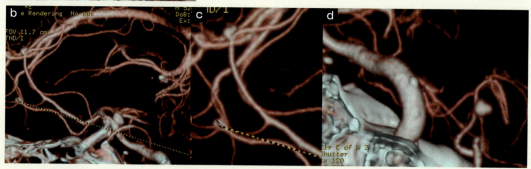

図1　術前画像
当院で行った3D-CTAにて5つの多発性脳動脈瘤を認めた。
a：左内頚動脈前交通動脈分岐部動脈瘤（Lt ICA－PC AN），右脳底動脈上小脳動脈分岐部動脈瘤（Rt BA－SCA AN）
b，c：左前大脳動脈遠位部動脈瘤（Lt A3A4 AN），右前大脳動脈遠位部動脈瘤（Rt A2A3 AN）。作成した画像では，Lt A3A4 ANは2スライスしか画像上描出がなく，患者情報の文字に隠れていたため見落としにつながった。
d：左後下小脳動脈遠位部動脈瘤（Lt PICA distal AN）

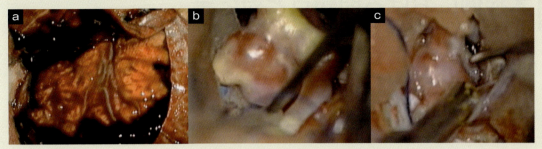

図2 術中画像
a：硬膜切開後，ASDHを認めた．
b：左内頚動脈後交通動脈分岐部動脈瘤（Lt ICA－PC AN）は，術中所見で内頚動脈前脈絡叢動脈分岐部動脈瘤（Lt ICA－Acho AN）で未破裂であった．脳底動脈上小脳動脈分岐部動脈瘤周囲も確認したが未破裂脳動脈瘤であった．
c：左前大脳動脈遠位部動脈瘤（Lt A2A3 AN）が破裂脳動脈瘤であった．

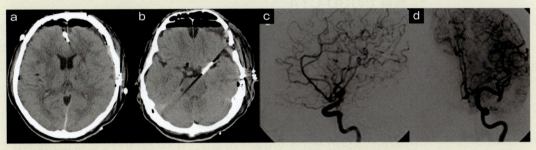

図3 術後画像
a，b：頭部CT．術後明らかな出血なく，梗塞を認めなかった．
c，d：左内頚動脈撮影正面，側面像．クリッピングを行った左内頚動脈前脈絡叢動脈分岐部動脈瘤（Lt ICA－PC AN），左前大脳動脈遠位部動脈瘤（Lt A2A3 AN），右前大脳動脈遠位部動脈瘤（Rt A3A4 AN）は残存していない．

　Lt ICA－PC ANのruptureにてASDHを発症した可能性が高いと判断した．左前頭側頭部の大脳冠のASDHをきたす部位としてはRt A3A4 ANは一番サイズが小さく，また対側であることからの動脈瘤の破裂の可能性は低いと判断し，BA－SCA AN，PICA distal ANも同様に破裂可能性は低いと判断した．左前頭側頭開頭にてクリッピング術を施行した．

手術（図2）

　左前頭側頭開頭にてICA－PC ANのクリッピングを行った．術中所見では動脈瘤は内頚動脈前脈絡叢動脈分岐部動脈瘤（Lt ICA－Acho AN）であり，破裂は否定的であった．また，BA－SCA ANの破裂は否定的であった．

　この時点で画像を見なおしてみると，新たに左前大脳動脈遠位部動脈瘤（Lt A3A4 AN）を認め，同部位の破裂によるASDHの可能性が高いと判断した．3点ピンの一部をずらし打ちなおし，右側の前頭開頭を追加し，通常の両側前頭開頭を行ったLt A3A4 ANは破裂動脈瘤でありクリッピング術を行った．Rt A2A3 ANは未破裂脳動脈瘤であった．

術後経過（図3）

　術後，出血，梗塞なく，明らかな神経学的異常を認めなかった．経過良好で合併症なく独歩自宅退院した．

本症例における問題点と対応策

問題点

本症例の問題は，誤判断，術前検討の不足に当たる。

前医からの3D-CTA

前医からの3D-CTAがpoor studyだったこともあり動脈瘤の判定に難渋した。ACA distalの部分まで描出されておらず，右A2A3 ANは確認できたが，結果的に破裂動脈瘤であった左A2A3 ANが撮影範囲外であり確認することができなかった。前医の紹介医も脳神経外科専門医であり，所見を鵜呑みにしてしまった。

当院での3D-CTA

当院で3D-CTAを再検査したが，作成した画像でLt A3A4の破裂していた動脈瘤が文字と重なっていて，2スライスでしか動脈瘤が写っていなかったこともあり，見逃していた。また，3D-CTA撮影直後の手術室入室であり，画像を確認が手術直前になってしまい時間的猶予がなく，再確認が不十分であった。

動脈瘤破裂による急性硬膜下血腫

一般的にASDHを伴うくも膜下出血は，伴わないものと比較し予後不良であるといわれている[1]。本症例のようにくも膜下出血を伴わないASDHで発症する脳動脈瘤の破裂は，比較的まれであり，治療方針については一定の見解がない[2]。ACA distal AN，ICA−PC AN，MCA ANの破裂によるものが多いと報告されている[3,4]が，MCA distal AN[5]やcavenous portion ICA ANやICA前壁動脈瘤[6]などのまれなケースの報告もある。本症例はdistal ACA ANの破裂によるものであったが，A3A4 ANの破裂を含め6例の報告がある[5]。

本症例では，当院転院後に行った3D-CTにて当初，Lt A3A4の破裂していた動脈瘤を見逃していたため，大きさ，発生部位から考えると，ICA−PC aneurysmの破裂を最も疑った。ACA distal AN破裂によってASDHを起こすことは頭にあったが[4]，右ACA distal ANは小さくまた，反対側であったため，ASDHの原因としては考えづらかった。ASDHが大脳鎌付近にも分布していたことを考えるとACA distalの破裂可能性も考慮にいれて再度見直しをするべきであったと考えられた。

対応策

もし同じ症例が来たらどうするか？

十分な画像検査

前医からの画像が不十分である場合，改めて検査を行う。術前に4vesselの評価をきちんと行うことはもちろんであるが，手術直前にもう一度3D-CTA， angiographyで見落としがないか確認を行う。3D-CTA画像は前大脳動脈遠位部まですべて含むかたちで，2方向以上で回転画像を作成すること，動脈瘤がはっきりせず疑わしい部位があった場合は必要に応じて血管撮影検査を行うことが重要であると考えた。

複数での画像の確認

3D-CTAや3D-DSAでは，画像ができあがるまでに時間がかかることも多く手術直前の画像確認となることも多い。術者以外も含め複数での画像を確認し，手術方針を決定するようにする。また，普段から画像の作成について，放射線科技師ときちんと事前に相談し，見落としのないような画像作成を行っていくこと，主治医が画像作成の段階できちんと確認していくことが重要であると考えた。

緊急手術の準備

緊急手術の場合，患者の初療に加え，手術の手配や患者家族への病状説明など行うことも多く，当直時間帯では当直医1人ですべて対応する場合も多い。普段から救急外来や血管撮影室，手術室とストレスなく迅速な入室ができるようにトレーニングしておくことが重要である。

多発性脳動脈瘤

多発性脳動脈瘤の場合，破裂脳動脈瘤の同定に難渋する場合もあり，同一の開頭範囲でのアプローチが困難な場合，別の開頭が必要となる可能性があることを術前に患者へ事前説明をしておく。

まれな発症様式のくも膜下出血

脳動脈瘤破裂にてASDHをきたす場合もあり，まれな発症形式をとるくも膜下出血があることを十分に理解し習熟しておくことが重要である。本症例のようにまれな発症形式をたどる症例では，病状判断を誤る可能性も高く，改めて普段から手術前に画像を見直す習慣をつけておくことが必要であると考えられた。

> **編者からのKey sentence**
> 画像評価は前情報にとらわれないで行うこと。

■ 文献

1) Biesbroek JM, van der Sprenkel JW, Algra A, et al. Prognosis of acute subdural haematoma from intracranial aneurysm rupture. J Neurol Neurosurg Psychiatry 2013; 84(3): 254-7. doi: 10.1136/jnnp-2011-302139. Epub 2012 Oct 31.
2) Marbacher S, Tomasi O, Fandino J. Int J Vasc Med.Management of Patients Presenting with Acute Subdural Hematoma due to Ruptured Intracranial Aneurysm 2012; 2012: 753596.
3) Takada T, Yamamoto T, Ishikawa E, et al. Acute subdural hematoma without subarachnoid hemorrhage caused by ruptured A1-A2 junction aneurysm. Case report. Neurol Med Chir (Tokyo)2012; 52(6): 430-4.

4) Katsuno M1, Murai Y, Teramoto A. Acute subdural hematoma without subarachnoid hemorrhage following rupture of a distal anterior cerebral artery aneurysm: a case report. No To Shinkei 2003; 55(5): 435-8.
5) Song TW, Kim SH, Jung SH, et al. Rupture of distal anterior cerebral artery aneurysm presenting only subdural hemorrhage without subarachnoid hemorrhage: a case report. Springerplus. 2016; 5: 73. doi: 10.1186/s40064-016-1727-2. eCollection 2016.
6) Singla N, Tripathi M, Chhabra R. M5 segment aneurysm presenting as "pure acute SDH". J Neurosci Rural Pract 2014; 5(4): 402-4. doi: 10.4103/0976-3147.140002.
7) Nishikawa T, Ueba T, Kajiwara M, et al. Bilateral acute subdural hematomas with intracerebral hemorrhage without subarachnoid hemorrhage, caused by rupture of an internal carotid artery dorsal wall aneurysm. Case report. Neurol Med Chir(Tokyo)2009; 49(4): 152-4.

III 脳血管障害の手術における合併症と対策

脳動脈瘤：アプローチと手技
静脈損傷
脳動脈瘤手術の合併症

症例紹介（症例1）

■術前判断と治療プラン

60歳代，男性。前左下向き最大径5.8mmの前交通動脈瘤（図1a, b）。1年半前，左被殻出血の既往あり（図1c, d）。意識清明，顔面を含む右不全片麻痺があった。上肢に麻痺が強いが挙上可能。杖，装具なしで歩行可能。

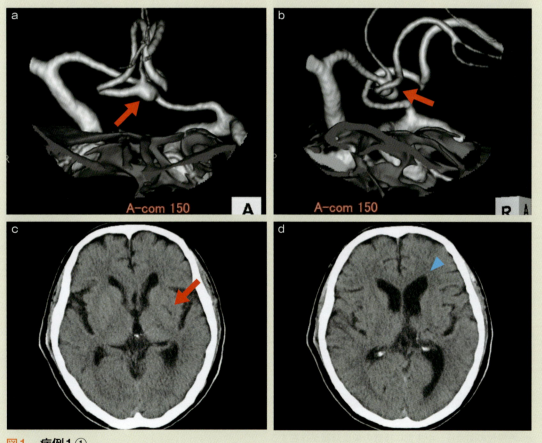

図1　症例1①
a，b：未破裂前交通動脈瘤。左A1-A2 cornerから右向きのdomeを有する。頭蓋底からの高さは10mm。
c，d：術前頭部単純CT。左被殻に出血の痕跡を認める（➡）。左側脳室は拡大している（▶）。

頭蓋底からの高さは10mm。動脈瘤に対する術前検査は3D-CTAのみ。架橋静脈の評価は行っていない。

脳出血により後遺症があったが，生活は自立し，手術に対する希望も強かった。年齢やほかの全身状態も加味して手術適応と判断した。

手術アプローチとしては，頭蓋底からの距離が高いことと，pterional approachで行うとすれば出血の既往がある左からのアプローチとなることから，当時の当施設のスタンダードであるrt. unilateral interhemispheric approachを選択した。術野に存在する架橋静脈はできる限り剥離温存する方針とした。

■手術

開窓部のほぼ中央部に複数の比較的大きな架橋静脈が存在した（図1e）。できる限り脳表から剥離したが，4本中2本の静脈を切断した（図1f）。その後は型どおりに右嗅神経を剥離温存し，右A1-A2 cornerから左前方に向かう動脈瘤を露出した（図1g）。Domeには壁の薄い部分が広範囲に存在した。Sugita No. 13でクリッピングを完遂（図1h）し，静脈圧を上昇させても出血がないことを確認し終了した。

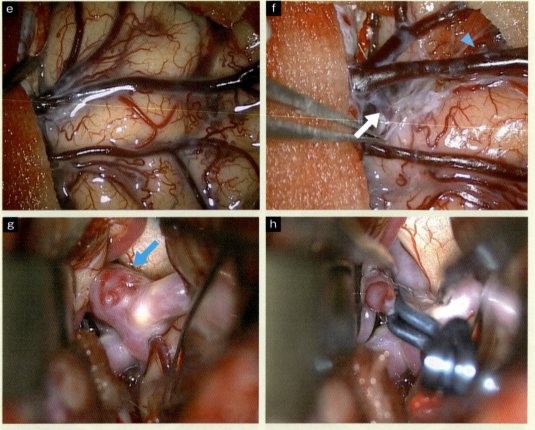

図1 症例1②
e：右優位の開頭後。中央部に複数の架橋静脈が存在する。
f：架橋静脈を脳表から剥離後，内側からの静脈（⇨）と脳表からの剥離距離が稼げない静脈（▶）を切断した。
g：露出された脳動脈瘤（➡）。
h：クリッピング後。

術後経過

　手術翌日，CT上右前頭葉内に直径4cm大のまだらな脳内血腫を認めた（図1 i）。術中静脈を切断したことによる静脈性出血と考えられた。その後，失禁など前頭葉症状が出現し，12日後でHDS-Rは8/30点。さらに，2週間後より起立，座位とも不安定となり，左上下肢の麻痺が出現し進行した。CT，MRI上は出血周囲の脳浮腫進行を認めた。ヒルトニン®，高気圧酸素治療を行った。左不全片麻痺は次第に軽快し上肢挙上は速やかとなったが，下肢膝立，手指伸展は不良で症状が強く残存した。5週間後，HDR-Sは17/30点と改善，CTで血腫のほぼ完全な吸収（図1 j）と脳動脈瘤の閉塞を確認し（図1 k），リハビリテーションの目的で転院した。

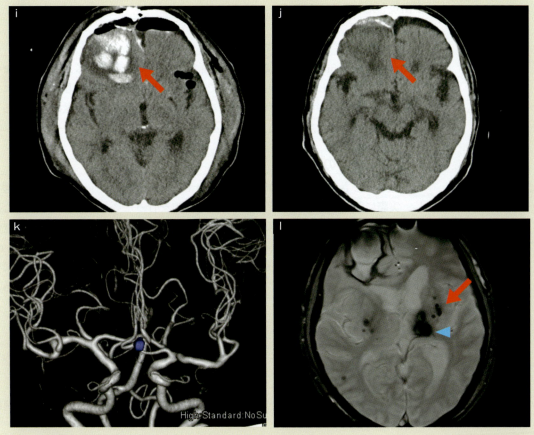

図1　症例1③
i：手術翌日の頭部単純CT。右前頭葉なに広範な出血を認める（➡）。
j：手術5週間後頭部単純CT。血腫は吸収され浮腫も軽減している（➡）。
k：術後3D-CTA。動脈瘤は閉塞し，前大脳動脈の末梢の描出も良好である。
l：術後撮影したMRI T2★。左の脳出血は被殻（➡）のみならず視床（▶）にも認められた。

本症例における問題点と対応策

問題点

既往症との関連

　右前頭葉の病変の大きさに比して，症状は非常に強く出現した。過去に対側の脳出血の既往があったが，頭部CTでは，被殻の出血痕は小さいと判断した。しかし，術後に撮像したMRI T2*にて左被殻のみだけでなく左視床にも出血痕を認め（図1l），それらの病変により左大脳は萎縮し，左側脳室は拡大している（図1d）。今回の右前頭葉損傷で両側性の障害をきたしたことにより，強い症状が出現したと考えられた。

適応

　60歳代の長径5mmを超える前交通動脈瘤については手術適応として問題ないと思われる。しかし，上記のようにすでに部分的機能不全をきたしている脳に対して，さらに損傷が加わる可能性があるリスクを冒してまでの動脈瘤に対する予防的手術については，より慎重である必要があるのではないか。

アプローチの選択

　静脈切断をきたす可能性があるunilateral interhemispheric approachを選択し，実際に部分的ながら切断して長時間の圧迫を行ったことが出血をきたした原因と考えられた。古くから架橋静脈の切断が脳損傷につながることは報告されている[1]。当院では，両側嗅神経の損傷を避ける目的で片側のinterhemispheric approachを行ってきたが，動脈瘤の状態，動脈瘤と周囲構造物との関係，架橋静脈の状態，などを含めてアプローチ選択のアルゴリズムを再考する必要があると考えられた。

対応策

　もし同じ症例が来たらどうするか？
①明らかな神経症候を遺した神経疾患の既往がある場合は，より慎重に手術適応を判断する。
②高次脳機能も術前に評価する。
③未破裂前交通動脈瘤の術前画像診断として，3D-CTAにて架橋静脈の状態を評価する。
④上矢状洞への架橋静脈の正常バリアントであるprominent superior cerebral vein（PSCV）[2]を有する症例では，片側のinterhemispheric approachにても十分に広い術野を確保できることに着目し[3]，静脈構造を含めた前交通動脈瘤に対するアプローチ選択のアルゴリズムを作成した（図2）[4]。PSCVが存在しない場合は，架橋静脈よりも下方で大脳鎌のみを切断して術野を展開することとした。

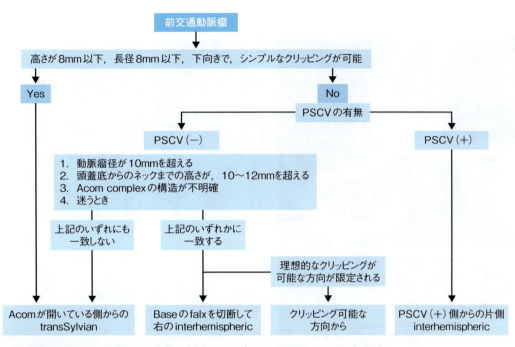

図2 症例経験後の前交通動脈瘤に対するアプローチ選択のアルゴリズム
PSCV：prominent superior cerebral vein

対策適応例

●上記のアルゴリズムに従ってアプローチを選択した症例1

40代歳，女性。長径6mmの前交通動脈瘤（図3a）。3D-CTAにて左側にのみprominent superior cerebral vein（PSCV）を認める（図3b）。左片側interhemispheric approachを選択した。術前画像どおりに，左側にはまったく架橋静脈を認めず，片側のみで十分な術野を展開可能であった（図3c）。動脈瘤を露出し，2個のクリップにて動脈瘤を閉塞した（図3d，e）。術後の前頭葉の病変は出現しなかった（図3f）。

●上記のアルゴリズムに従ってアプローチを選択した症例2

50歳代，男性。横向きで頭蓋底からの高さが11mmを超える前交通動脈瘤（図4a）。PSCVは存在しないため（図4b），大脳鎌のみを切断するアプローチを選択した（図4c）。十分な術野でクリッピングを完遂した（図4d）。架橋静脈は温存され，十分な術野が展開された（図4e）。術後前頭葉の病変は出現しなかった（図4f）。

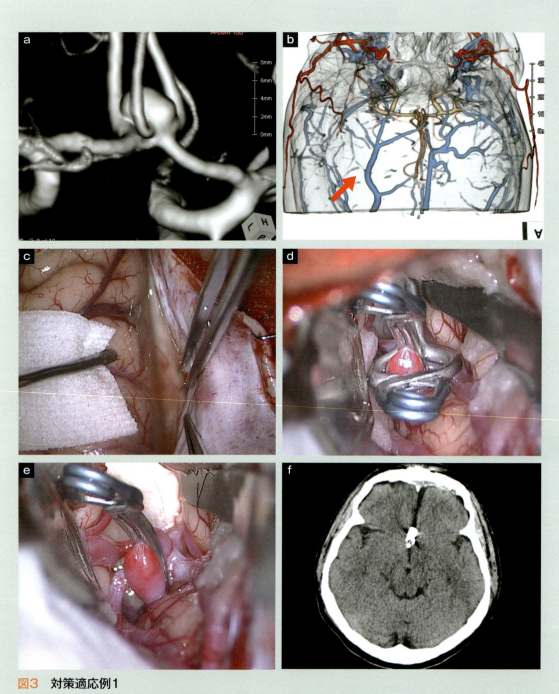

図3 対策適応例1
a：40歳代。長径6mmの前交通動脈瘤。
b：3D-CTAの静脈像で，左側にのみPSCVが存在する（➡）。
c：左unilateral interhemispheric approachで手術を行った。
d, e：片側のみで十分な術野が得られクリッピングを達成した。
f：術後頭部CT。前頭葉に異常を認めない。

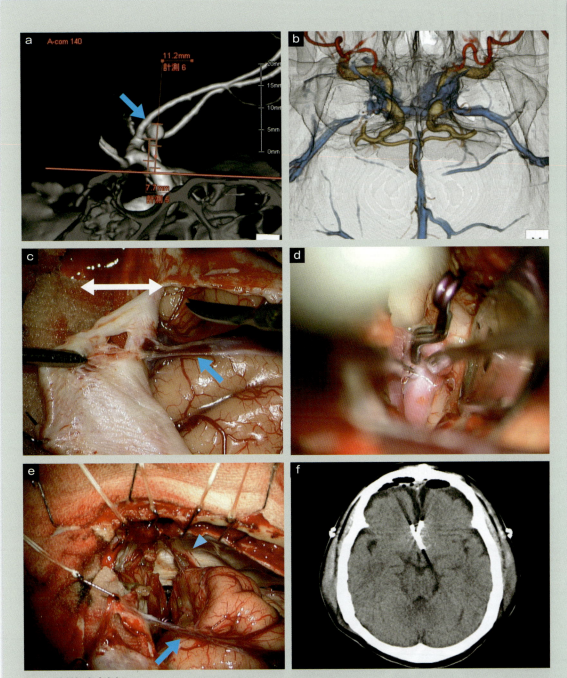

図4 対策適応例2
a：50歳代，男性。長径6mmの前交通動脈瘤（➡）。前頭蓋底からの高さは11.2mm。
b：3D-CTAの静脈像では，両側に架橋静脈を認める。
c：開頭後，硬膜を切開し，右の架橋静脈を確認（➡）。その下方で，上矢状洞を切断し，連続して大脳鎌も切断した（⟷）。
d：クリッピングを完遂した。
e：クリッピング後の状態。架橋静脈（➡），嗅神経（▶）は温存されている。
f：術後頭部CT。前頭葉に異常は認められない。

症例紹介(症例2)

術前判断と治療プラン

70歳代,男性。高血圧,白内障,ヘルペス,うつ状態の既往症あり。頭痛に対する精査にて多発脳動脈瘤を発見。左IC－PC動脈瘤(長径7.3mm)と左A1(長径2.3mm)の動脈瘤(図5a, b)であった。前頭蓋底から左IC－PC動脈瘤のdistal neckまでの高さが11mm,内頚動脈のトップまでが16mmで,高い部位にある動脈瘤であった。M1は末梢bifurcation部に向かって垂れ下がっている(図5a)。当時は術前に静脈の状態は評価していない。うつに対する投薬で薬剤性の低ナトリウム血症を認めたが補正により改善した。70歳代であるがADLは完全に自立しており,重大な既往歴もないことから手術適応と判断した。

内頚動脈は立ち上がっており,動脈瘤は頭蓋底から高い部位にあった。Sub-frontal approachでは前頭葉の圧迫が強くなるため,左transSylvian approachにてクリッピングを行うことにした。架橋静脈を切断して術野の拡大を得るという報告もあるが[5],静脈切断による脳損傷の報告も多い[6]。筆者らは,術野に現れた架橋静脈はできる限り剥離温存するようにした。脳べらによる脳の圧迫は当院のプロトコールどおりに15分おきに解除する。

手術

型のとおりにtransSylvian approachにて手術を行った。前頭葉底部内側から4本の静脈が合流してspheno-parietal sinusへbridgeする静脈が存在していた(図5c)。前頭葉の可動性がこれらの静脈により強く制限された。Sylvian fissure内のみからのアプローチも試みたが,ネックが広く,遠位側のネックに癒着した前脈絡叢動脈の剥離のために広い術野が必要と判断した。さらに前頭葉の可動性を上げるために,4本の静脈のうち2本を切断した(図5d)。前脈絡叢動脈の剥離,ワイドネックの動脈瘤に対するクリッピング,さらに,A1動脈瘤のクリッピングのために,長時間の前頭葉の圧迫をきたすこととなった。クリッピング操作中は,15分おきの脳べら

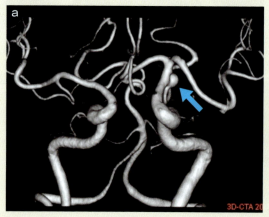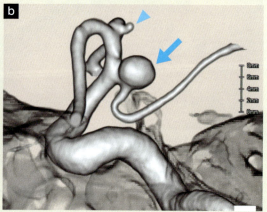

図5 症例2①
a, b:3D-CTA。左内頚動脈後交通動脈分岐部動脈瘤(➡)と前大脳動脈起始部動脈瘤(▶)未破裂前交通動脈瘤。

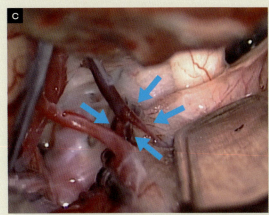 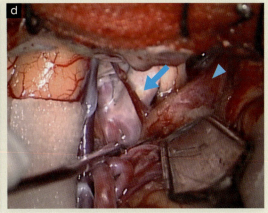

図5　症例2②
c：前頭葉内側底部から4本の静脈（➡）が合流してspheno-parietal sinusへ架橋している。
d：4本のうち，2本の静脈を切断して前頭葉を挙上した。残り2本の血流は温存されている（➡）が，脳表にうっ血様の所見が存在する（▶）。

解除の原則が守られず，20分を超えることがあった。クリッピング後，静脈圧を上昇させても脳腫脹や出血は認めなかったが，脳表にうっ血様の所見が存在した（図5d矢頭）。

術後経過

術後バイタルは安定し上下肢の麻痺も認めなかった。翌日の頭部CTにて左前頭葉内側底部に脳出血を認めた（径1.5×0.8cm，図5e）。意識清明で見当識障害も認めなかったが，2日後，右上肢筋力低下が出現した。頭部CTで血腫拡大は認めなかったが血腫周囲に脳浮腫を認め（図5f，g），これによるものと考えられた。また，術後から尿失禁が出現し，神経因性膀胱の診断を受けた。経過とともに右手の麻痺は消失したが，患者はベッド上で臥床傾向となり意欲・行動性の低下，計算力の低下など高次脳機能障害を認めた。リハビリテーションを依頼し離床をうながした。14日後，療養を継続するために転院となった。3カ月後の外来受診時には，高次脳機能もほぼ改善していたが，活動性の低下は持続していた。術後3D-CTAで，2個の動脈瘤の閉塞が確認された（図5h）。

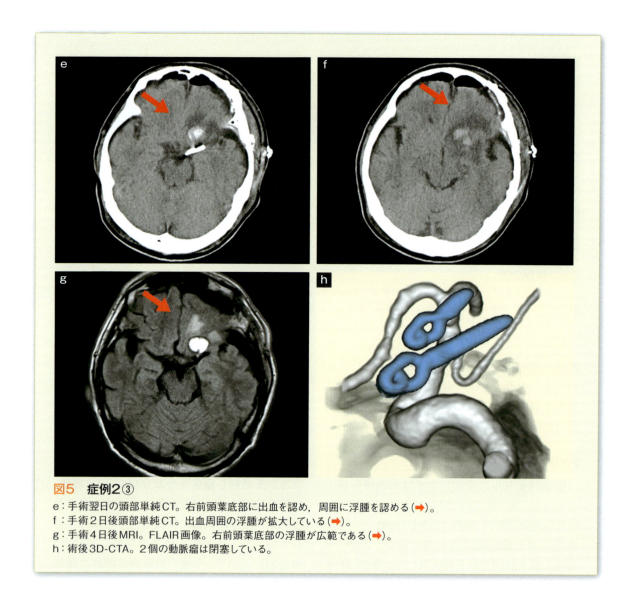

図5　症例2③
e：手術翌日の頭部単純CT。右前頭葉底部に出血を認め，周囲に浮腫を認める（➡）。
f：手術2日後頭部単純CT。出血周囲の浮腫が拡大している（➡）。
g：手術4日後MRI。FLAIR画像。右前頭葉底部の浮腫が広範である（➡）。
h：術後3D-CTA。2個の動脈瘤は閉塞している。

本症例における問題点と対応策

問題点

　本症例で術後状態の悪化を招いた最大の原因は，架橋静脈の切断と長時間の脳圧迫であると考えられる。
　動脈瘤の手術において場合によっては架橋静脈の切断を余儀なくされる場合もあるが，本症例の場合は側頭葉側の牽引をより広範囲に行うべく前側頭葉動脈の剥離やM1自体の可動性を上げるなどの手段があった可能性がある。
　さらに，やむなく架橋静脈の切断を行った場合は，脳に対する圧迫時間を短縮することも必要であると思われる。1回ごとの時間および合計の圧迫時間を短縮

する必要がある。

　70歳代中盤という年齢とうつ状態の既往が術後の経過に与えた影響も大きいと思われる。本症例の動脈瘤の大きさと部位から，手術適応の判断は間違っていなかったと思われるが，術前のリスク説明はより慎重に行うべきであったと考える。

対応策

もし同じ症例が来たらどうするか？
①架橋静脈の切断以外の術野拡大の方法を模索し，静脈は温存する。そのためには，Sylvian fissureの剥離を側頭葉側の静脈・動脈を含めて行い，側頭葉側を牽引して術野を拡大する[7]。
②迅速な手術を目指し，合計の脳圧迫を短縮すると同時に，1回ごとの脳圧迫を短時間にする。当施設の場合は，1回15分というルールを設けているが，それを厳守する。
③高齢で脳機能・脳構造の脆弱性が疑われる症例については，術前の説明でより高いリスクを説明する。

対策適応例

　50歳代，女性。左前脈絡叢動脈分岐部動脈瘤（図6a）。M1は外側に向かって垂れ下がる構造をしている。上記の症例のように，大きな架橋静脈が前頭葉内側底面に複数存在して前頭葉の可動性が制限されている（図6b矢印）。架橋静脈を可及的に剥離して，前頭葉を上方へ牽引せずに，Sylvian fissureの内側から前方に牽引して術野を拡大する。同時に側頭葉を後方へ牽引して十分な術野を得て動脈瘤を露出した（図6b）。クリッピングを完遂し（図6c），前頭葉には牽引による障害を生じなかった（図6d）。

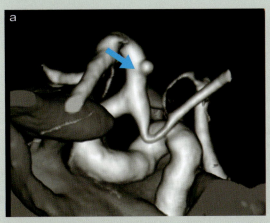
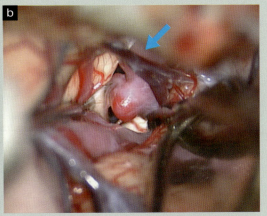

図6　対策適応例①
a：50歳代，女性。左前脈絡叢動脈分岐部動脈瘤（→）。
b：前頭葉底部から3本の架橋静脈が存在したが（→），すべてを温存できる方向へ前頭葉を牽引している。

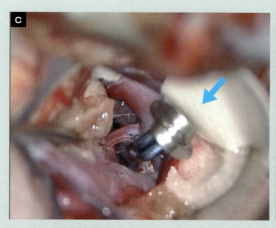 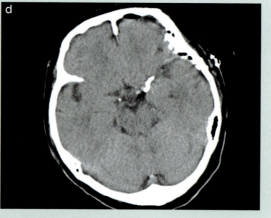

図6 対策適応例②
c：側頭葉を牽引して術野を拡大し，クリッピングを完遂した．温存した静脈はラバーシートで保護している（➡）．
d：術後頭部CT．前頭葉底部に異常は認められない．

> **編者からのKey sentence**
> ・脳動脈瘤手術では静脈を侮るな．
> ・動静脈の術前評価を徹底せよ．

■ 文献

1) 玉谷真一, 外山 学, 川口 正, ほか. 前交通動脈瘤症例に対するInterhemispheric ApproachとPterional Approachの治療成績の比較検討. Neurological Surgery 1992; 20: 657-61.
2) Di Chiro G. Angiographic patterns of cerebral convexity veins and superficial dural sinuses. Am J Roentgenol Radium Ther Nucl Med 1962; 87: 308-21.
3) 及川明博, 青木信彦, 酒井龍雄, ほか. Anterior interhemispheric approachにおけるbridging vein切除範囲の検討-Preliminary Report. 脳卒中の外科 1991; 19: 55-8.
4) 西 徹. 井川房夫, 宮地 茂編 前大脳動脈瘤・椎骨脳底動脈流のすべて前大脳動脈瘤のトラブルシューティング, メディカ出版, 東京. 2016. 152-8.
5) Bendok BR, Getch CC, Parkinson R, et al. Extended lateral transsylvian approach for basilar bifurcation aneurysms. Neurosurgery 2004; 55: 174-8.
6) Andrews RJ, Bringas JR. A review of brain retraction and recommendations for minimizing intraoperative brain injury. Neurosurgery 1993; 33: 1052-64.
7) 西 徹. 内頚動脈-前脈絡叢動脈分岐部動脈瘤のクリッピング. 脳外速報 2012; 22: 1126-38.

内頚後交通動脈瘤クリッピングの合併症と対策

脳動脈瘤：アプローチと手技

動脈瘤頚部損傷により不完全クリッピングとなった症例

症例紹介

▌術前判断と治療プラン

50歳代，男性。WFNS Grade I, Fisher CT Group3のくも膜下出血で，脳血管造影上右内頚後交通動脈分岐部動脈瘤を認め，当日に開頭クリッピング術となった。

▌術前所見および手術プラン

右内頚動脈後交通動脈分岐部動脈瘤で最大径10mm程度であるが，動脈瘤頚部は比較的狭く，前脈絡叢動脈は頚部近傍では分離可能であると思われた。後交通動脈は内側に巡っているがdomeとの癒着はないようにみえた。Dome先端部は周囲硬膜に癒着している可能性が高く，剥離操作が必要と予測した（図1）。

▌手術

遠位部からシルビウス裂の開放を行い，内頚動脈から中大脳動脈にかけて十分に露出し，内頚動脈の動脈瘤近位部を確保した。前頭葉底面からのbridging veinとanterior

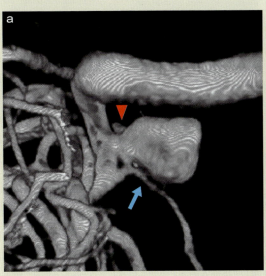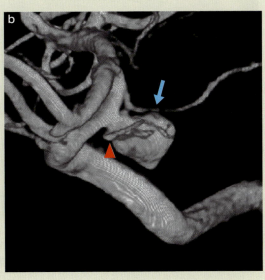

図1 術前3D-DSA
a：Lateral view。前脈絡叢動脈（➡）は動脈瘤頚部との間に間隙があるが，domeには癒着していることがうかがわれる。
b：Medial view。後交通動脈（▶）は内側に走行し，内側に膨隆するdomeに近接して走行する。

temporal arteryを側頭葉内側面から剥離して側頭葉の可動性を確保したが，動脈瘤はテント縁内側の硬膜に広い範囲で癒着していた(図2a)。前脈絡叢動脈と動脈瘤頸部との間を確保し，後交通動脈の起始部を確認した時点で，内頸動脈一時血行遮断下に頸部にtentative clippingを行った(図2b)。

クリップが動脈瘤を十分に閉鎖しているか確認するために内頸動脈を内側に圧排して動脈瘤頸部と後交通動脈の間を視野に入れようとしていたときに，クリップブレードと内頸動脈の間から出血をきたした(図2c)。亀裂は明らかに動脈瘤頸部とクリップの間に生じており，何度か内頸動脈側に寄せるようにクリップをかけなおしてようやく止血が得られ，クリップのslip outを防止するためもう1本クリップを平行にかけた。Dome周囲を完全に剥離したが，クリップを再度かけなおしすることは頸部の損傷を修復不能にする可能性があり，この状態で手術を終了した(図2d)。

術後経過

幸い術後新たな神経脱落症状を呈することなく，modified Rankin Scale(mRS)0の状態で退院可能となったが，術後DSAでは内頸動脈後壁後交通動脈起始部との間に動脈瘤の

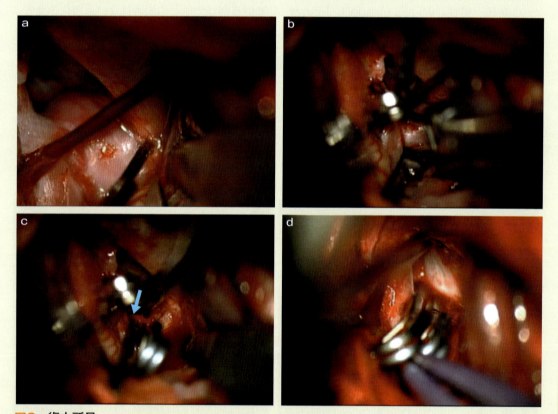

図2　術中所見
a：動脈瘤domeはテント縁内側の硬膜に広範に癒着している。
b：前脈絡叢動脈の剥離，後交通動脈の起始部と動脈瘤頸部の間の確保ののち，tentative clippingを試みた。
c：Tentative clippingの確認のため，内頸動脈を内側に圧排して後交通動脈との間を観察しようとしたところ，動脈瘤頸部とクリップの間の部分(➡)に亀裂が入り出血をきたした。
d：亀裂部にできるだけ寄せてクリッピングを行いようやく止血が得られ，クリップのslip outを防止する目的でもう1本平行にクリップをかけた。

残存を認めた（図3）。本症例は年齢も比較的若いため，不完全クリッピングにより長期経過後の動脈瘤再発および再破裂の危険性を残す結果となってしまった。

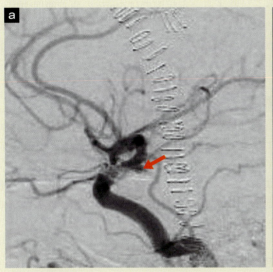 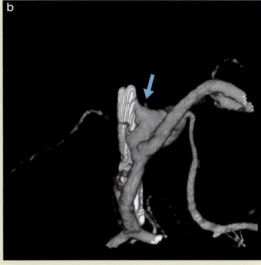

図3　術後DSA
a：DSA側面像で内頚動脈後壁に動脈瘤頚部の残存が認められる（➡）。
b：内頚動脈後壁側からみた3D-DSAで紡錘型の頚部の残存が明瞭である（➡）。

本症例における問題点と対応策

問題点

問題となる結果をもたらした原因を明らかにするために，不完全クリッピングという最終的な結果から遡ってそこに至った要因を順次検討する。

不完全クリッピング

内頚後交通動脈瘤のクリッピング術で，内頚動脈後壁と後交通動脈の間の動脈瘤頚部は視野にとらえることが最も困難な部位で，頚部残存，ひいては動脈瘤の再発の原因となりやすい場所である。この部位に対して十分観察可能な視野を得る前に，動脈瘤頚部を損傷したために，損傷部位を閉鎖したクリップが移動不能となって不完全クリッピングとなってしまった。

脳動脈瘤頚部損傷

内頚後交通動脈瘤で後交通動脈周囲のくも膜の切離が不十分な状態でのクリッ

ピングは動脈瘤破裂の危険性につながることが指摘されている[4]。また本症例のようにdomeが硬膜などの周囲組織に癒着している場合，domeが外側で固定されているため頚部にクリップをかけたときに頚部に張力が加わって頚部損傷をきたす危険性がある。この状態でクリップを動かしたり内頚動脈を内側に移動させたりすると頚部への負担はさらに高まる。本症例ではdomeの癒着範囲が広いままtentative clippingで動脈瘤頚部に高い張力を加えたうえ，内頚動脈を内側に移動させる操作を行ったために，頚部に過度の負担をかけることになり頚部損傷をきたしたといえる(図4)。

■ 不十分なdomeの剥離

上記のような頚部損傷の危険性は術者も認識していたにもかかわらず，domeを剥離する操作で破裂をきたすことをおそれるあまり，必要な剥離操作を省いてtentative clippingを優先してしまった。側頭葉とdomeの間は破裂部位ではなく完全な剥離が可能であったはずで，その部位の剥離によってさらにdomeの癒着を解消できる術野が得られた可能性があるが，本症例ではその操作を省略してクリッピングを優先させてしまった。

■ Tentative clipping前の不十分な術野の確保

Tentative clippingによるdomeの剥離縮小化がクリッピング操作を進めるうえで有用であることは認められているが[2, 3]，tentative clippingに至る前に可能な限り十分な術野の確保しておく必要があり，内頚後交通動脈瘤クリッピングでは外側からの視野を十分確保して内頚動脈後壁側の観察を可能にする術野を得ることが重要とされている[1]。本症例では側頭葉極とdomeの間は破裂部位ではないので剥離可能であったし，その剥離の後前脈絡叢動脈がcarotid cisternを出てcrural cisternに入る部分にある側頭葉内側鉤部との間の固いくも膜[4]を十分に切離

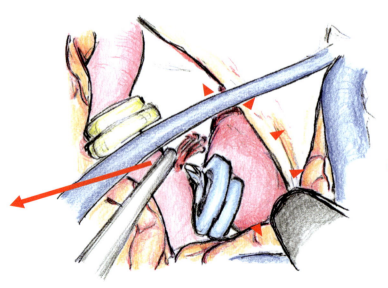

図4　頚部損傷のスケッチ
Domeは広範に硬膜に癒着しているためtentative clippingにより動脈瘤頚部には外側に向かう牽引力が働いている(▶)。その状態でクリッピング確認のために内頚動脈を内側にretractionしたことが，頚部に過度の牽引負荷をかけることとなり(➡)頚部損傷に至った。

し，側頭葉を外側に移動してあらかじめ内頚動脈後壁側を視野にしておくことが優先されるべきであった。この操作でdomeの癒着範囲も広く確認できるので，破裂部位を避けた安全な範囲でのdome剥離が可能になったと思われる。

■ 術前評価の問題

術前検査から周囲組織へのdomeの癒着を認識していたにもかかわらず，癒着のためにクリッピング操作に関連して頚部に負担をかけ損傷をきたす危険性を十分に予測していなかった。

■ まとめ

必要な術野の確保，頚部損傷を避けるためのdomeの剥離やtentative clipping後の操作の注意を怠ったことが，不完全クリッピングという結果をきたすことになった。術者の心理として破裂しそうな操作を省略してとりあえずクリップをかけたことで安心感が得られ，動脈瘤頚部に過度の牽引力をかけるという誤った操作をしてしまった。Domeの硬膜からの剥離は，tentative clippingの前に破裂部位を避けて可能な限り行うべきであった。

対応策

Domeの癒着を可及的に剥離したのちにtentative clippingを行い，頚部に対する牽引力の負担を避けてdome先端部を完全に剥離することを優先し，一時的にdome clippingを追加したうえでクリッピングの修正を行えば，内頚動脈後壁側の頚部残存を完全に閉鎖するようなクリッピングを行うことが可能であったと思われる。動脈瘤頚部損傷をきたさないために先人の失敗から得られた知識を自らの経験として役立てなければならない。

■ 頚部残存に対する対処

約1カ月後，再開頭により残存頚部の閉鎖を目的に手術を行った。前回かけたクリップは内頚動脈に近い頚部の損傷部位を辛うじて閉鎖しているので，これをはずしてかけなおすことは危険と考え，medial carotid cisternからの視野で残存頚部を追加クリップで閉鎖することを計画した。その際，内頚動脈の外側後方への可動性を得るため，あらかじめ前床突起の削除とdistal dural ringの完全な切離を行った(図5a)。内頚動脈を外側へ牽引しmedial carotid cisternからPcom，残存頚部の膨隆，前回クリップの先端部を確認し(図5b)，強彎ミニクリップで残存頚部を閉鎖した(図5c，d)。

術後3D-DSAでは残存頚部の良好な閉鎖が得られたことが確認できた(図6)。

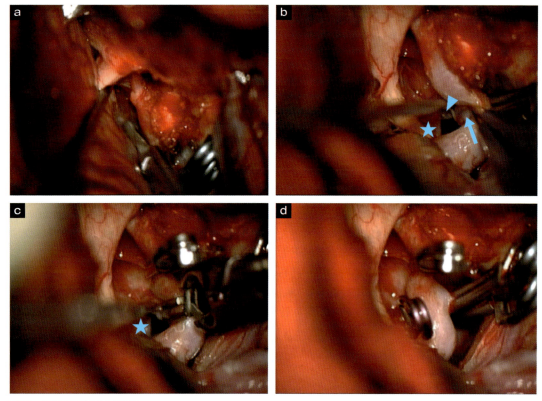

図5　再手術時術中所見
a：内頚動脈の外側への可動性を得るために前床突起の削除とdistal dural ringの切離を行った。
b：内頚動脈を外側に移動させるとmedial carotid cisternから後交通動脈（★），前回クリップ先端部（▶），残存頚部の膨隆（➡）が確認できた。
c，d：内側から彎曲クリップで残存頚部をクリッピングした。

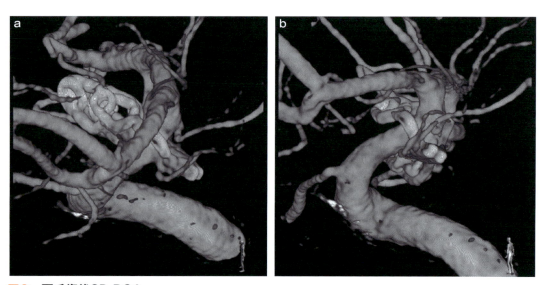

図6　再手術後3D-DSA
内頚動脈背側部残存頚部の膨隆が追加した彎曲クリップで閉鎖消失していることがわかる。

対策適応例

70歳代，女性。最大径約10mm程度で頸部のやや広い破裂右内頸後交通動脈瘤（図7）。クリッピングの前に動脈瘤頸部後方の前脈絡叢動脈および中大脳動脈近位部と側頭葉内側の間の剥離を十分行い，外側から内頸動脈背側部を観察する視野を確保した。Domeは破裂部位を含め外側硬膜に癒着しているが，頸部後方外側の術野が広く確保できている（図8a，b）。頸部にtentative clipをかけて，まずdomeの癒着部を剥離した（図8c）。Domeを完全に剥離し観察すると，内頸動脈背側部に頸部の残存が確認でき，dome clippingを追加して1本目のクリップで残存頸部を十分に閉鎖するようにクリッピングしなおした（図8d）。頸部腹側部に残った膨隆を強彎ミニクリップで閉鎖して完全クリッピングが得られた。

本症例ではtentative clippingの前に内頸動脈外側後方からの術野を十分に確保してあるため，内頸動脈背側部の観察が十分に行えるとともに癒着していたdomeの一部の剥離も行えたので，tentative clippingによる頸部への牽引ストレスが軽減できていた。さらにtentative clippingののち，可及的にdomeの癒着を剥離したことにより頸部への牽引ストレスは解除でき，頸部損傷のようなトラブルを避けることができた。内頸動脈外側後方からの術野の確保により内頸動脈背側部の頸部残存を確実に閉鎖し，multiple clippingで完全クリッピングとなった。

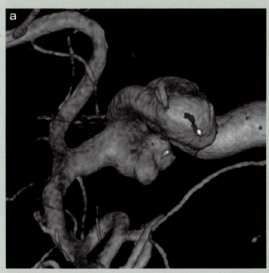 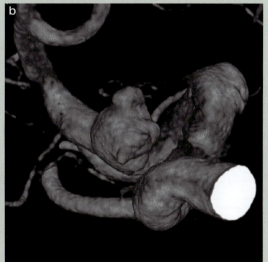

図7　症例2（術前3D-DSA）
最大径約10mm程度で頸部のやや広い破裂右内頸後交通動脈瘤。先端部の潰れた形状から，domeは硬膜に癒着していることが想像できる。

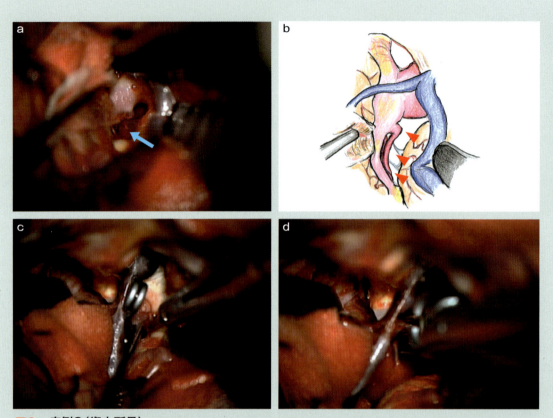

図8 症例2（術中所見）

a, b：動脈瘤頚部後方の前脈絡叢動脈および中大脳動脈近位部と側頭葉内側の間のくも膜を十分に切離し（➡, ▶）, 外側から内頚動脈背側部を観察する視野を確保した。

c：破裂部位とともにdome先端部が硬膜に癒着していたので, tentative clippingののち, まずdomeと硬膜の間の剥離を完全に行った。

d：Domeを完全に剥離し観察すると, 内頚動脈背側部に頚部の残存が確認でき, dome clippingを追加して1本目のクリップで残存頚部を十分に閉鎖するようにクリッピングしなおした。

編者からのKey sentence

IC－PC動脈瘤のネック後方部分の残存に注意。

■ 文献

1) 数又 研, 上山博康, 石川達哉, ほか. 内頚動脈後ろ向きの動脈瘤に対するtranssylvian approachの変法としてのanterior temporal approach. 脳卒中の外科 2003; 31: 431-5.
2) Kato Y, Sano H, Okuma I, et al. Pitfalls in aneurysm surgery in acute stages. Neurol Res 1997; 19(1): 17-21.
3) 清水宏明, 冨永悌二. 内頚動脈瘤. NS Now 20 ワンステップ上をめざした脳動脈瘤手術, 塩川芳昭編. メジカルビュー社 2012, 138-48.
4) Yasargil MG. Supretentorial Cisterns. Microneurosurgery I, Georg Thieme Verlag Stuttgart New York, 1984, 26-47.

III 脳血管障害の手術における合併症と対策

脳動脈瘤：アプローチと手技
脳動脈瘤手術におけるpremature ruptureと対応策

症例紹介（症例1）

術前判断と治療プラン

開頭と同時に再破裂した大型の左内頸動脈瘤の例を示す。

80歳代，女性。朝食の支度をしているときに，突然の意識障害で発症した。救急車内で一時的な呼吸停止があり，再破裂が疑われた。搬入時，GCS4，WFNS Grade V。CTで広範囲くも膜下出血があり，CT angiographyで約15mmの大型の左内頸動脈後交通動脈分岐部動脈瘤を認め，破裂瘤と診断した（図1）。ほかに前交通動脈瘤と右内頸動脈瘤の合併を認めた。同日ただちに開頭クリッピング術を実施した。

高齢者の重症例で大型の内頸動脈瘤であることから，術中破裂への対応および著明な動脈硬化が予測される母血管の一時血流遮断が難しい場合への備えとして，頸部で内頸動脈を確保すること，また硬膜外から前床突起の削除を行うこととした。

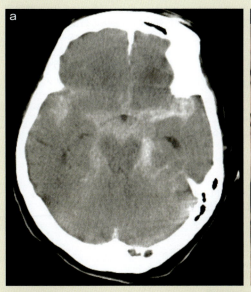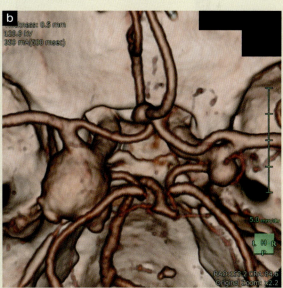

図1　搬入時CT（a）とCT angiography（b）
広範囲くも膜下出血があり，大型の左内頸動脈後交通動脈分岐部動脈瘤のほかに，前交通動脈瘤と右内頸動脈瘤の合併を認める。

手術

大きな左前頭側頭開頭を行った直後に再破裂をきたした。収縮期血圧は120mmHg台であった。頚部で確保した内頚動脈を遮断したのち，硬膜を広く切開し，subfrontal routeで左前頭葉下面の一部を吸引・凝固しながら（図2a），破裂瘤の近位側内頚動脈に到達し，テンポラリークリップをかけた（図2b）。しかし，そのあとも出血は持続し，徐々に腫脹した脳が術野へ張り出すため動脈瘤遠位側の内頚動脈の確保が難しくなった。このため，ドームにtentative clipをかけて出血をコントロールし，次いで内頚動脈遠位側を確認して，もう1本のストレートクリップを最初のクリップの頚部側にparallelにかけた（図2c）。骨弁を戻さず外減圧とした。

術後経過

人工呼吸器下に管理したが，術翌日のCTで広範囲脳虚血の所見を呈し，術後8日目に死亡した。

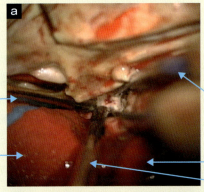
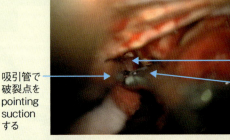
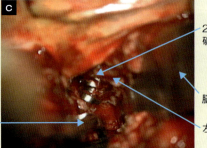

図2 開頭と同時に再破裂した左内頚動脈瘤の術中写真

開頭を行った直後に硬膜の張りが急激に強くなり，術野を展開する前の再破裂という緊急事態である。硬膜を広く切開したのち，助手が噴出する血液を吸引し，術者も太い吸引管に変えてsubfrontal routeで左前頭葉下面の一部を吸引しながら，内頚動脈近位側にアプローチしていく（a）。すでに脳が膨隆して術野に張り出してきていることがわかる。破裂瘤の近位側内頚動脈に到達するが，脳の腫脹のために狭くなった術野で，動脈瘤からの出血をpointing suctionしながらテンポラリークリップをかける（b）。動脈瘤遠位側の内頚動脈の確認が難しいため，ドームにtentative clipをかけて出血を止める。次いで内頚動脈遠位側と後交通動脈を確認し，さらにもう1本のストレートクリップを最初のクリップの内側にparallelにかける（c）。

本症例における問題点と対応策

問題点

- 大型の内頚動脈瘤破裂で再破裂による最重症のくも膜下出血，かつ発症後短時間での手術であることから，術中破裂のリスクが高いことは認識していた。しかし，開頭時の破裂は予測しえなかった。
- 開頭や硬膜開放による減圧，脳室あるいは腰椎ドレナージによる髄液排除により，急激な頭蓋内圧の下降が再破裂の引き金となるが，対応策を十分講じていなかった。

対応策

- 術者にとっては，術中破裂のなかで最も厳しい状況であり，大胆にかつ迅速に破裂瘤に到達することと，二次的な脳損傷を回避するよう注意深い脳動脈瘤の剥離操作を行うことの両方が求められる。
- 術中破裂のリスクが高い例では開頭や硬膜切開時に麻酔科に依頼して収縮期血圧をさらに低めに保つ。
- 脳室ドレナージでは太いドレナージチューブの挿入を避けドレーンを高めに設定することと，髄液排除は硬膜切開に必要な量とし，5〜10mLずつ複数回に分けて，ゆっくりと行う。ただし，緩徐な減圧操作によっても，完全に破裂を防ぐことは困難であることも知っておく。
- 破裂時には，収縮期血圧を一時的に60〜70mmHg程度まで下げるが，出血が激しく続く場合，そうせずとも血圧が自然に低下し，出血の勢いが弱まるそのタイミングを逃さずクリッピング操作を完了することも重要なポイントである。
- 硬膜切開前に破裂した場合，硬膜を大きく開放すると出血が激しくなり腫脹した脳が術野に張り出してきて，そのあとの対処が不可能となってしまう場合がある。従って，脳べらと吸引管が挿入可能な最低限の硬膜切開にとどめるほうがよいこともある。
- 激しい出血の場合，太い吸引管にただちに変えて，脳の一部をsub-pialに吸引して，あるいは脳表に穿破した脳内血腫腔を介して，最短ルートで母血管に到達して一時血流遮断を行う。あるいは，破裂瘤に直接アプローチし，破裂点を吸引管でpointing suctionして出血をコントロールしながらtentative clippingを行う。
- Double suctionの使用。両手で吸引管をもち，片方が太めの吸引管（サイズ3〜5mm）で術野の出血をおおむね吸引し，もう一方が細めの吸引管で破裂点をポインティングする方法である。また，助手が吸引管で的確に破裂点のポインティングができると，術者は両手で破裂瘤の処置が可能となる。

■■ 術中破裂への対応を念頭においた手術のセッティング

- 激しい出血や吸引中の閉塞に備え，吸引管の延長チューブと吸引装置は3セット以上をいつでも使えるよう準備しておく。
- サイズ4～5mmの太い吸引管はすぐに使えるよう複数を準備しておく。
- 術中破裂のリスクが高いと判断される内頚動脈瘤では，患側の頚部をドレーピングし術野に出しておく。
- 執刀前から，比較的大きめのテンポラリークリップやtentative clipを準備し，鉗子に装着させておく。
- 手術のどの段階でも即座に顕微鏡を導入できるように，手術開始前にマイクロカバーをかけて，フットペダルを配置しておく。

症例紹介（症例2）

■術前判断と治療プラン

剥離時に仮性瘤が再破裂した右内頚動脈瘤の例を示す。

30歳代，女性。訪れた親が，嘔吐して意識なく倒れているところを発見し，救急搬送された。搬入時，GCS7，WFNS Grade Ⅳ。CTで右脳底槽に強い広範囲くも膜下出血を認めた。CT angiographyで右内頚動脈後交通動脈分岐部に6mmの動脈瘤陰影があり，それと連続するように不正形の仮性瘤様の陰影が右内頚動脈を包み込むように前方へ進展していた。引き続き行われた脳血管撮影では，右内頚動脈後交通動脈分岐部の動脈瘤陰影に少し遅れて前述の瘤陰影が描出された（図3）。同日ただちに開頭クリッピング術を実施した。

内頚動脈の解離性動脈瘤の可能性があり，右頚部で内頚動脈を確保，右STA－MCA吻合術を行い，さらに術野の展開のために，前床突起を削除しC3部も確保しておくこととした。

■手術

右前頭側頭開頭で，右前角に脳室ドレナージを挿入し，術前計画どおりに手術を進めた。右シルビウス裂を開いて右内頚動脈遠位側から前脈絡動脈を確認しようとした際，急に拍動性に仮性瘤が盛り上がってきた（図4a）。収縮期血圧が130mmHgであったため麻酔科医に血圧を下げるよう依頼したが，剥離しようと少し触れただけで突然破裂した。内頚動脈を頚部で遮断したが出血の勢いは衰えず，助手の吸引管で出血点をポインティングし，内頚動脈を頭蓋内でトラッピングした（図4b）。仮性瘤の部分をtentativeにクリッピングし，これを剥離して後交通動脈と前脈絡動脈を確認したのち，仮性瘤を含めて後交通動脈分岐部動脈瘤をクリッピングした（図4c）。仮性瘤の遠位側を切除し，病理組織検査に提出した。

■術後経過

術後8日目に左片麻痺が増悪し，脳血管撮影で右C1からM1およびA1に高度の脳血管攣縮を認め，塩酸ファスジルの動注を行った。治療後もtriple H療法を継続して，左片麻痺の改善が得られた。modified Rankin Scale（mRS）2で回復期リハビリテーション施設へ転院した。

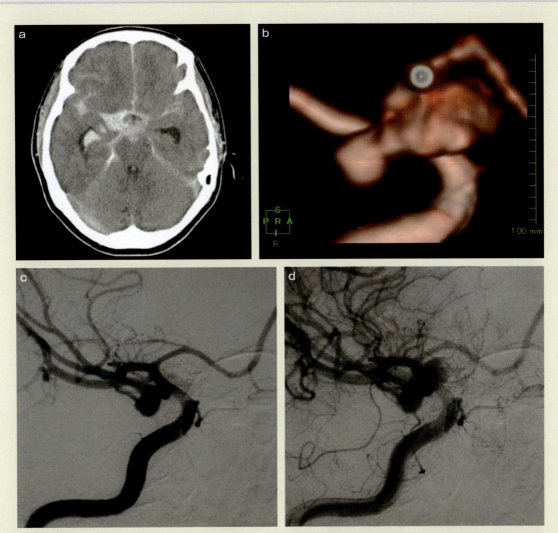

図3　搬入時CT（a），CT angiography（b），脳血管撮影（c，d）
右脳底槽に強い広範囲くも膜下出血があり（a），右内頚動脈後交通動脈分岐部に6mmの動脈瘤陰影を認める（b）。それと連続する不正形の仮性瘤様の陰影が右内頚動脈を包み込むように描出される。脳血管撮影では，右内頚動脈後交通動脈分岐部の動脈瘤陰影に少し遅れて前述の仮性瘤様の陰影が造影される（c，d）。

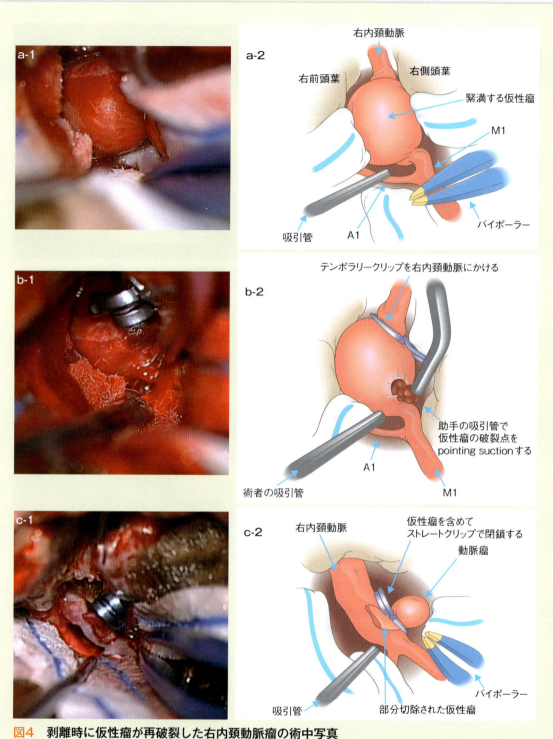

図4 剥離時に仮性瘤が再破裂した右内頸動脈瘤の術中写真
右シルビウス裂を開いて右内頸動脈遠位側から前脈絡動脈を確認する際に，仮性瘤が急激に盛り上がってくるのがわかる（a）。仮性瘤の破裂後，助手の吸引管で出血点をポインティングし，内頸動脈の近位側にテンポラリークリップをかける（b）。仮性瘤を含めて後交通動脈分岐部動脈瘤をクリッピングするが，仮性瘤の遠位側が切除されていることがわかる（c）。

本症例における問題点と対応策

問題点

- 動脈瘤の剥離は，最も破裂のリスクが高い操作段階である．特に本症例のように仮性瘤を合併する場合や内頚動脈前壁の血豆状動脈瘤ではきわめて術中破裂のリスクが高く，術前の画像診断の読影がポイントとなる．
- 術中破裂と母血管の一時血流遮断に備えて，頚部での内頚動脈の確保，バイパスの併用，術野の展開が手術計画におけるポイントであり，術前の綿密な対応策が肝となる．

対応策

- 術中破裂は，手術操作のどの段階でも起こりうることを念頭におき，今この段階で破裂したらどう対処するかを常に考えながら手術操作を進めていく習慣が大切である．また，破裂時には決して慌てないこと．慌てると操作が粗暴になり二次的な脳損傷を加えることとなる．
- 出血量に見合った太さの吸引管に変更する．十分に吸引できなかったり，綿片を詰め込んで圧迫止血したりすると，出血が術野の奥に流れ込み急激な脳腫脹のために術野が狭窄して，手術の続行が不可能となることがある．
- Pointing suctionにおける注意点を述べる．破裂点で直接出血を吸引するが，吸引力が強すぎる場合，亀裂が拡大する可能性があり，出血量に応じた吸引力のコントロールが必要である．特に，母血管の一時血流遮断後に出血をコントロールする以上に血液を吸引すると，末梢部に著明な脳虚血をきたすリスクがある．
- テンポラリークリッピングでは，前脈絡動脈や穿通枝にクリップがかからないよう配慮する．できれば動脈硬化変化が強い部位も避けるほうがよい．
- テンポラリークリップをかける母血管の位置は同一視野内にあることが望ましい．また，実際にクリップを当てがい，かけられることを確かめ，クリップヘッドがそののちの手術操作の邪魔にならないようにする．
- 母血管の一時血流遮断でドームの緊張度を減じることや，破裂点を含めたドームのtentative clippingを行うことも，そののちの剥離を進めるうえで有用である．

編者からのKey sentence

どの場面でも起こりうる術中破裂への準備と心構えが重要．

III 脳血管障害の手術における合併症と対策

脳動脈瘤：アプローチと手技
脳動脈瘤塞栓術における術中破裂と対策

症例紹介

術前判断と治療プラン

80歳代，女性。突然の頭痛で発症し緊急搬送され，頭部CT上Fisher Group3のくも膜下出血を認め緊急入院となった(図1)。入院時Hunt & Hess Grade Ⅳであった。既往歴・家族歴に特記すべきことはない。

カテーテル法による脳血管撮影の結果，左A1－2移行部に動脈瘤が認められ出血源と診断した。動脈瘤の大きさは長径8.2 mm，短径7.1mm，ネック径5.8 mmと比較的大型かつワイドネックであり不整形であった(図2)。右内頚動脈撮影で右A1－2以降は良好に描出されていた。開頭クリッピング術での処置も可能であったが，高齢かつ重症グレードであるため低侵襲なコイル塞栓術を選択した。長期的な破裂予防効果を満たす必要性は少なく，急性期再破裂予防を優先させるために無理なタイトパッキングは行わずにネック部分の過度な塞栓は避けて母血管温存を確実に得る方針とした。

手術

全身麻酔導入後，くも膜下腔血腫の早期排出と脳脊髄液排出による頭蓋内圧コント

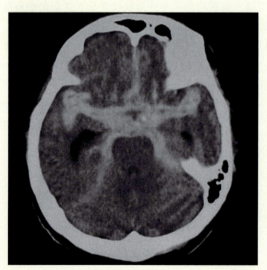

図1　術前頭部CT画像

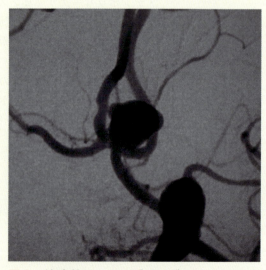

図2　治療前ワーキングアングル

ロールを目的として腰椎ドレナージを設置した。右大腿動脈アプローチで7Frenchガイディングカテーテルを左内頚動脈遠位部に留置し，全身ヘパリン化下に先端を弱彎にスチームシェーピングしたマイクロカテーテル（Excelsior SL-10, Striker, Fremont, CA）をマイクロガイドワイヤー（GTwire 0.012-inch double angle, Termo, Tokyo）の誘導下に動脈瘤内へ挿入した。マイクロカテーテル先端は動脈瘤内ややネック寄りに留置した。ファーストコイルでフレームを作り順次フィリングコイルを挿入した。しかし，6本目のコイル挿入時に強い抵抗がありマイクロカテーテルを引き戻すとその先端部で5本目コイルのテール部分と6本目コイル先端がロッキングしていた（図3）。ロッキングが解除される可能性を求めてマイクロカテーテルにテンションをかけて動脈瘤内へ再挿入を行った直後から急激な血圧上昇を認めた。ガイディングカテーテルから造影すると造影剤の血管外漏出を認めた（図4）。マイクロカテーテルの動脈瘤外逸脱は認めなかったがこれが穿孔して術中破裂を起こしたと判断した。

急遽，硫酸プロタミン静注による全身ヘパリン化の中和，血圧降下および低血圧維持を図った。マイクロカテーテル先端部でコイルがロッキングされていたため，6本目のコイルを引き戻したがアンラベリングを起こしさらなるコイル追加挿入も困難で自然止血を待たざるをえなかった。この間に新たなマイクロカテーテルをセッティングして自然止血確認後にガイディングカテーテルから動脈瘤内へ挿入し7本目以降のコイル追加を行い塞栓した（図5）。幸い穿孔したマイクロカテーテルとロッキングした2本のコイルはシステムを単純に引き戻すことで無事回収できた。

使用したコイルは以下である。

① MicrusSphere 10.8mm/16.1cm（Johnson&Johnson, Codman Miami, FL）
② GDC 10 7mm/25cm（Stryker, Fremont, CA）
③ GDC 10 6mm/10cm
④ GDC 10 6mm/10cm

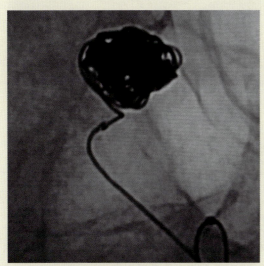

図3　母血管内に引き戻したマイクロカテーテル（先端部でロッキングを起こしている）

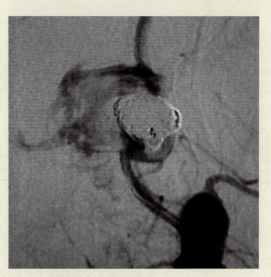

図4　造影剤の血管外漏出

⑤GDC 10 6mm/8cm（回収：テールがロッキング）
⑥GDC 10 ultrasoft 4mm/8cm（回収：アンラベリング）
⑦GDC 10 US 3mm/6cm
⑧GDC 10 US 2.5mm/4cm
⑨GDC 10 US 2.5mm/4cm
⑩GDC 10 US 2.5mm/4cm

術後経過

術後頭部CTで脳槽内に著しい造影剤漏出を認めた（図6）。脳保護と血管管理を主な目的として全身麻酔を術後3日間継続したが，麻酔薬投与中止後も覚醒は不良であった。神経学的評価が困難であったが虚血巣を呈するほどの脳血管攣縮は発生せず，シャント依存性水頭症に対して脳室腹腔短絡術を行いmodified Rankin Scale（mRS）4で転医した。家族には術中出血を起こした状況と理由を手術直後より丁寧に説明しており十分な理解を得てトラブルは発生していない。

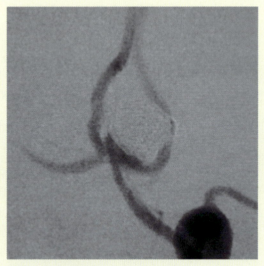

図5　治療後ワーキングアングル

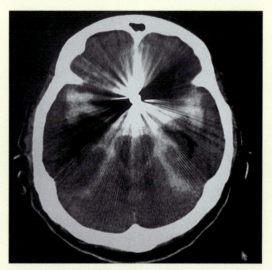

図6　術後頭部CT画像

本症例における問題点と対応策

問題点

本動脈瘤はワイドネックかつ比較的大きいサイズで1本のマイクロカテーテルのみでコイリングを行うシンプルテクニックには不適であり，バルーンアシストテクニックや2本のマイクロカテーテルを用いるダブルカテーテルテクニックなどのアジャンクティブテクニックを考慮すべきであった。これらの手技は一般的には血栓塞栓性合併症や術中破裂のリスクが高まること，患者が高齢かつ重症グレードであることから完全閉塞を求める必要性は少ないと考えシンプルテクニッ

クを選択したがここに誤りがあった。

　ワイドネックや大きい動脈瘤をシンプルテクニックで処理しようとすると，安定したフレームを作るためにオーバーサイズのコイル選択をせざるを得ない場合も多く，フィリングコイルは長めを選択するためにその挿入中はマイクロカテーテルのキックバックを抑えようとテンションを高めてしまう。本症例では後者がロッキングの一因になったとも考えられる。またネック部分でのマイクロカテーテル可動範囲が広いためにカテーテルが不用意に動いて動脈瘤穿孔を起こす可能性があることも教訓となった。

対応策

　術中破裂を引き起こす主なデバイスは，コイル，マイクロガイドワイヤー，マイクロカテーテルだが，コイル穿孔した場合は動脈瘤外へ逸脱したコイルを引き戻さずに脳槽内に数巻き留置してから動脈瘤内にもコイルを留置し穿孔部を挟み込むようにする。マイクロカテーテルで穿孔した場合も同様にコイルを脳槽内に数巻き留置してからマイクロカテーテルを引き戻して穿孔部をコイルで挟み込む。

　本症例はマイクロカテーテルで穿孔したものと考えられたが，コイル同士がマイクロカテーテル内でロッキングしていたために前述の操作が困難であった。バルーンアシストテクニックであればバルーンタンポナーデでの止血が可能であり，ダブルカテーテルテクニックであれば別のマイクロカテーテルから追加コイル塞栓術を速やかに行うことができた。術中破裂を念頭にアジャンクティブテクニックを用いることは推奨されるものではないが，シンプルテクニックの難易度が高い動脈瘤ではアジャンクティブテクニックを用いたほうが術中破裂時の対処が行いやすいと考えられる。

対策適応例

　前述のような教訓に基づいて術中破裂への対処を行った症例（50歳代，女性）。

　左A1－2移行部に発生した破裂動脈瘤よるくも膜下出血で発症（図7）。フィリングコイル挿入中にコイルで動脈瘤穿孔を起こした（図8）。ただちにネック部分に留置してあったバルーン（HyperForm 4mm × 7mm, Covidien/ev3, Irvine, CA）をインフレートしてバルーンタンポナーデを行い，このまま追加のコイルを挿入した（図9）。十分なコイル挿入が終了後にバルーンをデフレートして造影剤の血管外漏出がないことを確認して手技を終了した（図10）。患者は術後麻酔から速やかに回復し症候性脳血管攣縮やシャント依存性水頭症も発生せずにmRS0で退院した。

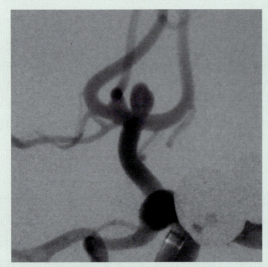

図7 治療前ワーキングアングル

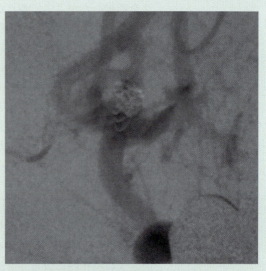

図8 造影剤の血管外漏出

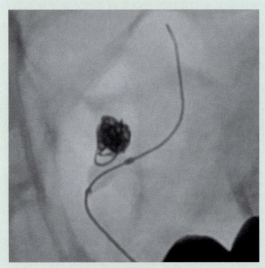

図9 HyperForm 4mm×7mmによるバルーンタンポナーデ

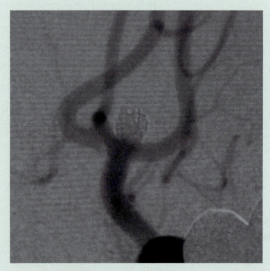

図10 治療後ワーキングアングル

> **編者からのKey sentence**
> Clip coil を協同できる環境作りが重要。

III 脳血管障害の手術における合併症と対策

脳動脈瘤：再発例
脳動脈瘤クリッピング後の早期の再発

症例紹介

■術前判断と治療プラン

　70歳代，女性。突然の頭痛を訴え，意識障害が出現。家族により救急要請され当院外来を救急受診した。救急隊現着時はJCS Ⅲ-300であったが，来院時神経所見はJCS Ⅱ-30まで回復し，E2V2M5/GCSであった。頭部CTで右basal cisternに濃い，diffuseなくも膜下出血を認めた（図1）。CTAで右内頚動脈に5mm大の動脈瘤を認め（図2），緊急開頭クリッピング術を行う方針となった。

　最終診断はRt IC－PC分岐部の破裂脳動脈瘤。Hunt & Kosnic Grade Ⅳ, WFNS Grade Ⅳ, Fisher Group3であった。

■手術

　手術は型どおり，右耳珠前方からquestion mark型のskin incisionをone layerで行い，F-T craniotomyを大きく行った。硬膜を切開後，distal transSylvian approachを行った。ウロキナーゼ入りの生理食塩水を用いたirrigation suctionで血腫を可及的に洗浄除去しつつ，anterior temporal areteryを側頭葉から剥離した。さらに側頭葉を後方へ牽引しつつ，動眼神経とuncusとの間を係留する固いarachnoid membraneを切離し大きくretro-carotid spaceを得て，動脈瘤を後方から視認する術野を確保した。

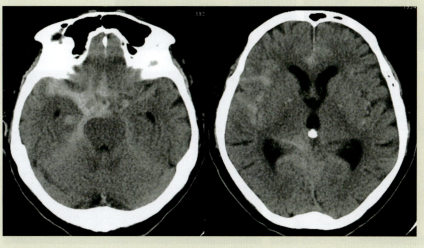

図1　術前頭部CT

動脈瘤は側頭葉に付着していたが，慎重に捜査を行い剥離可能であった。完全に動脈瘤をfreeな状態にしてからクリッピング操作に移行した。後交通動脈(posterior communicating artery；Pcom)はmedial側に分岐し，動脈瘤と内頚動脈の影となるため，起始部の確認に難渋した。内頚動脈を吸引器で押しつけながらなんとかPcom起始部を確認した(図3)。

　動脈瘤の術野背側に存在するanterior thalamo-perforating artery(AThA)をbladeで閉塞しないように注意しつつネッククリッピングを試みた。高齢で母血管の動脈硬化が強くPcomの狭窄も心配であったため，ややネックを余すようにし，最終的に#722のYasargil titanium clipでクリッピングを行った(図5)。

　ICGで母血管およびPcomのflowに問題がないことを確認し閉創し手術を終了した。

術後経過

　術後，意識障害は少しずつ改善し完全にno deficitとなった。特にVaso-spasmもきたすことなく経過した。術後20日でfollow up CTAを撮影したところ，動脈瘤のdistal側に再発が疑われた(図4)。

　術後24日目，再度開頭クリッピング術を施行。術中所見としても，クリップをかけたdistal側のネック部分が再増大していることが確認された。Yasargil titanium clip#682を用いて追加クリッピングを行い手術を終了した(図5)。術後38日目，modified Rankin Scale(mRS)0で自宅退院となった。

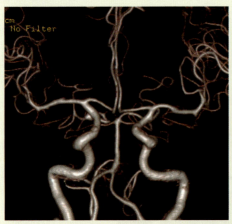
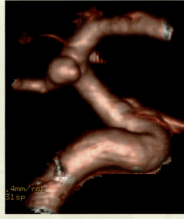

図2　術前CTA

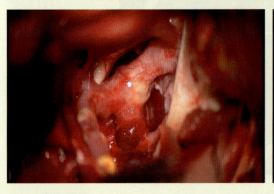
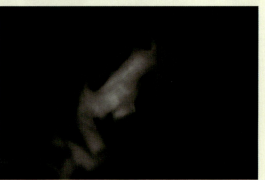

図3　術中所見

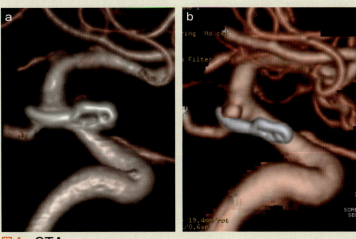
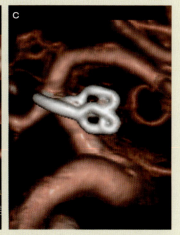

図4 CTA
a：術後0日目　b：術後20日目　c：再手術後

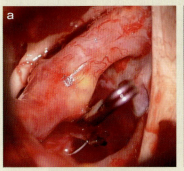
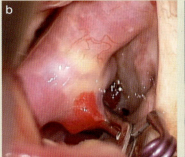
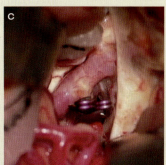

図5 術中所見
a：1回目のクリッピング直後の所見
b：2度目の手術中の所見。動脈瘤が再発している。
c：2度目の手術でクリップを追加した直後の所見

本症例における問題点と対応策

問題点

　破裂であれ，未破裂であれ，脳動脈瘤に対する治療後は一定の頻度で動脈瘤が再発することは知られている[1-5]。開頭術によりクリッピングが行われた動脈瘤における再発率は，ISAT[4,5]によると最初の1年間で1.7%，その後は0.03%/Yであり，CARAT studyでは1.3%に再出血が確認され，その半数が3日以内に出血している。そのため，特に不完全クリップに終わった症例においては早期の再発に注意すべきであると指摘している[3]。

Tsutsumiらは，術後9年間のfollow upで2.9%に動脈瘤の再発（0.26%/Y）を認めたことを報告し，完全なネッククリッピングを得たとしても，10年間はfollow up angiographyを行うことが望ましいとしている[1]。最近ではOkadaらにより，秋田県立脳血管研究センターにおける17年間の治療成績が報告されており，de novoや多発動脈瘤症例も含めて8.9%に追加治療を要したことが示された。なかでも再発症例の半数はIC－PC分岐部とICAの動脈瘤で認められており，IC－PC分岐部動脈瘤は他部位の動脈瘤より再発しやすいことが指摘されている[2]。

　以上から，不完全クリッピングに終わった症例，特にIC－PC動脈瘤では急性期の画像評価を厳重に行うことが求められ，退院後も10年間は慎重なfollow upが必要と考える。

　本症例における再発はneck distal側で起こっているが，これは特にIC－PC分岐部の動脈瘤の場合，inflowは通常distal neck側から動脈瘤内へ認めるため，ここの閉塞が甘かったことが再発の大きな原因になったものと考えられた（図6）。

　あとから振り返ると，クリッピング直前のICGでも（図3），動脈瘤のdistal側からのinflowが確認されており，仮にPcom起始部の狭窄を懸念したにしても，distal側を絞りこむようなクリッピングが必要であったと反省される。動脈瘤クリッピング術後の再発形態を観察したSpiottaらの報告でも，動脈瘤の再発の46%はクリップのdistal側から発生することが指摘されている[6]。

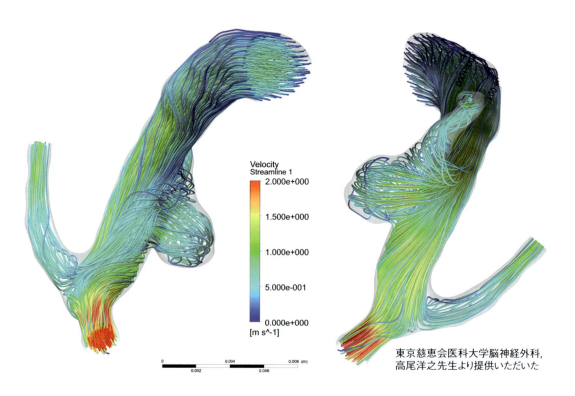

東京慈恵会医科大学脳神経外科，
高尾洋之先生より提供いただいた

図6　数値流体力学（CFD）を用いた解析
本症例の術前CTAに対するCFD解析。動脈瘤へのin flowがdistal neckより流入していることがわかる。

対応策

石川らの提唱している理想的なclosure lineのconcept[7]は，このようなIC-PC分岐部の動脈瘤でも同様に適応できると考えるが，本症例のように母血管の関係上左右均等にクリッピングができないような場合には，せめてinflowを潰すようなクリッピングを心がけたい。

> **編者からのKey sentence**
> 脳動脈瘤は早期，晩期に再発することがある。

文献

1) Tsutsumi K, et al. Risk of aneurysm recurrence in patients with clipped cerebral aneurysms: results of long-term follow-up angiography. Stroke 2001; 32(5): 1191-4.
2) Okada T, et al. Timing of retreatment for patients with previously coiled or clipped intracranial aneurysms: Analysis of 156 patients with multiple treatments. Surg Neurol Int 2016; 7(Suppl 2): pS40-8.
3) Johnston SC, et al. Predictors of rehemorrhage after treatment of ruptured intracranial aneurysms: the Cerebral Aneurysm Rerupture After Treatment(CARAT)study. Stroke 2008; 39(1): 120-5.
4) Molyneux AJ, et al. Risk of recurrent subarachnoid haemorrhage, death, or dependence and standardised mortality ratios after clipping or coiling of an intracranial aneurysm in the International Subarachnoid Aneurysm Trial(ISAT): long-term follow-up. Lancet Neurol 2009; 8(5): 427-33.
5) Molyneux A, et al. International Subarachnoid Aneurysm Trial(ISAT)of neurosurgical clipping versus endovascular coiling in 2143 patients with ruptured intracranial aneurysms: a randomised trial. Lancet 2002; 360(9342): 1267-74.
6) Spiotta AM, et al. Patterns of aneurysm recurrence after microsurgical clip obliteration. Neurosurgery 2013; 72(1): 65-9; discussion 69.
7) Ishikawa T, et al. Concept of ideal closure line for clipping of middle cerebral artery aneurysms--technical note. Neurol Med Chir(Tokyo)2009; 49(6): 273-7; discussion 277-8.

III 脳血管障害の手術における合併症と対策

脳動脈瘤：再発例

脳動脈瘤（内頚動脈－後交通動脈瘤）
長期経過の再発

症例紹介

■術前判断と治療プラン

60歳代，女性．受診前日の夜から突然の激しい頭痛で寝込んでいた．近医脳神経外科クリニックを受診し，くも膜下出血の診断，当院へ紹介搬送となった．来院時，血圧115/72mmHg，意識レベルE4V5M6/GCS麻痺なし．紹介元CTでは，左内頚動脈近傍のクリップアーチファクトとそのクリップ周囲および同側シルビウス裂内に限局したくも膜下出血が認められた（図1）．既往で，10年前に左内頚動脈後交通動脈分岐部動脈瘤破裂のためクリッピング術が施行されていた．

脳血管撮影を実施し，同部位のクリップに隣接して後交通動脈起始部に1mm程度の紡錘状の膨隆を認め，そのほかに出血の原因となる所見がないことを確認し，再発の微小脳動脈瘤破裂と診断した（図2）．また，後交通動脈は比較的発達がよく，前脈絡叢動脈は母血管との分離がよく，前交通動脈を介したcross flowは保たれていた．また，浅側頭動脈は描出されなかった．

微小脳動脈瘤でありクリップがかかるか，クリップをかけるためには10年前のクリップをはずす必要性に迫られるが実際にはずせるか，出血した場合はトラッピングになる可能性があるが，後交通動脈の再建は困難で，前脈絡叢動脈は逆行性血流となった内頚動脈の盲端近傍からでることになり実際に血流が温存できるか不確実である．High flow bypassのセットアップを行っても，この問題は解決

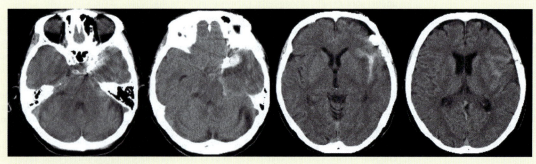

図1　紹介元の頭部CT
発症から1日経過し紹介元クリニックを受診，その際の頭部CT．右内頚動脈近傍のクリップアーチファクトが確認でき，その周囲および同側シルビウス裂内に限局したくも膜下出血が認められる．

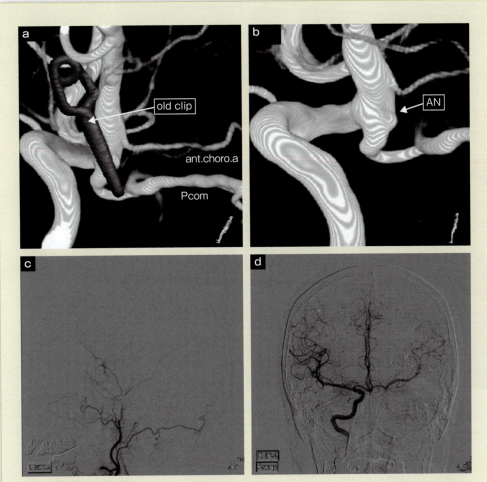

図2　術前血管撮影
a：左内頚動脈撮影による3D-DSAにより内頚動脈後交通動脈分岐部のクリップ（old clip）の状態が観察できる。後交通動脈（Pcom）は比較的発達がよく，前脈絡叢動脈（ant.choro.a）は母血管との分離がよいことが分かる。
b：左内頚動脈撮影による3D-DSA（クリップ除去処理画像）クリップの位置の近傍に2mm代の紡錘状の膨隆があり，この微小動脈瘤破裂と判断した。古いクリップと微小動脈瘤の位置関係から，通常のクリッピングは困難が予想される。
c：左外頚動脈撮影では浅側頭動脈は描出されなかった。
d：右内頚動脈のMATASにより前交通動脈を介したcross flowが確認された。

できない。以上から，軽度低体温下ダイレクトクリッピングの方針とした。

手術

予想どおり，くも膜の癒着は非常に強固であった。シルビウス裂はほとんど開放できず，側頭葉側からの術野の展開を断念，やや前頭葉よりのアプローチを余儀なくされた。それでも，10年前のクリップがあり，オリエンテーションがとれ，内頚動脈，後交通動脈，前脈絡叢動脈が確認できるとこまでの術野は確保できた。そして，10年前のクリップのすぐ脇に紡錘状の微小動脈瘤が確認できた（図3）。ここから，クリップ周囲の結合組織を切断し

ている最中に動脈瘤ネックからの出血がはじまった。

内頸動脈の近位側と遠位側にテンポラリークリップをかけ，サクションコントロール下にクリップをはずそうと試みたが，結合組織が引っかかり，はずすことはできなかった。しかし，その際に，わずかにクリップがずれて方向が変わり，隙間ができた（図4）。ここに新たにストレートクリップを滑り込ませたところ止血した。また10年前のクリップがス

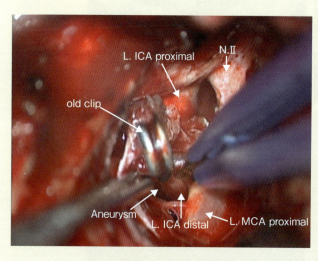

図3 術中所見
10年前のクリップはビオボンド®を使用した形跡があり強固な肉芽で癒着固定されていた。肉芽を硬膜切開用鋏で切開し，内頸動脈を露出，クリップと内頸動脈の間隙から紡錘状に隆起した微小動脈瘤の一部が確認された。この後，周囲の結合組織を除去している最中に再出血がはじまった。

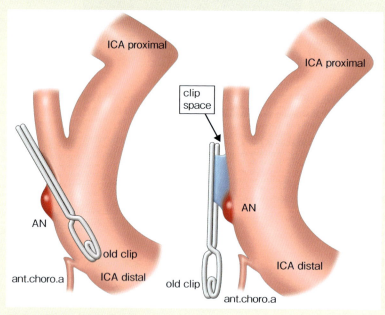

図4 クリッピングのシェーマ
10年前のクリップを除去しようと試みたが，完全にはずすことはできず，その際にクリップの方向が変わり，母血管との間にわずかな隙間ができた。このスペースに新たなストレートクリップを挿入することができ，止血ができた。古いクリップが支えとなってスリップアウトしにくくなっていた。

トッパーとなり，かえってスリップしにくい状況で押さえられていた(図5)。

術後経過

術後経過は良好で，modified Rankin Scale(mRS)0で退院となった。

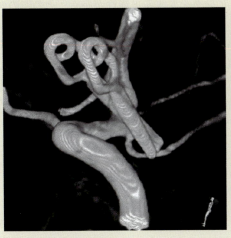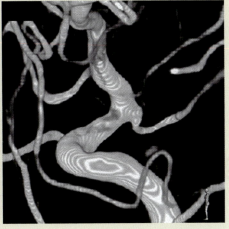

図5　術後3D-DSA
10年前のクリップと内頚動脈の間に新たなクリップを挿入したかたちになり，古いクリップが支えとなってスリップアウトしにくく完全クリップとなっている。

本症例における問題点と対応策

問題点

本症例は術中破裂をきたし，動脈瘤ネックから出血をきたした。たまたま，10年前のクリップと母血管の間に微小なスペースができて，そこに新たなクリップを挿入することができて止血ができたが，万全な対策ではなかった。

■ 長期経過した破裂脳動脈瘤クリッピング術後の再発動脈瘤破裂症例

くも膜下出血の10年再発率は3.2％で，そのうち2割はクリッピング部位の動脈瘤再発が原因との報告がある[1]。手術成績は初回手術と同等との報告[2]もあるが，実際の手術手技は難渋することが予想され，1回目の手術状況の詳細が不明で，不用意な開頭手術では予期せぬ術中破裂をきたすことがある。今回の症例では，クリップ周囲にビオボンド®を使用した形跡があり，非常に強固な肉芽のため術野の展開に難渋した。また，不用意な脳の牽引により，予想しえないストレスがクリップを介して動脈瘤ネックにかかる可能性がある。従って，可能であれ

ば血管内治療を優先したい．ただし，本症例は微小脳動脈瘤であり血管内手術の適応外である．

■ 最悪の事態の想定として，トラッピングした際の血行再建のセットアップ

　術中出血をきたした場合，トラッピングを要する可能性が高く，その際の血行再建をどこまで準備できるか．low flow bypassやhigh flow bypassの適応はやはり考慮に値する．ただし，本症例は浅側頭動脈が使用できないため，high flow bypassになる．グレードのよいくも膜下出血であり，状況によっては待機して態勢を整えてからの手術を考慮してもよい．前述のごとく，後交通動脈が再建できない問題や，前脈絡叢動脈が盲端化した内頚動脈から起始するため，最終的な同血管の温存には不確実性があるが，広範な大脳半球の虚血耐性は強くなる．

対応策

もし同じ症例が来たらどうするか？
①10年以上の長期経過したクリッピング術後の再発破裂症例がまれに遭遇される．長期経過したクリッピング症例について，無症候であっても，血管撮影などのフォローアップを考慮してもよい．
②まずは血管内治療を考慮する．
③開頭手術を行う場合は，強固な癒着を予想し不用意な牽引は避ける．
④最悪の事態を想定し，トラッピングした際の血行再建を十分検討しておく．
⑤High flow bypassをセットアップしておくのが無難である．

対策適応例（図6）

　70歳代，女性．右内頚動脈後交通動脈分岐部動脈瘤破裂に対してクリッピング術が施行され，12年経過した未破裂の再発症例．多発脳動脈瘤患者で，前大脳動脈（A2-3）の動脈瘤破裂による2回目のくも膜下出血を発症し，その際に，初回クリッピング部の再発が確認された．再発動脈瘤は未破裂であり，前大脳動脈瘤の治療から6カ月待機した．

　血管内手術では根治性のある治療が困難との判断で，開頭クリッピング術の方針とした．トラッピングになることを想定し，high flow bypassをセットアップしてクリッピングに臨んだ．トラッピング下に12年前のクリップをはずし，有窓クリップで完全クリッピングとし，順行性フローを保った．

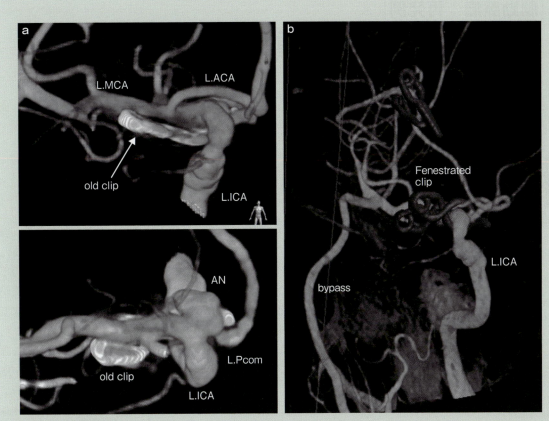

図6 対策適応例
a：術前3D-DSA画像。上下の画像により右内頚動脈後交通動脈分岐部にかけられたクリップの内側後方に動脈瘤が再発していることがわかる（下の画像はACAを除去処理している）。
b：術後3D-DSA画像。12年前のクリップは除去され，新たに有窓クリップ2個により，内頚動脈と後交通動脈の血流を温存しつつ，完全に動脈瘤が消失していることがわかる。バックアップ用のバイパスはそのまま温存されている。

編者からのKey sentence
再発例はICA－PCに多い。

■ 文献

1) Marieke JHW, Paut G Ale A, et al. Incidence of Recurrent Subarachnoid Hemorrhage After Clipping for Ruptured Intracranial Aneurysms. Stroke 2005; 36: 2394-9.
2) Marieke JHW, Gabriel JER, Paut G. Late recurrence of subarachnoid hemorrhage after treatment for ruptured aneurysms: patient characteristics and outcomes. Neurosurgery 2005; 56(2): 197-204.

III 脳血管障害の手術における合併症と対策

脳動脈瘤：再発例
脳動脈瘤（中大脳動脈瘤）
長期経過の再発

背景

　脳動脈瘤クリッピング後の同部位の再発・再増大はまれながらも存在する。血管撮影でフォローアップした報告では術後9年以上の経過で有意に増加する[1]。しかしそれほど長期間のフォローは通常行われないため，再出血した場合に再手術となることが多い。最近のISATの長期フォローの結果では，治療から時間が経てば経つほど同部位の再出血の可能性は低くなると考えられる[2]。日常臨床では20～30年以上の長い経過を経て，同部位からの再出血はきわめてまれである[3]。しかし，平均寿命の延長によりこの超長期経過後の再発というのは今後大きな課題になる可能性がある。ところが，長期間経過後の再発症例では，初回手術が他病院の場合であることが多く，クリップの材質，ラッピングの有無などの手術情報を入手することはきわめて困難である。そのような状況でどのような点に注意して手術を行うべきか自験例に基づき述べたい。

症例紹介

症例1（図1）

　70歳代，男性。30数年前くも膜下出血にて他院で左中大脳動脈瘤クリッピングされた。その後，特に問題なく経過していた。高血圧あり，喫煙歴なし。突然倒れて近医に救急搬送された。頭部CTおよびCTAにて，前回クリッピングされた動脈瘤からの再出血と診断され，治療目的にて当院に転送となった。初回手術の情報はまったく得られず，クリップの情報もないなかで手術を行った。前回と同じ皮膚切開と開頭を用いた。脳内血腫を除去しながら，慎重に動脈瘤にアプローチした。コットンが全周性に非常に強固に癒着しており，バイポーラーにて剥がしていったが，困難であり，可及的に切離した。クリップの情報はなかったが，Yasargilのリムーバーで問題なくはずすことができ，出血もなかった。クランクタイプの杉田クリップにてclosure lineを形成するようにクリップした。初回クリップはYasargilのステンレススチールクリップであったが，閉鎖圧はわずかに低下していたのみであった[4]。

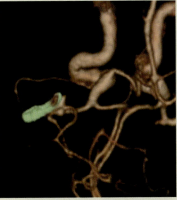
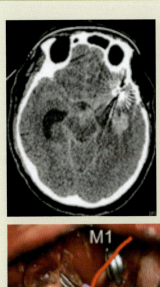
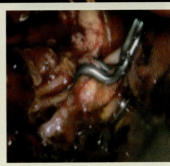

図1 症例1

症例2（図2）

　70歳代，女性。30数年前くも膜下出血にて他院で前交通動脈瘤クリッピングされた。その後，特に問題なく経過していた。高血圧なし，喫煙歴あり。突然倒れて激しい頭痛を訴え，近医に救急搬送された。頭部CTで前回クリッピングされた動脈瘤からの再出血と診断され，治療目的にて当院に転送となった。前回の皮膚切開および開頭を用いた。大脳間裂は血腫で覆われており，それを吸引しながらアプローチしていった。コットンなどの癒着はみられなかった。前回クリップの情報はなく，Yasargilのリムーバーではずそうとしたが，なかなかヘッドがかみ合わなかった。なんとかはずすことができたが，premature ruptureを起こした。Acomからの出血であったので，point suckingしながらtentativeにネッククリップすることで止血できた。瓢箪型の動脈瘤であり，残ったドームにもクリップをタンデムにかけることで動脈瘤を閉塞できた。前回クリップは杉田のElgiloyクリップであったが，劣化はなく，閉鎖圧も正常範囲内であった[4]。

症例3（図3）

　80歳代，女性。20年前に未破裂脳動脈瘤に対してクリッピングされた。高血圧あり，喫煙歴あり。突然意識を失い，救急搬送された。頭部CTにて前回クリップされた動脈瘤からの出血と診断され，家族の強い希望にて緊急手術となった。前回の皮膚切開，開頭を用いてアプローチした。非常に動脈硬化が強く，テンポラリークリップをかけることは困難であった。前回のクリップをはずしたときに大量出血したがATPを静注することで出血コントロールできた。ATPは古くから発作性心拍

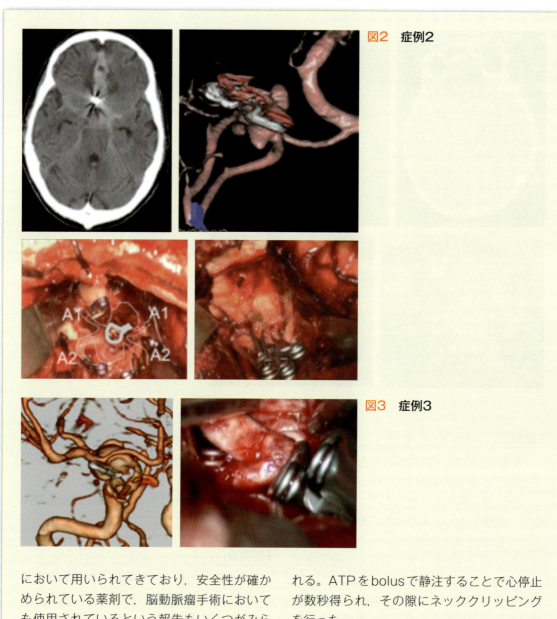

図2　症例2

図3　症例3

において用いられてきており，安全性が確かめられている薬剤で，脳動脈瘤手術においても使用されているという報告もいくつがみられる。ATPをbolusで静注することで心停止が数秒得られ，その隙にネッククリッピングを行った。

問題と対応策

問題点

■ リムーバーの選択

　クリップの正体がわからずリムーバーの選択が困難なことがある。初回手術時のクリップをはずすかどうかは手術戦略にかかわる中心的要素であり，個々の再発動脈瘤において詳細に評価する必要がある。またはずす際はそれに適合したリムーバーを使う必要があり，そのために過去のクリップを含めた知識が必要である。図4のようにクリップの歴史を振り返ると，Yasargilクリップは1968年に第1世代のステンレススチールからはじまり，1983年にはPhynox（コバルトクロム合金）となり，1995年からチタンクリップが製造されるようになった。杉田クリップはElgiloy（コバルトクロム合金）を材質として1976年の販売開始時より材質変更なしで今現在でも，チタンクリップⅡと並行販売している。今回の症例のように30年以上経過しても閉鎖圧はほとんど落ちることがないようである。

■ クリップにコットンが巻かれている

　IncompleteなクリッピングにコットンなどをFlickrいていることがある。非常に長い経過で強固に癒着している。また当時の手術に関する情報もまったくない。そのようななかで慎重に剥離していくしかないが，自験例ではバイポーラーにて剥離することは困難であった。

■ 初回クリップをはずす

　初回時のクリップをはずすかどうかの判断が重要である。前回クリップの抜去中に破裂したという報告や，抜去することが困難であった報告などがみられる。また前回クリップのパターンによってはずすべきかどうか分類しようと試みた報告もある[5]。

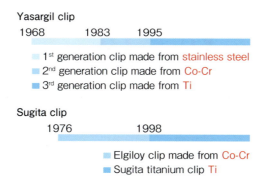

図4　クリップの歴史

対応策

■ リムーバーの選択

リムーバーであるが，Yasargilクリップは現世代品（チタン製用）のものしかないため，前世代品（コバルト製，ステンレス製）のクリップをはずす場合は専用のアプライヤーではずすことが勧められる。杉田クリップは2007年にSugita2が発売されたときから現行のリムーバーとなった。コイル部の厚みがかなり異なるので，使い分ける必要があるようである（図5）。前回の手術の情報がないなかで，実際どのリムーバーを用いるべきか判断の難しいところであるが，上記のような知識を持って，なるべく最適なリムーバーを用いることが，安全な手技につながると考えられる。

■ クリップにコットンが巻かれている

鋏で鋭的にmeticulousに剥がしていくしかない。しかし無理に剥がしていくことで出血したという報告もあり，どこまでやるかは症例ごとに検討しなければならない。

■ 初回クリップをはずす

筆者らは，前回クリップの抜去による脳動脈瘤の全周性の確認が確実なクリッピングのために必須である[6]という考えを踏襲し，全例ではずす方針で行っている。症例2，3では抜去時に大量出血をきたした。症例2ではテンポラリークリップにてトラップしてから抜去したが，incompleteであったと考えられる。Acom動脈瘤からの出血であり，point suckingにて対応できたが，症例3は内頚動脈（internal carotid artery；ICA）からの出血であり，あらかじめ準備していたATPを静注することでなんとか出血コントロールできた。ATPは保険適応外使用となるが，その安全性は古くから確認されており，このような状況のなかでは救命のために非常に有用であり投与も考慮せざるをえないと思われる。

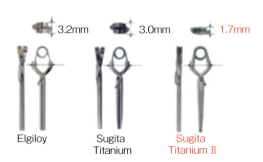

図5　コイル部の厚みの違い

> **編者からのKey sentence**
> ・再手術は出血対応の準備を怠らない。
> ・クリップの種類を同定することが重要。

■ 文献

1) Tsutsumi K, Ueki K, Morita A, et al. Risk of aneurysm recurrence in patients with clipped cerebral aneurysms: results of long-term follow-up angiography. Stroke 2001 May; 32(5): 1191-4.
2) Molyneux AJ, Birks J, Clarke A, et al. The durability of endovascular coiling versus neurosurgical clipping of ruptured cerebral aneurysms: 18 year follow-up of the UK cohort of the International Subarachnoid Aneurysm Trial (ISAT). Lancet 2015; 385(9969): 691-7.
3) el-Beltagy M, Muroi C, Roth P, et al. Recurrent intracranial aneurysms after successful neck clipping. World Neurosurgery 2010; 74: 472-7.
4) Ishida A, Matsuo S, Asakuno K, et al. Rebleeding from clipped aneurysm after 35 years: Report of 2 cases. Surg Neurol Int 2015; 6: 134.
5) Spiotta AM, Hui F, Schuette A, et al. Patterns of aneurysm recurrence after microsurgical clip obliteration. Neurosurgery 2013 Jan; 72(1): 65-9.
6) Giannotta SL, Litofsky NS. Reoperative management of intracranial aneurysms. J Neurosurgery 1995; 83(3): 387-93.

III 脳血管障害の手術における合併症と対策

脳動脈瘤：予期せぬ因子

高齢者脳動脈瘤

症例紹介（症例1）

■術前判断と治療プラン

80歳代，女性。認知症気味であったがADLは自立し独居であった。丸1日間電話が不通で，訪れた息子に部屋のなかで倒れているのを発見された。救急搬入時，意識：JCS Ⅱ-30，Hunt & Hess Grade Ⅳ，CTでくも膜下出血（subarachnoid hemorrhage；SAH）を（図1a），脳血管撮影で左中大脳動脈瘤を認めた（図1b）。

CT上脳底槽の血腫が消退しているのは発症後1日間経過しているためと推定された。超高齢者の重症SAHであったが，一般的な脳動脈瘤性SAHの治療法を家族に説明した結果，希望により同日手術となった。

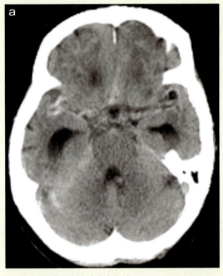 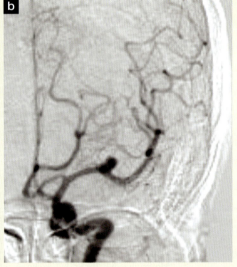

図1　画像所見（症例1）
a：発症時CT。Fisher Gorup3の血腫を認める。脳底槽の血腫が一部washoutされており，発症から多少の時間が経っていることを示唆している。
b：左内頸動脈撮影では中大脳動脈瘤を認める。M1は短いが，壁の不整など動脈硬化を示す所見は認めない。

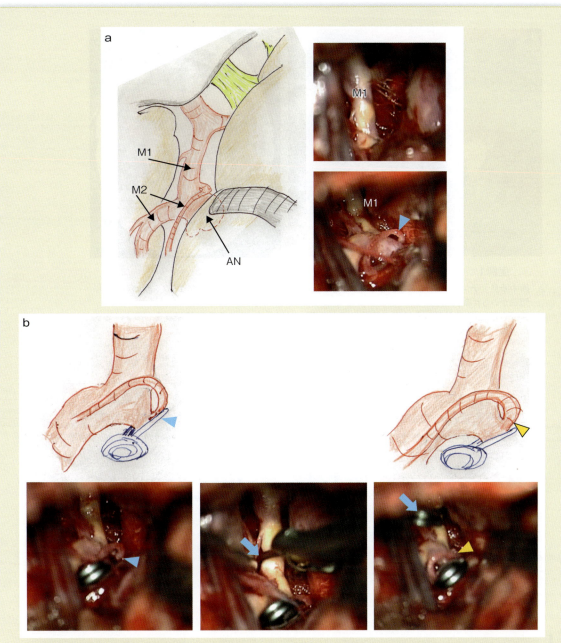

図2 術中所見とスケッチ
a：手術所見スケッチ（術野の全景）。術中所見では黄色調のM1と動脈瘤近傍から分枝する細いM2（▶）がみられる。M1はアテローム性変化によると思われる黄色調を呈している。
b：最初のクリッピングで細いM2にkinkingが生じた（▶）。そこで脳動脈瘤の緊張を緩めるためテンポラリークリップをM1にかけ（➡），M2にkinkingが生じないようにクリップをかけなおした（▷）。

手術

　左中大脳動脈水平部（M1）の長さ，走行などから近位側アプローチを採用し，左内頸動脈から順行性にM1を経て動脈瘤頸部に到達した（図2a）。1日以上経過後の手術のためか癒着が強く，シルビウス裂の広範囲開大時に前

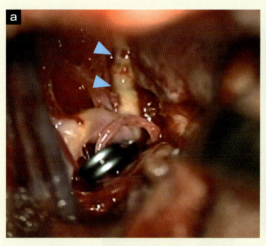 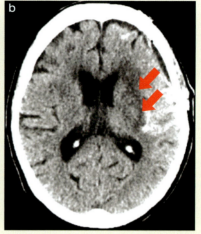

図3 症例1
a：術中所見。テンポラリークリップをはずしたところ。M1の外径が不整となりクリップをかけた部分に陥凹がみられる（▶）。
b：術後CT。右基底核部、放線冠に低吸収域が出現し（➡）、M1からの穿通枝領域を含む虚血性変化によると判断された。

頭葉に挫傷が生じた。M1はアテロームにより黄色を呈していた。クリッピングを行ったが，細いM2の起始部が狭窄を起こしドプラにより血流の低下が示唆された。そこで，M1をテンポラリークリップで遮断し動脈瘤の緊張を弱めクリッピングを行った（図2b）。テンポラリークリップを2回かけなおし，遮断時間は計10分であった。後方視的にはM1にテンポラリークリップによる壁の不整がみられている（図3a）。

術後経過

術後覚醒は不良で，術翌日はJCSⅢ-100，右片麻痺を認めた。この時のCTで左放線冠に淡い低吸収域がみられ，M1からの穿通枝領域を含む血流障害と判断された（図3b）。その後，少しずつ意識レベルは改善したものの，失語症，右片麻痺を残し，車いす移動の状態で，発症30日目に転院した。

本症例の問題点と対応策

問題点

超高齢者破裂脳動脈瘤に共通した問題点（症例2，症例3にも共通）として以下が考えられた。

■ 手術適応

80歳以上の超高齢者の脳動脈瘤性SAHの治療成績に関しては，特に日本国内

で多くの検討がなされている[1]。臨床的重症度がHunt & Hess（またはHunt & Kosnik, WFNS）のGrade Ⅳ, Ⅴでは明らかに予後が不良であり，動脈瘤処置に対して消極的な意見も多くみられる。このことを十分に踏まえた術前説明が必要である。本症例では一般的な術前説明がなされたが，重症度かつ病前の認知症保有から，より厳しい術前説明を行うべきであった。

■ 治療法の選択

クリッピング術とコイル塞栓術のいずれが優るかに関して，超高齢者を対象とした検討は十分ではない。ISATの中で65歳以上（ただし，このなかで80歳以上は4例のみ）を対象としたサブ解析において，中大脳動脈瘤ではクリッピング術が，内頚動脈瘤ではコイル塞栓術が優位であることが報告されている[2]。脳の脆弱な超高齢者に対しては，今後，マテリアルの改良などにより，血管内治療の優位性が拡大する可能性を念頭におく必要がある。

本症例固有の問題点として以下が考えられた。

■ アプローチの選択

中大脳動脈瘤に対しては近位側と遠位側アプローチに大別される。症例に分け選択すべきではあるが，超高齢者の脆弱脳では，脳の操作範囲を狭め，操作時間を短縮することが重要である。本例も近位側到達法を用いたが，剥離に難渋する場面がみられている。

■ テンポラリークリッピング

長時間の親動脈遮断により虚血性変化が惹起されるため，特に重症例，高齢者では注意が必要なことが強調されてきた[3]。その許容時間については報告により開きがあり，さらに高齢者に限定した検討はいまだなされていない。本症例の場合，計10分と長時間ではないものの，低血圧麻酔下では，高齢者症例にとって安全であったとはいえない。加えて，外見上アテロームの強い血管であったことから，動脈壁の傷害・剥離により，血栓の遊離，分枝血管の閉塞などが容易に引き起こされた可能性もある。

対応策

■ アプローチの選択

筆者の見解としては，操作範囲を狭めるために高齢者には極力遠位側アプローチを用いるべきと考えている。本症例でも，short M1ではあるが遠位側到達が十分可能であったと考える。

■ テンポラリークリッピング

本症例の術後障害の最大の原因である。テンポラリークリッピングは主に，①術中破裂した場合，②動脈瘤の剥離操作などで破裂が高率に危惧される場合，

③動脈瘤の緊張を緩める場合，などで用いられる。①はやむをえないとして，高齢者例では②，③のための親動脈遮断では，次の2点を守る必要がある。

・遮断時間を最短とする。
・アテローム性変化がみられる部位には用いない。

そしてこの2点を厳守するためには，100点満点のクリッピングを目指す必要はなく，破裂点の処理すなわち瘤体部クリッピングで十分，という割り切りも高齢者例では必要と考える。剥離操作は体部クリッピングが可能な範囲までに省略して遮断時間を最短とする。本症例では，はじめからM2に狭窄の生じない部位を見切って体部クリッピングですませれば親動脈遮断は不要であった。

症例紹介（症例2）

術前判断と治療プラン

80歳代，女性。意識障害で発症し前医に救急搬送された。CTでSAHの診断となったが（図4a），意識がJCSⅢ-300のため保存的治療が行われた。翌日JCS I-3Aに改善し当科に移送された。脳血管撮影で左内頚動脈後交通動脈分岐部動脈瘤の診断となった（図4b）。

患者は当院麻酔科医師の関係者であった。説明の結果手術の希望となり，血管内治療の導入前の症例のためクリッピング術の方針となった。

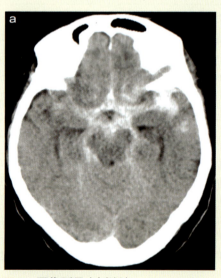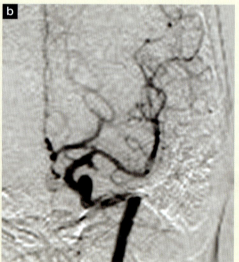

図4　画像所見（症例2）
a：発症時CT。Fisher Group3の血腫を認める。
b：左内頚動脈撮影では左内頚動脈後交通動脈分岐部動脈瘤を認める。

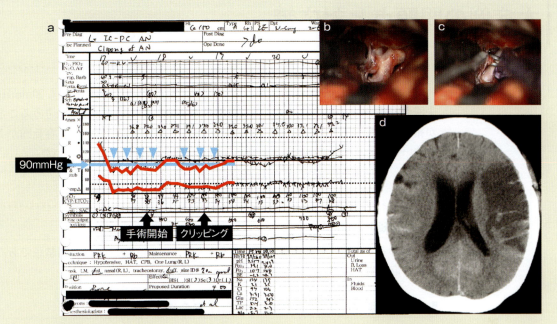

図5 症例2
a：手術麻酔記録。━━は血圧の90mmHgのラインを示す。━━は収縮期血圧と拡張期血圧の変化を示す。▶は収縮期血圧が90mmHg未満の時間帯を示す。
b，c：術中所見。最少の脳圧排で問題なくクリッピングは施行しえた。
d：術後7日目のCT。左中大脳動脈領域の脳血管攣縮による虚血性変化がみられる。

手術

通常の前頭側頭開頭下にクリッピングを行った（図5b，c）。手術所要時間は188分であった。当院では，年間70例のクリッピング手術が行われ，その麻酔管理も確立している。破裂瘤では術中の収縮期血圧は90〜110mmHgに保つことになっているため，脳神経外科医側からあえて確認は行わなかった。しかし，本症例は麻酔科医の関係者で，術中破裂をおそれたためか麻酔科医の判断で手術時間の約半分に相当する90分間，90mmHg未満で管理されていた（図5a）。

術後経過

術後覚醒は遷延し，術翌日はJCSⅡ-30であった。術後4日の朝にはJCSⅠ-3に回復したが，同日夕，MMT2の右片麻痺が出現した。脳血管撮影でLt A1，Lt M1-2に中等度の脳血管攣縮がみられ，塩酸ファスジルと塩酸パパベリンの動脈内注入を行い緩解が得られた。その後，右片麻痺，意識レベルに変動はみられたが，術後7日に，片麻痺の増悪，意識レベル低下，言語反応が消失し，脳血管攣縮の再燃と考えられた。しかし，CTですでに広範囲の梗塞巣の出現が確認され保存的治療を続けることとなった（図5d）。その後，梗塞巣が拡大し術後10日に外減圧術を施行した。術後48日に頭蓋形成術と脳室腹腔短絡術を行い，植物状態で転院となった。

本症例の問題点と対応策

問題点

本例では術中90mmHg未満の時間が長時間に及んでいる。文献的にも90mmHg未満が15分以上の場合に，脳血管攣縮発生と予後不良の危険因子になりうることが指摘されている[4]。脳循環自動調節能の低下した高齢者ではその許容範囲がより狭いと考えるべきであり，本症例では許容範囲をはるかに逸脱していた。

対応策

■ 麻酔科との共通認識

超高齢者では血圧管理がより繊細であること，90mmHg未満は原則禁忌であることを麻酔科に理解しておいてもらう。

■ 高齢者脳動脈瘤手術における血圧安全域

高齢者において90mmHg以上であれば安全かどうかに関してはまだ検討されておらず，今後の課題である。当科では本症例の経験を元に，80歳以上例では100mmHg以上キープを原則としている。現時点では各施設の経験をもとに，年齢に応じた低血圧麻酔の程度に関し再検討し，その知見を麻酔科と共有する必要がある。

症例紹介（症例3）

▌術前判断と治療プラン

80歳代，女性。突然の激しい頭痛で発症し救急搬送された。搬入時JCS I-1，Hunt & Hess Grade II，CTでSAHを（図6a），脳血管撮影にて左中大脳動脈瘤を認めた（図6b）。

小型の脳動脈瘤であったが，他部位に脳動脈瘤所見はみられず，この動脈瘤が破裂瘤の可能性が高いと判断した。家族に説明の結果，希望により同日手術となった。

▌手術

遠位側到達法で動脈瘤に到達しクリッピングを行った。術中所見から破裂瘤と判断された。後方視的にみると前頭葉の脳圧拝が強めであったと思われた（図7a）。クリッピング終了後，多少脳の膨隆がみられたが，閉頭は支障なく行えた。

▌術後経過

術後覚醒は不良で，手術終了1時間後に瞳孔不動がみられた。CTで右前頭葉と島に脳内出血がみられ（図7b），ただちに再手術（脳内出血除去と外減圧）を行った。術中に摘出した血腫周辺脳の病理組織標本の検索ではCongo red染色陽性の細小動脈が観察された（図7c）。その後，徐々に状態は改善し術後26日に頭蓋

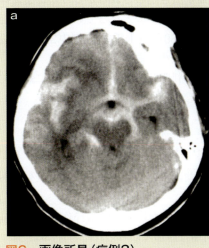 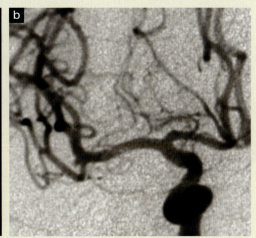

図6　画像所見（症例3）
a：発症時CT。Fisher Gorup3の血腫を認める。
b：右内頚動脈撮影では中大脳動脈瘤を認める。

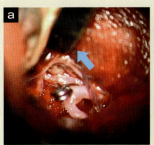 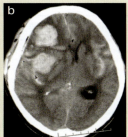 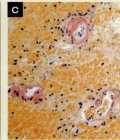 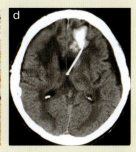

図7　症例3
a：術中所見。前頭葉に対する脳圧排（➡）は極端ではないが多少強かった可能性はある。
b：術後CT。前頭葉と島に脳内出血を認める。
c：術中摘出した脳組織のCongo red染色。
d：脳室腹腔シャント術後のCT。左側脳室前角に挿入したtube沿いに脳内出血がみられる。

形成術を行った．さらに合併した水頭症に対し術後47日に左脳室腹腔短絡術を施行したところ，術後，意識障害がみられ，CTで左前頭葉にtube沿いの脳内出血がみられた（図7d）．保存的治療，リハビリテーションを続けることで，独歩可能となり転院となった．

本症例の問題点と対応策

問題点

・術直後の脳内出血は，病理学的所見でアミロイド血管症によるものと判断され

た．動脈瘤手術操作でこうした脳内出血が引き起こされるかどうかはまだ確定的な報告はない．本症例では手術中の脳圧排が一因となっている可能性は否定できない．なお，当科の経験では，過去の80歳以上手術62例中2例に術後皮質下出血がみられているが，70歳未満での発生はない．
- アミロイド血管症による脳内出血の合併と判明したのちも，水頭症に対して脳室腹腔シャントを行い左脳内出血が発生した．

対応策

- 超高齢者では愛護的操作が必要なことは強調されている．脳圧排も最少である必要がある．
- 術中の予測を心がける．超高齢者では，こうした出血が手術操作で生ずる可能性を念頭におく必要がある．術中に不可解な脳膨隆がみられた場合には，エコーなどで検索し，脳内出血がみられたならばクリッピング終了後に血腫除去も行う．
- 超高齢者では，水頭症手術において，腰椎腹腔シャント術を第一選択とする．

編者からのKey sentence
高齢者の手術には「未知」の予期せぬ合併症要素が多い．

文献

1) Shimamura N, Naraoka M, Katagai T, et al. Analysis of factors that influence long-term independent living for elderly subarachnoid hemorrhage patients. World Neurosurgery 2016; 90: 504-10.
2) Ryttlefors M, Enblad P, Kerr RS, et al. International subarachnoid aneurysm trial of neurosurgical clipping versus endovascular coiling: subgroup analysis of 278 elderly patients. Stroke 2008; 39: 2720-6.
3) Ogilvy CS, Carter BS, Kaplan S, et al. Temporary vessel occlusion for aneurysm surgery: risk factors for stroke in patients protected by induced hypothermia and hypertension and intravenous mannitol administration. J Neurosurg 1996; 84: 785-91.
4) Chang HS, Hongo K, Nakagawa H. Adverse effects of limited hypotensive anesthesia on the outcome of patients with subarachnoid hemorrhage. J Neurosurg 2000; 92: 971-5.

III 脳血管障害の手術における合併症と対策

脳動脈瘤：予期せぬ因子
高齢者の未破裂脳動脈瘤クリッピングにて母血管狭窄を生じた症例

　高齢者の未破裂脳動脈瘤は破裂しやすいことが知られている[1]が，治療においてはさまざまな点に注意が必要である。元来の母血管の脳動脈硬化，また一方で脳そのものも白質変性や微小出血など病的状態に陥っていることが多い。術後も硬膜下水腫や血腫などの発症も多い。治療法として血管内治療のほうが予後やよいことが報告されているが，実際には動脈硬化が強く動脈瘤へのアクセスが難しい場合もある。開頭手術の際には下記のようなさまざまな点への配慮が一般的に推奨される。
①病的脳（強度な白質変性や微小出血）例では適応を慎重にする。
②血圧を下げすぎない，平均血圧を90〜100mmHg以上に保つ。
③動脈硬化のある動脈はあまり操作しない，遮断などをしない。
④脳の空気露出時間（乾燥）を短時間ですませる。
⑤くも膜形成を行う。
などである。
　しかし上記にこだわりすぎたことを一因として合併症をきたした例を経験している。

症例紹介（図1）

▌術前判断と治療プラン

　70歳代，女性。高血圧，高脂血症あり，右中大脳動脈閉塞（無症候性）があり内服治療を受けていた。突然の左眼痛，頭痛で発症した。MRI，MRAにて右中大脳動脈の閉塞と最大径7mmの左内頚動脈-後交通動脈瘤を認めた。動脈瘤の切迫破裂に近い状態と考え，抗血小板薬服用中であったため，準緊急手術を企画した。脳萎縮や白質病変はわずかであった。上記の高齢者脳動脈瘤注意点に留意しつつ手術を行った。

▌手術

　内頚動脈がかなり動脈硬化が強く一時遮断は万が一のときのみに行うこととした。動脈瘤は比較的大きく母血管を遮断せずネックを余さないようにクリッピングを行った。内視鏡，MEP，ドプラ，ICGで血流を確認し手術を終了した。

▌術後経過

　術後特に神経症状なく覚醒し，経過は順調であった。手術後8日目に言語障害，軽度右

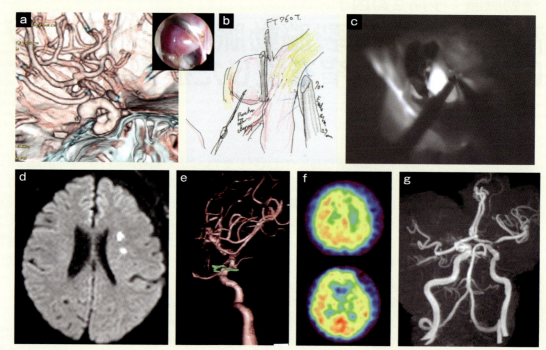

図1　70歳代，女性

頭痛で発症。
a，b：術前MRA，CTAにて左内頚動脈－後交通動脈を認める。スケッチと内視鏡像(b)。
c：ICG。内頚動脈は描出されている。
d：術後8日目のMRI DWIにて散在性の小梗塞を認める。
e：血管撮影。左内頚動脈の狭窄を認める。
f：IMP-SPECTにて左前頭部，頭頂部の血流低下を認める。
g：12カ月後MRA狭窄は認めるが，MCAは末梢まで描出されている。

麻痺を発症し，MRI，MRAで左内頚動脈の狭窄と散在性の脳梗塞を認めた。血管撮影では内頚動脈の80％超の狭窄を認めた。SPECTでも左前頭葉，頭頂葉の血流低下を認めた。

すでに手術より6日間経過しており，再手術でのクリップのかけ替えは危険と判断，またSTAはavailableではなかった。内科的治療を優先した。バイアスピリンとシロスタゾール，血圧を少し上昇させ症状は軽快した。現在外来でフォロー中であるが，症状の再燃はない。しかし経過観察MRAでも内頚動脈は狭窄している。SPECTでも左半球の血流低下が示唆される。現在は精神的には不安症状が強いが高次機能，運動機能の異常はないため，経過観察としている。

本症例における問題点と対応策

　まず高齢者の脳動脈瘤であることを意識し，血流遮断を行わないでクリッピングを行った．比較的大きめの動脈瘤の血流を保ったままクリップをしたため，クリップが母血管側にスリップした可能性がある．動脈硬化が強い場合でも，頚部の内頚動脈を露出し閉鎖するか，または用手的に頚部を圧迫してクリップをすれば，母血管をしっかり残せたかもしれない．しかし手術中およびICGの所見では，術後確認されるような狭窄は予測できなかった．ICGは定性的な血流は示すが，定量性が乏しいことに留意しなかった．また術後に血管系の評価はMRAのみであり，クリップ周囲の血管像の低下がアーチファクトによるものと思っていた．CTAなりをしておくべきであった．

　術中は血圧をやや高めに設定していたため，MEPなどは正常であったが，術後降圧薬を再開し，また術後の水分をやや絞り気味にしていたことなどが合わさって脳血流の低下が起こったと考えられる．総括すると「不注意」と「誤判断」が原因といえる．

　本症例において，今後血流低下が顕著になってきた場合には，internal maxillary arteryやSTAの残存stumpからのradial artery graftを用いたMCAへのバイパスを考慮する必要がある．

　また本症例からは，今後同様の合併症の再発を防ぐためには，
①動脈硬化があっても，なんらかの方法で血流を低下させてからクリップを行う．頚部内頚動脈を確保する．露出用手圧迫する．または血管内ballonも検討する．
②高齢者の場合には，クリップをギリギリにかけないで，少し余裕をもたせる．
③ICGを信用しすぎない．
④術後早期に3D-CTAなどの血管評価を行う．
などの対策が考えられる．

■ まとめ

　前述の高齢者未破裂脳動脈瘤クリッピングに関して条項を追加して下記のようにまとめたい．

　高齢者脳動脈瘤手術の注意点は，
①病的脳（強度な白質変性や微小出血）例では適応を慎重にする．
②血圧を下げすぎない，平均血圧を90〜100mmHg以上に保つ．
③動脈硬化のある動脈はあまり操作しない，遮断などをしない．ただしクリッピングの際，血流を低下させる．
④クリッピングは余裕をもたせる．
⑤脳の空気露出時間（乾燥）を短時間ですませる．
⑥くも膜形成を行う．

> **編者からのKey sentence**
> 高齢者の脳動脈瘤はtightにクリップしない。

■ 文献

1) Hishikawa T, et al. Risk of rupture of unruptured cerebral aneurysms in elderly patients. Neurology 2015; 85(21): 1879-85.

III 脳血管障害の手術における合併症と対策

脳動脈瘤：予期せぬ因子
Suction decompressionおよび不十分な血圧のため脳灌流圧低下をきたしたと考えられた1例

症例紹介

術前判断と治療プラン

60歳代，女性。めまいの精査にて10mm大の左内頸動脈後交通動脈分岐部動脈瘤を指摘され，前医にてコイル塞栓術を試みたがうまくいかず，その際に大動脈の解離も起こり長期入院となった。その後，当院へ治療目的に紹介となった。

今後のくも膜下出血（subarachnoid hemorrhage；SAH）のリスクと治療リスクを説明のうえ，開頭術を行った。既往歴は高血圧症，A型肝炎。生活歴は飲酒・喫煙なし。SAHの家族歴はなかった。

画像所見では左内頸動脈後交通動脈分岐部動脈瘤10mm（図1）を認めた。Blebの形成は明らかではない。右A1は低形成。左後交通動脈はadult typeであった。

手術

動脈硬化の存在が疑われ，動脈瘤も大きめであることから，頭蓋内での内頸動脈確保が難しい可能性，および視神経からの剥離の際に場合によってはsuction decompression

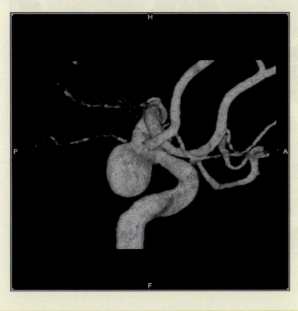

図1　左内頸動脈瘤
術前のADLを考えると治療適応自体はあると考えられる。

を併用することを考え，頸部で総頸動脈・内外頸動脈などを確保。モニタリングは運動誘発電位（motor evoked potential；MEP）を施行した。

術中，動脈瘤と周囲構造との剥離を進めるに当たり，上甲状腺動脈にカニュレーションを行い，総頸動脈（common carotid artery；CCA），外頸動脈（external carotid artery；ECA）を遮断。遠位は前脈絡叢動脈の遠位で確保可能であり，suction decompressionを併用し，クリッピングを行った。クリッピングの際に，有窓クリップの先が前脈絡叢動脈の末梢を噛んでいるようにみえたことと，別の施行で前脈絡叢動脈起始部が屈曲しているようにみえたことからかけなおしを行った。

MEPはシルビウス裂開放後，低下がみられており，髄液の排液に伴うものと考えられた。

硬膜内を生理食塩水で満たすことにより，手の動きはある程度回復しており，閉創時までこの振幅は確認された。CCAの遮断はそれぞれが1～3分であり，遮断と遮断の間は3分程度の休憩をおいて行った。

術後経過

術後，通常通り麻酔を終了したが，覚醒不良で開眼は得られるものの指示が入らず，脳血管撮影を施行したが，Pcom，前脈絡叢動脈は描出されていた。

CTでは術後出血はみられず，MRIでは左半球・小脳に散在性に拡散強調画像高信号spotが認められた。

その後のCTでは術側内包膝部から後脚前方に低吸収域を認めた（図2）。

リハビリテーションによる介入を認めたが，

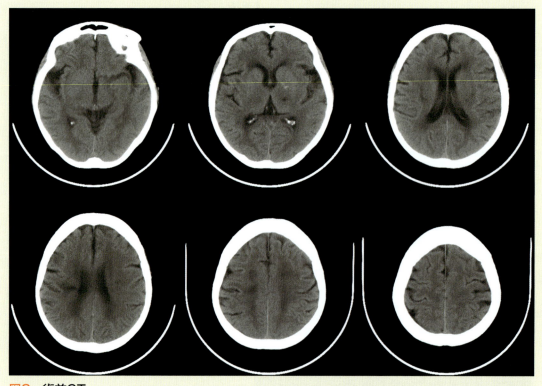

図2 術前CT
術前CTでは多発性の低吸収域と軽度のPVLを認める。

高次脳機能障害と，歩行の不安定性・振戦を認めた。脳血管性Parkinson症候群の診断で抗Parkinson病薬を処方され，なんとか自宅退院となった。その後，脳室の拡大などを認め（図3），水頭症も疑われたが，髄液排液試験が陰性であったこともあり，シャント術などは見送られた。

その後も，廃用などにより入退院を繰り返し，動脈瘤術後5年後転倒による大腿骨頚部骨折によりADLが悪化，大腿骨頭置換術を施行したが，同入院中にParkinson症候群が悪化。誤嚥から重症肺炎に至り死亡した。

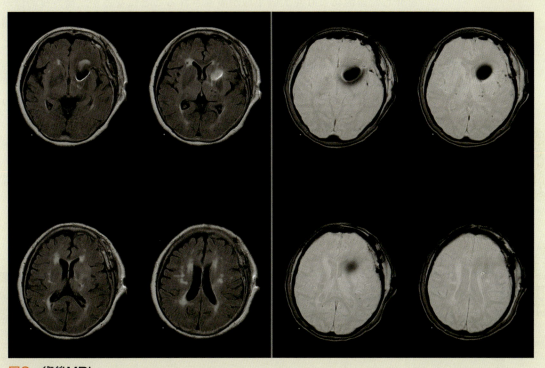

図3 術後MRI
術後9時間で撮影したMRI。T2★画像で多発する微小出血を認める。

本症例における問題点と対応策

問題点

本症例の問題点としては，
①術後覚醒不良があり，画像上確認された病変としては，❶散在性のDWI高信号，❷内包膝部のCT低吸収域，❸慢性期にみられた脳萎縮，がある。
②覚醒不良に関しては，後交通動脈の穿通枝障害が起こると覚醒が遅延すること

が経験される(personal communication)。本症例でみられた内包膝部の脳梗塞は通常内頚動脈分岐部からの穿通枝梗塞とも考えられる。

③その後の比較的急速な脳萎縮・ADLの悪化を考慮すると，手術の際に全脳に影響を及ぼすようなイベントが起こったと考えるほうが合理的である。

④本症例は比較的大きめの動脈瘤であったため，suction decompressionにより動脈瘤の減圧を図った。この際，頸部ではCCAとECAを確保して，浅側頭動脈(superficial temporal artery：STA)からカニュレーションを行い，末梢は前脈絡叢動脈の遠位でクリップをかけることができた。遮断の際，前交通動脈を介した血流により左大脳半球が灌流されることになるが，後方視的にみると，この際に体血圧(動脈圧)が80mmHgまで低下しており(図4)，結果的にdecompressionの際に優位半球の脳血流量が低下し，後遺症につながったと考えられる。

⑤本症例を経験するまで，くも膜下出血における麻酔導入や動脈瘤周囲の剥離の際を除き，血圧の管理などは麻酔科に一任しており，特に未破裂脳動脈瘤の一時遮断の際の血圧に関して，あまり留意していなかった。

⑥髄液が抜けた状態で，頸動脈を遮断し，Acomを介した乏しい血流だけになっているところに低血圧・低脳灌流圧に陥ったと考えられる。

⑦術後のMRIでは散在性に拡散強調画像高信号を認めたが，脳血管撮影後のものであり，血管撮影の手技によるものの可能性がある。

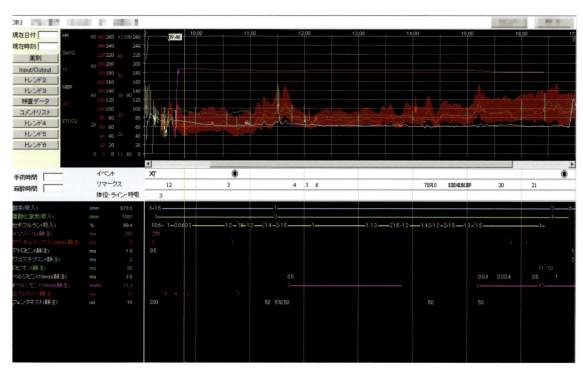

図4 麻酔チャート
硬膜内操作中と考えられる11時30～14時頃の血圧が低めに維持されている。

⑧動脈瘤の大きさとしては10mmと大きめではあるものの，suction decompressionまで必要であったのか。A1，および頚部での一時遮断（CCA＋ECAもしくはICA）の遮断のみでも十分な減圧・安全なクリッピングが可能であったかもしれない。

⑨術前はMRIによる評価は行われていなかったが，CTにて多発ラクナ梗塞，PVLを認めており，術後MRIではCTでは指摘できなかった多発微小出血を認めた。高齢患者においては決してまれな所見ではないが，長期に高血圧に曝露されていた可能性が考えられ，そのために手術中の血圧低下による影響が強く出た可能性がある。

対応策

①本症例以降，破裂脳動脈瘤を除き，特に60歳以上の症例に関しては，どの手術においても収縮期血圧を100mmHg以上に維持してもらうよう麻酔科に指示し，上級医が適宜確認するようにしている。

②Suction decompressionなど，複雑な手技は必要性を十分検討する。

③場合によってはSTA－MCA吻合術などによってsuction decompressionの際の遮断の影響と大脳の灌流を切り離すことも検討する。

> **編者からのKey sentence**
> 脳深部白質病変や微小出血のある患者での開頭手術適応は慎重に。

III 脳血管障害の手術における合併症と対策

> 巨大・大型・血栓化動脈瘤

巨大動脈瘤における穿通枝温存

症例紹介

▌術前判断と治療プラン

70歳代，男性。高血圧，脂質異常症を認めた。

数カ月前から歩行障害が出現し，他院のMRIで延髄前面に直径3cmの巨大血栓化左椎骨動脈瘤が確認され，治療目的に当科に紹介された。神経放射線学的には，造影CT（図1）では，動脈瘤内部には造影所見なし。3D-CTA（図2）では著明な動脈硬化による椎骨動脈の彎曲がみられた。頭部MRIではT1，T2ともにmixed intensityであった。血管撮影では左AICA－PICA共通幹となっていた。血管撮影でも左anterior spinal arteryの分岐部は不明瞭。全身ヘパリン化ののち，30分のballoon test occlusion（BTO）では，神経所見に変化なしであった。治療目的として延髄圧迫を的確に軽減するため，動脈瘤をトラップする必要があると判断した。

▌手術

手術では，後頭下開頭で動脈瘤をトラップすることとした。運動誘発電位（motor evoked potential；MEP）と聴性脳幹反応（auditory

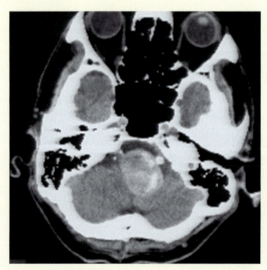

図1 術前造影CT
延髄前面に延髄を圧迫する腫瘤を認める。動脈瘤内の一部のみが造影されている。

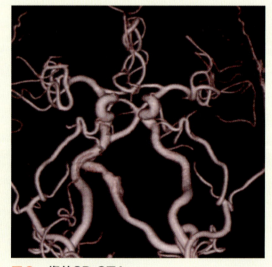

図2 術前3D-CTA
動脈瘤自体は造影されていない。

brainstem response；ABR）をモニタリングしながら，まず動脈瘤のproximal neckを動脈瘤用クリップ閉塞した。Proximal閉塞前後にMEPとABRには変化はなかった。遠位部は内視鏡を用いてクリップの先端を確認しながら動脈瘤の遠位端を動脈瘤用クリップで閉塞し，動脈瘤のトラッピングを完成した。この後も1時間以上，閉頭まで経時的にMEPを観察し振幅に変化はなかった。

術後経過

翌日のMRI DWIでは延髄に軽度の脳梗塞を認めたが，明らかな意識障害や麻痺はなかった。しかしその後の心不全を併発認め，全身が軽度の脱水状態に意図的にした術後2日目に半身麻痺を生じ後遺した（図3）。

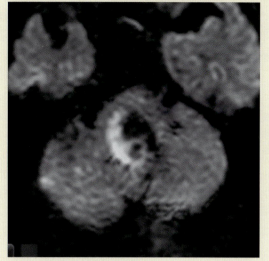

図3 術後8日目のDWI
延髄に高信号域を認める。

本症例における問題点と対応策

問題点

①術前からの抗血栓療法を行うべきであった。
②術後低血圧の対策を十分取る必要があった。
③BTOとMEPの限界を知る必要があった。

　本症例では，術前BTOと術中MEPモニタリングの限界が示された。両者は短期的な虚血性合併症のリスクの検出にすぎない。BTOでは特に全身ヘパリン化を行っており，血栓化が進行していくような場合の保証はない。

　術後継続的なヘパリン化を継続することは困難であり，術前からの抗血栓療法を行っておくべきであった。また，通常は一般成人でも1日の血圧の変動幅は30torr程度あるとされており，これらのリスクに対処できるかを十分検討する必要があった。当院では，単純な脳動脈瘤クリッピングではMEPを閉塞後10分程度で終了することもあるが，親血管閉塞を行う場合は最低限硬膜閉鎖時まで（30分以上）継続するようにしている。

予防的対応策

　脳動脈瘤外科治療は，神経膠芽腫や，脳内出血と異なり脳実質外の手術であり脳実質からの出血は少ない。このため，親血管閉塞などで血栓化が術後進行する外科治療では，その予防のため術前からの抗血栓薬使用を考慮すべきと思われた。術前BTOは全身ヘパリン化しており，また短時間であり，BTOで神経所見がなくとも，抗血栓療法なしに長期的な虚血性合併症が起きないという保証はない。実際，BTOの結果で，バイパス術による外科的血行再建術の要否を決する選択的外科的血行再建術の方針でも一定の虚血性合併症が起きることが示されている。さらには，500例の15分間の内頚動脈(internal carotid artery；ICA)のBTO自体ででも3.2％に合併症を経験[1]し，このうち半数が症候性のものであったとしている。BTOでは単純な神経症状の有無に加えて，脳血流検査，低血圧負荷，もしくはstump pressureを加える必要があることが指摘され，さらにはこれらの追加検査を行っても虚血性合併症が起こることも指摘されている。

　ICA系病変のBTOに関しては全身麻酔下で，静脈相の左右差が2秒を越えなければICAを閉塞できるという神経所見と脳血流検査の必要性を否定した報告[2]が注目された。本法でも全身ヘパリン化している。撮影条件は，造影剤の投与量と速度を規定し，撮影は1/1sec，全身麻酔中の血圧は26％低下し(実質的な低血圧負荷)ており，閉塞後は，48時間のアスピリン投与と厳格に通常血圧にコントロールしている。本報告[2]の問題点は，経過観察期間がきわめて短い(2〜15日，平均4.5日)ことであると，ICOから30日以上経過してからの虚血性合併症を経験した報告[3]から指摘されている。同様の静脈相のdelayに加えてstump pressure＜60％をBTOの判断基準に用いた報告[4]では，1週間後に虚血性合併症例が報告されている。また，本論文[4]では破裂急性期には血管攣縮を乗り切るために脳血流低下を招く処置は選択すべきでないことも指摘[4]している。またICA閉塞後は，血管障害の罹患率が長期にわたり高く[5]なることも示されており，慎重な対応が求められる。一方で，椎骨動脈(vertebral artery；VA)のBTOについて，近年，VAの59例の報告[6]でC1のlevelでVAが閉塞する場合，BTO自体が不要と指摘され，過去の文献の検討でも椎骨動脈のBTOでは，false negativeが検出された報告がなかったとしている。

　筆者らは親血管閉塞を行ったのちに，術中経時的MEPを閉頭時まで観察したが，それでも手術数日後に虚血性合併症を生じた。本症例は，術前から降圧薬を内服していたが，血圧コントロールが悪く，高血圧の傾向があった。巨大動脈瘤を親血管閉塞で治療した場合，術後CTで動脈瘤内が徐々に血栓化し，高吸収域となっていくことは一般的に経験することである。すなわち数日の時間がかかる。このように，時間をかけて血栓化していくという前提で考えると，30分程度のBOTや，閉塞後30分程度のMEPではその長期的な虚血性合併症をすべて検出できると考えるのは無理がある。つまり，これらのBTOやMEPでの陰性所見は，親血管閉塞における"必要条件"でしかなく，十分条件でなく，盲端となり血栓化していく血管の穿通枝が長期的に残るかの検出は不可能である。この点がICA系病変とVA病変の違いで頚部から眼動脈には，長期予後に影響する穿通枝は少

なく, meningohypophyseal trunkの血栓化による一過性の脳神経麻痺が出現する程度である。しかし, VAからはanterior spinal arteryを含む長期予後に重大な影響を及ぼす穿通枝が存在し, 動脈瘤遠端からVA unionまでの距離が長い場合の虚血リスクに関しては明確な指針がない。

　筆者らはこれらの経験から, 大型の動脈瘤でflow alterlationを行う場合は術前からの抗血小板薬の投与を行っている。実際の薬剤選択は手術準備期間や, 既往症などさまざまな要因で決定しているが, 筆者らはシロスタゾールを第一選択としている。その理由として,

①動悸は, シロスタゾールの最大の問題点と考えるが, 50mgからの段階的な増量である程度予防可能である。
②出血性合併症の頻度が低い。出血性合併症発生時, 内服中止後効果減弱が早い。
③効果不十分な場合, 副作用が少なく, 抗血小板作用機序が異なるアスピリンを追加薬として残せる。
④クロピドグレルは出血性合併症発症時に薬剤中止後の効果減弱に時間がかかる。CYP2C19遺伝子多型によるpoor metabolizerが20%程度存在する。
⑤シロスタゾールには血管拡張作用があり, 脳動脈瘤治療時の術後虚血性合併症予防に合致する。
⑥シロスタゾールの問題点は, 頻脈(動悸), 頭痛による認容性低下, 2回服用によるコンプライアンス低下, アスピリンと比した薬価である。

などがある。

■ 考察

　親血管閉塞は治療困難な脳動脈瘤の歴史的な治療戦略である。その方法, 適応に変遷はある[1,2,4-7]。症例の多いICA系病変でも長期的予後を加味した親血管閉塞可否の判断基準は不明確[1,2,4-6]である。さて, バイパスによる外科的血行再建を加えるかを別として, 外科的, もしくは血管内手術手技により動脈瘤の親血管を閉塞し, 動脈瘤を血栓化させる治療法をflow alterlationと名付けたのはHohら[7]によるものと思われる。この方法では外科的血行再建を併用した治療でも虚血性合併症が周術期に発生することが知られている。血管内治療での動脈瘤治療では, 術中の抗凝固療法と, 術後の抗血小板薬のdual therapyが一般的に行われているが, 外科的に親血管閉塞(with or w/o)血行再建が1期的に行われているときの周術期抗血栓療法に関する報告は少ない。

　筆者らは, 外科的血行再建(バイパス術)に血管内治療による親血管閉塞を2期的に併用することは避けている。その理由として, 外科的血行再建後には, 確実に親血管閉塞可能なことが多く, コイルを用い血栓形成傾向にある末梢血管の血流の方向と血流量を変化させるより血栓形成傾向が強くなること, 外科的血行再建から血管内治療による親血管閉塞までの時間差が虚血性合併症の原因, もしくは動脈瘤への血流負荷になる可能性があることが挙げられる。実際, VA瘤のV3 – RA – PCA bypassを行い, 術後の血管撮影所見をみてからVAのコイルによる閉塞を予定しているときに出血して失った症例や, OA – PCA bypasssを行い, PCAの近位をコイルで閉塞し, PCA領域の広範な脳梗塞を生じた症例を経

験している．さらには，外科的血行再建と血管内治療での親血管閉塞の併用の最初の報告[8]でも1期的に"one anesthesia"で行うべきとしている．また，外科的血行再建を先行させ2期的な親血管閉塞前に動脈瘤から出血をきたした症例の報告は少なくない[16, 17]．

本症例では血管内治療による動脈瘤の血管内治療によるトラッピングも1つの選択枝として検討したが，本例は大型部分血栓化動脈瘤であり，動脈瘤親血管のvasa vasorumを含めて確実に閉塞する必要があると考え，また，圧迫症状の悪化を危惧し，選択しなかった．また，トラッピング後に術中のMEPで虚血性合併症の可能性が考えられた場合は，トラッピングを行わず，proximal ligationのみで経過観察することも1つの選択肢として考えていたが，術中のMEPに変化はみられなかった．

■ 今後同様な症例に対して

Flow diverter stentが新たな治療戦略の可能性として考えられるがいまださまざまなリスクが指摘[10]されている．Meta analysisでは，procedure-related mortality 4%（95% CT3～6%），morbidity rate 5%（95% CI4～7%）で，2015年以降のまとまった報告でも9～13%程度に症候性虚血性合併症を検出し，その数倍の確率でDWIでのhigh lesion[10, 11]がみられた．flow diversion後のdelayed hemorrhagic complicationも報告され，53研究をまとめたliterature review[12]では，182の出血性合併症（81例のdelayed aneurysm ruptureと101例のdelayed intraparenchymal hemorrhage）を認めており，巨大動脈瘤ではおよそ50%がその後に破裂していた．治療後十年単位の経過観察が必要な脳動脈瘤治療の選択枝の1つとしては疑問が残る．

術前からの抗血栓薬の投与と，術後の血圧管理のみで穿通枝の虚血が防止できるという根拠もない．今後症例の積み重ねを行っていく必要がある．頭蓋内血管病変の抗血栓薬使用下手術の出血性合併症，虚血性合併症への影響に関する検討は少ない．動脈硬化性内頸動脈閉塞性病変，もしくはmoyamoya病に対するSTA－MCA吻合術では，アスピリンもしくはクロピドグレルの使用が，虚血性合併症も出血性合併症も少ないとする報告[13]があるが，一方で，アスピリンとクロピドグレルの2薬投与は推奨されていない[13]のにも注意すべきと考える．一方で頸動脈内膜剥離術（carotid endarterectomy：CEA）については，アスピリン単薬に比してクロピドグレルを追加したdual therapyでは出血性合併症が増える傾向があるが，虚血性合併症予防効果のほうが強く，意義深いという報告[14]が最近続いている．

■ 編者からのKey sentence

トラッピング，flow reversal治療における穿通枝温存は重要な課題．

■ 文献

1) Mathis JM, et al. Temporary balloon test occlusion of the internal carotid artery: experience in 500 cases. AJNR Am J Neuroradiol 1995; 16: 749-54.
2) Abud DG, et al. Venous phase timing during balloon test occlusion as a criterion for permanent internal carotid artery sacrifice. AJNR Am J Neuroradiol 2005; 26: 2602-9.
3) Whisenant JT, et al. Incidence and mechanisms of stroke after permanent carotid artery occlusion following temporary occlusion testing. J Neurointerv Surg 2015; 7: 395-401.
4) Wang AY, et al. Balloon test occlusion of the internal carotid artery with stump pressure ratio and venous phase delay technique. J Stroke Cerebrovasc Dis 2013; 22: e533-40.
5) Brahim TF, et al. Long-Term Causes of Death and Excess Mortality Following Carotid Artery Ligation. World Neurosurg 2016. [Epub ahead of print]
6) Zoarski GH, et al. Safety of unilateral endovascular occlusion of the cervical segment of the vertebral artery without antecedent balloon test occlusion. AJNR Am J Neuroradiol 2014; 35: 856-61.
7) Hoh BL, et al. Combined surgical and endovascular techniques of flow alteration to treat fusiform and complex wide-necked intracranial aneurysms that are unsuitable for clipping or coil embolization. J Neurosurg 2001; 95: 24-35.
8) Serbinenko FA, et al. Management of giant intracranial ICA aneurysms with combined extracranial-intracranial anastomosis and endovascular occlusion. J Neurosurg 1990; 73: 57-63.
9) Anson JA, Stone JL, Crowell RM. Rupture of a giant carotid aneurysm after extracranial-to-intracranial bypass surgery. Neurosurgery 1991; 28: 142-7.
10) Guédon A, et al. Very late ischemic complications in flow-diverter stents: a retrospective analysis of a single-center series. J Neurosurg 2016; 29: 1-7.
11) Iosif C, et al. Diffusion-weighted imaging-detected ischemic lesions associated with flow-diverting stents in intracranial aneurysms: safety, potential mechanisms, clinical outcome, and concerns. J Neurosurg 2015; 122: 627-36.
12) Rouchaud A, et al: Delayed hemorrhagic complications after flow diversion for intracranial aneurysms: a literature overview. Neuroradiology 2016; 58: 171-7.
13) Schubert GA et al. Risk profile in extracranial/intracranial bypass surgery--the role of antiplatelet agents, disease pathology, and surgical technique in 168 direct revascularization procedures. World Neurosurg 2014; 82: 672-7.
14) Jones DW, et al. Dual antiplatelet therapy reduces stroke but increases bleeding at the time of carotid endarterectomy. J Vasc Surg 2016; 63: 1262-70.

III 脳血管障害の手術における合併症と対策

巨大・大型・血栓化動脈瘤

巨大動脈瘤における視力障害

症例紹介

術前判断と治療プラン

60歳代, 女性。3年前に脳ドックで左内頸動脈瘤を指摘された。眼症状などは認めておらず無症候性病変症例。外来で経過観察をされていたが増大傾向を認め手術目的に入院となった。

左内頸動脈C2 portion, 13mmの未破裂大型動脈瘤症例である。徐々に増大傾向を認めており開頭手術の方針となった。Barami's ClassificationでⅢa (Carotid cave aneurysm projects over diaphragm sellae) であり上下垂体動脈 (superior hypophyseal artery ; SHA) が関与している (図1)。

通常のネッククリッピングが困難であることが予想され, RA graftを用いたECA－RA－M2 bypassを行い, 動脈瘤にapplyする方針とした。

手術

圧モニタ, assist bypassとすべくSTA－MCA bypassを先行させた。頚部を開創しECA－RA－M2 bypassをおいた。Extradural anterior clinoidectomyを行いdural

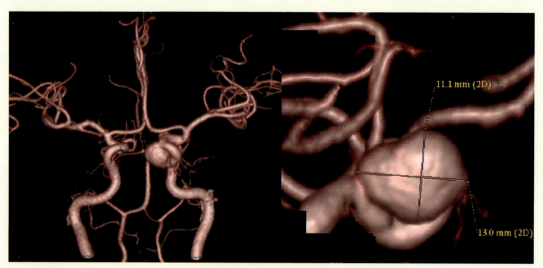

図1 術前の3D-CTA

ringを開放，動脈瘤にアプローチした。術前の予測どおり，動脈瘤はクリッピング単独での閉塞が困難であり，FT604とFT722で動脈瘤を含んだかたちのproximal ligationとしreverse flow がophthalmic arteryにflow outするかたちとした（図2）。Dural closureはfatをdural ringに宛てがい閉創した（図3）。VEPモニタリングは使用していなかった。

術後経過

術後，RA graftのpatencyは良好であったがanterior thalamoperforationg artery領域に脳梗塞が出現し記銘力障害，失語，右片麻痺が出現した（図4）。意識障害が改善し

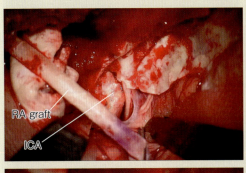
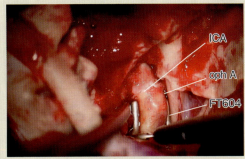
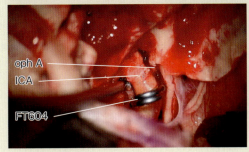
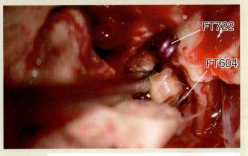

図2　術中所見

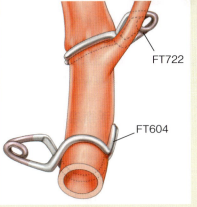

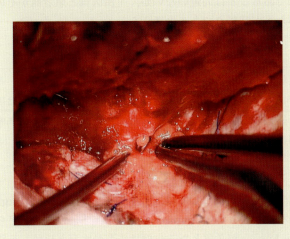

図3　硬膜閉創にfatを使用

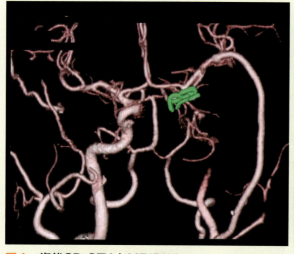
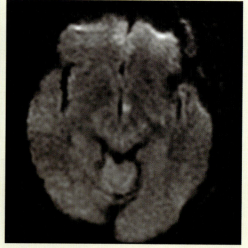

図4 術後3D-CTAとMRIDWI

た時点で右視力は光覚弁となっていた。リハビリテーションを行い麻痺は改善，軽度の失語と記銘力障害が後遺するもADLはほぼ自立となり自宅退院した。外来で経過観察を行うも視力の改善は得られていない。

本症例における問題点と対応策

問題点

本症例では無症候性未破裂脳動脈瘤に対してRA graft + proximal ligationを行った症例であったが，術後脳梗塞と視力障害をきたした症例である。治療困難な大型未破裂脳動脈瘤症例であることは間違いないが，主治医側と患者側がその危険度を十分に認識していたかが問題点であると考えられる。

手術適応について

動脈瘤は大型であり増大傾向を認めていたので治療適応と判断した。

治療困難な大型動脈瘤であり無症候性であること，またIC−SHA動脈瘤は破裂の危険が低いことから経過観察という選択肢もあった。また同様に完全閉塞率は開頭術と比較して低いが血管内治療という選択肢もあった。

動脈瘤のlocation，治療法選択について

Paraclinoid動脈瘤に対しての開頭手術としては，①単独クリッピング，②high flow bypass + トラッピング，③high flow bypass + proximal ligationが挙げられる。大型症例でhigh flow bypassが必要となる症例は小型動脈瘤と比較し術後脳梗塞のリスクが高いことが報告されており[1]，本症例での術前の認識が低かっ

た可能性がある。また脳梗塞発症により意識障害が出現したことから視力障害の発見が遅れてしまった。

硬膜閉創について

本症例ではdural ring部位の硬膜閉創にfatを充填していた。髄液漏などの合併症を防ぐことはできたがこのdural closure方法(plug in methods)が視力障害に関与した可能性は否定できない。

Paraclinoid動脈瘤はその解剖学的特徴から視力障害を含めた合併症が多く、外科的治療が比較的困難であると思われる。特に大型巨大動脈瘤では単独クリッピングが困難であり、治療戦略が重要となる。術後視力障害の原因は依然明らかになっていないがanterior clinoidectomy時のheat injury, mechanical injuryやdural ring開放に伴うmicrocirculation障害やSHAのvasospasmの可能性[1]、またcarotid caveに位置するもの、plug in methodsが術後、superior ophthalmic veinやsuperior hypophyseal arteryの灌流障害をきたし視力障害をきたす可能性が報告されている[2]。また視力障害をきたす可能性が高い症例ではVEPモニタリングが勧められる。

対応策

もし同じ症例が来たらどうするか？
① 無症候性未破裂脳動脈瘤であり、手術リスクが比較的高いことから視力障害を含めたリスクの説明を術前のインフォームドコンセントで何度も行い、また他職種の医療従事者の同席を依頼する。
② 最低1名の開頭術、血管内治療のエキスパートのセカンドオピニオンを求めてもらう。
③ VEPモニタリングを行う。
④ Anterior clinoidectomy時にheat injuryを起こさないように入念に生理食塩水をかける。
⑤ 術中のヘパリンやラジカット投与などの虚血合併症の対策を十分に行う。
⑥ 閉創時にplug in methodを用いない。
⑦ 視力障害の原因は依然解明していないが、上記のようなできる対策は十分に行う必要があると考えられる。

> **編者からのKey sentence**
> ・術中VEPを用いる。
> ・脂肪片などplug inの詰め物で視神経を圧迫しない。

■ 文献

1) Matano F, Tanikawa R, Kamiyama H, et al. Surgical treatment of 127 paraclinoid aneurysms with multifarious strategy: Factors related with outcome. World Neurosurg 2015.
2) Matsukawa H, Tanikawa R, Kamiyama H, et al. Risk factors for visual impairments in patients with unruptured intradural paraclinoid aneurysms treated by neck clipping without bypass surgery. World Neurosurg 2016.

III 脳血管障害の手術における合併症と対策

巨大・大型・血栓化動脈瘤
Elongated styloid processにより狭窄をきたし再建を行ったhigh flow bypassの1例

症例紹介

術前判断と治療プラン

　70歳代，女性。左眼視力障害を主訴に眼科を受診，脳外科を受診するように指示され，頭部MRAで左内頸動脈－眼動脈分岐部に約26mmの巨大動脈瘤を認めた。ネッククリッピングは不可能と考え，high flow bypassをおいたのちに母血管遮断を行う方針とした(図1)。

　術前神経所見では意識清明，左視力は光覚弁以下でほぼblind，右眼も耳側半盲あり。そのほか特記事項なし。

手術

　全身麻酔導入後，最初に左前頸部皺襞に沿うかたちで皮膚切開をおき，左carotid bifurcationを露出して外頸動脈(external carotid artery；ECA)を確保した(①)。次いで左浅側頭動脈(superficial temporal artery；STA)parietal branchを直上から剥離して，frontal branchを裏剥きしながら皮弁をtwo layerに展開し，開頭を行った(②)。Distal tranSylvian approachを行い中大脳動脈(middle cerebral artery；

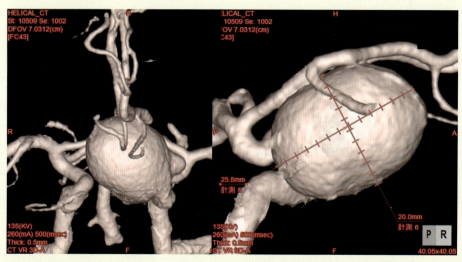

図1　術前CTA

MCA) bifurcation から内頸動脈 (internal carotid artery ; ICA) を露出した (③)。STA－MCA bypass 作製のため，その後，M2 anterior trunk に STA frontal branch を anastomosis した。さらに STA parietal branch にカニュレーションを行い，圧測定イントロデューサーに接続することで MCA の灌流圧を計測することが可能となった (④)。

次にグラフトルート作製のため middle fossa 側の骨縁を十分に削除して temporal muscle と lateral pterygoid muscle の間隙に弱彎鉗子をゆっくりと挿入した。頸部側術野では，digastric muscle と ECA の間を慎重に指で剥離して styloid process を触知した。この内側で，頭蓋側から挿入した鉗子先端を指先で触知しながらゆっくりと頸部側に差し込み，22Fr トロッカーチューブをこれで把持したのちに頭蓋側へ引き抜いた (⑤)。

メインの術者がここまでの操作を行う間に，別の顕微鏡を用いて左前腕から radial artery (RA) graft を約 19cm の長さで採取しておく。採取した RA graft を元の血流の向きに配慮しながらチューブ内腔へ通し，そののちにトロッカーチューブを抜去する。こうすることで RA graft は頸部から ECA と digastric muscle の間隙を通り，styloid process の内側を通過したのちに medial pterygoid muscle を貫通し，lateral pteryigoid muscle と temporal muscle の間隙から頭蓋側へ貫通することになる (⑥)。

ここまでの下準備を行ったのちに RA artery graft の遠位端を MCA posterior trunk へ吻合した。RA graft の吻合部は，先行させた STA－MCA bypass 吻合部の proximal 側に吻合することで，遮断中 distal 側の虚血の心配がなくなる (⑦)。RA－MCA 吻合部の操作を終了したのちに proximal 側よりアルブミンとヘパリン生食の混合液を圧入し，graft の kinking を解除する (⑧)。十分に kinking を解除したのちに総頸動脈 (common carotid artery ; CCA) 分岐直後の ECA を確保し，一時遮断を加えたのちに arteriostomy をおき，血管パンチを用いてこれを拡大する。そして，ECA－RA graft の anastomosis を行う。ECA は動脈硬化が強いことが多く，十分に arteriostomy を大きくしていたほうがトラブルは少ない (⑨)。

バイパス完成後に動脈瘤周囲の剥離に移り，眼動脈分岐直後と Pcom 分岐直前でトラップを行い，high flow bypass を開放した。MCA の灌流圧に問題がないことを確認して閉創し手術を終了した (⑩)。

術後経過

術直後の CTA で elongated styloid process (EPS, 35mm) の内側を graft が通過することにより，graft の kinking が生じていることが確認された。この時点で，MRA の Lt MCA の描出に問題はなく，経過観察を行うこととした。しかし翌朝には軽度の失語症状を生じ，MRI を施行したところ末梢側の描出が明らかに低下していることが確認されたため，緊急でバイパス再建を行うこととした (図 2〜4)。

左下腿より saphenous vein を採取し，新たな graft として再手術を行った。今回は digastric muscle 外側から指を通して styloid process を内側へ骨折させ，この外側を通るように graft route を再設定した。術中所見では ECA 側も MCA 側も吻合部には血栓形成はみられず，graft 内に血栓形成を認めた。再手術後の覚醒は良好で，脳梗塞をきたすことなく，modified Rankin Scale (mRS) 0 で自宅退院となった。

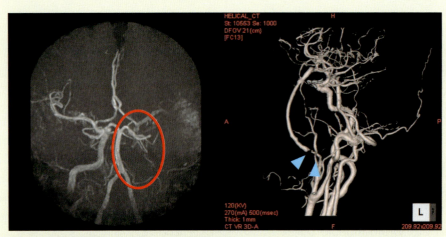

図2　初回手術翌日のMRAおよびCTA
翌日のMRAでRA graftの描出不良，CTAで頭部における狭窄が確認された。

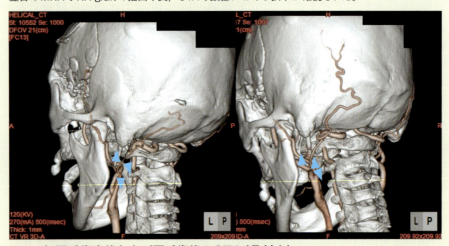

図3　初回手術直後および再手術後のCTA（骨付き）
術直後，styloid pross部で，RA graftが圧迫されている。再手術によりdigastric muscle外側を通したことで圧迫が解除された。

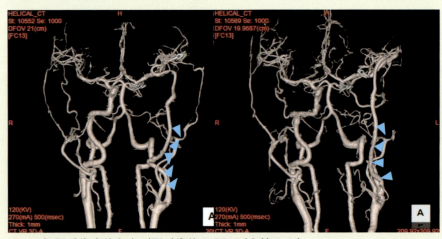

図4　初回手術直後および再手術後のCTA（血管のみ）

本症例における問題点と対応策

問題点

　EPSに伴うECA－RA－M2 bypassの閉塞を経験したので報告した。EPSはEagle症候群の原因として知られているが，筆者らが経験したようにhigh flow bypassを作製する際にもバイパスルートに干渉するため，術前に評価することが望ましい[1]。

　High flow bypass作製に際して，バイパスルートには本症例のpreauricular infratemporal fossa route以外にもpre-もしくはpost-auricular subcutaneous routeが報告されている[2-4]。当施設では生理的な血管走行に近いinfratemporal fossa routeを好んで用いている。

　このpreauricular infratemporal fossa routeを用いたECA－RA－M2 bypassは確立した術式であるが[5]，下顎骨内側の操作の際，blindでのblunt dissectionが加わるため，解剖の理解は難しい。Donor arteryの走行自体も隠れてしまうため血管閉塞のリスクとなる。本症例のトラブルもこの区間におけるEPSが原因となっており，blind区間での操作を安全に行うための工夫が必要と考える。

対応策

　生理的なECA本管のルートはstylohyoid muscle内側から，styloglossus muscleとの間隙を抜けて外側へ走行し，infratemporal fossaに至る。この間隙を形成する固い結合織はstyloid diaphragmとよばれ，ECAはここを抜ける際に大きく屈曲するため，CTAでもその位置を確認できる。

　この部位は上記blind部に含まれ，術中に直接確認することは不可能である。本症例のbypass troubleを経験し，筆者らはdigastric muscle外側ルートとして，stylohyoid muscle外側からstyloglossus外側へ抜けるルートを採用することとした。このルートであればstyloid diaphragmと直接干渉することなく，かつ，最短ルートで屈曲の心配なくinfratemporal fossaに抜けることが可能となる（図5）。

　もう1点，バイパスを安全に行うために手順の変更も行った。すなわち，MCA側の吻合が終了したのちに，graftを緊満させた状態で頭側から上頚部に貫通させ，そこで再度，虚脱緊満を繰り返してねじれを解除するようにした。これを上に述べた手術手順で表すと，①→②→③→④の操作のあとに，⑦を先行させて，⑤→⑥→⑧→⑨→⑩と続けるようにしたということである。こうすることで効果的にgraft血管のkinkingを解除することが可能となる。

　High flow bypassを安全に完遂するためには，正確なanastomosis技術は必要不可欠なテクニックではあるが，それに加えてblind操作となる下顎骨内側の解剖を理解し，どうすれば安全にバイパスルートを作製できるかを考えなければならない。

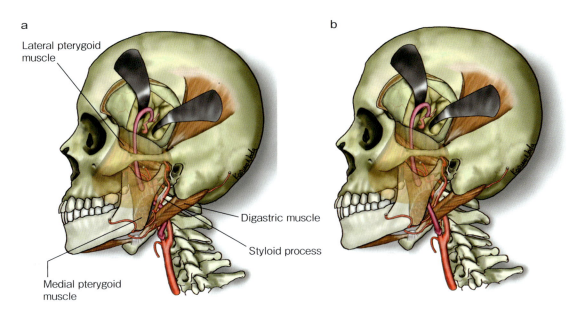

図5 バイパスルート
a：従来のdigastric muscle内側ルート。Styloid processの影響を受けやすい。
b：Digastric muscle外側ルート。Styloid processの影響を受けず，直線的にバイパスルートを作製可能である。

> **編者からのKey sentence**
> High flow bypassではグラフト全長の走行に注意。

■文献

1) Katsuno M, et al. The graft kinking of high-flow bypass for internal carotid artery aneurysm due to elongated styloid process: a case report. Br J Neurosurg 2014; 28(4): 539-40.
2) Sekhar LN, et al. Venous and arterial bypass grafts for difficult tumors, aneurysms, and occlusive vascular lesions: evolution of surgical treatment and improved graft results. Neurosurgery 1999; 44(6): 1207-23; discussion 1223-4.
3) Quiñones-Hinojosa A, Du R, Lawton MT. Revascularization with saphenous vein bypasses for complex intracranial aneurysms. Skull Base 2005; 15(2): 119-32.
4) Houkin K, et al. Long-term patency of radial artery graft bypass for reconstruction of the internal carotid artery. Technical note. J Neurosurg 1999; 90(4): 786-90.
5) Kamiyama H. Bypass with radial artery graft. No Shinkei Geka 1994; 22(10): 911-24.

III 脳血管障害の手術における合併症と対策

巨大・大型・血栓化動脈瘤

脳血管障害における痛恨の症例

症例紹介（症例1）

■術前判断と治療プラン

　橈骨動脈グラフトが開存していたにもかかわらず術後進行性大梗塞が生じ死亡した内頚動脈海綿静脈洞部動脈瘤症例を示す。

　70歳代，女性。3カ月前よりものが二重にみえるようになり，他院で左内頚動脈海綿静脈洞部動脈瘤（14mm）を指摘された。既往歴は高血圧のみで，左外転神経麻痺による複視を呈していた。脳血管撮影ではAcomおよび左P1が無形性であるため対側および後方からの側副血行路がなく（図1），左内頚動脈のバルーン閉塞試験では1分で意識障害が出現しintolerableであった。平均体血圧80mmHgの際のstump pressureは15mmHgときわめて低値であった。

　Enterpriseなどが導入されていなかったため，橈骨動脈グラフト＋母血管閉塞術を選択し，安全のため術中血管撮影を併用することを計画した。家族には重篤合併症率20％と説明し，術前日よりバイアスピリン100mgを服用させた。

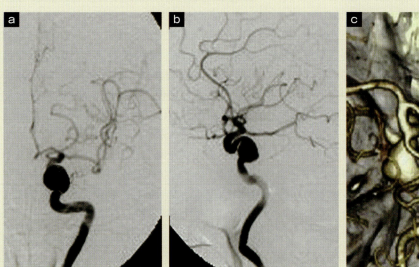
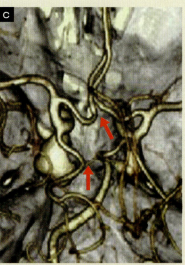

図1　術前脳血管撮影，3D-CTA
左内頚動脈海綿静脈洞部に14mmの未破裂動脈瘤を認める（a, b）。3D-CTAでは左Pcomはfetal type，左P1, Acomともaplasiaで左内頚動脈バルーン閉塞試験はintolerableであった。

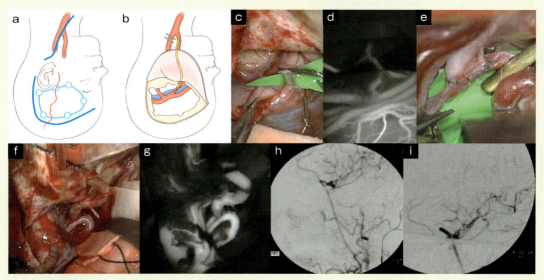

図2 手術所見
頸部と頭部を切開し(a)，アシストバイパスとしてSTA-MCA bypassを左側頭葉に吻合し(b，c)，ICG血管撮影で開存を確認し(d)，その後，橈骨動脈グラフトを左中大脳動脈M2部inferior trunkに吻合した(e)。最終のICG血管撮影ではSTA-MCA bypassは閉塞していたが橈骨動脈グラフトは開存していた(f，g)。術中血管撮影でも左大脳は広い範囲でグラフトを介して灌流されたため(h，i)，左内頸動脈を一期的に閉塞した。

手術（図2）

2人ずつ2チームに分かれ，筆者チームは橈骨動脈の採取と頸動脈露出，動脈瘤処理を行い，他チームは左前頭側頭開頭とアシストバイパスとしてSTA-MCA吻合術を行った。バイパスを左側頭動脈に吻合したが術中ICG血管撮影では閉塞しており，吻合をやりなおし開存を得たが最終的に閉塞していた。左中大脳動脈M2 inferior trunkをrecipientとし，採取した橈骨動脈をヘパリン加生理食塩水で加圧拡張し，トロッカーカテーテルを通して頸部から左側頭部へ誘導した。

橈骨動脈グラフトとM2を9-0Nylon12針で吻合し（遮断時間40分），グラフトと外頸動脈を7-0Prolene®糸12針で吻合した。術中血管撮影を行い，グラフト血流が良好でねじれや急性閉塞がないことを確認した。内頸動脈を試験遮断しても血流は良好であったため頸部内頸動脈を2重結紮した。

術後経過（図3）

右片麻痺と全失語が術直後より認められた。CTで出血を認めなかったため，脳梗塞として治療を開始した。術翌日のMRAではグラフトは開存していたがMRIで左側頭葉，後頭葉，視床に梗塞が出現した。血管撮影も施行したところグラフトは開存していたが後大脳動脈までは描出されなかった。術後5日目に瞳孔不動を認めたため，バルビツレート療法を6日間行った。しかし術後13日目に新たな梗塞巣が出現すると，脳梗塞と脳腫脹が進行性に増悪し，最終的に全脳虚血に陥り，術後20日目に死亡した。

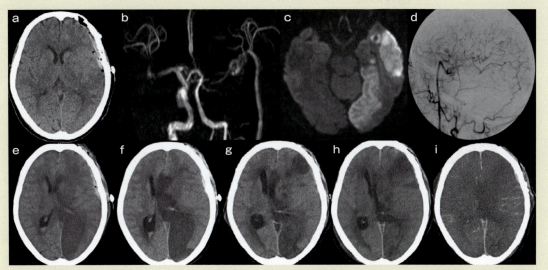

図3 術後画像
手術当日のCTでは出血，梗塞とも認めなかった(a)。術翌日のMRIではグラフトは開存していた(b)が，左側頭葉，後頭葉，視床に新鮮脳梗塞を認めた(c)。血管撮影ではグラフトは開存していたが，術中に認められた後大脳動脈の描出は認められなかった(d)。術後2日目にmass effectが生じ(e)，さらに梗塞は拡大し5日目に瞳孔不動を認めた(f)。バルビツレート療法を行ったが，術後13日目に左前頭葉に新たな梗塞が出現し(g)，16日目にはそれが拡大し(h)。手術後20日目に全脳虚血に陥り永眠した(i)。

本症例における問題点と対応策

問題点

■ グラフトの選択

　当時，橈骨動脈グラフトさえ十分流れていれば，どんな場合でも内頚動脈は安全に遮断できると思い込んでいた。本例のように，Acomも左P1も未発達であり，左前大脳動脈(anterior cerebral artery；ACA)，中大脳動脈(middle cerebral artery；MCA)，後大脳動脈(posterior cerebral artery；PCA)のすべてが左内頚動脈1本で支えられおり，遮断テストにおけるstump pressureが15mmHgときわめて側副血行路が未発達な症例では，橈骨動脈グラフト1本で全領域を支えきれない可能性があることに思いが至らなかったことが最大の問題であった。

■ 母血管(内頚動脈)の急性閉塞

　術中血管撮影でバイパスを介して脳血管が十分写っているので血流は足りていると判断し，また母血管を急性閉塞しないと圧勾配が得られずグラフトが早期に閉塞してしまうとの危惧があったため，内頚動脈を一期的に急性閉塞した。急性閉塞するのであれば血流が足りているかほかの方法で確認すべきであった。

血栓形成

ベテラン医師がSTA-MCAバイパスを行ったにもかかわらず一度は閉塞し，再吻合したが最終的に閉塞していた。そのためM2閉塞時のアシストバイパスとして機能しておらず，術後左側頭葉に脳梗塞が生じた。これはまれなことである。また母血管閉塞後翌日には，内頸動脈がPcom起始部を越えて閉塞しており，なんらかの凝固異常（血栓形成性）が存在していた可能性がある。

対応策

バルーン閉塞試験がintolerableの同様の症例で，high flow bypassとトラッピングにより治療する場合，流量の多い伏在静脈グラフトを第一選択として用い，母血管の一期的急性閉塞は行わない。術後2～3週間で再び局所麻酔下に内頸動脈バルーン閉塞試験を行いtolerableであることを確認したうえで，動脈瘤と内頸動脈をコイルでinternal trappingを行う方針に変更した。もし急性閉塞を行う場合は，運動誘発電位（motor evoked potential；MEP），体性感覚誘発電位（somatosensory evoked potential；SEP）による術中モニタリングを用いて15分間の遮断テストを行い，両者とも異常ないのを確認して一期的遮断をするようにしている。

対策適応例

対策適応例を示す（図4）。

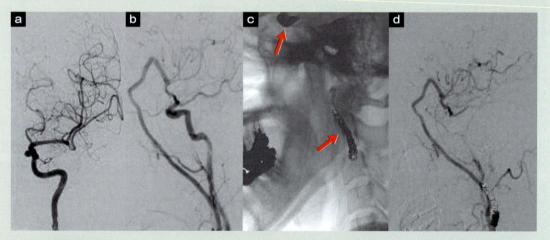

図4　対策適応例
40歳代，女性。左未破裂carotid cave aneurysm。内頸動脈バルーン閉塞試験では10分で意識障害が出現し平均大血圧83mmHg時のstump pressureは24mmHg。左下腿より大伏在静脈を採取し外頸動脈とMCA M2部にバイパスをおき，その2週間後再びバルーン閉塞試験を行ったところtolerableでありstump pressureは体血圧と同じであった（a）。コイルで動脈瘤部と頚部の内頸動脈を二期的に閉塞した。

症例紹介（症例2）

SONOPET®で前床突起削除を行い術後右眼がほぼ盲になった症例を示す。めまいの精査で発見された無症候性の未破裂右内頚動脈傍鞍部動脈瘤。内側向きで4mm大であった（図5）。

術前判断と治療プラン

頚部で内頚動脈近位部を確保し，左前頭側頭開頭を行い，硬膜内から前床突起を削除することでクリッピング可能と判断した。

手術（図5）

術中血管撮影，ICG血管撮影，MEPを準備し，頚動脈を露出し右内頚動脈に血管テープをかけた。次いで頭位を左30°回旋して固定し右前頭側頭開頭を施行しシルビウス裂を広く開放した。前頭蓋底の硬膜を弧状に切開，翻転し，超音波骨破砕装置SONOPET®を用いて，視神経管上壁，前床突起およびoptic strutをpiece by pieceに削除した。Dural ringを切開して動脈瘤を露出し，内頚動脈視神経栄養枝を温存してクリッピングを終了した。

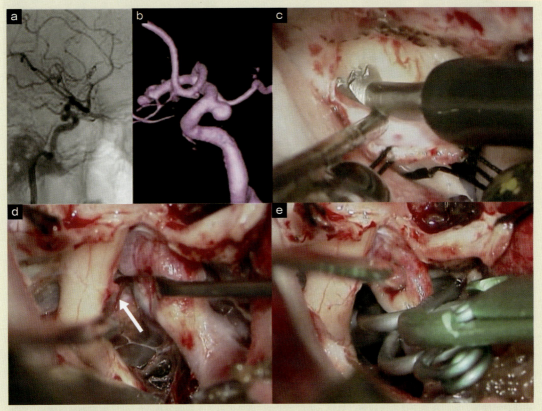

図5 術前脳血管撮影，術中写真
右内頚動脈傍鞍部に内下方向きの大きさ4mmの未破裂動脈瘤を認める（a, b）。手術はSONOPET®を用いて前床突起を削除し（c），内頚動脈からの視神経栄養枝（d⇨）を温存して，リング付きクリップでクリッピングを行った（e）。

術後経過（図6）

術後血管撮影で動脈瘤は完全クリップされ，MRIでも虚血合併症など認めなかった。術後対座法では視力は問題ないといっていたが，念のため術後2週間後に眼科検査を行ったところ右眼視野は外側上方のわずかな部分のみで，しかも光覚弁となっていた。ステロイド治療を行ったが0.02までしか回復しなかった。

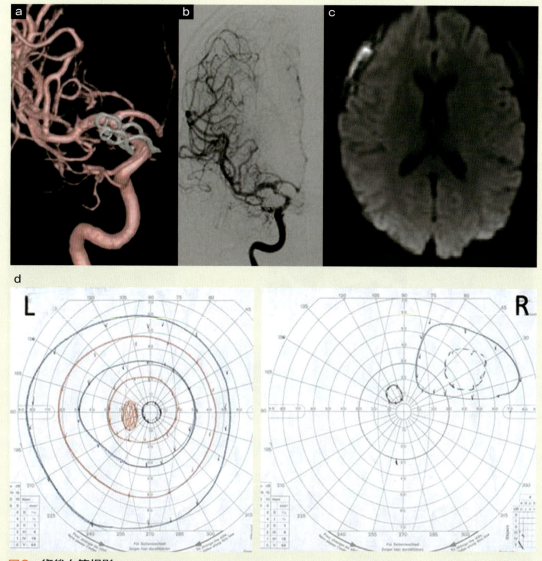

図6　術後血管撮影
動脈瘤は消失し，内頸動脈の狭窄も軽度であった（a, b）。術後MRI拡散強調画像でも脳虚血巣を認めなかった（c）。術後2週間後の眼科検査では右眼視野は外側上方にわずかに残るのみで光覚弁であった（d）。右視神経外側からの損傷が考えられ前床突起削除に伴う合併症と考えられた。

本症例における問題点と対応策

問題点

■ SONOPET®の用いかた

　ダイヤモンドリルで視神経管を開放した場合は，温度が90°近くまで上昇するため十分冷却しないと視神経の熱損傷が生ずるが，SONOPET®は自動的に冷却水が出るため熱損傷は軽度と考えられていた。しかしJ Hernesniemiも未破裂眼動脈瘤手術にSONOPET®を用い術後unilateral blindnessとなった同様の症例を報告している[1]。プローブ先端の背面からも少量発せられる超音波による機械的障害などが原因と考えられる。

対応策

　視神経や聴神経近傍でSONOPET®を用いて骨削除を行う場合は，①出力30％でゆっくり削除する，②赤外線測定装置で温度測定を併用する，②神経とSONOPET®の間に綿片をおき直接触れさせない，③マイクロリューエルを併用しSONOPET®の使用頻度を減ずる，④視覚誘発電位(visual evoked potential；VEP)/聴性脳幹反応(auditory brainstem response；ABR)によるモニタリングを行う，とした結果それ以後著明な脳神経障害は生じなくなった。

> **編者からのKey sentence**
> ・余備能の少ない血管系の遮断に注意。
> ・SONOPET®も神経周囲では温度障害をきたしうる。

■ 文献

1) Romani R, Elsharkawy A, Laakso A, et al. Complications of anterior clinoidectomy through lateral supraorbital approach. World Neurosurg 2012; 77: 698-703.

III 脳血管障害の手術における合併症と対策

脳動脈瘤手術M&Mの総括

森田明夫　日本医科大学大学院脳神経外科学

　脳動脈瘤手術ではさまざまなM&Mが破裂，未破裂脳動脈瘤に発生する。本セクションに多くの問題が紹介されているので，本稿で項目を整理したい。

1. 診断の問題
   - 治療適応の判断の問題
   - 多発動脈瘤の対処
2. 手術のアプローチ，クリッピング法
   - 静脈，穿通枝，母血管の温存
   - 術中破裂
   - 再発の予防と対処
3. 思わぬ合併症
   - 高齢者，動脈硬化，脳白質変性などの対処
4. 巨大動脈瘤にまつわる危険性と対処

　各症例報告にさまざまなpearlsが記載されているので参照していただきたい。

診断のM&Mを防止するために

　脳動脈瘤治療では術前情報（症状や画像検査）を詳細に検討し治療のプランを立てることがきわめて重要である。特に多発脳動脈瘤くも膜下出血（subarachnoid hemorrhage；SAH）例では，破裂部位の同定に苦慮することがある。細かなサインを見逃さず，画像を詳細に検討する。出血部位がみつからないなどの，多様な条件に対応するように柔軟な体制で望む。アプローチを変えた複数瘤の手術も検討しておく。また血管内治療との協同も視野におく。

手術治療のM&M

　繰り返し，静脈温存，穿通枝の温存，母血管の狭窄などへの対策が紹介されている。いかに本手術において重要であるかがわかる。術中の生理機能モニタリン

グは非常に重要であり，緊急手術であっても準備できる体制を作ることが望ましい。ICGは定性的検査であり，定量性はないことを認識する必要がある。

術野の展開の重要性，血管剥離の技術の繊細さ，静脈を温存するプランなどが重要である。また動脈硬化症例やparaclinoid動脈瘤などでは頚部頚動脈を確保することなど用意周到な準備をする必要がある。

術中破裂に関しては，SAH例ではいつ起こってもおかしくないと考えて心の準備，手技の準備をしておく。また未破裂脳動脈瘤においても母血管を最初に確保するという前提を守るようにする。

再発はinflow zoneに残ったネックから発生しやすい。比較的に短期間に起こるもの，長期の経過後に起こることがある。再発例の手術は可能であれば直達施術よりも血管内治療を優先する。しかし血管内治療ができないことも多いので，開頭手術を行う場合には術中出血に対応する準備をする。クリップをはずせるようにクリップの種類を見極め，アプライアーを準備する。クリップをはずすためには周囲の動脈瘤ではない軟部組織を除去する必要があり，メスや鋏などで組織を除く。もしそれでもうまくはずれない場合には少しずらして，新しいクリップがかけられるスペースを作る。

動脈損傷をきたした場合には，再建の方法を検討できるようにし，血管吻合，バイパスの技術を日頃からつけておくことが重要である。また開頭の際に浅側頭動脈（superficial temporal artery：STA）を残しておく努力も必要である。

思わぬ合併症

高齢者，白質脳症のある患者，動脈硬化の強い患者ではさまざまな問題が発生しうる。動脈硬化をきたした血管はなるべく触ったり，圧迫したり，また遮断したりしないようにする。ただし動脈瘤の圧を除くためには頚部などの血管を露出して遮断するなどの方法が必要である。

高齢者や白質脳症のある患者では未破裂脳動脈瘤の治療適応は慎重にする必要がある。また高齢者動脈瘤に特有な合併症，予想外の合併症があるので，十分なインフォームドコンセントと術中の注意が必要である。

巨大動脈瘤の問題点

巨大動脈瘤は多くの問題を内包する。破裂の危険性が高いが治療の危険性も高い。特に血栓化瘤では，出血および虚血性の合併症の頻度が高い。特に穿通枝の温存がきわめて難しく，high flow bypassやflow reversalなどの治療において合併症をきたしやすい。Stumpにならないような解剖学的な再構築や抗血小板薬や抗凝固薬の投与を検討する必要がある。またアプローチが複雑となるため，脳

神経損傷などの危険性も高く，ドリルやSONOPET®の使用法などには配慮が必要である。

症例紹介（図1）

術前判断と治療プラン

困難な自験例を紹介する。年々拡大傾向にある中大脳動脈紡錘状動脈瘤。無症候であったが，年齢も若く治療適応となった。術前の評価ではっきりしないが，動脈瘤の上壁から穿通枝が出ている可能性が指摘された。血管遮断の可能性を考え，中大脳動脈（middle cerebral artery；MCA）本幹と前側頭枝はSTAで再建しておき，動脈瘤を血管形成的にクリップすることを検討した。

手術

術中動脈瘤の上方（術野では底面）からかなり太いレンズ核線状体動脈が出ていた。動脈瘤から出ている前側頭枝を切断し，まずこの穿通枝がかなり太いので，動脈瘤に流出するように動脈瘤をクリップした。しかし動脈瘤の厚さでこの血管はねじれ閉塞してしまう。そこで，MCAの本幹を残すようにクリップを変更した。しかし穿通枝の血流は回復せず運動誘発電位（motor evoked potential；MEP）は消失した。MCAには血流があることを確認できたが，さまざまな手段（パパベリンや内腔からの洗浄）を行ったが再開通できなかった。1時間45分経過してもMEPは回復できなかった。その間ヘパリン投与，血圧の上昇を行っていた。

このまま閉創することも念頭に上がったが，再度動脈瘤を開放した。すると動脈瘤の上方（術野では底面，穿通枝側）に血栓ができていた。余分な壁を切除し，穿通枝の内腔をヘパリン生理食塩水でよくflushした。再度少し余裕をもって形成的クリッピングを行った。再開通すると穿通枝が拍動し，MEPがほどなく回復した。そしてICGでも血流が再開した。元々の瘤の壁を血管腔として残しているので，周囲をcoatingして手術を終了した。

術後経過

術後穿通枝の前方領域に梗塞が出現したが，錐体路および内包後脚は保たれ麻痺は出現しなかった。軽度の失見当識が出現したが，術後1週間でのMMSEは30点であった。高次機能の短期リハビリテーション目的で転院した。

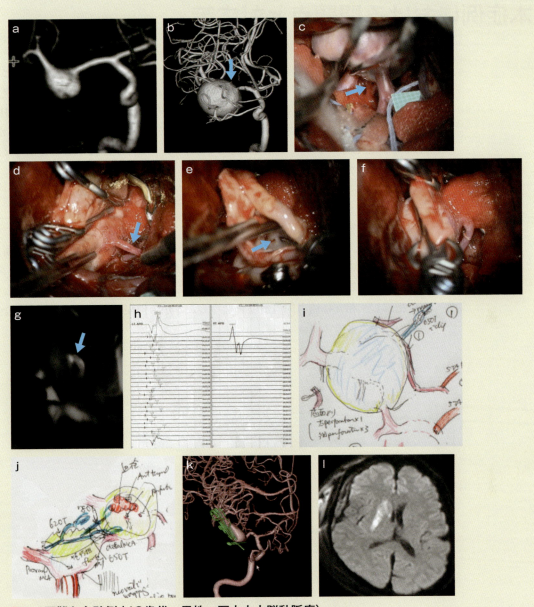

図1 困難な自験例（40歳代，男性。巨大中大脳動脈瘤）

a：5年前の画像。
b：拡大傾向を示す。動脈上面から穿通枝が出ている可能性が示唆された（➡）。
c：脳動脈瘤を持ち上げたところ。術野下面に太い穿通枝が確認された（➡）。
d：さまざまなクリッピングを試みたが最終的にMCAの本幹を残して形成的にクリッピングをしたが，穿通枝は閉塞していた（➡）。
e：内腔を再度開放し観察すると，脳動脈瘤内に血栓があり穿通枝は閉塞していた（j図右上）。これをヘパリン生理食塩水でflush（➡）した。
f，g：再度形成的にクリッピングをすると穿通枝は再開通した。ICGでも開通が確認できた（➡）。
h：MEPは1時間40分左上下肢ともでなかったが，その後回復した。
i，j：手術スケッチ。
k：術後3Dアンギオ。動脈瘤残存あり，今後フォローを必要とする。
l：術後MRI。

本症例における問題点と対応策

　本症例は成功例ではないが，最後まであきらめない気持ち，柔軟な発想と対応が大きな合併症を遠ざけたと考えている．穿通枝の絶対的な温存とモニタリングの重視はきわめて重要である．また穿通枝の虚血時間が1時間以上でMEPが回復するという幸運はすべての例で当てはまるわけではないと考えられるが，MEPが回復しない状況で手術を終了すれば，まず麻痺が回復することは考えにくい．万全の努力を尽くすべきである．

■■ まとめ

　脳動脈瘤手術においては，「転ばぬ先の杖」として，徹底した情報収集と，手術手技の訓練，モニタリングなどの体制の整備，いかなる困難にも柔軟に忍耐強く対応する心と手技の準備が重要である．またクリッピングならクリッピング，血管内なら血管内などと1つの手術治療方針にこだわらず，両治療のbenefitと欠点を把握し，相互に協力的に治療を進めることが合併症を減らすことに大きな進歩につながると考える．

虚血手術：頚部血管の手術
CEA手術における総頚動脈離断と再建法

症例紹介

■術前判断と治療プラン

　70歳代，男性。X年に無症候性右内頚動脈狭窄症に対して頚動脈内膜剥離術（carotid endarterectomy；CEA）を施行，後遺症なく独歩退院となった。その後，2年間の外来通院中に左内頚動脈の狭窄が徐々に進行したため，X＋2年8カ月に左側CEAを目的として入院となった（図1）。既往歴は狭心症，糖尿病，高コレステロール血症であった。

　当院での頚動脈血行再建術はCEAを第一選択としており，全例で内シャントを使用，経口挿管にて施行している。本症例においては，心機能や内科的疾患の状態は安定しており，また過去に右側CEAを施行しており対側からのcross flowが期待できると考えられた。プラーク上端はC3上方とやや高位であったがCEAの適応と判断した。術前の抗血小板薬は狭心症にてクロピドグレル75mgを内服中であり，同量を継続し手術に臨んだ。

　当院では上端がC3上方以上のプラークを高位病変と定義しており，高位病変例に対しては頭部固定器を用いて頚部を後屈，健常側へ

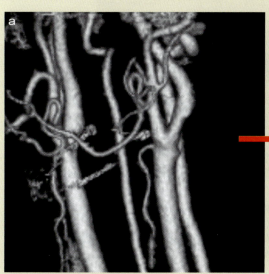 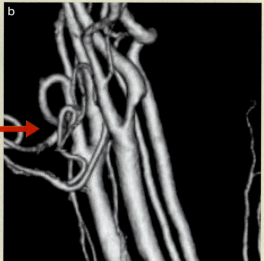

図1　左総頚動脈撮影，3D-DSA画像
a：X年
b：X＋2年5カ月，2年の経過で狭窄の進行を認めている。

外転させ，さらに下顎を前方に突き出すような体位を取っている。それにより頸動脈を浅い位置へ移動することができ，より安全に高位術野の展開が可能となると考えている。本例でも頭部固定器を使用し手術体位をとった（図2a，b）。術中モニターはINVOS™を使用した。

手術

術野を内頸動脈末梢側まで十分に展開し（図2c），全身ヘパリン化ののちにICGを用いて狭窄部の確認を行った。内シャントチューブを挿入すべく上甲状腺動脈，外頸動脈を遮断後，血管テープおよびタニケットを用いて総頸動脈の遮断を行った際に総頸動脈が断裂し大出血をきたした（術中経過，対処法の詳細は後述）。

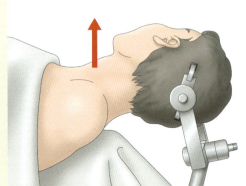
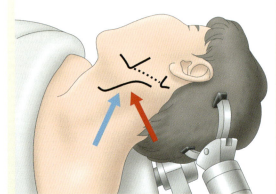
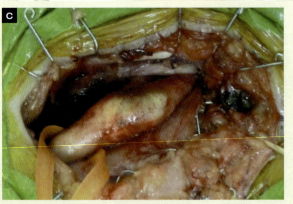

図2 体位，皮膚切開
a：高位病変症例に対する頭部固定器を使用した体位。下顎を前方に突き出し頸動脈をより浅い位置に移動させるような手術体位を取っている。
b：皮膚切開。➡の方向ではなく➡のように側方からのアプローチを意識し，胸鎖乳突筋を乳様突起付着部まで広く剥離，後方へ牽引することで高位術野の展開が可能となる。
c：実際の術野。頸動脈が側方よりとらえられている。

本症例における問題点と対応策

実際の対応

■ 用手的圧迫止血，確実な近位側確保による総頚動脈遮断，人を集める

　まず断裂部近位側の皮下を用手圧迫して出血をコントロールし，内頚動脈遠位側断端からの逆流性出血をテンポラリークリップで遮断した。緊急事態であり術者以外の冷静，的確な判断が必要であると考えられたため，ほかの脳神経外科医，心臓血管外科医などへ緊急連絡し人を集めた。

　総頚動脈は術野下端で断裂しており，術野内での近位側血流遮断は困難であった。不十分な術野での操作は危険であり，断裂部近位側の皮下を用手圧迫しながら皮膚切開を延長し，皮下組織を剥離して術野を広げた。総頚動脈近位側を十分に露出し，ブルドック鉗子で血流を遮断した。その間，麻酔科医には輸血の準備，エダラボンの投与，対側からの血流を維持するためにnormo pressureでの血圧管理を指示した。

■ 総頚動脈再建法の決定

　完全に断裂した動脈の内腔を観察しやすくするため，長軸に沿って両断端前面に切開を加えた（図3a）。総頚動脈の遮断を解除することは危険と考え，内シャントは使用せずに総頚動脈再建を行う方針とした。

　当初は2カ所にstay sutureをかけ，その間を連続縫合で吻合しようと考えたが，駆けつけた心臓血管外科医より大血管の端端吻合を行ううえでの以下のアドバイスを得た。

①とにかく血管の裏側の確実な縫合が重要。
②連続縫合では糸が緩む可能性があり再建後に裏側から出血した場合の止血は困難であるため，裏側だけでも単縫合で行うべき。
③表側は血管壁を寄せきらなくてもパッチや人工血管を使用することで再建できる。

　以上の意見を踏まえ単縫合による裏側の確実な吻合から再建を行う方針とした。

■ 総頚動脈再建

　プラークの存在により断端部の伸展が妨げられたため，まず断端部周囲のプラークを剥離，切除した（図3b）。それにより血管壁が伸展し縫合可能となったため，両端針の6-0Proline®糸を用いて裏側より単縫合を開始した。その際確実に外膜を全層でとらえ，やや厚めに縫い幅を取るよう意識した（図3c, d）。5針縫合したところで断端部を寄せきれなくなったため，内頚動脈狭窄部のプラーク切除を行った（図4a）。プラークは非常に柔らかく一部粥状の部位も存在したが，問題なく剥離しえた。

　プラークを除去したことで血管壁の伸展，可動性が増し全周性に断裂部の縫合

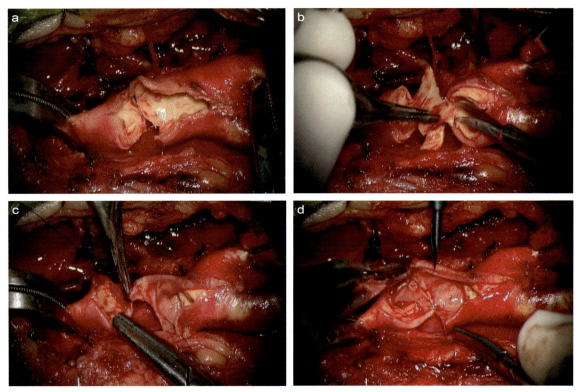

図3　術中写真
a：総頸動脈断裂部。前面に長軸状に切開を加えている。
b：断端のプラークを切除。
c, d：断裂部裏側の縫合時。

が可能となった。断裂部の縫合を終えたところでネオベールシート®, フィブリン糊を用いて裏側の縫合部を補強した（図4b）。表側の縫合は容易であり、通常のCEAと同様に両端より連続縫合を行い総頸動脈の再建を終了した（図4c）。各血管の遮断を解除したが幸い縫合部からの出血は認められず、ICGにて良好な順行性血流が確認された（図5a, b）。総頸動脈の血流遮断時間は78分、出血量は約300 mLであり、術中著明な血圧変動はなく輸血は不要であった。

術後経過

麻酔覚醒は問題なくICUにて3日間の厳重な血圧管理を行い、創部出血や神経症状の悪化は認めなかった。MRIにて急性期の梗塞所見は認められず、頸動脈3D-CTでは軽度の吻合部狭窄を認めたものの、狭窄部の拡張は良好であった（図5c, d）。患者は術後12日目に後遺症なく独歩退院となった。

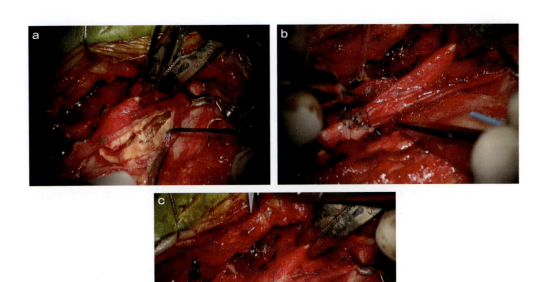

図4　術中写真
a：狭窄部プラークの剥離。
b：縫合部裏側の補強。ネオベールシート®，フィブリン糊を使用。
c：縫合完成後。

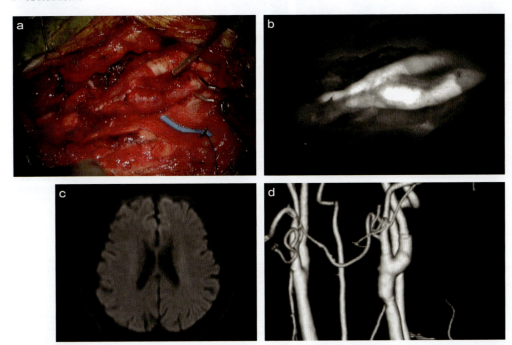

図5　画像
a：遮断解除後
b：ICG画像
c：術後MRI画像（DWI）
d：3D-CT angiography

問題点

　過去に対側のCEAが問題なく終了していること，今回の再建時に血管壁の脆弱性が認められなかったことより，患者側の要因は確認できなかった。
　術者は以前より総頸動脈を遮断する際，タニケット内に通した血管テープを牽引することで血流を遮断していたが，今回血管に対してやや斜めに牽引してしまったことでタニケットの角が血管壁前面に食い込んで損傷し，そのまま断裂したものと考えられた（図6a，b）。当院で使用している血管テープは綿製，タニケットはポリ塩化ビニル製でやや固めのものを使用していたことも要因の1つであったと考えられた（図6c，d）。また血管内腔に内シャントが挿入されていない状態でのタニケットの使用は避けるべきであった。

対応策

　手術中に限らず本症例のように予期せぬ事態に陥った場合，当事者は混乱により冷静な判断ができなくなる可能性が高く，まず人を集めることが重要である。今回は他医師の迅速な判断により駆けつけた心臓血管外科医からのアドバイスが非常に有用であった。

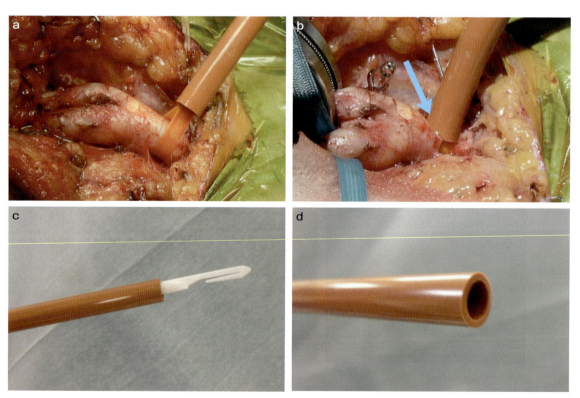

図6　タニケット
a，b：他患者のCEA術中写真。タニケット断端が血管壁に食い込んでいる（➡）。
c，d：当院で使用しているポリ塩化ビニル製のタニケット。

頚動脈断裂時における第一の重要なポイントは断裂部近位側の確実な確保，遮断である．不十分な術野で無理に近位側の遮断操作を行えば血管損傷を広げる危険があるため，用手圧迫により出血をコントロールしながら十分に近位側を露出して確実に遮断する必要がある．

　第二のポイントとして，再建時における血管裏側の確実な縫合が挙げられる．縫合後に裏側からの出血を認めた場合は止血が困難であり，緩む可能性のある連続縫合ではなく1針ずつ縫い幅を厚めに取り単縫合を行ったことが良好な結果につながった．縫合糸は通常のCEAで使用している6-0Proline®糸を使用したが，壁を寄せる際のストレスはなく，また血流再開後に針穴からの出血もみられず問題なく使用できた．

　緊急事態ではあるが手術の目的はプラークの除去による脳梗塞の予防であり，全身のヘパリン化や吻合中に適時内頚動脈のクランプを緩めて血栓やdebrisを逆行性に除去するなど，常に血栓形成に対して注意を払うことも重要である．最後に内シャントが挿入されていない状態でのタニケットを用いた血流遮断は非常に危険であり，本症例以降の総頚動脈遮断時はこのような事態を想定し，近位側の総頚動脈を十分に露出してブルドック鉗子などで血流を遮断したのちにまず内シャントを挿入し，その後に慎重にタニケット，血管テープを牽引するよう心がけている．

> **■ 編者からのKey sentence**
> ・危急時は他領域を含め，多職種の人員を集める．
> ・タニケットのみでの血管閉塞は避ける．

■ 文献

1) 羽賀大輔，安藤俊平，黒木貴夫，ほか．CEA術中に総頚動脈が断裂し債権を要した症例−その原因と再建時の注意点について−．脳外速報 2014; 24: 746-51.

CEA術後に重篤な誤嚥性肺炎をきたした1例

虚血手術：頸部血管の手術

Ⅲ 脳血管障害の手術における合併症と対策

症例紹介

術前判断と治療プラン

70歳代，男性。突然の軽度右片麻痺で発症し，頭部MRIで左側前頭葉皮質に脳梗塞を認めた。左側頸動脈に高度狭窄を認めたため脳梗塞発症後20日目に左側頸動脈内膜摘出術（carotid endarterectomy；CEA）を施行した（図1）。

手術

CEAは体性感覚誘発電位（somatosensory evoked potential；SEP）モニタリング下に施行され，内シャントとHEMASHIELD™パッチグラフトを使用した。手術中にトラブルはなく，SEP波形の潜時と振幅にも変化はなかった。術後動脈の拡張は良好であり，頭部CTでも脳梗塞の出現を認めなかった。

術後経過

麻酔からの覚醒は良好であったが，軽度の嗄声を認めた。術翌日の朝より食事を開始した。術後2日目の朝食後に突然の呼吸苦を訴えた。口唇にチアノーゼを認め，血圧210/145mmHg，脈拍120回/分であった。胸部写真でCEA側である左側に大葉性肺炎を認めた（図2）。ただちに気管内挿管と人工呼吸器を使用し呼吸管理を施行した。術後8日目に呼吸器から離脱し，9日目に抜管できた。喉頭鏡を施行したところCEA側（左側）の軽度

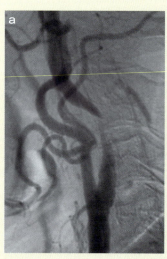
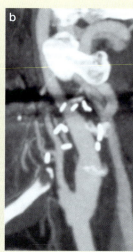

図1　頸動脈に高度狭窄を認めた例
a：術前左側頸動脈の脳血管撮影で頸部内頸動脈に高度な狭窄を認めた。狭窄の中枢側は高位で第二頸椎に達していた。
b：術後左側頸動脈の3D-CTA画像である。頸動脈狭窄は改善した。

声帯麻痺が認められ，耳鼻科医師より反回神経麻痺と診断された。10日間ほど中心静脈栄養管理とし，嚥下状態を確認しながら少しずつ経口摂取量を増やしていった。CEA約1カ月後に自宅退院し，声帯麻痺は約6カ月後に改善した。

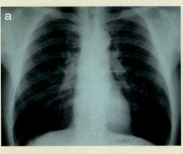 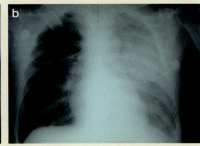 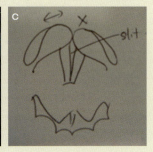

図2　CEA術前・術後
a：CEA前胸部写真。
b：CEA後2日目の胸部写真。肺炎をきたしている。
c：本症例の喉頭鏡所見で左側声帯麻痺が記載されているが咽頭所見は記載されていない。

本症例における問題点と対応策

問題点

　最も反省すべき点は，術後に嗄声が出現したにもかかわらず，嚥下機能をチェックせずに食事を開始したことであった。CEAでは脳神経障害が合併症の1つとして挙げられており，術後は嚥下機能を確認しつつ食事を再開するべきである[1]。嗄声は迷走－反回神経障害を疑う所見であるため，可能であれば喉頭鏡で神経麻痺の有無を確認し，言語聴覚士を中心としたチームによる観察下の経口摂取開始が望ましかった。本症例では経験しなかったが，長期間の適切な嚥下機能リハビリテーション後に誤嚥を繰り返す場合は喉頭挙上術などの機能改善手術も治療の選択肢に入る。

対応策

　さて，当時CEA後の嗄声は反回神経麻痺とされていた，本症例でも耳鼻科医の喉頭鏡所見は軽度の反回神経麻痺であった。しかし，誤嚥は咽頭の運動機能と感覚機能の低下によって誘発されるため，軽度の反回神経麻痺で誤嚥を合併することは少ないとされている。すなわち，本症例の誤嚥性肺炎は咽頭枝を含む迷走神経本幹の障害によると考えられた。筆者らはこの経験を生かすためCEA術後に拡大喉頭鏡を使用し咽頭と喉頭を正確に観察するよう努めた。

対策適応例

図3は左側CEA後嗄声を合併した別症例の拡大喉頭鏡写真である．左側の軽度声帯麻痺と咽頭にカーテンサインが認められ運動障害をきたしていることがわかる．これは反回神経のみではなく，迷走神経咽頭神経枝が障害を受けている所見で，この2つの神経が同時に障害されていたのであれば咽頭神経枝より中枢側の迷走神経本幹が障害されている可能性が高い（図4）[2]．すなわち，CEA術後嗄声の原因となる神経損傷部位は主に内頚動脈中枢側の迷走神経本幹であることが推測された．

さて，CEAにおける迷走神経障害の機序を明らかにしないと手技の改善策が立てられない．筆者らは声帯筋電図モニタリングと喉頭鏡を組み合わせて病態を解明してきた．その結果CEA後の迷走神経損傷には術中に起こる直接損傷と，手術終了後に起こる間接損傷の2つの機序があることがわかってきた[3,4]．直接損傷では内頚動脈中枢側の操作時に迷走神経が走行する結合組織を不用意に牽引して声帯筋電図が消失した症例があり，迷走神経損傷の回避には内頚動脈中枢側の剥離を丁寧に行うことが重要であると考えている．また，間接損傷は閉創後に生じた内頚動脈中枢側結合組織の浮腫や血腫が原因と推測されており，この血腫を防止するためには，①術前の抗血小板薬の確認（筆者らは原則抗血小板薬を継続するが，クロピドグレルを内服している場合は手術前に2，3日の休薬をする），②ヘパリン使用時にはACTモニタリングと拮抗薬であるプロタミンの適切な使用で完全な止血を心掛ける，ことが大事と考えている．

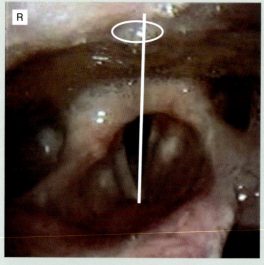 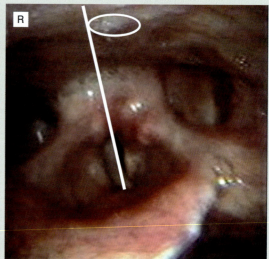

図3　CEA術後嗄声をきたした例
別の症例であるが，同様にCEA術後嗄声をきたした症例の拡大喉頭鏡所見である．白線は左右声帯の正中を示しており，軽度な左声帯麻痺を認めた．呼吸時と発声時で咽頭後壁の楕円で示した泡が声帯正中線と比較して左右方向に移動していることが確認できる，これは咽頭が左右対称に運動していないために生ずる現象（カーテンサイン）で，左側の咽頭挙筋が障害されている所見である．

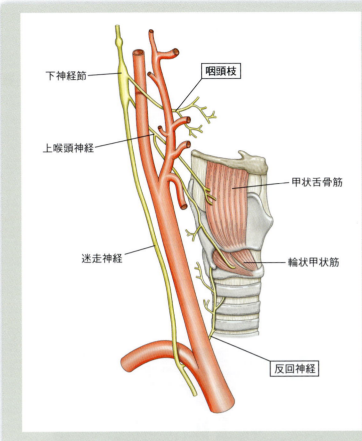

図4 迷走神経の走行

迷走神経咽頭枝は咽頭の運動機能を支配しており，反回神経は声帯の運動を支配している．咽頭枝と反回神経の障害が認められれば，別々に両神経が障害されたか，咽頭枝を分枝するより中枢側の迷走神経本幹が障害されたこととなる．CEA術野では通常迷走神経咽頭枝と反回神経は確認できず，離れた部位に走行している．また迷走神経は頸動脈鞘内で内頸–総頸動脈に並走し術野に近接しているため，迷走神経本幹の障害と考えられる．

編者からのKey sentence
CEAの合併症の原因は虚血や出血だけではない．

■ 文献

1) Fokkema M, de Borst GJ, Nolan BW, et al. Clinical relevance of cranial nerve injury following carotid endarterectomy. Eur J Vasc Endovasc Surg 2014; 47(1): 2-7.
2) Tamaki T, et al. Vagus nerve neuromonitoring during carotid endarterectomy. Perspect Vasc Surg Endovasc Ther 2012; 24(3): 137-40.
3) Tamaki T, et al. Vernet's syndrome after carotid endarterectomy. Perspect Vasc Surg Endovasc Ther 2013; 25: 65-8.
4) Tamaki T, et al. Observation of vocal fold and pharyngeal paralysis after carotid endarterectomy using a magnifying laryngoscope. World J Surg 2013; 37(4): 911-4.

III 脳血管障害の手術における合併症と対策

虚血手術：頭蓋内血管の手術

左内頚動脈閉塞症の1例

症例紹介

■術前判断と治療プラン

70歳代，男性。8年前に肺癌の手術を受けて根治していた。高血圧，心房細動の既往あり，近医で降圧剤およびアスピリン製剤（100mg/日）が処方されていた。某日，朝から会話の受け答えがおかしい，テレビのリモコンでテーブルを拭くなど，様子がおかしかったため当院を受診した。神経学的には運動性失語症を認めたほか，脳MRIでは左前頭葉および頭頂葉に新鮮な脳梗塞を認めたほか（図1），頚部〜脳

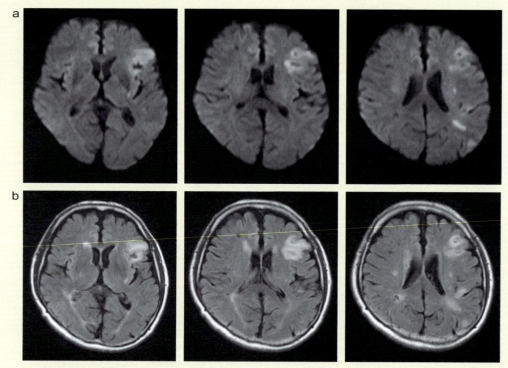

図1　入院時の脳MRI
a：拡散強調画像
b：FLAIR画像
左前頭葉および頭頂葉に新鮮な脳梗塞を認める。

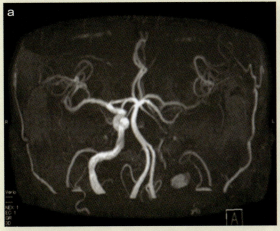 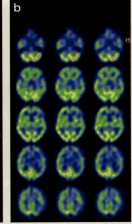 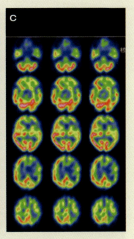

図2 入院時の脳MRAおよび脳SPECT
a：MRA．安静時．
b：SPECT．アセタゾラミド負荷時．

MRAにて左内頚動脈閉塞が認められた（図2）．入院のうえ，アルガトロバンなどによる保存的治療を実施した．

神経症状は7日後にはほぼ完全に消失したが，脳^{123}I-IMP SPECTでは，左内頚動脈領域で安静時脳血流量（cerebral blood flow；CBF）およびアセタゾラミドに対する脳血管反応性（cerebrovascular reactivity；CVR）が低下していた（図2）．血液生化学データや胸部X線，心電図には明らかな異常は認められなかった．

左内頚動脈領域に血行力学的脳虚血を認めること，脳梗塞の局在が境界域に存在していることから，本例では血行力学的脳虚血によって脳梗塞が発生したと考えられた．以前からアスピリン製剤を服用していたにもかかわらず今回の脳梗塞を発症したこと，JETの適応基準を満たしていること，肺癌は根治しており良好な生命予後が期待されること，全身状態が良好であることなどから，左浅側頭動脈-中大脳動脈吻合術（superficial temporal artery to middle cerebral artery [STA-MCA] anastomosis）を計画した．STA径は十分に大きい症例なので，STA前頭枝はM2前枝に，STA頭頂枝はM4（middle あるいは posterior temporal artery）に吻合することとした．術前，アスピリン製剤は休薬しないこと，全身麻酔前の絶食による脱水を回避するため前日から細胞外液製剤による補液を実施することを申し合わせた．本人・家族への説明も同様の内容で行なった．脳梗塞を含む合併症のリスクは5〜10％と説明した．

手術（図3）

発症から25日後，STA-MCA anastomosisを実施した．予定どおり前々日，前日に1,000mL/日ずつの補液などを実施して万全の準備を整えて手術に臨んだ．しかし，全身麻酔の導入直後に収縮期血圧が60mmHgまで低下し，補液の増加，カテコラミン製剤の静注などを試みたが，収縮期血圧がようやく100mmHgに回復するまで30分ほど要した．念のために十二誘導心電図を確認したが，異常は確認されなかった．予定よりも30分ほど遅れて手術を開始した．予定どおりSTA前頭枝をM2前枝に，STA頭頂枝をM4 posterior temporal arteryに吻合した．それぞれのMCA遮断時間は30分，15分であった．術中，昇圧

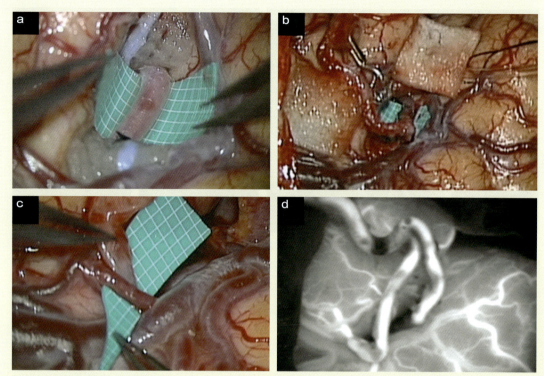

図3　術中写真
a：左M2前枝を吻合用に準備している。
b：左STA－M2 bypassを終えた。
c：左STA－M4 bypassを準備している
d：左STA－MCA double anastomosisを終えてICGにてバイパスの疎通を確認している。

剤を持続的あるいは間欠的に使用しているにもかかわらず，収縮期血圧は80〜100mmHgであった。手術終了後に経食道心エコーを実施したが，心室壁の運動は良好であった。

術後経過

術後，麻酔からの覚醒は良好であったが，高度の運動性および感覚性失語症が出現していた。術直後の脳CTでは異常なかったため脳MRI・MRAを実施した。拡散強調画像にて左側頭葉深部に新鮮な小梗塞を認めたが，FLAIRにおいても認められたため，手術当日に発生した病変かどうかは不確実であった（図4）。脳MRAでもバイパスグラフトの疎通は良好であった（図5）。エダラボンなどを用いて急性期脳梗塞に対する治療を実施した。翌日および1週間後の脳^{99m}Tc-HMPAO SPECTでは術前と比べて大きな変化はなく（図5），その後の脳MRIでも新たな病変は出現しなかったが，長期間にわたって失語症は持続し，転院によるリハビリテーションを余儀なくされた。現在まで脳梗塞の再発はなく経過している。

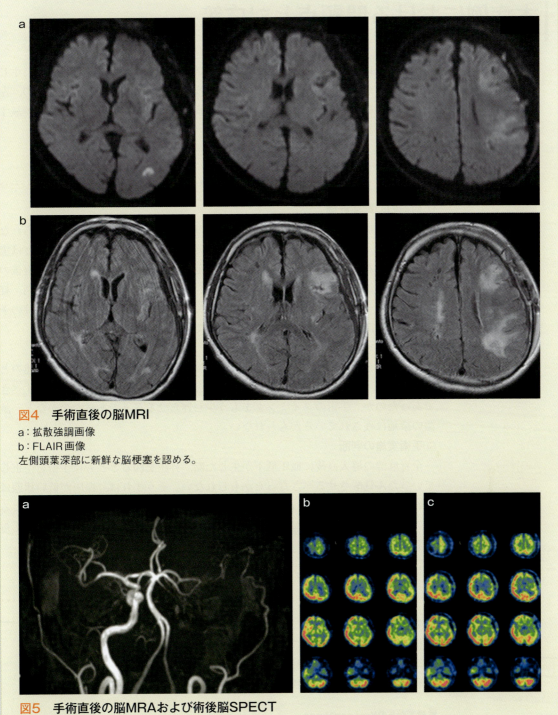

図4　手術直後の脳MRI
a：拡散強調画像
b：FLAIR画像
左側頭葉深部に新鮮な脳梗塞を認める。

図5　手術直後の脳MRAおよび術後脳SPECT
a：MRA。翌日。
b：SPECT。1週間後。

本症例における問題点と対応策

　本症例では，術前から持続する血行力学的脳虚血に加えて全麻酔導入後に生じた血圧低下が遷延したために，新たに大きな脳梗塞は出現しなかったものの，左前頭葉および側頭葉が術前以上に過大な虚血ストレスに曝されて，長期間持続する重度の失語症をきたしたと考えられる。

問題点

①術前の心機能評価
　本症例では胸部X線，心電図によるスクリーニング検査にて異常が認められなかったため，術前に心エコー，冠動脈3D-CTA，心筋シンチグラフィーなどは実施しなかった。より詳細な心機能評価を術前に実施しておけば，麻酔導入直後の血圧低下の遷延を予防できたかもしれない。しかし，術中の十二誘導心電図，経食道心エコーでも明らかな異常は検出されておらず，術前の精査がどれだけの予防効果を発揮できたかは今となっては定かではない。

②適応とタイミング
　本症例にSTA－MCA anastomosisを実施することに決定した根拠は上述のとおりであり，JETの適応基準をすべて満たしていたが，保存的治療を選択すべきであったのか，手術のタイミングをもう少し遅らせるべきであったのかなど，議論の余地は残されているかもしれない。

③手術実施の判断
　全身麻酔の導入直後に血圧低下が生じた際，昇圧を図るとともに手術を中止していったん覚醒させるべきだったかもしれない。そうすれば，血圧が低い状態はそれほど長くは続かなかった可能性が高く，神経症状の悪化が血圧の低下によるものであったのか，バイパス手術によるものであったのかを評価できたと考えられる。

対応策

　もし同じ症例が来たらどうするか？
①術前に詳細な心機能評価を実施する。
②ほかのエキスパートにセカンドオピニオンを求める。
③麻酔導入後に問題が生じた場合は手術を延期することを検討する。

編者からのKey sentence
手順どおりにいかないときは出なおす勇気も。

III 脳血管障害の手術における合併症と対策

虚血手術：頭蓋内血管の手術

急性期バイパス術のM&M

症例紹介

術前判断と治療プラン

60歳代前半，男性。既往歴に特記すべきものはない。1週間前から倦怠感，ふらつき感を自覚していた。突然の左上下肢麻痺出現し発症から10時間で当院へ搬送された。JCS：1，左上下肢片麻痺MMT3/5，構語障害を認めた。血液検査では凝固系すべて正常範囲。内頚動脈先端部の閉塞を認めたが脳梗塞巣は小さくMRIにて広範なdiffusion/perfusion mismatchを認めた（図1）。

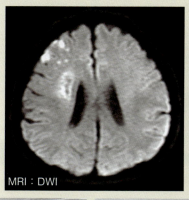
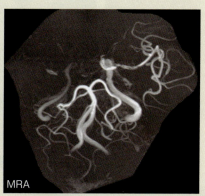
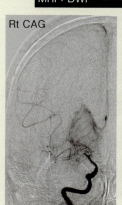
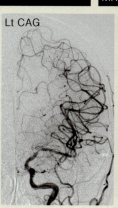
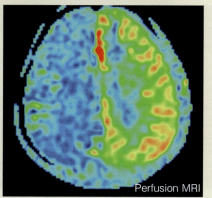

図1　発症時のMRI，MRA，perfusion MRI，DSA

手術

全身状態問題なく，発症から16時間でSTA－MCA bypass（double bypass）を施行し術中ICG video angiographyにてpatencyを確認した（図2）。術前からオザグレル／アスピリン開始，手術翌日からはシロスタゾールも開始した。

術後経過

翌日のMRIにてdouble bypassの両方とも閉塞しわずかに脳梗塞巣の拡大を認めた。このときは側頭筋部の圧迫による血流障害を疑い局所麻酔下に浅側頭動脈（superficial temporal artery；SCA）の骨窓入孔部まで減圧しドプラにて血流の再開を確認した。

発症14日目，MRIにてSTAの閉塞を認めSPECTにてPowers stage Ⅱ相当の領域が広く認められたため発症から2週間でOA－STA bypassを施行した（図3）。このときは後頭動脈（occipital artery；OA）の閉塞を予防する目的で走行部に沿って頭蓋骨にgutter（溝）を作製しOAの血流温存を図った。

発症18日目にはMRAにてOAバイパスの良好なpatencyを認めていたが，術後7日目（発症21日目）3D-CTAにてOAの閉塞と脳血流低下が認められた。アスピリンとシロスタゾール内服を1カ月継続し，その後，脳梗塞の拡大は認められなかった。発症1カ月後左半身麻痺MMT4/5，軽度構音障害の残存に対してリハビリテーション目的で転院となった。

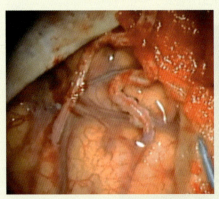
術中写真

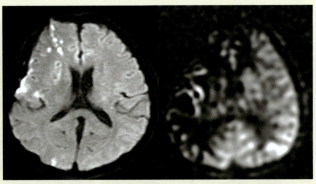
手術翌日（STA両側閉塞）

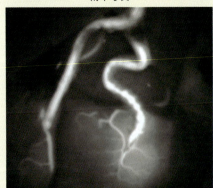

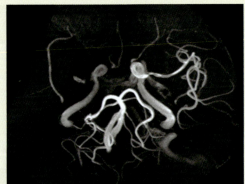

図2　発症16時間のバイパス手術の術中所見と翌日のMRA（バイパス閉塞）/MRI

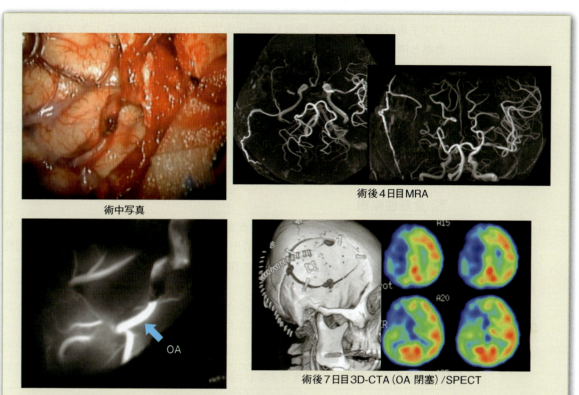

図3 発症14日目OA-MCA bypassの術中所見
この手術の4日目MRAにてバイパスの良好なpatencyがみられていたが，術後7日目の3D-CTにてOAの閉塞と脳血流の低下が認められた。

本症例における問題点と対応策

本症例については3本のバイパスすべての閉塞に対する原因は明らかにはならなかった。考察は以下のとおりである。

適応

急性期バイパスについて現時点ではいまだ議論のあるところである。しかしながら脳血流評価を行い，diffusion/perfusion mismatch（またはPowers stage Ⅱに相当）の領域がある程度認められればバイパスにて良好な結果も報告されている[1]。本症例では全身状態にも問題なく適応が誤りとはいえないと判断される。

バイパス手技について

本症例のバイパス術者は200例以上の経験があり，術中のICGによるpatencyが確認されており手技的に問題はないと考えている。筆者らは200例余りのバイ

パス手術の成績について検討しdonor血管のpreparation時のトラブルは術者の習熟と関連せず低いながらも一定の確率で発生することを報告している[2]。今回もdonor血管に問題があった可能性は否定できない。

初回手術については2本とも閉塞しているためSTA基部側頭筋の腫大による閉塞は可能性として考えられた。さらに2回目の手術時は十分注意を払ったにもかかわらずOAが数日後に閉塞していることから考察するとOA周辺の組織の遅発性腫脹によるものとすれば説明はつくと思われるが現時点証明することはできず，明確な予防方法も不明である。

全身性疾患

血栓易形成性のなんらかの全身性疾患の存在も考えられたが不明であった。発症時のDSAでは左のICA-topにも若干の狭窄がみられ全身性の血管病の可能性も考慮されたが3本の急性期バイパス閉塞の原因は説明できない。

急性期バイパスにはこういったことが起こりうるため，上記を含めて考えられる限りの十分な対策を講じて望むべきであろう。

> **編者からのKey sentence**
> 虚血急性期バイパス術はさまざまなpitfallがある。手術適応は慎重に。

■ 文献

1) Lee SB, Huh PW, Kim DS et al. Early superficial temporal artery to middle cerebral artery bypass in acute ischemic stroke. Clin Neurol Neurosurg 2013; 115: 1238-44.
2) 青木孝親, 宮城知也, 竹内靖治, ほか. 同一術者による浅側頭動脈—中大脳動脈（STA-MCAバイパス）の手術成績と手術手技上の問題点 脳卒中の外科 2012; 40: 159-63.

急性期開頭血栓除去の1例

虚血手術：頭蓋内血管の手術

症例紹介

■術前判断と治療プラン

80歳代，男性。前日21時頃に嘔気，左上下肢の脱力を自覚したが，そのまま就眠。翌朝起床時にも麻痺の改善がないため，救急車で近医に搬送後，当院へ転送となった。搬入時，GCS14（E3V5M6），左片麻痺2/5を認め，NIHSS20であった。MRI（DWI）では右島回，分水嶺領域に高信号が認められた（ASPECTS+W7）（図1a）。

既往歴は高血圧，糖尿病があり内服治療中。

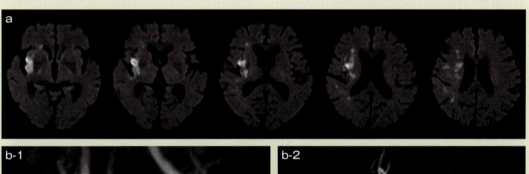
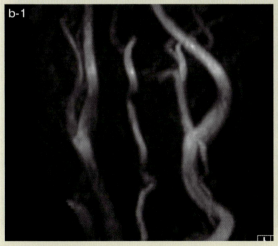
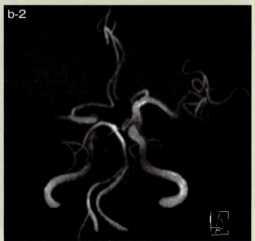

図1　術前画像①
a：MRI
b：MRA

入院時の心電図で心房細動を認めた。

MRAでは右中大脳動脈の遠位部の閉塞が認められた(図1b)。3D-CTAでも同様に右中大脳動脈の遠位部の閉塞が認められ，閉塞部抹消の側副血行による描出は乏しかった(図2a)。脳血流検査(^{99mTc}-HMPAO SPECT)では中大脳動脈領域に対側比70％の血流低下が認められた(図2b)。発症からの時間経過よりrt-PA静注療法は適応外であった。①強い運動麻痺を有しており，②MRI(DWI)では広範囲の高信号はいまだ出現しておらず，③脳血流検査での血流低下範囲が広範なため，急性期開頭血栓除去術の適応と判断して手術を行った。

手術

皮弁の中に浅側頭動脈の頭頂枝，前頭枝を含む皮膚切開とし，右前頭側頭開頭を行った。硬膜切開後，シルビウス裂を開放しM1-2を露出すると動脈硬化性変化が著明であり，黄色を呈していない部位から一部血栓の存在が疑われた(図3a)。M1近位部を一時遮断し，M1部で黄色を呈していない部位に動脈切開を加えて血栓の摘出を試みたが，back flowも弱く完全に摘出することが困難で，血管も内膜肥厚が著明であった(図3b)。切開部を9.0Nylonで縫合し，一時遮断を解除すると(図3c)，血管は容易に解離を生じた(図3d)。ICGでも閉塞部位の再開通は確認されず(図4a)，M1部での順行性の血流の再開は困難と判断した。この時点から皮弁内に温存していた浅側頭動脈頭頂枝，前頭枝を剝離し，superior trunk・inferior trunkのそれぞれの末梢となるM4にバイパスを作製(STA-M4 double bypass)した(図4b)。ICGでバイパスのpatencyが良好であることを確認して，手術を終了した。

術後経過

術後の麻痺の改善は認められず，術直後のMRAではバイパスのpatencyは認められているが，MRI(DWI)では高信号域の拡大が認められた(図5)。術後1カ月の時点でもJCS1，構音障害，左片麻痺(3/5)を認め，リハビリテーション継続のため転院となった(modified Rankin Scale＜mRS＞4)。

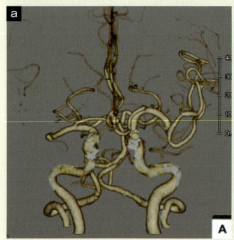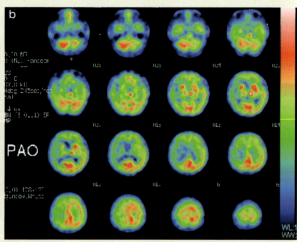

図2 術前画像②
a：3D-CTA
b：SPECT

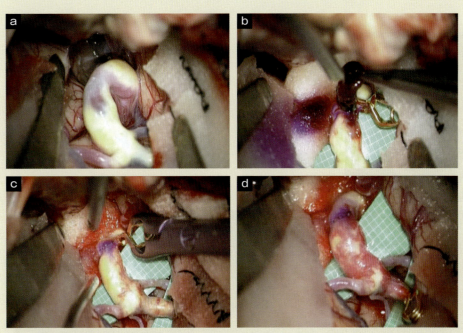

図3　術中写真①
a：露出したM1は動脈硬化が著明。
b：動脈硬化が少ない部分より血栓を除去。
c：切開部を縫合。
d：再開通させると解離が生じた。

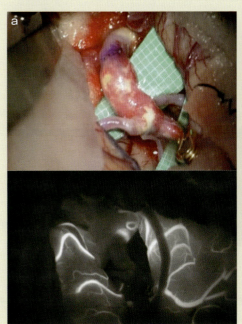
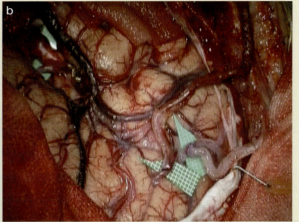

図4　術中写真②
a：ICGで確認すると再開通は得られていない。
b：STA－M4 double bypassを作製。

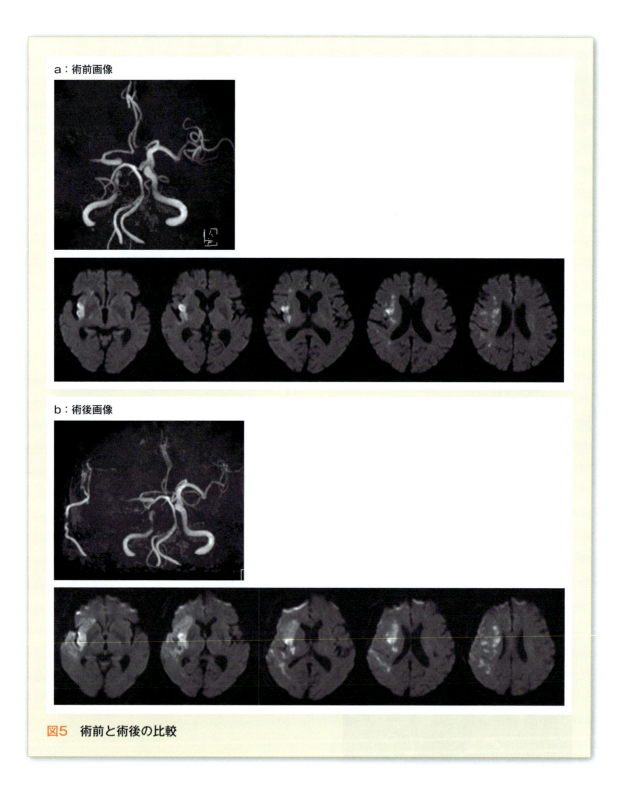

図5 術前と術後の比較

本症例における問題点と対応策

問題点

■ 病型診断と治療選択

　急性期脳梗塞では病型を診断し，病型にあった治療選択・薬剤選択を行うが，実際には急性期には病型診断が難しい症例も存在する。通常は心房細動を有していれば心原性塞栓症と診断して治療を行う。本症例も心原性塞栓による右中大脳動脈閉塞と考え，手術による塞栓除去術を選択した。しかし，実際の手術所見からは動脈硬化が著明であり，アテローム血栓性に閉塞したと考えても矛盾はない所見であった。また，筆者らの治療経験からは純粋な心原性塞栓症では閉塞血管の外観は暗赤色で，容易に血栓を摘出することができるが（図6），本症例では動脈硬化の強い血管に切開を加えても血栓の摘出も容易ではなく，動脈も容易に解離し再開通そのものが困難であった。血管の外観をみた時点で順行性の血流再開

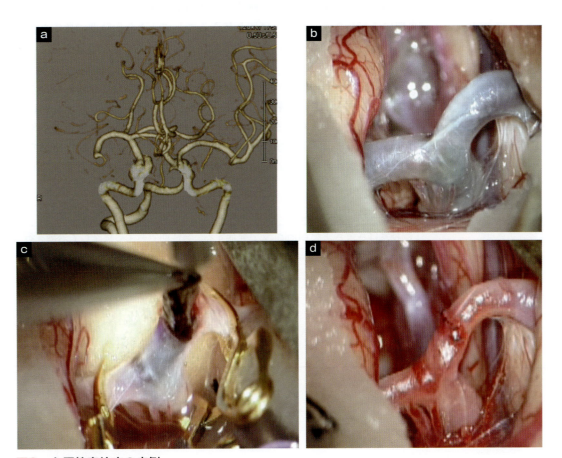

図6　心原性塞栓症の症例
a：M1閉塞を認める。
b：露出されたM1M2。血栓存在部位は暗赤色の外観を呈する。
c：M1M2を遮断し血栓を摘出。
d：血栓を全摘し，再開直後のM1M2。

は困難と考え，最初からバイパス術を行っていればより短時間での血流再開に成功しており，梗塞の拡大を防ぎ，ひいては麻痺の改善に結びついた可能性があった。

対応策

　急性期脳梗塞で病型診断を行う場合，心房細動を有していると心原性塞栓症と診断している。しかし，高齢者においては心房細動の有病率が増してくる一方で，もともと高血圧，糖尿病，脂質異常，などのアテローム血栓症を併発するリスクも同時に有していることが多い。従って，心房細動を有していたとしても必ずしも心原性塞栓とはいい切れない場合やアテローム血栓症が混在した病態もあると考えられる。画像所見からの鑑別は困難であり，注意が必要である。

　開頭血栓除去術そのものは一般的ではないが，開頭血栓除去術を行う際の注意点としては，動脈硬化性変化が著明な部位に動脈切開を加えても，解離などを生じその部位での閉塞の解除を解くことは困難な可能性が高いので，順行性の血流再開にこだわらずバイパスに切り替えることで，より短時間で確実な血行再建が得られる。いつでもバイパス術に切り替えることができる準備をして手術に望む必要がある。

　現状では，血管内治療でのステントデバイスを用いた血栓回収療法が，有効性のエビデンスも示され一般的である。当施設でも現状であれば本症例は血管内治療を施行したと考えられるが，無理に再開通を行うと穿孔や解離の危険性があると考えられる。血管内治療では実際に閉塞部位の状態をみることができないので，心原性塞栓と考えられても本症例のような症例があることを認識しておく必要がある。

> **編者からのKey sentence**
> 脳梗塞はさまざまなetiologyで発症する。急性期でもよく検証して治療を行うこと。

■文献

1) Hino A, et al. Direct Microsurgical Embolectomy for Acute Occlusion of the Internal Carotid Artery and Middle Cerebral Artery. World Neurosurg 2016; 88: 243-51.
2) Inoue T, et al. Surgical embolectomy for large vessel occlusion of anterior circulation. Br J Neurosurgery 2013; 27(6): 783-90.

III 脳血管障害の手術における合併症と対策

虚血手術：頭蓋内血管の手術
STA－MCA bypass術の合併症
Recipientの選択

症例紹介

■術前判断と治療プラン

70歳代，男性。妻と2人暮らしでADLは自立。前日21時に就寝。午前1時頃ベッドから転落した際に左上下肢の動きが悪く自分では起きられなかった。経過をみていたが午前4時には完全片麻痺となり，救急車で近医に搬送。MRIで脳梗塞が認められたため当院に転送となった。搬入時，GCS14（E3V5M6），左片麻痺1/5を認め，NIHSS19であった。MRI（DWI）では右被殻，分水嶺域に淡い高信号が認められた（ASPECTS+W8）（図1a）。既往歴は高血圧，糖尿病で内服治療中。入院

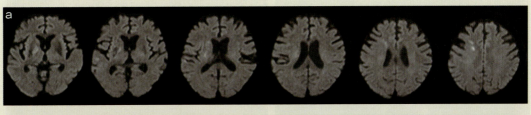

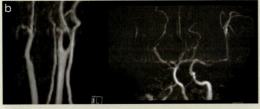

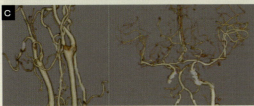

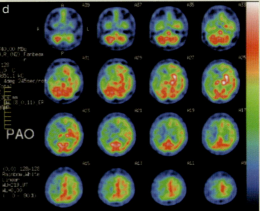

図1　術前画像①
a：MRI（DWI）
b：MRA
c：3D-CTA
d：99mTc-HMPAO SPECT

時心電図で心房細動は認めなかった。
　MRA，3D-CTAでlong segmentの右内頚動脈閉塞（頚部からC3部まで）が認められた（図1b）が，閉塞機序（塞栓性かアテローム血栓性か？）の断定はできなかった。前交通動脈を介する側副血行で右前大脳動脈，中大脳動脈は描出されているが，脳血流検査（99mTc-HMPAO SPECT）では右内頚動脈領域に対側比60％の血流低下が認められた（図1c）。発症からの時間経過よりrt-PA静注療法は適応外であった。①強い運動麻痺を有しており，②MRI（DWI）では広範囲の高信号はいまだ出現しておらず，③脳血流検査での血流低下範囲が広範なため，急性期血行再建術の適応があると考えた。Long segmentの内頚動脈閉塞症例で，かつ塞栓性とは断定できずむしろアテローム血栓性の可能性もあるため，血管内治療による血栓回収ではなく，急性期STA－MCA bypass術の適応と判断して手術を行った。

手術

　皮弁のなかに浅側頭動脈の頭頂枝，前頭枝を含む皮膚切開とし，皮弁を翻転したのちに裏向きで浅側頭動脈の頭頂枝，前頭枝を剥離。右前頭側頭開頭を行い，硬膜切開後，M4に浅側頭動脈頭頂枝を吻合し，ICGで良好な開存を確認した（図2a）。次に，シルビウス裂を開放し，M2に浅側頭動脈前頭枝を吻合した（図2b）。再度ICGでバイパスのpatencyを確認すると，最初に吻合したバイパスの血流と吻合部より末梢側のM4の描出が認められなかった（図2c）。吻合部を確認すると白色血栓が認められたため，M4，浅側頭動脈頭頂枝を再度一時遮断して，縫合糸の一部をはずし，

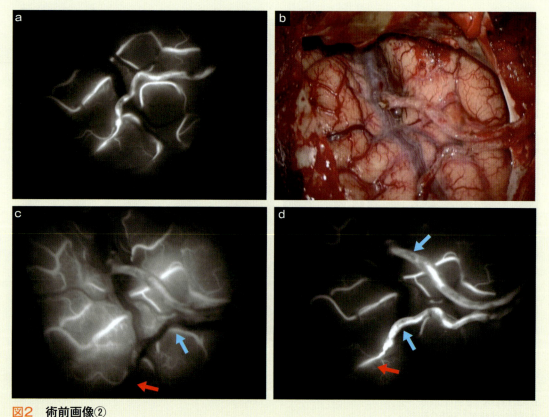

図2　術前画像②

血栓を除去して再縫合を行った。最終のICGでは2本のバイパスのpatency，最初に吻合したM4の末梢の血流が良好であることが確認され（図2d），手術を終了した。

術後経過

術後の意識レベルの悪化は認めなかったが，麻痺の改善も認められなかった。術直後のMRAではバイパスのpatencyは認められているが，MRI（DWI）では中心前回に新たな高信号が拡大していた（図3）。約1カ月経過したのちも強い左麻痺が残存し，リハビリテーション転院となった（modified Rankin Scale ＜mRS＞4）。

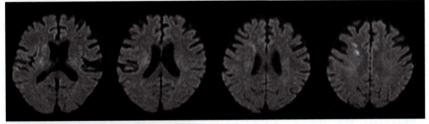

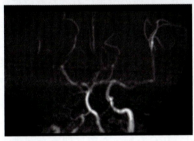

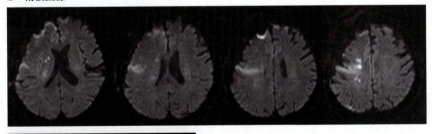

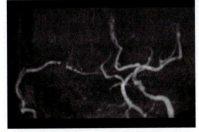

図3　術前・術後の比較

本症例における問題点と対応策

問題点

■ Recipient arteryの選択

　STA－MCA bypass術ではrecipient arteryの選択が重要である．閉塞部位がどこで，どの領域にバイパスの血流を灌流させたいかによって選択は変わってくるが，single bypassとするかdouble bypassにするかにも一定の見解はない．Recipient arteryとしてM4とM2を比較した場合，M2に吻合したほうがより多くのバイパス血流が得られると考えられるが，深部であるために再灌流までには時間がかかるし，一時遮断に伴う虚血合併症の危険性も高くなる．急性期の血行再建では再灌流までの時間が重要であり，通常筆者らは手術開始より可及的短時間でまずSTA－M4 bypassを完成させ（手術開始から1時間以内を目標），そのあとにSTA－M2 bypassをおく方針としている．

　M4でのrecipient arteryの選択基準としては，血管のサイズ，吻合のしやすい位置が重要となるが，複数の選択が可能であれば一時遮断による虚血合併症の影響が少ない部位がよい．本症例は右側であり，麻痺の改善に有効な部位に血流を流したいため，superior trunkの末梢側（前頭葉側）に吻合をおくことを考えた．時間短縮のこともあり，硬膜切開後に前頭葉側でぱっと目に入ったサイズがよく，吻合しやすい位置にあった血管をrecipientとして選択してしまった．結果として，この血管はcentral arteryであり，何事もなければ問題はなかったのであるが，吻合後に血栓ができたことにより，バイパス血流のみでなく吻合部から末梢側のM4の血流が止まってしまった．どの時点から血流が止まっていたのかは不明であるが，2本目のバイパスを完成させ，ICGを行った際に閉塞を認識するまでには約50分が経過していた．結果的にこの血流停止のために，術後にcentral arteryの領域の梗塞の拡大をきたしてしまい，麻痺の改善が得られなかった．最初の吻合部がほかの部位であったなら，麻痺はよくなっていた可能性が高いと考えている．

対応策

　基本的にrecipient arteryを選択する場合には，central a.などeloquentな領域を灌流する血管は避けることが望ましい．バイパスに伴う虚血合併症としては吻合時の一時遮断の影響のみならず，本症例のように吻合が問題なく終わったとしても，その後に予期せぬ影響で閉塞などが起こる可能性があるからである．状況によってはその部位しかrecipientとして選択できないという場合もあり，その際はより慎重に丁寧なバイパスを心がけるしかない．また，吻合前にrecipientとして選択した血管の中枢側を一時遮断した状態でICGを行うと，その血管の末梢の側副血行を判断することができる（図4）．図4aのように末梢側の逆行性の側副血行が確認できない場合には，可能であればrecipientをほかの部位に変更するほうが安全である．図4bのように末梢側の逆行性の血流が良好に確認でき

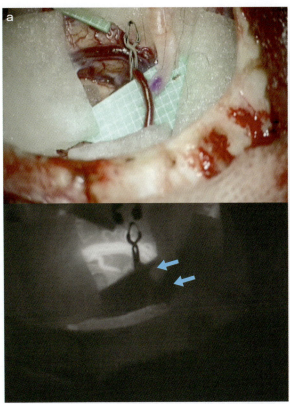
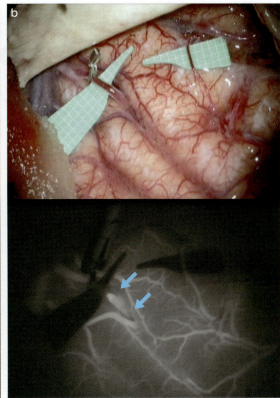

図4 ICGを利用したrecipient arteryの選択
a：Back flowが不良（➡）な例
b：Back flowが良好（➡）な例

る場合には，一時遮断の許容時間がより長い血管と考えられ，安全にバイパスが施行できる．バイパス術で重要な点はバイパスの長期の開存と虚血合併症の回避であり，recipient arteryの選択は重要なポイントのひとつとなるので，熟慮が必要である．

> **編者からのKey sentence**
> Recipientの選択は重要．

■ 文献

1) Pane-Tapia PG et al. Identification of the optimal cortical target point for extracranial-intracranial bypass surgery in patients with hemodynamic cerebrovascular insufficiency. J Neurosurgery 2008; 108(4): 655661.
2) Rodriquez HA et al. Flash fluorescence with indocyanin green videoangiography to identify the recipient artery for bypass with distal middle cerebral artery aneurysms: operative technique. Neurosurgery 2012; 70(2 Suppl Operative): 209-20.
3) 詠田眞治，ほか．浅側頭動脈中大脳動脈（STA-MCA）吻合術の適応と方法―特にSTA-M2吻合に注目して―．脳卒中の外科 1998; 26: 311-7.

Ⅲ 脳血管障害の手術における合併症と対策

虚血手術：頭蓋内血管の手術
STA−SCA bypassの灌流不全および術後の血圧降下による広範な小脳梗塞を生じた1例

症例紹介

■術前判断と治療プラン

　60歳代，男性。めまい，構語障害を主訴としていた。半年前からふらつくようなめまいがときどきあった。テレビをみていたところ回転性めまいが出現，立ちづらい印象があったが，10分くらいで軽快。右半身が動かしづらい印象があり，構語障害もあることから救急外来を受診。喫煙なし。飲酒はビール350mL／日。既往歴は高血圧症，結腸ポリープであった。

　身体所見としては受診時には構語障害を含め明らかな神経症状はなし。MRIにて両側小脳下面に拡散強調画像高信号を認めた。MRAで椎骨脳底動脈の描出なし。脳血管撮影検査では両側椎骨動脈閉塞。右総頸動脈造影で細い後交通動脈を介して脳底動脈近位部まで描出された（図1，2）。

　アテローム性動脈硬化による椎骨脳底動脈

図1　発症時DWI

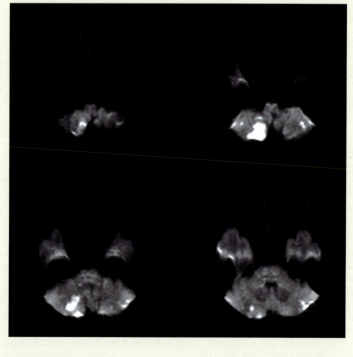

循環不全と末梢部分に当たる後下小脳動脈領域の脳梗塞の診断でアルガトロバンの持続静注を開始。DSA, SPECTなどの所見からSTA－SCA bypassを行うほうがよいと考えられたため, 発症2週間目にSTA－SCA吻合術を行った。

手術

側臥位, 腰椎ドレナージを留置して, 側頭開頭を行った。髄液を排液して側頭葉下面の静脈の処理を行ったが, 細かい静脈が複数入っており, 静脈の温存に難渋した。また, 小脳テントの切開を行わないほうが術野が浅くなるという報告もあったことから, 本症例ではテント切開を行わずに上小脳動脈(superior cerebellar artery ; SCA)を引き上げるかたちで吻合を行った(❶)。吻合終了後, 浅側頭動脈(superficial temporal artery ; STA)からの順行性の良好な血流を確認して硬膜を閉鎖した。閉創はSTA－MCAと, その閉頭の経験も複数回ある後期レジデントに任せ(❷), 執刀医は別の業務(外来)に移った。一応のルーチンとして, 皮膚縫合時もSTA近位部が最後になるようにし, 閉創直前までドプラ血流計による確認(❸)を行った。

術後経過

術後の覚醒が芳しくなかったため, 術直後に頭部CTを撮影したが(図3), その際に患側側頭葉下面に脳内血腫を認めた(❹)。これによる覚醒不良と考え, 血腫が増大しないように収縮期血圧を140mmHg以下にコントロールするよう指示した。また症候性てんかんを危惧し, フェノバルビタール500mgを点滴静注した。

その後はおおむねJCS20程度で経過したが, 翌日のCTにて両側小脳の広範な脳梗塞をきたしており(図4), 減圧開頭を行った。その後は気管切開, 水頭症に対するシャント手術などを行ったが, ADLはmodified Rankin Scale(mRS)4となった。

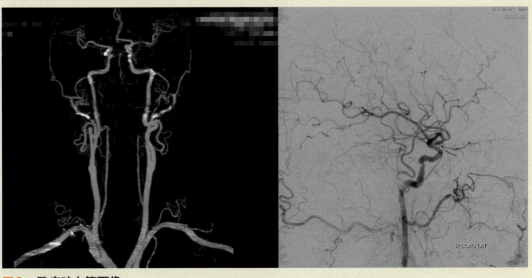

図2　発症時血管画像

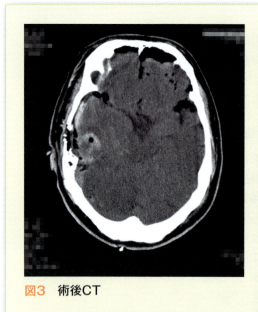

図3　術後CT

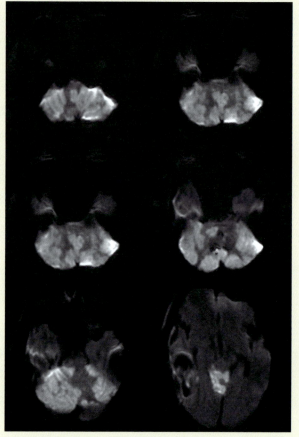

図4　術後MRI

本症例における問題点と対応策

問題点

① ❶STA-SCA吻合術では，多くの場合テント切開をおき，SCAにアクセスを行う。これにより側頭葉の圧排を少なくするという意味もあると考えられる。一方，多くの症例ではSCAが伸びており，テント切開をおかなくてもテント縁まで引き上げることが可能であり，こうすることにより，より浅い術野で吻合操作が可能という報告がある。

② ❷後に閉頭に当たった後期レジデントに確認すると，閉創までドプラ血流計でSTAの血流を確認したということであったが，その音を真似てもらうと，"ビュッ，ビュッ"という先詰まりの音であり，閉創時には十分な血流がなかっ

たと考えられた。

③吻合部で閉塞した可能性も考えられたが，ビデオによる検証でも特に吻合操作には問題がないことから，テント縁でSTAが屈曲したところに側頭葉が覆い被さって，少なくとも十分な血流が担保できていなかったものと考えられた。

④❷閉頭を任された医師は，ドプラ血流計で音がしていれば開存が得られていると考えていたか，もしくは先詰まりの場合の音がどのようなものか知らなかった。

⑤閉創時点で閉塞・先詰まりを疑っていれば，再度硬膜を開け，吻合部を確認する，閉塞の原因を精査することができたと考えられる。

⑥❹側頭葉底面の静脈の処理の不備，テント縁での吻合のため，側頭葉の圧排が必要になったことなどから，静脈性梗塞・脳内血腫を生じた。血腫の成因を考えると，ヘッドアップなど静脈灌流対策が重要と考えられたが，動脈性出血の可能性も考え，血圧のコントロールを収縮期130以下と厳しめにした。これにより小脳梗塞をきたしたと考えられる。

⑦側頭葉に血腫を生じていたため，意識障害の原因が「血腫によるもの」「症候性てんかんの可能性」を考えた。術者は，吻合操作自体は問題なかったという認識があったため，STAの閉塞（もしくは灌流障害）の可能性は考慮しなかった。

⑧結果的に，翌日のCTを撮影するまで小脳の灌流障害が悪化していることに気付かず，不幸な転帰をたどった。

■ 問題点の背景

①当該施設はSTA－SCA吻合術の経験が少なく，またsubtemporal approach自体もかなり限定して行っていた（STA－MCA吻合術は本症例の術者は200件程度の経験）。

②多くの成書でSTA－SCAの際は「滑車神経に留意しつつテントを切開し」となっている背景に関する配慮の不測。

③この症例に先立つ口演（technical report）で「テントを切開しないことにより術野を浅くすることができる」という情報に対する批判的吟味の不足。
　・術野を浅くすること自体は吻合を容易にする要素であり，その点を重視した。
　・一方で，テント縁周囲での吻合になったため，相対的に側頭葉の圧排が強くなった可能性が高く，術後の静脈性梗塞・脳内血腫の原因となった。
　・症例数の多い慣れている手術であれば，ある方法で得られるメリットと，トレードオフになる因子がある程度推察できると考えられる。

④上記のように経験数の少ない手術であるにもかかわらず，術者に術後の予定が入っており，閉創まで確認しなかった。

⑤閉創に当たった助手のドプラ血流計に関する知識不足。

対応策

・当該施設では，通常は術後のCT/MRIは撮影していないが，側頭葉の圧排が強かったという認識はあったため，単純CTのみ施行した。STAに関しては当

然流れているものという認識であったが，経験数の少ない手術であることを考えれば，MRAもしくはCTAによる評価が必要であったと考えられる。
・STAの閉塞が認められれば再開創・再吻合などの処置が選択肢になった可能性がある。少なくとも血圧コントロールに関して重要な情報が得られたと考えられる。

おわりに

複数の成書で共通してみられる方法・tipsとは違う方法が提案されている場合には，背景にある必要条件がないかをまず疑う。

経験症例数が少ない疾患に関しては，失敗した場合に起こりうる最悪の事態を想定し，そのような事態を防ぐための情報を得るための検査・方法に関して熟知する必要がある。

編者からのKey sentence
・術者は手術の最後まで責任をもって管理する。
・慣れない手術ではさまざまなpitfallを想定し多くの情報を集積する。

III 脳血管障害の手術における合併症と対策

虚血手術：頭蓋内血管の手術

脳梗塞超急性期血行再開通療法における合併症と対策

症例紹介

■術前判断と治療プラン

　60歳代，男性。仕事が終わり着替えている際に突然右麻痺，失語が出現した。急性期脳卒中が疑われたため，当院搬送となった。受診時，意識レベルJCS3，全失語と顔面を含む右上下肢の不全麻痺を認め，National Institutes of Health Stroke Scale（NIHSS）スコア9点であった。頭部MRI検査の拡散強調画像では，左島から側頭葉皮質に高信号域を認めた（図1a）。頭部MRA検査で左中大脳動脈皮質領域（M3）に途絶を認め（図1b），同領域はFluid-attenuated inversion recovery（FLAIR）でFLAIR vessel hyperintensity（FVH）を認めた（図1c）。DWI-Alberta Stroke Programme Early Computed Tomography Score（DWI-ASPECTS）は8点であった。発症62分で来院し左M3の途絶を認め，症状が重篤であり，recombinant tissue plasminogen activator（rt-PA）静注療法と血管内治療の併用療法を行う方針とした。rt-PA投与後，発症134分で血管内治療を開始した。

■血管内治療

　局所麻酔下で9Frシースを右大腿動脈に挿入し，ヘパリン4,000単位を静注した。9Fr OPTIMO（東海メディカル，愛知）を左内頚動脈に誘導し，左M3閉塞を確認した（図2a）。Penumbra 5MAX ACE（Penumbra, Alameda, CA, USA）をintermediate catheterとして用い，TrevoPro14（Stryker, Kalamazoo, MI, USA）をCHIKAI14（朝日インテック，愛知）を用いてlesion crossできた。Trevo XP3を閉塞部位で展開し（図2b），Penumbra 5MAX ACEから吸引しながら血栓除去し，thrombolysis in cerebral infarction（TICI）3の再開通を得られた（図2c）。

　最後の撮影で内頚動脈に造影剤のうっ滞を認めたため，左総頚動脈まで9Fr Optimoを移動し撮影したところ，左総頚動脈－内頚動脈で動脈解離を認めた（図2d）。すぐにCHIKAI14を真腔を通るように左中大脳動脈まで誘導し，動脈解離の十分遠位から総頚動脈起始部までステント5本を展開し，再開通を得られた（図2e）。

■術後経過

　経過良好であり，第3病日には軽度の失語が残存するのみまで，第7病日には後遺症がないレベルまで改善した。第10病日にADL自立で自宅退院となった。術後超音波検査，CT検査（図3a）と血管撮影（図3b）でステントの開存を確認した。

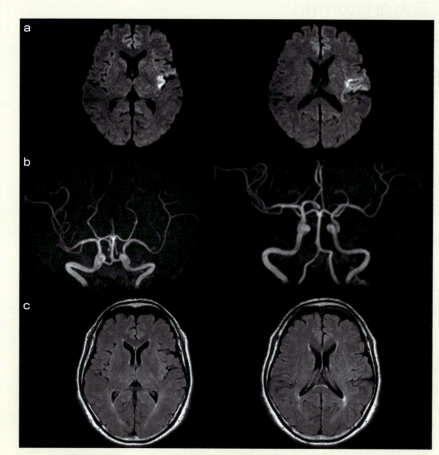

図1 術前画像診断
a：左島皮質から側頭葉皮質にかけて，MRIの拡散強調画像で高信号域を認めた。
b：頭部MRA検査で左中大脳動脈 皮質領域(M3)に途絶を認めた。
c：Fluid-attenuated inversion recovery (FLAIR) では，左M3領域に一致してFLAIR vessel hyperintensity (FVH) を認めた。

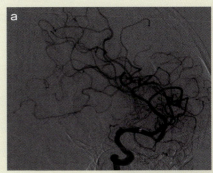
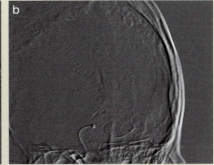
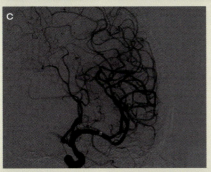
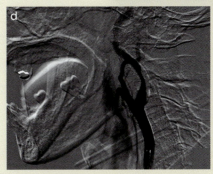
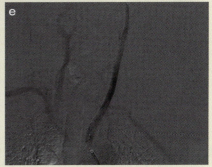

図2　血管撮影
a：血管撮影では，左内頸動脈撮影でMRAと同様に左M3閉塞を確認した．
b：Trevo XP3を閉塞部に展開した．
c：Trevo XP3を用いて1PASSでThrombolysis in Cerebral Infarction（TICI）3の再開通を得られた．
d：再開通後の左総頸動脈撮影で，左総頸動脈－内頸動脈で動脈解離を認めた．
e：動脈解離の十分遠位から総頸動脈起始部まで，ステント5本を展開し，再開通を得られた．

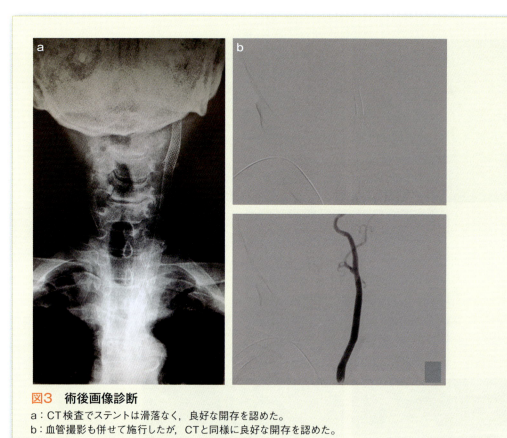

図3 術後画像診断
a：CT検査でステントは滑落なく，良好な開存を認めた。
b：血管撮影も併せて施行したが，CTと同様に良好な開存を認めた。

本症例における問題点と対応策

問題点

　本症例はスムーズに治療が行われたが，血流再開通後に左内頚動脈の動脈解離を生じ，ステント留置術を行った1例である。血管内超音波（intravascular ultrasound；IVUS）で確認したところ，内頚動脈起始部を起点に左総頚動脈まで動脈解離が及んでいた。本症例は患者の不穏が強く，ジアゼパム静注を適宜用いながら治療を行ったが，有効な鎮静が図れず，検査台から落ちそうになるほどの体動であった。また当院ではガイディングの安定性を向上させ，Penumbraの誘導を安易にするため，Optimoのバルーンを適宜inflateして治療を行っている。推測の域を出ないが，内頚動脈起始部で用いていたバルーンが体動のためにずれ，それが動脈解離につながったと考えている。ガイディング誘導時の動脈解離も考えたが，撮影を見直しても，ガイディング誘導直後には解離を認めなかったため，否定的である。
　今後同様の事例を起こさないためにも，適切な鎮静が重要と考える。具体的に

は，ジアゼパム静注で効果が得られない症例ではプロポフォール，塩酸デクスメデトミジン，ミダゾラムなどの他剤を用いることで有効な鎮静を図り，合併症軽減に努めることが大切である。

対応策

　動脈解離と診断した時点で不必要な撮影は行わず，解離の遠位からステント留置することをまず考慮すべきである。真腔にガイドワイヤーを誘導することが重要であるが，確実に真腔をとらえるため，本症例ではあえて明らかに真腔側から分岐していた外頚動脈にガイドワイヤーを誘導し，抵抗がないことを確認してから解離部位をlesion crossした。そのあとでカテーテル先端の自由度が高いことを確認し，少量の造影剤で撮影し真腔を確認した。rt-PA静注療法後であり，撮影のたびに解離腔の拡大を認めた。十分遠位からステントを1本留置し，遠位への拡大を予防した。その際，ステント遠位に塞栓症を合併する可能性を考えカテーテル誘導が安易であるclosed cellのステントを選択した。その後，ステントをどの範囲で留置するか決定するためにIVUSで解離腔を把握した。

　IVUSにより，解離はステント留置近位にまで及んでいることがわかった。IVUSを用いる際ガイディングをより近位に誘導しないと確認できないため，大動脈弓分岐部まで観察することは困難である。IVUSを軸にガイディングを遠位に誘導することは可能であった。そこでガイディングを下げてIVUSで確認し，ガイディングを元の高さに戻すことで近位側まで観察した。動脈解離の入口部が確認できなかったため，大動脈分岐部まで解離が及んでいることを想定しステントをわずかに弓部まで出すように留置することがポイントと考え，最後のステントは展開時に短縮しないopen cellのステントを選択した。留置位置は正面透視だけでなく，大動脈弓部の傾きに合わせ多方面から確認した。

　今後同様の症例があった際も，慎重な真腔確保とIVUSを用いた解離範囲の把握が，適切な処置を行うために重要であると考える。

編者からのKey sentence
血管内治療中も注意を頭蓋内血管のみでなく頚動脈を含む頭蓋動脈全般に向ける。

III 脳血管障害の手術における合併症と対策

虚血手術：頭蓋内血管の手術

脳血管内治療後の後腹膜血腫

症例紹介

臨床経過・手術

80歳代，男性。約2週間ほど持続する頭痛の精査を目的に来院し，頭部CTにてくも膜下出血（subarachnoid hemorrhage；SAH）と診断され入院となった。脳血管撮影を行うと5mmほどの前交通動脈瘤が確認され，入院翌日に全身麻酔下，大腿動脈経由で，脳動脈瘤血管内コイリングを施行。血管内治療ではファーストコイル挿入後，ヘパリン5,000単位が投与され，血管内治療手技終了後翌日24時間にヘパリン1万単位が投与された。術後麻酔覚醒の遅延が疑われたが，高齢であることから経過観察となった。翌日のCTで血管内コイリングの影響による左側前大脳動脈領域の脳梗塞が判明した。この過程で意識障害以外の神経所見やvital signには有意な変化は確認されていない。意識障害のため，右不全麻痺が見逃された可能性がある。

術後経過

術後，25時間ほど経過して血圧が低下傾向になり，理学所見にて貧血が疑われた。胸腹部X線像から主治医が後腹膜血腫を疑い，患者の腹部観察で腹部膨満を確認。腹部骨盤腔内CTにて右後腹膜腔に著名な血腫（図1，2）が指摘された。左大腿動脈経由で腹部血管撮影を施行したものの，extravasationを認めず出血部位は確認されなかった。輸血を含め

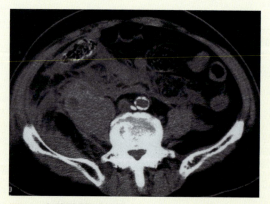

図1　右後腹膜腔血腫
骨盤腔内に血腫を認める。

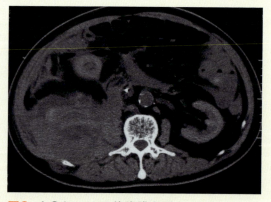

図2　L2 level の後腹膜血腫

出血性ショックに対して集中治療を行うものの，全身状態の改善はみられなかった。出血による血圧低下に加え，後腹膜血腫による腎動脈静脈の血流不全による急性腎不全をきたした。このため開腹による止血と血腫除去を行い，全身状態の改善を試みたものの，血管内治療から5日目に多臓器不全で失った。

本症例における問題点と対応策

問題点

本症例では後腹膜血腫発生の原因とその発見遅延の原因を次のように考察した。
①後腹膜血腫[3-6]では高率に下腹部痛，側腹部痛，腰痛，もしくは下肢痛が出現することが知られているが，本症例では意識障害により患者が腹痛を訴えることができなかったため検出が遅れた可能性がある。
②脳神経外科単科病棟での管理で腹部所見に対する医師，看護士の関心が低かった。
③血管内治療後であり，抗血栓療法が厳格に行われた[1, 2, 5-7]。
④術後CTで血管内治療後の脳梗塞が検出されたため，hyperdynamic therapyが施行され，出血を助長する原因となった。
⑤本例では鼡径部大腿動脈穿刺部位は明瞭に鼡径靱帯より尾側であることが確認されている[7]が，穿刺は斜めに行われており，腹腔内に達していた可能性がある。
⑥シース挿入時にガイドワイヤーの先端の位置をみながら行うことは励行されていなかった。

対応策

①鼡径部穿刺の重篤な合併症としての後腹膜血腫の存在を認識する[3, 5-7]。
②穿刺部は，針の長さ，角度を考慮して，腹腔内に達しない部位を選択する[7]。鼡径靱帯より3cm（2横指）ほど尾側で，大腿骨頭の下1/2程度の位置をメルクマールとする。
③抗血栓薬を術前術後に使用する場合，可能であれば，後壁まで貫通させずに前壁穿刺のみでシースを挿入する。
④シースの挿入のための，ガイドワイヤー挿入時から透視下にその先端が腸骨動脈，腎動脈などを含めた分枝の細い血管に挿入されていないかを確認しながら行う。
⑤血管撮影後，腰痛，下肢痛，側腹部痛が出現した場合には，安静，圧迫によるものでなく，後腹膜血腫の可能性を考え，腹部CTを躊躇せず行う[3, 5-7]。
⑥意識障害，失語により，患者自身が疼痛を訴えられない場合，血管撮影後の腹

III 脳血管内治療後の後腹膜血腫

部所見（腹部膨満），ヘマトクリット値（Hct），血圧，に十分留意し[6]，後腹膜血腫を疑った場合，腹部CTを躊躇せず行う。

■ 考察

　血管内治療にかかわらず血管撮影の大腿動脈経由穿刺，鼠径部穿刺での中心静脈確保の合併症としての後腹膜血腫に関する報告はまれではない[1-7]。むしろ血管撮影，中心静脈穿刺を含めた大腿動脈経由穿刺を施行する医師にとって認識すべき基本的合併症の1つである。大腿動脈穿刺では0.15〜0.7％程度[1,3-5,7]に認められるとされている。さらには抗血栓療法が行われた場合はその頻度は上昇し3％程度に出現するとも報告されており[3-5,7]，そのmortalityは4％とも報告[7]され，まれながら重篤な合併症である。さらには，認識されない軽微な腹腔内出血を含めればさらに高頻度に生じている合併症であると認識されるべきであろう。しかし，それが重症化することを経験することはまれである[3,7]。

　文献的には鼠径部大腿動脈穿刺後の後腹膜血腫のリスクとしては，鼠径靭帯より高位（腹腔側）での穿刺，抗血栓療法，女性，60歳以上の高齢者，カテーテルの太さなどが指摘[3-5,7]されている。このうち，高位での穿刺が後腹膜血腫の原因となることは容易に予想されるが，シース挿入時や，ガイドワイヤーの操作により深腸骨回旋動脈や，深大腿動脈に迷入し，後腹膜血腫の原因となることが知られている[3,7]。一方で，いたずらに遠位での穿刺を行うと，深大腿動脈，浅大腿動脈の穿刺となりシースの挿入，止血困難の原因ともなりうる。

　さて，臨床的に後腹膜血腫を早期に検出できる兆候として，下腹部，側腹部，腰部，鼠径部の疼痛，さらには大腿神経圧迫による下肢痛が挙げられている[3-5,7]。これらの症候は早期に出現し，また，明瞭に検出可能であるからである。重要なのは，これらの後腹膜血腫の兆候と同じ疼痛は，鼠径部穿刺後の圧迫止血，安静でもみられることである。血管内治療，血管撮影では穿刺部の止血のため，術後安静，圧迫止血が行われ，これが腰部痛の原因となるためその鑑別が必要となる。このようなことから，大腿穿刺後の腰部から下腹部，下肢の痛みを十把一絡げに安静によるものと考えず，後腹膜血腫の可能性を疑うことが最も診断への近道となる。

　一方，脳動脈瘤破裂によるくも膜下出血や，急性期血行再建術を含めた脳卒中の急性期血管内治療の対象とする症例では，意識障害，失語を併発し，痛みを訴えられない患者も多く，さらには抗血小板療法，抗凝固療法が術後継続されることがむしろ一般的である。すなわち，急性期脳卒中に対する脳血管内治療は，後腹膜血腫の出現と，さらにはその見逃しのhigh risk群と考えた穿刺時からの対応と術後管理が求められる。さらには，血管内治療後の虚血性合併症の予防に用いられる抗血小板療法にはその効果に個人差があり，そのモニタリングも容易ではない。

　さて，どのような場合に後腹膜出血を疑う必要があるか，早期検出のための留意点を下記に列挙した[1-7]。

①術翌日にHctの低下，もしくは理学所見から貧血の確認。
②血圧低下，頻脈などの初期出血性ショックの検出。

③腹部膨満を含めた腹部所見の確認(ただし腹部膨満は相当な血腫量を意味する)。
④持続する下腹部痛,側腹部痛,腰痛,下肢痛。
⑤疑いがあれば,躊躇なく腹部骨盤腔内CTを撮影する。
⑥鼠径部での穿刺が高位(鼠径靱帯より心臓側)で行われていないかの確認。

CTにより後腹膜血腫が確認された場合の対応としては次のようなものが挙げられる[1-7]。
①造影CTによるextravasationの検出による出血持続の有無の検索。
②抗血栓療法を最低限に減ずる。
③Hct,Hb値の確認と輸血。
④下肢痛,下肢麻痺が出現した場合は緊急で血腫摘出手術を考慮する。

> **編者からのKey sentence**
> 脳神経外科の治療においても全身チェックを怠らない。

■文献

1) Arias EJ, et al. Timing and nature of in-house postoperative events following uncomplicated elective endovascular aneurysm treatment. J Neurosurg 2014; 121: 1063-70.
2) Bejjani GK, et al. The efficacy and safety of angioplasty for cerebral vasospasm after subarachnoid hemorrhage. Neurosurgery 1998; 42: 979-86.
3) Sreeram S, et al: Retroperitoneal hematoma following femoral arterial catheterization: a serious and often fatal complication. Am Surg 1993; 59: 94-8.
4) Farouque HM, et al. Risk factors for the development of retroperitoneal hematoma after percutaneous coronary intervention in the era of glycoprotein Ⅱb/Ⅲa inhibitors and vascular closure devices. J Am Coll Cardiol 2005; 45: 363-8.
5) Kent KC, et al. Retroperitoneal hematoma after cardiac catheterization: prevalence, risk factors, and optimal management. J Vasc Surg 1994; 20: 905-10.
6) Murai Y, et al. Retroperitoneal hematoma as a serious complication of endovascular aneurysmal coiling. J Korean Neurosurg Soc 2010; 48: 88-90.
7) Tremmel JA, Most accurate definition of a high femoral artery puncture: aiming to better predict retroperitoneal hematoma in percutaneous coronary intervention. Catheter Cardiovasc Interv 2012; 80: 37-42.

III 脳血管障害の手術における合併症と対策

虚血性脳血管障害の手術におけるM&Mと対策，総括

森田明夫　日本医科大学大学院脳神経外科学

本セクションでは下記のような項目がテーマとなっている。
1. 頸部動脈手術
2. 頭蓋内血管血行再建，血管内治療
   ・適応とタイミング
   ・手技

頸部動脈手術の合併症と対策

　頸部血管の代表的手術である頸動脈内膜剝離術(carotid endarterectomy；CEA)は症候性，無症候性の高度頸動脈狭窄に対して有効性のエビデンスも確定され[1]，比較的低い合併症で治療がなされることが可能になった手技である．しかし大血管の手術であり，一度事故をきたすと生命にかかわる合併症をきたしうる．また手技にはさまざまな手順上の注意を要する．また血管周辺の神経損傷は嚥下障害や舌の運動障害など日常生活に直接かかわる問題を発生しうる．

　近年血管内ステント留置術の長期成績も再評価され，CEAと頸動脈ステント留置術(carotid artery stenting；CAS)の差は少なくなりつつある[2]．しっかりとした手技で安全な治療を心がける必要がある．

　以下に注意点をまとめる．
①剝離レイヤーに注意
②動脈をなるべく浅くするような手技を励行
③動脈をmanipulateしない
④神経損傷に注意，特に内頸動脈後面の剝離に注意
⑤遮断からシャント留置，剝離，縫合，血流再会までの操作の手順をチームで共有する
⑥縫合糸を硬性器具で把持しない
⑦ICGでの確認などを励行，特に外頸動脈の解離に注意
⑧術後の心-肺合併症に注意する

　頸部血管でいったん合併症が発生したら，神経学的な側面以外に，心・循環器，耳鼻咽喉科，嚥下リハビリテーションなど多診療域，多職種の協力を必要とする．

また縫合のleakなどの頚部出血などは，合併症発生からきわめて迅速な対応を必要とするので，ICUでの創部開放など，臨機応変な対応を必要とする。

頭蓋内血行再建の合併症と対策

　STA-MCAを含め頭蓋内血管の閉塞や狭窄による虚血に対するバイパス手術は，多くのstudyにてその意義が否定され[3]，JET studyのみが，ごくわずかに手術の有効性を示している手術手技である。しかし頭蓋内血管の再建は特にhemodynamicな血流低下に対して唯一の手技であり，適応とタイミングを慎重に行えば，画期的な効果を示すことがある。わが国ではまだ多くの本手術が施行されており，今後も技術を高く保つことが重要である。多くの成書にさまざまなコツが記載されているので，参照して欲しい[4]。

　一方，脳塞栓症に対する血管内治療は近年の多くのstudyにてその有用性が証明されている[5]。適応とタイミングを守って進めることが重要である。また開頭法による塞栓摘出もごく限られた環境と適応においてその有用性が示されている[6]。

症例紹介（図1）

■術前判断と治療プラン

　70歳代，男性。生来健康である。無症候性の高度右内頚動脈狭窄が発見され来院した。CEAおよびCASの説明，紹介をしたところ，CEAを希望された。当院では全例内シャント留置としている。術前の撮影では側副血行が発達しているため，シャントなしでも治療は可能であった。

■手術

　頚動脈を露出し，クランプ後総頚動脈から内頚動脈を切開すると，石灰化が強く固いが一部ぼろぼろとした血栓が露出された。古井式3wayシャントを挿入したが，内頚動脈側はきわめて内径が細く，最小のサイズを用いてやっと挿入できる程度であった。バルーンを膨らませると内頚動脈側からはbackflowがなく，deflationするとbackflowが認められるようになった。逆行性血流がなくbackflowの認められる最小の0.2mL程度のairでバルーンの膨らませ手技を遂行した。

■術後経過

　術後特に神経症状なく経過したが，術後MRIで右内頚動脈の解離が認められ，血管内手技にて真腔にステント2本を留置した。術後特に合併症なく，modified Rankin Scale（mRS）0でCEA後15日で退院した。

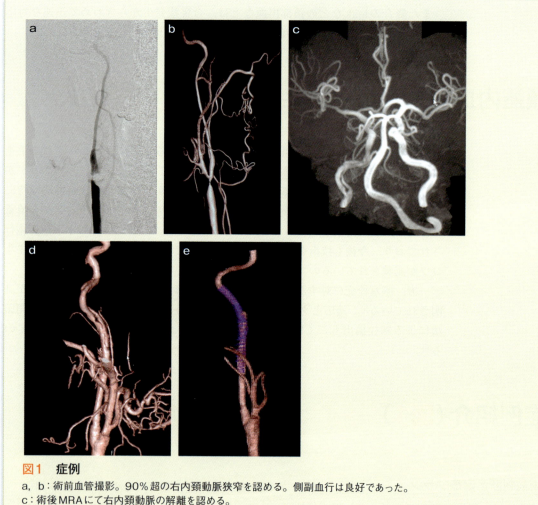

図1 症例
a, b：術前血管撮影。90%超の右内頸動脈狭窄を認める。側副血行は良好であった。
c：術後MRAにて右内頸動脈の解離を認める。
d：血管撮影でも分岐部より4cm以上上方から解離腔を認める。
e：Wallstentを2本留置し内腔を保った。

本症例における問題点と対応策

問題点

本症例は無症候性であるが、90%以上の狭窄であり、手術適応ありと判断された。CEAとCASの選択に関しては双方のメリット、デメリットを説明し患者によりCEAが選択された。分岐部より4cm以上上方から解離がはじまっており、内膜剥離の断端からの解離ではなくシャントのバルーンの部位または急激な血流増加による解離と考えられた。

手技上のルーチンとして、シャントをおいたが、内頸動脈が細くシャント留置

には慎重であるべきであった。また古井式のバルーンはときに偏位性に膨らむことがあり，バルーン拡張後backflowが認められなかったのはそのためではないかと推測される。

対応策

　本症例で確認していたかを失念しているが，機器はしっかりと外で膨らませるシミュレーションをして，均等に膨らむことを確認してから挿入するなどのチェックが必須と考えられる。またルーチンのみにはとらわれず症例に応じた臨機応変な対応が必要であると認識した症例である。

　虚血の手術の安全域は狭い。適応，手技，機器の使用，術中・術後管理をしてフォローアップに及ぶまで厳密な注意を必要とすることを十分認識しなければならない。

まとめ

　いずれの手技も本来の脳虚血疾患の元となる脳および患者の血管系全般はきわめて脆弱であることを認識し，まず「適応を誤らないこと」および「全身のケアを怠らないこと」が重要である。また手術だけに頼らず血管内の利点を活かすこと，また一方で血管内ばかりに固執せず，手術というオプションがあることをしっかり認識して，その技術を失わないようにトレーニングシステムを維持してゆくことが必要である。

文献

1) Beneficial effect of carotid endarterectomy in symptomatic patients with high-grade carotid stenosis. N Engl J Med 1991; 325: 445-53.
2) Brott TG, et al. Long-term results of stenting versus endarterectomy for carotid-artery stenosis. N Engl J Med 2016; 374: 1021-31.
3) Powers WJ, et al. Extracranial-intracranial bypass surgery for stroke prevention in hemodynamic cerebral ischemia: The carotid occlusion surgery study randomized trial. JAMA 2011; 306: 1983-92.
4) Morita A. バイパス術のすべて　次世代への技術の伝承. 新NS NOW. メジカルビュー社, 2015.
5) Berkhemer OA, et al. A randomized trial of intraarterial treatment for acute ischemic stroke. N Engl J Med 2015; 372: 11-20.
6) Inoue T, et al. Surgical embolectomy for internal carotid artery terminus occlusion. Neurosurg Rev. 2015; 38: 661-9.

第 IV 章

脳腫瘍の手術における合併症と対策

IV 脳腫瘍の手術における合併症と対策

グリオーマの手術

脳出血とグリオーマの症例

症例紹介

術前判断と治療プラン

70歳代，男性．職場で倒れているところを同僚に発見され救急搬送された．搬送時，sBP180/97mmHg，HR 78回/min SpO$_2$ 99%（10LFM），意識レベルJCS100，瞳孔不動なし，左片麻痺MMT1/5，頭部CTでは血腫量65mLほどの右被殻出血を認めた（図1）．少量のくも膜下出血を認め3D-CTAを施行したが，明らかな血管異常は認めず高血圧性脳内出血と診断した．Mid line shiftを認め意識障害が強く，入院同日，緊急開頭血腫除去術を行った．

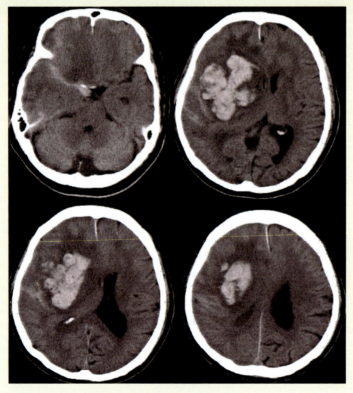

図1　術前の頭部CT
くも膜下出血を伴う右被殻出血，血腫周囲のedemaを認める．

手術

　全身麻酔下で右前頭側頭開頭を行い，distal Sylvian fissureを開放，trans insularで血腫除去を行った。血腫は通常通りの急性期血腫の所見であったが，摘出した血腫壁からの止血が若干困難な印象があった。顕微鏡下で血腫除去を型のごとく行い，手術終了した。

術後経過

　術後出血などの合併症も認めず経過良好であったがフォローアップのCTでは脳浮腫が継続していた（図2）。Plane MRIを施行したがこの時点で異常所見を認識できていなかった（図3）。意識障害も改善し経口摂取可能，車いすのADLとなり術後1カ月でリハビリテーション病院に転院した。

　術後2カ月，リハビリテーション病院入院中に全身強直間代性痙攣をきたし再度当院に救急搬送された。抗てんかん薬の投与でけいれん発作は頓挫し意識障害も改善したが依然脳腫脹を認め，造影CTを施行するとリング状増強効果を認めるmass lesionを認めた（図4）。初回手術から3カ月の時点で開頭腫瘍摘出術施行，glioblastomaの診断で術後化学療法，放射線治療を施行したが症状の進行を認め，療養型病院へ転院となった。

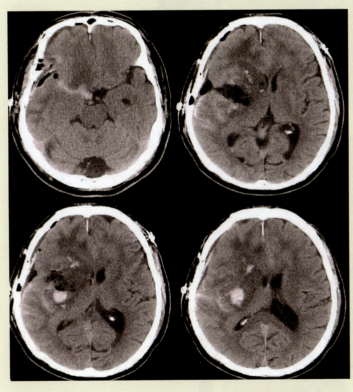

図2　術翌日の頭部CT
血腫はおおむね除去されているが依然脳浮腫の所見は強い。

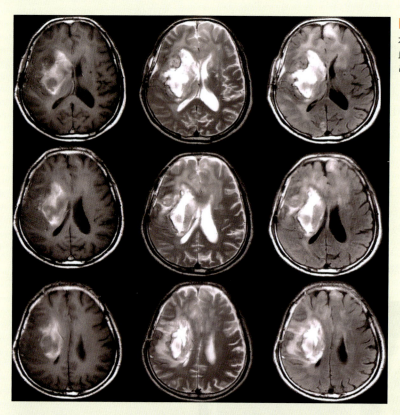

図3　術後18日目のMRI
右からT1WI，T2WI，FLAIR。血腫腔の後方成分にmassを認める。

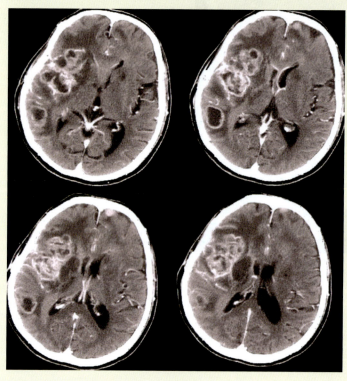

図4　初回手術後3カ月後の造影CT
リング状増強効果を持ったmass lesionを認める。

本症例における問題点と対応策

問題点

本症例はglioblastomaからの腫瘍内出血であったが高血圧性脳内出血の誤診断により腫瘍摘出，後療法が遅れてしまった症例である。

一番の問題点は初回診断での思い込みであると考えられる。術中所見での判断，特に術後の画像所見の十分な検討がされていれば，腫瘍病変の診断，摘出術，後療法が遅れることはなかったと考えられる。

画像所見の十分な検討不足

本症例では初回CTでも急性期出血の割には周囲浮腫が強く，血腫除去術後の急性期を脱した経過でも浮腫が強い所見があった。しかしながら，高血圧性脳内出血という診断の思い込みにより数人の脳神経外科専門医，放射線読影医のチェックが入っていたにもかかわらず，腫瘍性病変の鑑別が上がっていなかった。初回CTでくも膜下出血を認めており，3D-CTA，脳血管造影検査を行っているがこれらの所見で明らかな異常がなかったことも思い込みの一因になっていたのかもしれない。また初回手術後の意識障害の改善を含めた患者の経過がよかったことも検討不足の原因になっていた可能性がある。数回のCT，またMRIでも後方視的にみれば十分に腫瘍性病変の認識は可能であったと思われる。

術中所見の認識不足

術中所見も比較的脳腫脹が強く，通常の血腫除去と比較すれば止血が困難な印象があった。このような所見がありながらも初回診断の思い込みが認識力を下げていた可能性がありその後の検査での十分な検討を行えていなかった要因と考えられる。

対応策

もし同じ症例が来たらどうするか？
① 脳内出血症例では腫瘍性病変，血管奇形などからの出血があることを十分に認識すること。
② 術前画像，術後画像で脳浮腫が強い所見があるのは明らかである。本症例では初回診断の思い込みによるチェック機構の不備が原因であったと考えられる。可能な限り術前，術後の画像をカンファランスなどで同時に数人の専門医で入念にチェックする必要があると考えられた。
③ 同時に手術所見もビデオ提示を行い，数人の目でチェックする必要があると考えらえた。

本症例では術中に鑑別が上がっていなかったが非典型的な手術所見を認めた場合は可能であれば病理検体を提出すれば早期診断につながった可能性があった。

編者からのKey sentence

脳出血をみたら腫瘍も疑え。

Ⅳ 脳腫瘍の手術における合併症と対策

グリオーマの手術

グリオーマと脳梗塞

症例紹介

術前判断と治療プラン

40歳代,男性。職場で全身けいれんにて発症。Modified Rankin scale(mRS)1,Karnofsky performance status(KPS)90。てんかん発作がなければ,日常生活は問題ない。

頭部CTでは左前頭葉の低吸収腫瘤で石灰化を認めず。MRIでは左中前頭回を中心にT1強調画像低信号,T2強調画像高信号(図1),造影効果は認めなかった。

画像診断よりlow grade gliomaを第一診断と考え,今後の腫瘍の増大や悪性転化の危険性回避のため腫瘍摘出術を計画した。局在が左前頭葉,中前頭回であり,diffusion tensor imaging(DTI)の解析により,Broca野が存在する左下前頭回と補足運動野(supplementary motor area;SMA)が存在する上前頭回をつなぐ白質線維であるfrontal aslant tract(FAT)が腫瘍の下方を走行していることがわかる(図2)。

FAT損傷による言語障害の発生を防ぐために覚醒下手術による術中脳マッピングを行い言語機能温存に配慮した腫瘍摘出術を行うこととした。

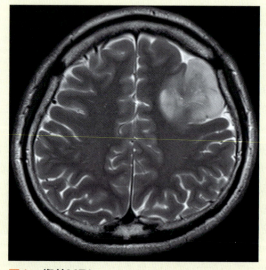

図1 術前MRI
T2強調画像。左中前頭回に存在する腫瘍でlow grade gliomaが疑われた。

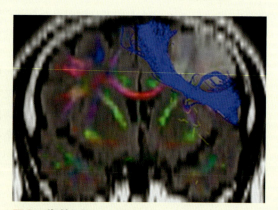

図2 術前DTI
腫瘍内側下方をfrontal aslant tractが走行。

手術（図3）

　脳腫瘍の診断で覚醒下開頭腫瘍摘出術施行。腫瘍は白色やや弾性があったが，正常脳との境界は不明瞭であった。皮質マッピングにより一次運動野を同定し，白質の電気刺激によりFATを同定したのちに腫瘍摘出範囲を決定した。脳表や脳溝に存在する動静脈のうち，正常脳組織を灌流するものを可及的に温存しながら腫瘍摘出を進めた。この際に摘出面の止血操作には極力サージセル®コットンや綿片を用い，電気凝固は行わないよう努めた。

　言語機能を温存したかたちで腫瘍摘出術を終了した。閉頭のタイミングで鎮静を行うまでは言語を含め神経学的異常所見を認めなかった。

術後経過（図4）

　手術室での覚醒はほぼ通常通りであったが，半覚醒のため神経学的な評価はできていない。病室へ移動しほぼ覚醒状態となったところで運動性失語が出現していることがわかり，その直後に右顔面けいれんを呈した。状態としてはmRS3，KPS40となった。術後のMRI DWIでは前頭葉深部白質，側脳室前角周辺に虚血巣を認めた。

　その後，脳循環改善のための点滴を行いながら日々言語リハビリテーションを施行し，2カ月後には日常生活には問題ないレベルの言語機能の回復をみており，mRS1，KPS90となった。

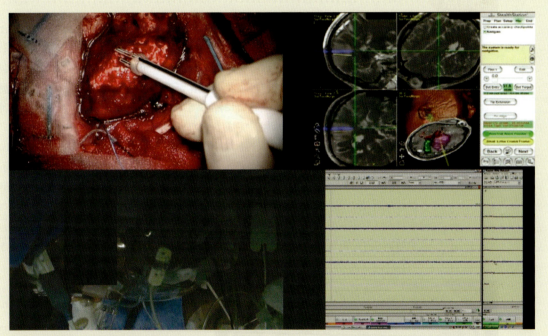

図3 覚醒下手術情報統合画像
Frontal aslant tractの電気刺激にて言語停止や錯語が出現したため，反応の出たポイントより手前5mmまでの腫瘍摘出とした。

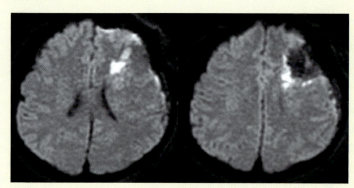

図4　術後MRI DWI
腫瘍摘出腔内側下方に虚血巣が認められる。

本症例における問題点と対応策

問題点

　本症例では術後MRIにて虚血病巣が認められた部分は術前のDTIにてfrontal aslant tractが走行する部分であった。この部分は術中の白質刺激により錯誤が出現した部分であり、症状が出る線維から5mmのsafety marginをおいて腫瘍摘出を行った。覚醒状態下では神経症状の悪化がみられなかったことより、腫瘍摘出が終了した時点ではまだ循環障害に陥っていなかったが、なんらかの原因で閉頭・帰室までに循環不全が惹起、完成されたものと考えられる。

　術後のDTIでfrontal aslant tractを描出してみると術前に存在していたfiberの量が著しく減少していることがわかる（図5）。また、虚血に陥った組織を通っていた神経線維をretrogradeにDTIで描出してみると左下前頭回と上前頭回、さらに反対側の前頭葉に投射する線維が通過していたことがわかる（図6）。本症例ではSMA syndromeによる失語症を呈したと考えられるが、Broca野から左上前頭回SMA領域への線維連絡の傷害だけでなく、Broca野から反対側のSMA

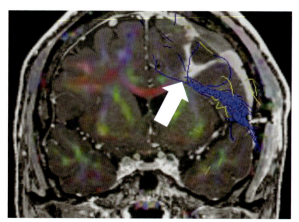

図5　術後DTI
虚血巣によりfrontal aslant tractが寸断されていることがわかる（⇨）。

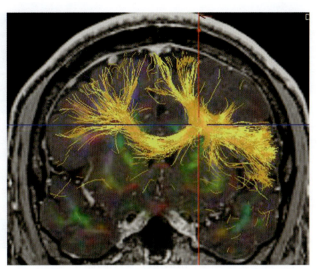

図6 術後虚血になった部分を通過していた神経線維を術前DTIにて描出
左下前頭回と左上前頭回，さらに反対側の上前頭回への連絡線維が通過していたことがわかる。

領域への線維連絡が絶たれたことが失語症の回復に時間を要した原因の1つではないかと考えられる。すなわち，SMA syndromeからの回復に右SMA領域が関与している可能性が考えられ[1]，通常であれば代償機構が働くはずの回路が今回の虚血により遮断されたのではないかと思われる。

対応策

　脳実質内腫瘍摘出術において周囲脳の虚血が引き起こされることはしばしば経験する事象である。Ulmerの報告によると膠芽腫摘出術後には70％の症例において術後虚血巣を認めている[2]。大脳白質内の血管は脳表と脳室を垂直につなぐように走行しているが[3]，側脳室前角ではこれらの血管が1カ所に集まってくる構造のため，脳室に近い部分を摘出することでより多くの髄質動脈の流れを寸断することになる。さらに，深部髄質静脈も側脳室前角の方向に集まってくる構造である（図7）。また，術前のSWI画像（図8）を見返してみると腫瘍の内側下方に接して深部髄質静脈が集合している部分があり，腫瘍摘出時にこの構造を摘出もしくは損傷した可能性が考えられる。

　本症例では腫瘍摘出直後にはまったく症状が出ていないにもかかわらず，手術終了，帰室後に失語症が出現したという経過から，動脈損傷よりは静脈灌流障害が起こっていた可能性が考えやすい。

　今後同様の症例があれば，
①術前の3D-CTAや造影MRIによる深部白質への動脈走行の検討。
②MRIのSWI撮影にて深部静脈を確認。さらに，これら腫瘍周囲の血管構造を把握するために，画像はaxial sectionだけでなく，coronal, sagittal sectionも追加するべきであろう。
③手術中にこれら深部白質の髄質静脈を同定することは現実的には難しいと思われるので，術前の画像診断を元に腫瘍摘出時にこれら血管構造の存在部位を意識しながら，「取りすぎ」をしないように留意する。特に，腫瘍の深部で側脳

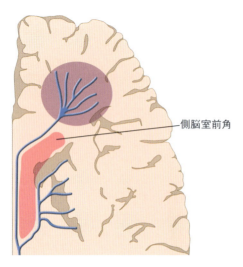

図7　前頭葉深部髄質静脈
深部髄質静脈は，側頭室前角の前外側からの血流を集めている（●）ため，損傷により影響を受ける範囲が大きい。

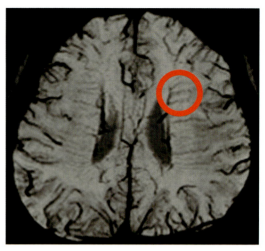

図8　術前MRI SWI画像
○印の部分に深部髄質静脈があり，腫瘍摘出時に摘出もしくは損傷したと考えられる。

室に近づくと本症例のように深部髄質静脈が存在するため，ここではゆっくりと摘出を行い，組織の性状や摘出断面からの出血の状況が変化した時点でいったん摘出を止め，ナビゲーションなども参考に摘出範囲を決定する。もちろんブレインシフトのため腫瘍摘出後半の時点ではナビゲーションの信頼性は低くなっている可能性は否めないが，脳表に比べ深部ではシフトの程度が少ないのである程度は参考になると考えている。また，エコーによる脳室の観察と摘出面から脳室壁までの距離を測定することも，これら深部血管構造の温存には重要であろう。

おわりに

術前の患者・家族への説明では，脳実質内腫瘍摘出術においては腫瘍摘出による血液循環路の変化が起こり，ときに脳虚血が起こることを必ず話しており，術後の神経欠損症状の出現については十分理解が得られた。誠意をもって対応し，症状が回復していく可能性が大きいことを説明しリハビリテーションに協力していただけるよううながしていくことが大切である。

編者からのKey sentence
腫瘍摘出腔周囲への虚血の波及に注意。

文献

1) Krainik A, Duffau H, Capelle L, et al. Role of the healthy hemisphere in recovery after resection of the supplementary motor area. Neurology 2004; 62(8): 1323-32.
2) Ulmer S, Braga TA, Barker FG 2nd, et al. Clinical and radiographic features of peritumoral infarction following resection of glioblastoma. Neurology 2006; 67(9): 1668-70.
3) Nonaka H, Akima M, Hatori T, et al. Microvasculature of the human cerebral white matter: arteries of the deep white matter. Neuropathology 2003; 23(2): 111-8.

Ⅳ 脳腫瘍の手術における合併症と対策

グリオーマの手術
術後片麻痺をきたしたinsular glioma
術中MRIとresectabilityについて

症例紹介

術前判断と治療プラン

40歳代，女性。主訴は左半身のしびれ。2カ月程度前から仕事が忙しく，食べると嘔吐するといった症状があった。1カ月前に起床時に数秒間，左下肢のしびれがあり，その後も毎日同様の症状が出現するようになった。上肢・顔面にも同様のしびれが出現するようになったため，前医でMRIを撮影したところ，脳腫瘍が疑われ紹介受診した。右利き。神経脱落症状はなし。

画像所見では右島回から前頭葉弁蓋部にかけてFLAIR高信号と腫脹。造影効果は認められない(図1)。

Low grade gliomaの診断で摘出術を行

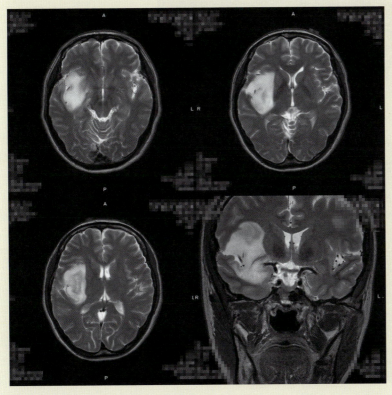

図1　術前MRI
右島回から弁蓋部におよぶT2高信号を認める。造影効果はみられなかった。

う方針となった．全身麻酔下，運動誘発電位（motor evoked potential；MEP）モニタリングと錐体路の電気刺激を併用．術中MRIを使用し，可及的に摘出する方針となった．

手術

前頭側頭開頭で，シルビウス裂を広く開放し，M1遠位部からM2を確認した．M1の背側で外側線条体動脈（lateral striate arteries；LSA）を確認した上で，M2の間の腫瘍を摘出した．術中迅速病理はlow grade gliomaであった．腫瘍は比較的固く，摘出にはCUSA®を要した．

術中MRIを撮影すると（図2），島回後上方から前頭葉弁蓋部に残存腫瘍を認めたため，この部分の腫瘍の摘出に移った．M2 superior trunkを視野に収めつつ，その前頭葉側の腫瘍を，CUSA®などを用いて減じていったが，おそらくlong insular arteryと思われる細い分枝から出血を認め，数分後MEPの反応がな

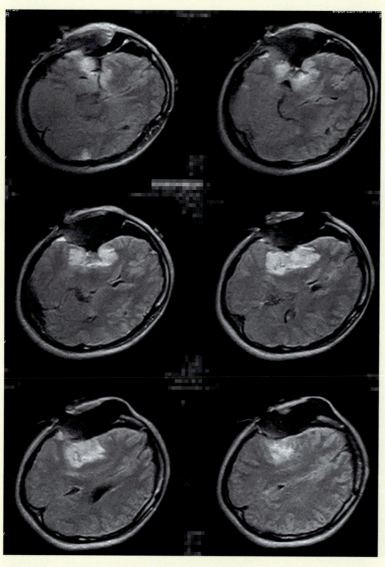

図2　術中MRI FLAIR画像
前頭葉弁蓋部から島回上部に残存がみられる．

くなった．その後，追加で腫瘍切除し，閉創して手術を終了した．

術後経過

術後，左半身麻痺0～1/V（MMT）の強い麻痺を認め，MRIでは放線冠後部に急性期梗塞が確認された（図3）．ラジカットなどを用いた治療を開始し，リハビリテーションを行った．最終病理はastrocytoma，WHO grade 2であった．2カ月後，上肢2～3/V，下肢は大腿四頭筋4/V，そのほかは2～3/V程度に改善した．装具などを用いて自力歩行可能には回復したが，日常生活や職に大きな制限をきたした．

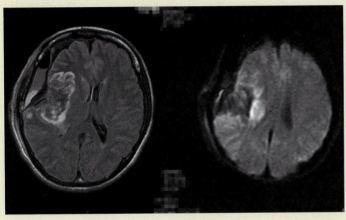

図3 術後MRI
腫瘍は大部分摘出されている（左）が，放線冠に梗塞を認めた．

本症例における問題点と対応策

問題点

① 40歳代と若く，画像上造影効果はないものの，周囲の圧排を認める病変であり，治療適応はあると考えられる．

② Insular gliomaは局在によって合併症のリスクが異なり，特に島回の後上方の操作はlong insular arteryの障害が放線冠に脳梗塞を起こし完全麻痺になるため注意が必要である[1-4]．

③ 本症例では比較的安全に切除可能な部分を切除し，術中迅速病理でもlow grade gliomaの診断であり，術前の画像検査でも造影効果がみられなかったことから，"後方視的にみれば"この時点で切除操作を終了するべきだったと考えられる．

④ 一方で，患者の年齢が比較的若いことから，今後の再発・悪性転化の危険性を考えるとT2高信号の範囲を可及的に切除すべきでもある．

⑤ ここで術中MRIの所見が加わることで，残存腫瘍が明らかになり，追加切除を行うべきであるという判断がなされた．

⑥経験的に安全に切除できると考えられる部分は既に切除されており，残っている部分は必然的に合併症リスクの高い部分ということになる。

⑦印象論となるが，外科医の習性として，"腫瘍が残っていれば取りたくなる"，ということがあり，MRIは追加切除へ誘う効果がある可能性がある。その際には「maximal resection with minimal(no)deficit」という原則に立ち返る必要がある。

おわりに

術中MRIにより残存腫瘍が可視化される。最大限腫瘍を取り除くためには大きな武器になるが，その残っている腫瘍は，術者がなんらかの理由で"取りにくい"部分であり，リスクの高い部分であるかもしれない。

編者からのKey sentence
・重要度：機能温存＞摘出度。 ・固いグリオーマでは無理をしない。

文献

1) Iwasaki M, Kumabe T, Saito R, et al. Preservation of the long insular artery to prevent postoperative motor deficits after resection of insulo-opercular glioma: technical case reports. Neurol Med Chir 2014; 54: 321-6.
2) Kumabe T, Higano S, Takahashi S, at al. Ischemic complications associated with resection of opercular glioma. J Neurosurg 2007; 106: 263-9.
3) Lang FF, Olansen NE, Demonte F, et al. Surgical resection of intrinsic insular tumors: complication avoidance. J Neurosurg 2001; 95: 638-50.
4) Sanai N, Polley MY, Berger MS. Insular glioma resection: assessment of patient morbidity, survival, and tumor progression. J Neurosurg 2010; 112: 1-9.

IV 脳腫瘍の手術における合併症と対策

グリオーマの手術
グリオーマ手術における合併症と対策
生検術と開頭腫瘍摘出術

グリオーマに対する手術は大きく分けて定位的針生検術と開頭腫瘍摘出術に分けられる。定位的針生検術では，合併症が起きたときはきわめて重篤な状態を招くことがあるにもかかわらず，患者は手術とは考えず「検査」と思っていることが多いので，そのリスクと必要性について十分に説明する必要がある。

症例紹介（症例1）

術前判断と治療プラン

60歳代，女性。全身倦怠感出現し，徐々に右麻痺出現。近医入院にて脳腫瘍を指摘され，当院へ転院。意識清明，右顔面神経麻痺，右上下肢片麻痺（MMT4＋/5）を認めた。MRIでは左視床にリング状に造影される3cm大の病変を認めた（図1）。

周囲に浮腫を伴っており，膠芽腫を含めた悪性脳腫瘍が疑われた。部位が視床であるため，定位針生検術によって病理学的確定診断を得て今後の治療方針を決定することとした。

手術

全身麻酔下に頭部を固定。ステルスナビゲーション支援下に血管を避けるように穿刺プランを決定した。左前頭部に小開頭を行い，エコーで腫瘍を確認。ステルスナビゲーションガイド下に生検針を腫瘍に到達させ，生検針の横穴を開放して検体を吸引した。1回につき注射器で2mLの吸引を行い腫瘍検体を採取した。3回の生検標本で迅速診断が出ないため，さらに2回の生検を行った。抜管時に瞳孔不同出現。術後出血が強く疑われた。そのまま再開頭を行いエコーで確認したところ，穿刺腫瘍部位に一致して出血を認めた。可及的に脳内血腫を除去して脳室ドレナージを留置して手術を終了した。診断は悪性リンパ腫であった。

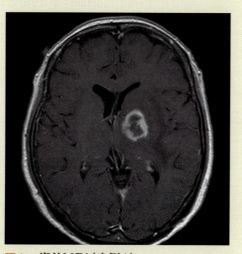

図1　術前MRI（症例1）

術後経過

術後の覚醒が悪く，術後のCTでは術中所見と矛盾なく腫瘍の穿刺部位に一致して血腫を認めた（図2）。緊急に開頭血腫除去術を行ったが，失語・右片麻痺 MMT1/5の重篤な障害が残った。リハビリテーションに並行して放射線療法を行い，腫瘍の縮小を得て，リハビリテーション目的に転院した。

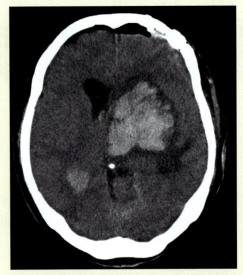

図2　術後CT（症例1）

本症例の問題点と対応策

問題点

脳腫瘍の手術においては針生検術といえども重篤な合併症は珍しいとはいえず，手術に当たってはそのリスクを患者に十分説明しておくことが重要である。定位生検術7,471例のメタアナリシスではmorbidityが3.5％，mortalityが0.7％，診断率が91％と報告されている[1]。脳幹病変1,480例については，morbidityが1.7％，mortalityが0.9％と報告されている[2]。また，吸引回数が増加すると出血のリスクが上昇する。

本症例においても出血のリスクは十分に説明されており，術前にステルスナビゲーションシステムを用いて穿刺計画を立てるなど危険回避のための準備は行われていた。実際，穿刺経路からの出血は回避できていたと考えられる。しかしながら検体採取部位からの出血は一定の確率で発生するものであり，可能な限り合併症を回避する努力はすべきであろう。本症例では穿刺針内への腫瘍組織吸引のために陰圧をかけたシリンジの体積が2mLであった。吸引体積の適切な目安は定まっていない。しかし，1mLの吸引でも検体の採取は通常は可能であり，2mLの吸引は多すぎた可能性がある。

対応策

当院ではその後，1度の吸引体積を1mLに統一した。また生検時には5-ALAを内服させ，赤色に輝く腫瘍組織を確認して，穿刺の回数を少なくしている。

症例紹介（症例2）

術前判断と治療プラン

60歳代，女性。既往に泌尿器系のがんがあり，2度再発して治療している最中だった。脳ドックのつもりで受けた頭部画像検査で脳腫瘍を発見された。術前の神経学的所見としては軽度の左上肢不全麻痺（MMT5－/5）を認めるだけであった。腫瘍は右側頭葉から島内側へ進展する比較的境界明瞭でリング状に造影される占拠性病変であり，後方に嚢胞の形成がみられた（図3）。

腫瘍はリング状に造影され病変周囲に浮腫も伴っており，これまでの既往から転移性脳腫瘍が疑われた。また原発性悪性脳腫瘍の可能性も考えられ，病理学的確定診断も兼ねて開頭腫瘍摘出術を行うこととした。

手術

全身麻酔下に頭部を固定。ステルスナビゲーションを使用した。前頭側頭開頭を行い，最初に後方の嚢胞を穿刺して減圧を行った。造影病変の後縁に皮質切開をおいて深部へ進むとすぐに造影病変と思われる灰白色の腫瘍に到達した。外観は神経膠腫を疑わせるものであり，迅速病理診断でも浸潤性の星細胞腫との診断であった。

腫瘍を側頭葉ごと切除するためにSylvian veinをsubpialに剥離して側頭葉の先端まで剥離を進め，内側へ向かってtentorial edgeを確保した。その後，側頭葉表面へ戻り，腫瘍本体の後上縁から深部への剥離を開始した。腫瘍の剥離は主にSONOPET®を使用して行い，可能な限り正常脳を傷つけないように腫瘍の剥離を進めた。上方，前方と剥離を行いながら腫瘍の上面からと，内側面である基底核側からとの剥離を行いながら，適宜後方の剥離も加え，腫瘍全体の剥離へと進めた。後方では，tentorial edge手前まで剥離をしながら内側面でも可能な範囲で剥離をして正常脳との境界の確保を行った。前方からさらにtentorial edge側の側頭葉ごと摘出を行うために，tentorial edgeに沿って側頭葉内側の皮質切開線を作り，後端の切除線とつなげた。さらに前方から内側面の腫瘍境界を分けて後方へ向かい，ほぼ一塊として腫瘍を切除摘出した。内側は，側脳室下角は開放されたが，uncusの切除までは行わなかった。止血を確認して型どおりに閉創して手術を終了した。

術後経過

術後より左顔面麻痺，左上下肢麻痺症状増悪認め，頭部MRIで右放線冠梗塞を認めた（図4）。術中に明らかな所見は認めなかったが，結果的に穿通枝を損傷したものと考えられた。同日よりエダラボン投与治療開始。その後，テモゾロミド（TMZ）初期治療＋RT 60Gy/30fr行い，リハビリテーションも並行

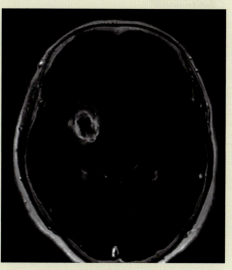

図3　術前MRI（症例2）

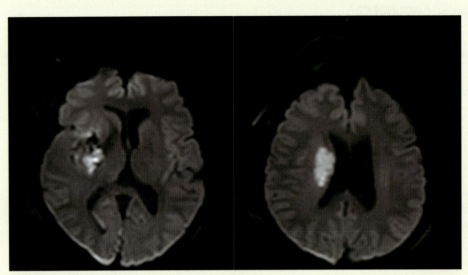

図4 術後MRI（症例2）

して行った。最終的には左上肢MMT2/5，左下肢MMT3/5とわずかに回復した。車いす移動の状態でさらなるリハビリテーション目的に転院した。

本症例の問題点と対応策

問題点

　開頭腫瘍摘出術における合併症については数多くの報告があるが，手術から30日以内の死亡率は0.5〜3.3％であり，近年の手術手技の成熟およびニューロナビゲーションシステムやエコーなど手術支援機器の発展の寄与もあり，1990年以降の報告では3％を越えるものはない。手術に関連する総合的な合併症状の出現率は10.6〜32％とされ，内容としては術後出血，術後膿瘍，けいれんが比較的多く，それぞれ0.5〜3.0％，0.5〜1.5％，1.9〜7.5％である[3-9]。また，ノルウェーの単施設からの連続2,630例の開頭腫瘍摘出術の検討では，術後30日以内の死亡率は2.3％で60歳以上の高齢者で有為に高く，死亡の原因の内訳は術後出血（35％），腫瘍の増悪（35％），感染症（13.3％），術後脳浮腫による脳ヘルニア（6.7％），その他（10％）と報告されている[10]。その一方で島回の神経膠腫の手術では上記に加えて穿通枝障害が問題になることが知られており，この部位の腫瘍摘出術の重要な要素となっている[11-13]。

　本症例は術前の予想として転移性脳腫瘍の可能性が考えられ，そのため比較的境界明瞭な腫瘍である予想に基づき術中の運動誘発電位（motor evoked potential；MEP）は用意せずに手術に臨んだ。しかし腫瘍は比較的明瞭な境界をもってはいた

ものの神経膠腫であり，転移性脳腫瘍とは異なっていた。腫瘍の局在から穿通枝の温存を念頭に手術を行ったが，最終的には術中の明らかな動脈損傷は認められないまま，術後に穿通枝梗塞をきたす結果となった。直接的な動脈損傷ではなく，血管攣縮や術中操作による影響が考えられた。

対応策

腫瘍の局在から穿通枝障害は十分に予想できる症例であったため，同部位の腫瘍摘出術に際しては例え境界明瞭な転移性脳腫瘍が予想されたとしても，術中にMEPによる持続モニタリングを行うことで穿通枝障害を早期に感知できる可能性がある。また，術中操作による脳血管攣縮に直面した際に使用できるよう，塩酸パパベリンの準備をすることも有用と考えられた。

> **編者からのKey sentence**
> ・脳腫瘍手術ではモニタリングを最大限用いる。
> ・腫瘍生検術も手術であり，リスクコミュニケーションをしっかり行う。

■文献

1) Hall WA. The safety and efficacy of stereotactic biopsy for intracranial lesions. Cancer 1998; 82(9): 1749-55.
2) Kickingereder P, Willeit P, Simon T, et al. Diagnostic value and safety of stereotactic biopsy for brainstem tumors: a systematic review and meta-analysis of 1480 cases. Neurosurgery 2013; 72(6): 873-81; discussion 82; quiz 82.
3) Brell M, Ibanez J, Caral L, et al. Factors influencing surgical complications of intra-axial brain tumours. Acta Neurochir (Wien) 2000; 142(7): 739-50.
4) Chang SM, Parney IF, McDermott M, et al. Perioperative complications and neurological outcomes of first and second craniotomies among patients enrolled in the Glioma Outcome Project. J Neurosurg 2003; 98(6): 1175-81.
5) Fadul C, Wood J, Thaler H, et al. Morbidity and mortality of craniotomy for excision of supratentorial gliomas. Neurology 1988; 38(9): 1374-9.
6) Sacko O, Lauwers-Cances V, Brauge D, et al. Awake craniotomy vs surgery under general anesthesia for resection of supratentorial lesions. Neurosurgery 2011; 68(5): 1192-8; discussion 8-9.
7) Sawaya R, Hammoud M, Schoppa D, et al. Neurosurgical outcomes in a modern series of 400 craniotomies for treatment of parenchymal tumors. Neurosurgery 1998; 42(5): 1044-55; discussion 55-6.
8) Taylor MD, Bernstein M. Awake craniotomy with brain mapping as the routine surgical approach to treating patients with supratentorial intraaxial tumors: a prospective trial of 200 cases. J Neurosurg 1999; 90(1): 35-41.
9) Vorster SJ, Barnett GH. A proposed preoperative grading scheme to assess risk for surgical resection of primary and secondary intraaxial supratentorial brain tumors. Neurosurg Focus 1998; 4(6): e2.
10) Lassen B, Helseth E, Ronning P, et al. Surgical mortality at 30 days and complications leading to recraniotomy in 2630 consecutive craniotomies for intracranial tumors. Neurosurgery 2011; 68(5): 1259-68; discussion 68-9.
11) Hentschel SJ, Lang FF. Surgical resection of intrinsic insular tumors. Neurosurg 2005; 57(1 Suppl): 176-83; discussion 176-183.
12) Lang FF, Olansen NE, DeMonte F, et al. Surgical resection of intrinsic insular tumors: complication avoidance. J Neurosurg 2001; 95(4): 638-50.
13) Sanai N, Polley MY, Berger MS. Insular glioma resection: assessment of patient morbidity, survival, and tumor progression. J Neurosurg 2010; 112(1): 1-9.

IV 脳腫瘍の手術における合併症と対策

グリオーマの手術
後方言語野近傍の再発神経膠腫に対する摘出症例

症例紹介

術前判断と治療プラン

30歳代，男性。てんかん発作にて発症。特記すべき神経脱落症状はなかった。口角からはじまり全般化する発作を繰り返すも，術前デパケン1,200mg，イーケプラ1,000mgにて術前コントロールされていた。3年前，覚醒下手術にて腫瘍摘出を実施。摘出前マッピングにて全般化する発作が誘発され発作後失語症状が遷延したために，部分摘出のみに留める。病理診断ではoligoastrocytoma grade2，1p19q +/+，IDH1 mutation(+)，Mib-1 5.6%であり，後療法としてACNU単独による化学療法を実施していた。失語症上は完全に回復しており，外来通院による経過観察を行っていた。

腫瘍の増大の傾向が観察されたために，再度腫瘍摘出を行う方針とした。術前に特記すべき神経脱落症状はなく，発作のコントロールは良好であった（図1）。

初回手術では中心後回に主座する腫瘍部分の摘出が行われた。残存病変のあるgrade2グリオーマに対して化学療法を実施したあとの腫瘍の増大であるために，悪性転化による再増大が疑われた。残存した下頭頂葉小葉の縁状回前方部分の増大に対して，前回術後より発作のコントロールは良好であるため，良好な覚醒状態が得られたならば積極的な摘出は可能と判断したために再手術を行う方針とした。

手術

腫瘍表面の硬膜への癒着が強く，血流障害をきたさないよう慎重に硬膜切開を行った。覚醒状態導入するも，覚醒状態は良好ではあるが運動性の失語症状がみられ読字タスクに対する正答率は7割程度であった。発作の誘発を避けるために刺激装置を用いたマッピングは行わず，摘出と平行した自由会話およびタスクによるモニタリングを主体とした手術が行われた。腫瘍はもろく脳回の構造をとどめておらず，中大脳動脈からの異常血管により易出血性であり一部腫瘍内出血を伴っていた。主要血管の損傷に注意しつつ摘出を行ったが，シルビウス裂側の血管の処理の途中，読字，復唱障害が一過性に増悪した。予定していた脳回部分の腫瘍切除は終了したものの，周囲の淡いFLAIR highの領域の摘出は行わず手術を終了した（図2〜6）。

術後経過

覚醒手術であったため，術後も覚醒状態は良好であるが，復唱障害，発語困難，保続症状は術中から遷延していた。術後MRIにて上側頭回を中心に側頭動脈灌流領域に虚血性の変化を生じていた（図2）。経時的変化にて虚血領域は完全梗塞には至っていないと判断した。

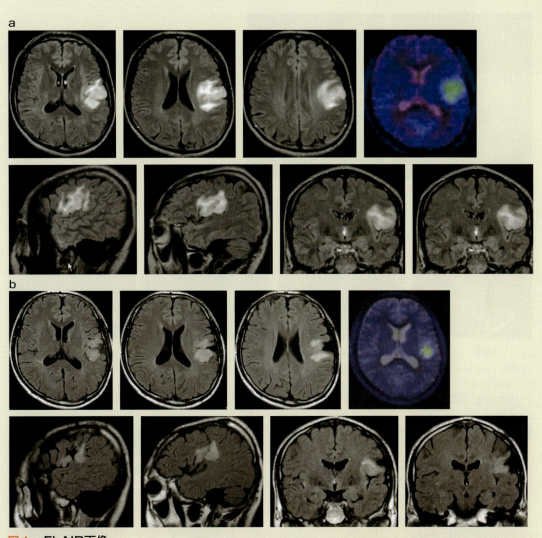

図1　FLAIR画像

a：初回摘出前FLAIR画像
　　中心後回を主座とし一部中心前回，下頭頂小葉へと伸展する腫瘍。メチオニンPETではT/N ratio 2.58であった。
b：2回目摘出前FLAIR画像
　　中心後回下部の腫瘍は摘出されているが，下頭頂小葉の腫瘍部分の増大を認める。メチオニンPETではT/N ratio 1.99であった。

神経脱落症状も復唱障害，運動性失語は経時的には改善しつつあり，社会保障と並行してリハビリテーションを行っている。病理組織は前回とoligodendroglioma 1p19q ＋/＋，IDH1＋であった。術後画像では下頭頂小葉部分の腫瘍は摘出されているが摘出腔後方領域にDWIにて虚血所見を認めたものの，1週間後のMRIではDWI変化は改善の傾向にあった。

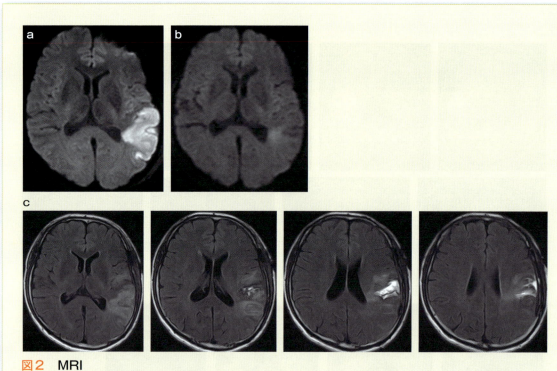

図2　MRI
a：術後1日目MRI。DWIに摘出腔後方に虚血領域を認める。
b：1週間後MRIにて前回の虚血病変は改善の傾向にある。
c：術後MRI。摘出腔後方にFLAIR highの虚血領域を認める。

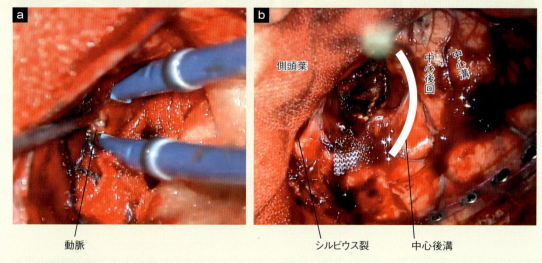

図3　術中所見
a：術中所見にてシルビウス裂側深部にて前後に走行する動脈を確認する。
b：摘出終了後。フィブリン糊，サージセル®を多用して止血を行っている。

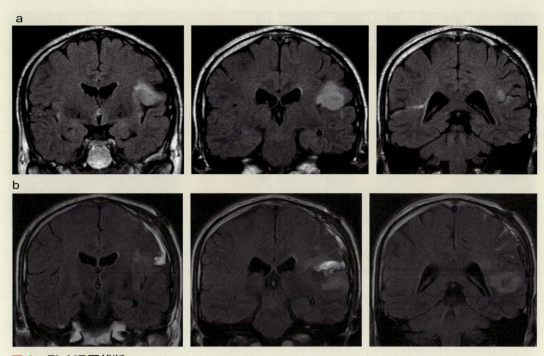

図4 FLAIR冠状断
a：腫瘍摘出前FLAIR冠状断。
b：摘出後FLAIR冠状断。摘出腔後下方にFLAIRにてhigh intensityの虚血領域を認める。

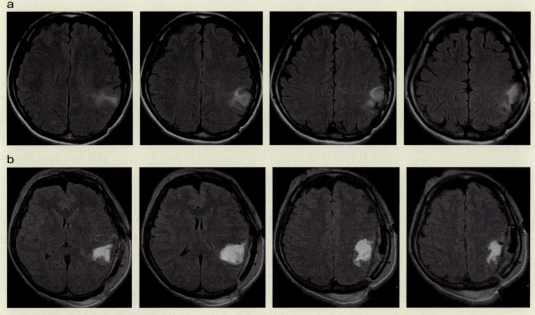

図5 摘出前後FLAIR画像
a：摘出前FLAIR画像。下頭頂葉小葉を主座とし，深部白質へとびまん性に浸潤する腫瘍を認める。
b：摘出後FLAIR画像。下頭頂葉を主に深部白質に至るFLAIR high領域の摘出が達成されている。

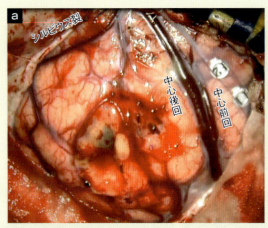
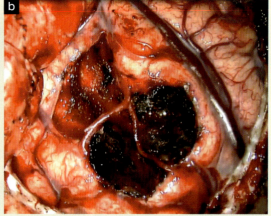

図6　術野
a：摘出前術野。前回摘出部分が露出されている。
b：腫瘍摘出後の術野。前方に中心後回，上方にシルビウス裂が位置する。摘出腔の中心を前頭頂動脈が通過する。

本症例における問題点と対応策

問題点

①再手術は必要であったか

　本症例は1p19q lossを伴うgrade2グリオーマであった。初回治療において化学療法も行われていることより，選択肢としては①手術を行わず化学療法（テモゾロミド）の開始，②放射線照射およびテモゾロミドの開始，③組織診断の確定および可及的摘出術の実施，の3通りが考えられた。本症例ではgrade2，1p19q lossのある良好な予後が予測される腫瘍ではあるものの，経時的な腫瘍増大が観察され約3年で明らかな腫瘍の増大が確認された。頻度は低いものの悪性転化の可能性は否定できないこと，放射線照射を考慮するのであれば線量の決定を行うためにも組織の確認が必要と判断したこと，患者本人も疾患に対する理解が深く摘出率と予後の関係を熟知し積極的に覚醒手術を希望したことから，可及的摘出を目指す手術を選択された[1,2]。

②低悪性度グリオーマに対する再発後治療の選択

　1p19q lossを伴うgrade2グリオーマでは長期の良好な予後が期待される。本症例では初回メチオニンPETにてT/N ratio2.58，再増大時1.99（図1）であり，悪性所見が増した印象はなかった。しかし，低悪性度とはいえ，腫瘍は経時的に増大することは前提であり，かつ経時的な悪性転化の可能性は否定できない[3]。上述のように，手術での合併症のリスクが高いと判断される場合にはRTOG9802

のようにdelayed radiationとして放射線照射を追加する，または二次治療としてテモゾロミドによる化学療法を開始するという選択もありえた[4]。

③後方言語野への覚醒手術の注意点

後方言語野での言語機能マッピングを行う場合，前方言語野と比較しててんかん発作の誘発による発作後の一過性の失語症状遷延が懸念される。初回摘出時に生じた術中の一過性失語症状はマッピングのための刺激による誘発であった。再摘出時には意図して皮質マッピングは行わず，刺激による誘発は生じなかったものの，癒着による血流障害により一過性の失語症状を呈したと考えられる。後方言語野で失語症状を呈する理由として，真の機能野である一次言語中枢の障害，一次聴覚中枢の障害，言語線維である上縦束の障害が考えられる[5]。特に経験的に上縦束は深部白質の表層を走行すると考えられ，脳回切除を行う場合に脳回基部に至る場合には細心の注意を払う必要がある[6]。

④血管処理

良好な覚醒状態の導入が可能か否かにより手術内容が大きく影響を受ける症例であるが，初回手術と比較し再発腫瘍の場合には硬膜への癒着や腫瘍血管の増生，初回摘出部分の線維性の変化など，不確定要素が増すことも治療選択の判断材料として加えることが必要である。特に腫瘍部分を経由して遠位にて機能野を栄養する血管があることを留意する必要がある。前方言語野への血流は前頭前動脈(prefrontal artery)が主体であり，容易に母血管の確保および脳溝内を走行する動脈を視認することが可能である。しかし，後方言語野では中大脳動脈自体のバリエーションが多く，かつ脳回および白質を栄養する血管も複数を想定しなければならない。特にシルビウス裂を広く開放することが困難であるとともに，シルビウス裂後方は脳溝が深く，かつ母血管を確保すること，多様な脳溝内に走行する血管を同定することが困難である。また，この領域の場合には動脈のみならず，前頭頂静脈，後頭頂静脈，頭頂シルビウス静脈などシルビウス静脈に還流する複数の表在静脈と，シルビウス裂内を走行する深部静脈の損傷による静脈灌流障害による障害も考慮しなければならない。

対応策

もし同じ症例が来たらどうするか。
①Grade3/4への悪性転化の可能性があるか，可及的摘出が可能かを判断し，再手術を行うべきか否かの適応の判断を行う。
②術前に時間をかけててんかん発作のコントロールをしっかりと行う。
③術中の脳機能マッピングは必要最低限にとどめ，摘出操作と同時に刺激装置を用いない自由会話や言語タスクによるモニタリングを主体にした手術を計画する。
④軟膜下剥離を主体として主要血管を直接圧迫や損傷しないように脳回切除を行う。
⑤腫瘍への流入血管の処理の前にクリップを用いた一時遮断を行い，神経症状の変化を観察したのちに凝固・切断を行う。
⑥表在静脈はできる限り損傷を避け，動脈処理を行ったのちに必要に応じて凝固・切断を行う。

⑦血管損傷による出血がみられた場合でもできる限り凝固・切断の手段を取らず，血流を遮断しないようフィブリン糊やサージセル®シートを用いた止血を心がける。

⑧機能マッピングを主体とした操作にてまずは脳回切除を行う。深部白質への浸潤がみられる場合には必要最低限の刺激装置によるマッピングを行い慎重に摘出操作を進める。

⑨Low grade gliomaの場合，なんらかの理由で積極的な理由が達成できなかった場合，再手術の可能性がある場合には，次回の手術に備え術後の癒着を起こさないような処置を行うことに留意する。硬膜との距離が近い場合や，主要動静脈が脳表に存在する場合には敢えて人工硬膜を用いて癒着の発生を減じるなどの工夫を考える。

対策適応例

左頭頂葉下頭頂小葉に主座する腫瘍に対し，1年前他院にて部分摘出が行われoligodendroglioma, 1p19q -/-, Mib-1 2.4%の診断にてACNUによる化学療法が行われた。経時観察にて腫瘍の増大が確認され，再摘出を目的として覚醒下手術が行われた。

術中，脳表と硬膜の癒着を剥離し脳表を露出，中心溝の同定を行い皮質MEPを留置した。中心後溝から分枝する前頭頂動脈を丁寧に剥離温存し，シルビウス裂との軟膜を温存しつつ脳回の切除を行った。脳溝の最深部に至ったのちに深部白質刺激を行い，神経脱落症状を起こさないことを確認しつつFLAIR high領域の摘出を進めた。幸いにも刺激による言語障害を生ずることなく，予定摘出領域の全摘出を達成した。術後軽度の運動性失語を認めたが，経時的に回復した。

編者からのKey sentence
グリオーマ手術でも血管温存に注意。

文献

1) Nitta M, Muragaki Y, Maruyama T, et al. Proposed therapeutic strategy for adult low-grade glioma based on aggressive tumor resection. Neurosurg Focus 2015; 38: E7.
2) Keles GE, Lamborn KR, Berger MS. Low-grade hemispheric gliomas in adults: a critical review of extent of resection as a factor influencing outcome. J Neurosurg 2001; 95: 735-45.
3) Potts MB, Smith JS, Molinaro AM, Berger MS. Natural history and surgical management of incidentally discovered low-grade gliomas. J Neurosurg 2012; 116: 365-72.
4) Shaw EG, Wang M, Coons SW, et al. Randomized trial of radiation therapy plus procarbazine, lomustine, and vincristine chemotherapy for supratentorial adult low-grade glioma: initial results of RTOG 9802. J Clin Oncol 2012; 30: 3065-70.
5) Sanai N, Mirzadeh Z, Berger MS. Functional outcome after language mapping for glioma resection. N Engl J Med 2008; 358: 18-27.
6) Fernandez-Miranda JC, Pathak S, Engh J, et al. High-definition fiber tractography of the human brain: neuroanatomical validation and neurosurgical applications. Neurosurgery 2012; 71: 430-53.

IV 脳腫瘍の手術における合併症と対策

良性腫瘍，頭蓋底腫瘍

小脳橋角部腫瘍の合併症例

症例紹介

▍術前判断と治療プラン

　30歳代，女性。左聴神経腫瘍の症例（図1）。手術の1年半前に突然の左耳鳴りと左難聴を自覚し，耳鼻咽喉科を受診して左聴神経腫瘍が発見された。経過観察の方針となったが増大傾向がみられ，増大速度が速いことが判明したために手術となった。腫瘍は脳槽部8mmと小さく，左純音聴力22dB，語音明瞭度88%であり，聴力保存企図の手術適応と考えられた。

　術前のCISSイメージで，顔面神経・第Ⅷ脳神経が腫瘍の背側を走行しているような所見が認められた（図1c）。しかし，実際には背側走行だったとしても頭側あるいは尾側に偏位しているものと考え，通常の外側後頭下到達法（lateral suboccipital retrosigmoid approach）を選択した。

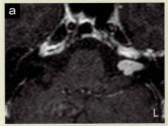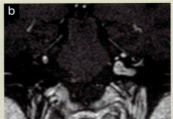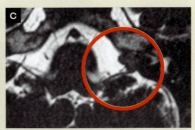
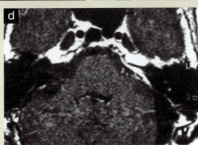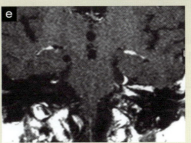

図1　術前と術後のMRI
上段に術前，下段に術後を示す。造影T1強調画像のaxial（a, d）とcoronal view（b, e）。CISSのaxial view（c）で，左顔面神経・第Ⅷ脳神経は腫瘍の背側を走行しているようにみえる（〇）。

手術（図2）

　全麻下に右側臥位とし，左後頭下開頭を行い，手術顕微鏡を導入した。内耳道から顔を出している腫瘍を観察すると，第Ⅷ脳神経（蝸牛神経＋前庭神経）とともに顔面神経が腫瘍の手前に確認された（図2a）。通常とは異なった顔面神経の走行であることから，まずは内耳道の開放を行い（図2b，c）内耳道内の顔面神経の位置関係を確認した。顔面神経と第Ⅷ脳神経の間から入って腫瘍を内減圧し，顔面神経の左右から裏に存在する腫瘍を減らしていった（図2e）。顔面神経の非典型的な走行から解剖学的に自信がもてなかったこと，また，顔面神経の持続モニタリング[1]の反応が半減したことから，内耳道底部は手をつけなかった（図2f）。上前庭神経由来の腫瘍と考えられ，最終的には，顔面神経・蝸牛神経・下前庭神経の3本の神経を保存して95%切除を行った。聴性脳幹反応（auditory brainstem response；ABR）は，最終的にはⅤ波が0.4msec延長するにとどまった。

術後経過

　術後MRIでは，わずかな残存腫瘍を認めるのみであり，左聴力は温存された。しかし，術直後にHouse & Brackmann GradeⅤの顔面神経麻痺を生じ，最終的にHB GradeⅢの顔面神経麻痺を後遺した。術後12年を経過するが，腫瘍の再発は認めていない。

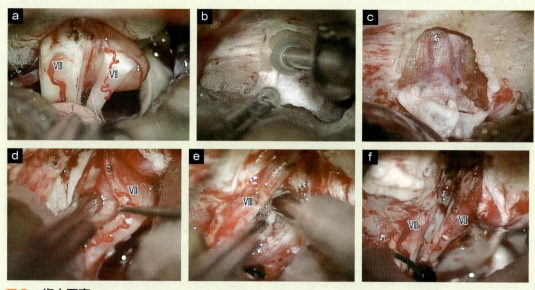

図2　術中写真

本症例における問題点と対応策

問題点

　顔面神経が背側走行している聴神経腫瘍に対して，外側後頭下到達法にて若干無理をして腫瘍切除を行おうとした結果，顔面神経麻痺を後遺させてしまったケースである。聴神経腫瘍において，顔面神経は腫瘍の腹側，または腹側頭側や腹側尾側を走行し，背側走行はまれである。元来，手術が難しいとされる聴神経腫瘍であるが，顔面神経の背側走行という特殊な状況下では，さらに手術の難度が上がると考えられる。具体的には以下の問題点を有すると考えられる。

①外側後頭下到達法では，顔面神経越しの摘出を行うことになり，顔面神経麻痺につながりやすい。
②顔面神経背側走行例では，顔面神経は内耳道内や内耳孔周囲においても腫瘍背側を走行する場合がほとんどであり，内耳道開放のドリリングの際には，本来あるべき腫瘍のクッションがないものと考えて，顔面神経への機械的損傷や熱損傷には十分注意しなければならない。
③内耳道底部での剥離は，通常と異なる腫瘍と神経の位置関係であることから注意が必要となり，起源神経の同定が容易でない。
④事前にMRIにて顔面神経の背側走行を自信をもって読み切ることが難しい。

対応策

　本症例での経験から，もし同様の症例が来た場合には，retrosigmoid approachで安全に取れる分だけ切除し，後日，手術アプローチを変えて（中頭蓋窩法：middle fossa approach）入りなおす方針とした。しかし，持続顔面神経モニタリングが下がることなく，顔面神経越しの剥離や摘出が可能な場合には，そのまま切除を続行することとした。

　アプローチを中頭蓋窩法にして切除が可能かどうかのポイントは，腫瘍の頭側に顔面神経が広がっているかどうかにかかっている。もし，頭側でも電気刺激にて顔面筋電図の反応がみられるようであれば，方向を変えて入りなおしたところで，顔面神経越しの腫瘍摘出を余儀なくされることになる（図3b）。従って，この場合には必要に応じて残存腫瘍に対して放射線治療を行うことになる。

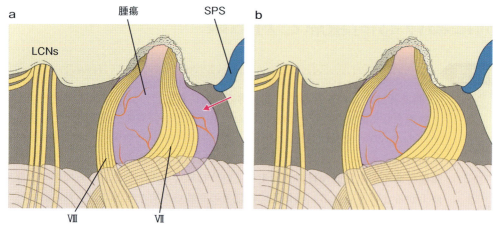

図3　左聴神経腫瘍のシェーマ（顔面神経背側走行例）
a：腫瘍の頭側に顔面神経（Ⅶ）のないスペースがあり（→），後日，中頭蓋窩法にての進入が可能なパターン。LCNs；下位脳神経群，SPS；上錐体静脈洞，Ⅶ；顔面神経，Ⅷ；第Ⅷ脳神経
b：腫瘍の頭側にも顔面神経（Ⅶ）が広がっており，この術野で腫瘍を可能な範囲で切除後，必要に応じて放射線治療を勧めるべきケース。

対策適応例（図4〜7）

　30歳代，女性。12mm大の左聴神経腫瘍の患者である（図4）。術前MRIで顔面神経背側走行が気にはなったが（図4〇），左の純音聴力39dB，語音明瞭度80％で聴力保存を企図して外側後頭下到達法を選択した。小脳を牽引したところ，顔面神経が腫瘍の背側を走

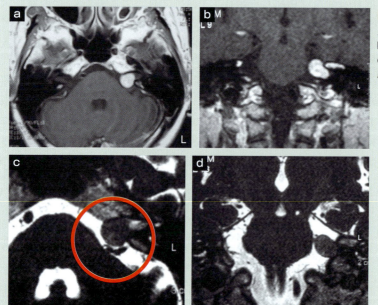

図4　術前MRI
上段は造影T1強調画像（a：axial, b：coronal）。下段はCISS（c：axial, d：coronal）。左顔面神経・第Ⅷ脳神経は腫瘍の背側を走行しているようにみえる（〇）。

行していることが確認され（図5a），内耳道の開放を行って（図5b），内耳道内の顔面神経の位置関係を確認し（図5c），顔面神経と第Ⅷ脳神経の間から腫瘍摘出を行い（図5d, e），腫瘍の尾側半分の切除を行って顔面神経の裏側は無理をせずに60％程度の切除にとどめた（図5f）。下前庭神経由来の腫瘍と考えられABRは消失したが，顔面神経の持続モニタリングの反応は低下せずほぼ不変であった。

後日，中頭蓋窩法で入りなおすこととし，4カ月後に第2回手術を行った（図6）。Park bench positionで，側頭部に四角形の開頭を行った。手術顕微鏡を導入し，中頭蓋窩硬膜を中頭蓋底より剥離し，大錐体神経を硬膜より丁寧に剥離して弓状隆起が十分に露出された（図6a）。内耳道上壁をダイヤモンドバーにて削開していき（図6b），内耳道を開放し，腫瘍を確認した（図6c）。顔面神経は腫瘍の背側に存在し，腫瘍の腹側半分の減圧を行い，最終的には顔面神経上に腫瘍を一部残存させて98％切除した（図6f），顔面筋の反応は最終的に8割以上保たれ，顔面神経麻痺は生じなかった。術後のMRIと側頭骨CTを図7に示す。

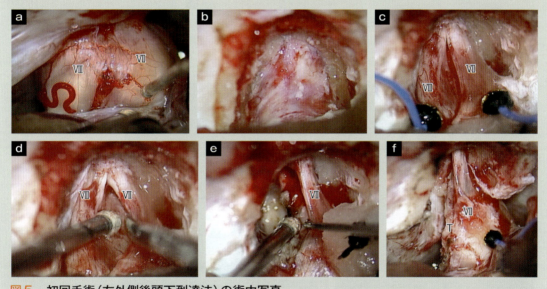

図5　初回手術（左外側後頭下到達法）の術中写真
左聴神経腫瘍の表面に第Ⅷ脳神経と顔面神経（Ⅶ）を認め（a），内耳道を開放して内耳道硬膜を露出し（b），持続顔面神経モニタリングとcochlear nerve action potentials（CNAP）下に（c），顔面神経と第Ⅷ脳神経の間から腫瘍を摘出し（d, e），無理のない範囲で腫瘍切除を行った（f）。T：腫瘍

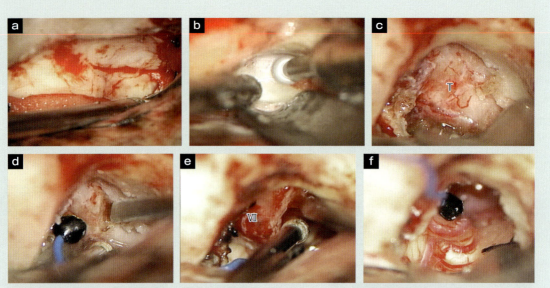

図6 第2回手術（左中頭蓋窩法）の術中写真
中頭蓋窩硬膜を剥離し，錐体骨を露出し(a)，内耳道上壁を削開し(b)，腫瘍を露出した(c)。持続顔面神経モニタリング下に腫瘍を剥離し(d)，最終的にはほぼ全摘した(e, f)。T：腫瘍

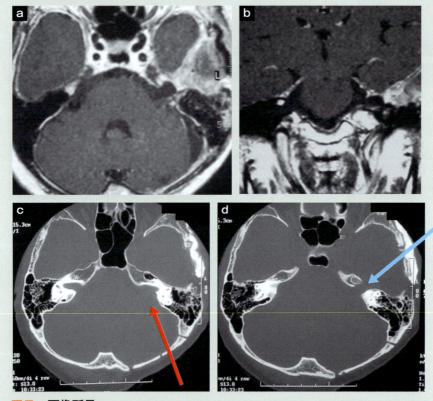

図7 画像所見
上段に造影T1強調MRI(a：axial，b：coronal)を，下段に術後側頭骨CT(外側後頭下到達法＜➡＞と中頭蓋窩法＜➡＞)を示す。

■ まとめ

　顔面神経が背側走行している聴神経腫瘍の摘出手術は，外側後頭下到達法による摘出操作においては，顔面神経の裏側で腫瘍摘出を行わなければならず，技術的に困難である。Nejoらは，顔面神経背側走行例につき，詳細に分析している[2]。556例の聴神経腫瘍手術患者のうち，21例（3.8％）で背側への偏位を認め（背側走行症例群：D群），そうでない群（ND群）との比較で，年齢，性別，病側，術前顔面神経機能，腫瘍の大きさ，腫瘍の性状，腫瘍の起源神経，顔面神経の解剖学的温存率に関しては有意な差を認めなかったとしている。しかし，腫瘍切除の度合いについては，ND群に比べD群では有意に腫瘍の切除率が低く，再発率が高いことが示された。術前にthin sliceのCISS画像から顔面神経が背側走行していることが予測できるかどうかという点については，retrospectiveにみても正解率はわずか12％であったとしている。従って，顔面神経の背側走行の可能性が疑われたとしても予測の正確性には限界があり，術者が習熟している外側後頭下到達法で手術を行うことは妥当性があると考えられる。

　同様のことは聴神経腫瘍以外の小脳橋角部腫瘍にも当てはまる。髄膜腫は多くのケースで内耳道内進展を伴っており，再発防止の点と聴力を改善させるために，我々は原則として内耳道内の腫瘍を摘出している[3]。この際に，内耳道内で顔面神経・第Ⅷ脳神経（Ⅶ・Ⅷ）越しに腫瘍を摘出することのないように手術アプローチを選択するべきと考えている。髄膜腫の場合，聴神経腫瘍とは違い脳槽部における腫瘍と神経の位置関係は内耳道内においても当てはまるため，術前のCISSにおける脳槽部のⅦ・Ⅷと腫瘍との位置関係に注目して手術アプローチを選択している。また，小脳橋角部の大きな類上皮腫などに対しても同様に，Ⅶ・Ⅷと腫瘍の位置関係で手術アプローチを使い分けている。

> **編者からのKey sentence**
> 術前の徹底評価による神経位置を推定しアプローチ／手順を選択する。

■ 文献

1) Amano M1, Kohno M, Nagata O, et al. Intraoperative continuous monitoring of evoked facial nerve electromyograms in acoustic neuroma surgery. Acta Neurochir(Wien)2011; 153 (5): 1059-67; discussion 1067.
2) Nejo T, Kohno M, Nagata O, et al. Dorsal Displacement of the Facial Nerve in Acoustic Neuroma Surgery: Clinical Features and Surgical Outcomes of 21 Consecutive Dorsal Pattern Cases. Neurosurgery Rev 2016; 39(2): 277-88.
3) 寺西　裕，河野道宏，福井　敦, et al. 小脳橋角部髄膜腫の内耳道内進展部分の摘出について. 脳腫瘍の外科 2011; 15: 101-11.

IV 脳腫瘍の手術における合併症と対策

良性腫瘍，頭蓋底腫瘍

内頸動脈を巻き込む前床突起髄膜腫

症例紹介

術前判断と治療プラン

40歳代，女性。生来健康であったが，全身けいれんを発症。頭部CTにて脳腫瘍を指摘され当院へ紹介となった。意識清明，視力・視野障害なし。ほか特に神経学的異常なし。

MRIでは最大径6.5cmの前床突起髄膜腫（図1），肥厚した前床突起と周囲に中等度の浮腫を認め，著明なmidline shiftを伴っていた。血管撮影では右内頸動脈（internal carotid artery；ICA），中大脳動脈（middle cerebral artery；MCA），前大脳動脈（anterior cerebral artery；ACA）の著しい偏位と挙上を認め，ICAのC2 portionからMCA近位部には高度な血管の狭窄を認めた（図2）。前交通動脈を介したcross flowは良好であった。中硬膜動脈，テント動脈，後篩骨洞動脈などが栄養血管となっていたが，腫瘍濃染は軽度から中等度であった。

手術摘出の適応ありと判断。栄養血管の発達の程度から術前の塞栓術は不要と考え，運動誘発電位（motor evoked potential；MEP）/視覚誘発電位（visual evoked potential；VEP）モニタリング下に前頭側頭開頭による腫瘍摘出術を施行した。

手術

浅側頭動脈を保存しつつ右前頭側頭開頭を施行。腰椎ドレナージは施行せず。硬膜外に

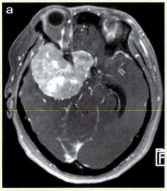 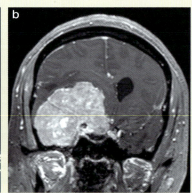 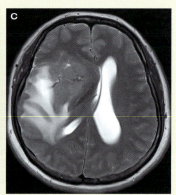

図1　術前MRI
a, b：造影MRIにて右前床突起の肥厚を伴う最大径6.5cmの前床突起髄膜腫を認める。
c：右側頭葉に広範な浮腫と，著明なmidline shiftを伴っていた。

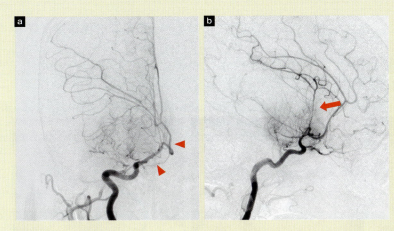

図2 術前脳血管撮影
術前に行われた右内頸動脈撮影正面像(a)と側面像(b)。右内頸動脈から前・中大脳動脈の著明な偏位を認めるとともに，特に右内頸動脈から右中大脳動脈M1にかけて血管の強い狭窄が生じていた。

視神経管を開放し前床突起を除去。まず右頭蓋底部からすでに確認している視神経管鞘まで硬膜を切開し，視神経を早期に除圧した。

次に付着部硬膜から腫瘍の切り離しと内減圧を施行，腫瘍はfibrousで吸引管で吸えない程度の固さであったが，腫瘍からの出血は容易に制御できた。MCA M2からM1近位部はかなり細く引き伸ばされ腫瘍と強く癒着していたが剥離に成功した。内減圧も順調に進み，腫瘍本体を頭蓋底の付着部から完全に切り離すことができた(図3a)。あとは右ICAの周囲の部分に2cm程度のmassが残るのみとなった。この時点ではICAのC1 portion，後交通動脈(Pcom)あるいは右ACAのA1 portionは腫瘍に埋没しておりまだ剥離できていない。

次に視神経管内の腫瘍を除去し，視神経を近位側へとたどって視神経を腫瘍から完全に剥離し，頭蓋内ICA近位端を確保できた(図3b)。剥離子や鋏で慎重に腫瘍とICAの前壁との癒着を剥がしていくと(図3c)ICAは通常の1/2ほどの径に引き伸ばされていた。腫瘍とICAの間に挿入した剥離子に抵抗を感じるようになったためいったん剥離をやめ，腫瘍外側で右動眼神経との剥離を先に行うこととした。術者としては十分にICAから距離をおいた場所で作業しているつもりであったが，突然大量の動脈性出血が生じた(図3d)。出血点は，さきほど剥離を中断したICA前壁部近傍からであった。

速やかに頭蓋内ICA近位部にテンポラリークリップをかけ，出血点を観察。ICA前壁に小孔が開いており腫瘍が浸潤していたと考えられた。縫合を試みたが小孔の遠位側は腫瘍塊に埋もれておりよくみえなかった。左手の吸引管で小孔をしっかり確認しようと腫瘍塊をレトラクトすると，徐々に孔径が大きくなってしまい縫合不可能となった(図3e)。この段階に至ると，孔径が大きくなったうえ，PcomとA1を介したcross flowのせいで出血が制御不能となり，やむをえず腫瘍塊ごと孔の開いた部分のICAを噛むように3本のクリップをかけようやく止血を得た。ICAを全長に渡って観察すると腫瘍がICA分岐部と右A1/M1の壁に強く浸潤しており，ドプラエコーにて右A1からM1への血流の途絶が確認された。術後出血のリスクを考えるとこのICA forkごと除去するしかないと判断し，Pcom/A1/M1にクリップをかけて切断(図3f)，ICAごと腫瘍を摘出した。その後，MCAのcortical branchにSTA－MCA bypassをおき手術を終了した。

術後経過

腫瘍は全摘出されたが（図4a），右MCAとACA領域に広範な梗塞を発症した（図4b）。脳腫脹が増悪したため内外減圧術を施行。左片麻痺ではあるが会話もでき意識は良好であったが，心合併症をきたし術後30日以内におけるmodified Rankin Scale（mRS）6という重大な転帰となった。

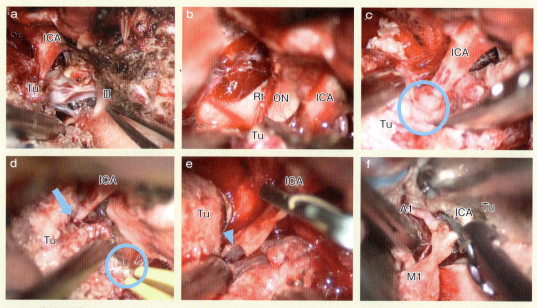

図3　術中写真
a：内減圧も問題なく進行し，腫瘍塊が頭蓋底から切り離された。
b：視神経が腫瘍から剥離され，また内頸動脈の近位部が確保され遮断可能な状態になっている。
c：内頸動脈と腫瘍の剥離。○で囲まれた部分に癒着あり。
d：内頸動脈から出血（→）がはじまった瞬間。術者としては内頸動脈から離れた部位（○）の腫瘍を摘除しているつもりであったが，硬膜から切り離された腫瘍は予想以上に可動性があり内頸動脈に癒着した部位に負担が及んだものと思われる。
e：内頸動脈に生じた大きな壁の欠損（▶）。
f：腫瘍が内頸動脈およびA1とM1に強く癒着し，剥離したがA1→M1のcross flowが認められなかったため，やむをえずICA forkごと腫瘍を摘出した。ICA；内頸動脈，Tu；腫瘍，Ⅲ；動眼神経，ON；視神経

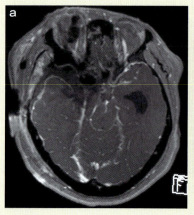
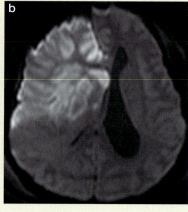

図4　術後MRI
a：腫瘍は全摘出された。
b：広範な右前頭葉と基底核領域の梗塞をきたした。

本症例における問題点と対応策

問題点

①術前の血管撮影にて右ICAからMCAにかけて著明な圧迫による狭小化をきたしていた。
②術中に腫瘍がfibrousでやや固めであることがわかった。
③腫瘍をICAから剝離している際に，術者はICA前壁への浸潤をうかがわせる感覚を得ていたが，結果的に前壁が破綻し出血した。
④ICAから出血が生じた際に，出血を制御できず，結果として縫合などが行えなかった。

対応策

もし同じような症例に遭遇した場合には，
①術中に，腫瘍がfibrousでsuckableではない，ある程度固いものであることがわかった場合には，腫瘍周囲の血管や神経からの剝離に対する警戒心をより高くもつ。
②特に固めの髄膜腫で硬膜付着部位からのdetachが完了すると，その後は腫瘍全体が思っている以上に操作で大きく動くことに注意する。そのため術者としては重要な動脈から離れた場所で作業をしているつもりでも，腫瘍全体が動いてしまい癒着する動脈壁に負担がかかり壁の破綻をきたす場合がある。
③全摘出を目指してはじまった手術であっても，ICAの前壁に浸潤していることを疑った時点で手術のゴール設定の変更も辞さない。われわれは腫瘍を治療しているのではなく，患者を治療している。
④巨大腫瘍は数年以上の経過で増大し，周辺の血管や神経に対して緩徐だが不可逆的な変化を及ぼしている可能性を改めて認識する（例えば腫瘍の血管壁浸潤など）。そのような長期間徐々に進行してきた病変をたった1回の手術で正常化しようという試みはときに多大なリスクを伴う。
⑤もし手術中に重要な動脈や静脈の損傷リスクを感じた場合は，1回の手術ですべて取り切るのではなくstaged surgeryも検討する。本症例でいえば，初回手術後にmass effectが軽快することによりICAやMCAの再拡張が得られ，期間をおいた再手術では全摘出は無理でも，もう少し安全に摘出できたかもしれない。
⑥あえてリスクを冒してでも主幹動脈の剝離を行うと決めた場合は，出血に備えて近位部のみの遮断ではなく遠位も遮断してトラップできる体制を整えてから剝離に向かう。本症例ではICAの近位部と右M1は剝離前に確保していたが，右A1とPcomが腫瘍塊に隠れて確保できていなかった。この手順の誤りにより，出血の制御に難渋し動脈壁に生じた小孔を大きな欠損にしてしまった。
⑦髄膜腫の手術では，重大な結果になる場合とはほぼ常に血管損傷が原因であることを肝に銘じる。
⑧髄膜腫の手術では，どの一瞬においても「今そこで手術をやめなさい」といわれたらすぐにやめられるような術野の展開を目指す。

編者からのKey sentence

髄膜腫内に取り込まれた動脈剝離は臆病に行え。

IV 脳腫瘍の手術における合併症と対策

良性腫瘍，頭蓋底腫瘍

頭蓋底手術の合併症の1例

症例紹介

術前判断と治療プラン

錐体部再発脊索腫の症例を示す。70歳代，男性。15年前，三叉神経障害および外転神経麻痺を発症，右傍海綿静脈洞腫瘍を認め，開頭術にて病変を部分摘出された。脊索腫と診断され，残存腫瘍に対して50Gyの局所照射を施行した。残存腫瘍はしばらく変化を認めなかったが，10年経過した時点より増大傾向を示した。そのため4年前に再度摘出術を施行，ほぼ全摘出し，さらに摘出腔にガンマナイフを照射した。その後，落ち着いていたが，1年前に病変が再度増大した。そのため3回目の摘出術を施行したが，若干の病変が残存した。この残存病変が再度，急速に増大をきたしたため，加療目的にて当院に紹介となった。

腫瘍は右Meckel腔から側頭下窩に進展し，斜台前方の筋内，後方では頸静脈結節内に進展していた。過去の手術により右錐体骨の一部は欠損していた（図1）。

過去に3回の摘出術を施行し，放射線照射も行われている。15年の経過の脊索腫であり，初発より10年くらいは制御されていたが，3回目の術後は，わずかに残存した腫瘍が急速に再増大した。そのため，根治的な治療を行うためには残存腫瘍なく全摘出する必要性があり，そのために経鼻経頭蓋同時手術による腫瘍摘出を施行することとした。腫瘍摘出後には摘出腔が鼻腔と交通することになると予想され，鼻腔側の再建には有茎鼻中隔粘膜弁を使用する予定とした。

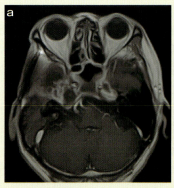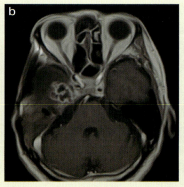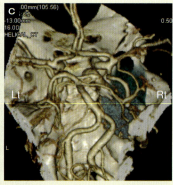

図1　術前画像
a, b：造影T1強調画像。右錐体部および上下に存在する腫瘍は不均一に造影された。
c：造影3D-CT。過去の手術と腫瘍浸潤による影響で右錐体骨は一部欠損していた。

手術（図2）

右前頭側頭開頭を行うと同時に，腫瘍に対して内視鏡下に経鼻アプローチを行った。腫瘍摘出により開頭側と鼻腔側は交通し，錐体部内頸動脈（internal carotid artery；ICA）が剥き出しとなった。術中に錐体部ICAを損傷することはなかった。中頭蓋窩の硬膜欠損は大腿部から採取した筋膜で形成した。その後に開頭側より摘出腔内に腹壁脂肪を挿入，最後に鼻腔側より有茎鼻中隔粘膜弁で骨欠損部を覆って，バルーンで圧着させた。

術後経過

術後髄液漏が生ずることなく経過し自宅退院したものの，度重なる治療の影響もあり，全身状態はあまりよくなかった。また組織標本内に肉腫様の成分が認められ，脊索腫は悪性化をきたしたと考えられた。その2カ月後に突然の激しい鼻出血が生じた。画像精査の結果，右錐体部ICAに動脈瘤が生じており，これが破裂したために鼻出血が生じていた（図3）。緊急にて血管内治療を行い，右ICAをコイルにて閉塞させた。前交通動脈からの対側血流が良好であったため，右大脳半球には大きな脳梗塞は生じなかった。その数日後に開頭側の手術創が離開し，膿が噴出した。開頭側の創はきれいであったが，口腔内は経口摂取がままならず汚かった。そのため鼻腔側から摘出腔内へ感染

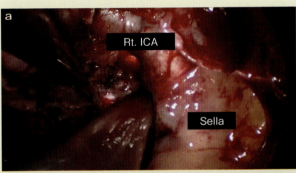
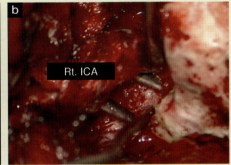
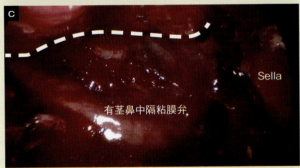

図2　手術画像
a：腫瘍摘出後（経鼻側）。経頭蓋経鼻同時手術のため，頸部が回旋していた。そのため画像は通常より90°傾いている。錐体部内頸動脈が露出している。
b：腫瘍摘出後（開頭側）。右錐体部内頸動脈の奥に鼻腔側からの吸引管などがみえる。
c：鼻腔側より頭蓋骨欠損部を有茎鼻中隔粘膜弁で覆う。次に上からバルーンで粘膜弁を圧着させる。図の角度はaとほぼ同じ。

し，露出したICAの血管壁に感染が波及したため偽性動脈瘤が生じたものと考えた。その後，さらに全身状態は悪化していき，最終的には死亡した。

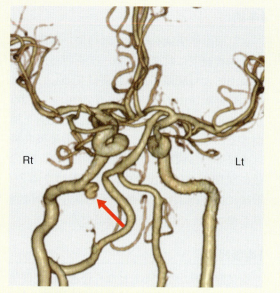

図3　鼻出血後に施行した3D-CTA
右錐体部内頸動脈に動脈瘤を形成している（➡）。

本症例における問題点と対応策

問題点

繰り返す再発

本症例は再発脊索腫の症例である。脊索腫は腫瘍摘出後に残存すると再増大するリスクが高い。そのため初回手術で可能な限り腫瘍周辺の骨も含めた全摘出を目指すべきである[1]。

手術適応

わずかな残存でも容易に再発をきたし，すでに放射線治療も行っているという状態では，根治を目指すためには全摘出を行う必要性があった。本症例で腫瘍を全摘出するためには，経頭蓋もしくは経鼻いずれの1方向からのみでは難しかったと思われ，同時手術という手術アプローチは妥当であった。

術後骨欠損部に対する再建

経鼻頭蓋底手術は近年発展し，錐体部病変へのアプローチも可能となった[2]。このような経鼻頭蓋底手術では術後の髄液漏防止が重要である。有茎鼻中隔粘膜弁を使用するようになり，術後髄液漏が生ずる症例はかなり減ったと思われる[3]。本症例では術後髄液漏は生じなかったが，摘出腔内の感染が発生した。感染防御

という面からは有茎鼻中隔粘膜弁のみでは不十分である可能性も考えられた。

■■ 錐体部内頚動脈における動脈瘤の形成

本症例では錐体骨削除に伴い，剥き出しとなったICAに動脈瘤が生じ破裂した。錐体部ICAに生ずる動脈瘤は主として偽性動脈瘤であり，その原因としては手術を含めた外傷，放射線治療，炎症，感染などが挙げられる[4]。本症例は数回の手術と放射線照射が施行されていたため，それらが原因となり動脈瘤が形成された可能性もあるが，ICA周辺に感染が及んでおり，これが動脈瘤形成の原因として最も疑わしいと考えた。

対応策

もし同じ症例が来たらどうするか？

①術前の評価として，錐体部ICA周辺にまで病変が及んでいるので，脳血管撮影や3D-CTAで血管に異常がないか否かを確認する。またICAの損傷をきたす可能性が考えられる場合には，血行動態を知るために脳血管撮影を行うことが望ましい。

②本症例は鼻腔側からの感染が疑われ，有茎鼻中隔粘膜弁による感染防御が不十分であった可能性があった。そのため，鼻中隔粘膜弁は十分な大きさかつ血流を有した状態で採取することを心がけ，また欠損部に対する閉鎖は隙間なく行うように注意すべきである。

③有茎鼻中隔粘膜弁は髄液漏防止には十分であっても，鼻腔側から露出したICAへの感染防御は不十分である可能性もある。そのため，このように錐体部ICAが剥き出しとなるような場合には有茎帽状腱膜弁[5]などで感染に対するもうひとつのバリアを作製すると感染に対してより強くなるかもしれない。

対策適応例

左錐体骨海綿状血管腫の症例。50歳代，男性。神経症状は認めなかったが，画像追跡にて，数年の経過で病変が増大してきたため摘出術を計画した。

病変は左錐体骨から斜台を中心とした造影病変で下縁は大後頭孔，上縁は後床突起，後縁は内耳道，前縁は蝶形洞であった。左内頚動脈は外側上方へ圧排されていた（図4）。

経鼻経頭蓋同時手術による腫瘍摘出術を施行した（図5）。左前頭側頭開頭を行うと同時に内視鏡下に経鼻アプローチを行った。先の症例と同じく，腫瘍摘出後は錐体部ICAが露出した。硬膜欠損は後頭蓋窩側に生じ，この部位は鼻腔側より側頭筋膜でパッチした。次に開頭側で作製した帽状腱膜弁を用いて露出したICAと鼻腔側を遮断した。さらに鼻腔側より腫瘍摘出腔に腹壁脂肪を充填し，最後にその上に有茎鼻中隔粘膜弁を当ててバルーンで圧着させた。

術後髄液漏が生ずることもなく，自宅退院

した。術後1年経過するが特に問題を認めていない。

なお，先の症例ではすでに数回の開頭手術を受けており，振り返ってみても帽状腱膜弁は使用できなかった。

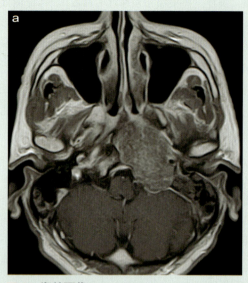
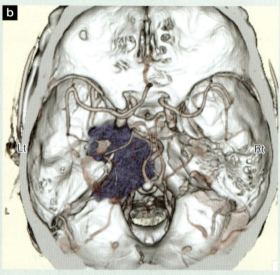

図4　術前画像
a：造影T1強調画像。左錐体骨内を主体とした均一に造影される病変を認める。
b：造影3D-CT。左錐体骨は腫瘍により一部欠損している。

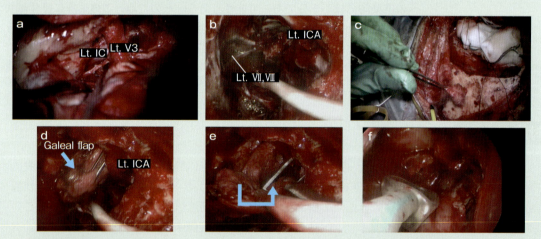

図5　手術画像
a：腫瘍摘出後（開頭側）。
b：腫瘍摘出後（鼻腔側）。
c：開頭側で帽状腱膜弁を作製。
d，e：開頭側より鼻腔側へ帽状腱膜弁を挿入（d→），露出した内頸動脈を巻き込むようにして（e→），鼻腔側と遮断。
f：摘出腔内に脂肪を充填し，その上を有茎鼻中隔粘膜弁で覆いバルーンで圧着。

> **編者からのKey sentence**
>
> 腫瘍,放射線,感染は動脈瘤を脆弱にする。

■ 文献
1) 齋藤　清,岸田悠吾,佐藤　拓,ほか.脊索腫.新NS NOW 4 脳・脊髄腫瘍　摘出のための引き出し,メジカルビュー社,2015, 190-201.
2) Taniguchi M, Akutsu N, Mizukawa K, et al. Endoscopic endonasal translacerum approach to the inferior petrous apex. J Neurosurg 2016; 124: 1032-8.
3) Kassam AB, Thomas A, Carrau RL, et al. Endoscopic reconstruction of the cranial base using a pedicled nasoseptal flap. Neurosurgery 2008; 63(1 Suppl 1): ONS44-52.
4) Liu JK, Gottfried ON, Amini A, et al. Aneurysms of the petrous internal carotid artery: anatomy, origins, and treatment. Neurosurgery 2004; Focus, 17: E13.
5) Ito E, Watanabe T, Sato T, et al. Skull base reconstruction using various types of galeal flaps. Acta Neurochir(Wien)2012; 154: 179-85.

Ⅳ 脳腫瘍の手術における合併症と対策

良性腫瘍，頭蓋底腫瘍

脳腫瘍手術における動脈損傷

　動脈損傷は脳腫瘍手術のなかでも重篤な合併症をきたす大きな要因となる。本稿では動脈損傷により合併症をきたした小児症例および，長期経過にて動脈損傷により動脈瘤が発生した症例を報告する。

症例紹介（症例1，図1）

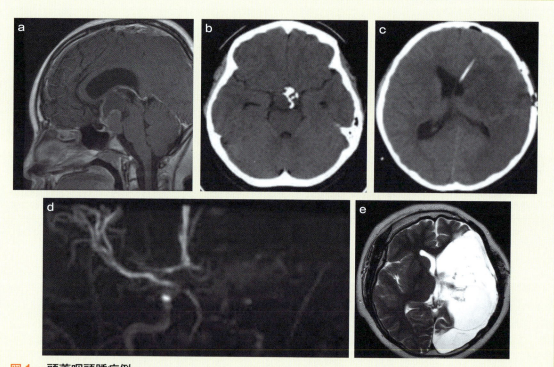

図1　頭蓋咽頭腫症例
a, b：左側の石灰化を伴う腫瘍であり，左前頭側頭アプローチ，前床突起切除，内頚動脈の自由度を増してアプローチした。
c：術後覚醒不良，右麻痺を認め，CTにて広範な脳梗塞を認める。
d：MRAでは左内頚動脈の閉塞を認める。
e：最近のMRI。左に広範なencephalomalaciaを認める。歩行，就業は可能となっているが，重度な高次脳機能障害をきたした。

術前判断と治療プラン

頭痛，視力低下で発症した女児。石灰化を有する間脳，第三脳室腫瘍を認めた。頭蓋咽頭腫と術前診断し，左側に石灰化が強いため左前側頭開頭により前床突起切除，内頚動脈を硬膜輪から剥離して自由度を向上した方法で，腫瘍摘出を行った。

手術

術中MEPモニタリングなどは行っておらず，特に異変は気付かなかった。手術は10時間を要した。

術後経過

術後覚醒が悪く，CT，MRIにて左内頚動脈領域の大梗塞が生じていることが判明した。MRAでは左内頚動脈の描出はなかった。翌日減圧開頭（外減圧）を行い脳浮腫の期間をしのぎ，1カ月後に頭蓋形成術を行った。長期のリハビリテーションを行い，右半身の不自由さはあるが，なんとか歩行，会話は可能となった。

本症例の問題点と対応策

問題点

本症例では頭蓋咽頭腫に対する頭蓋底アプローチを用いた摘出術を行った。途中内頚動脈の解離をきたし，手術を継続したために脳梗塞が完成したと考えられる。Dural ringから剥離して可動性を上昇させれば内頚動脈は十分動かせると考えていたが，それでも海綿静脈洞などにより固定されていてやや強く頚動脈を圧排していた。小児の動脈，またこの膝部の内頚動脈，硬膜輪を剥離したあとの頚動脈は非常に解離をきたしやすいと思われる。成人の例で同じアプローチを用いて閉塞は経験していないが，紡錘状の動脈瘤に変化している例が数例認められる。

術中脳の拍動や色彩で異変に気付かなかった。長時間の手術であり，途中で休憩も行いつつ手術をしているが，注意が散漫であった可能性がある。さらに現在は頚動脈などを触る頭蓋底の手術ではほとんどの症例で運動誘発電位（motor evoked potential；MEP）は最低限のモニタリングとしているが，当時の施設ではモニタリング実施症例の敷居が高く，麻痺をきたす可能性が術前に高いと判断されるもの以外はMEPですらできなかった。現在は緊急手術も含めてほぼすべての症例でMEPを実施することができるような体制を組んでいる。

上記のように本症例の原因として，

① 小児動脈および内頚動脈硬膜輪付近の血管の脆弱性に気付かなかったこと。ただしこれはあまり通常に知られていることではなく，今後症例の取りまとめが必要である。当時は「未知」のことであり，しかし現時点ではそれを知らないで治療を行えば「無知」または知っていても対処できない場合には「不注意」によってきたされたことになる。

② 術中の異変に気付いていない。当時はMEPを本症例のように血管を剥離する

症例にも実施していなかった。これは「誤判断」と「組織運営不良」ということになるであろうか？

対応策

対応策としては，今後の小児で動脈を操作する際には細心の注意を払うことである。血管をあまり圧排しないでできる手術アプローチを検討する。内頚動脈硬膜輪の部分の剥離にも注意する。

術中MEPはほとんどの症例に用い術中の異変の判断の補助とし，可能であれば術中画像，エコーやCT，MRIなどを用いること。そのほか，術者の勘を磨くことなどが挙げられる。

追加症例（図2）

小児，成人の内頚動脈硬膜輪付近の操作による紡錘状動脈瘤形成を示す。いずれも内頚動脈を硬膜輪の部分で剥離した頭蓋底アプローチにて手術を行っている（いずれも再手術）。手術中には気付かれていない操作により，その後，内頚動脈のC2部の解離によると思われる紡錘状脳動脈瘤が形成されている。経過中拡大はしていないので，積極的な治療をしていない。

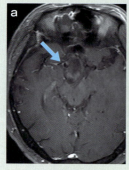 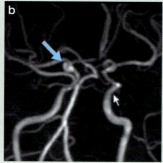 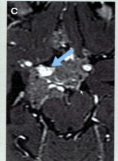 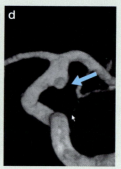

図2　頭蓋咽頭腫症例
a, b：半球間アプローチ後腫瘍再発し10年前に右前側頭開頭，前床突起切除にて追加切除を他院で行われている症例。内頚動脈C2部に紡錘状動脈瘤が形成されている（➡）。
c, d：再再発下垂体腺腫症例。右前側頭開頭，前床突起切除を10年前に行っている。同様に内頚動脈に紡錘状の瘤が形成されている（➡）。

症例紹介（症例2，図3）

術前判断と治療プラン

　10歳代，女子。再発頭蓋咽頭腫。1年前に視力低下，頭痛で発症した頭蓋咽頭腫。1回目の手術は半球間アプローチで前交通動脈を切断して全摘出術を行った。しかし第三脳室の壁から多発する小囊胞性腫瘍が再発した。最後方のものはかなり大きく拡大してしまい，さらに脳室外への進展をみせていた。その左内頚動脈内側の囊胞性腫瘍，そのほか第三脳室の前方の複数の腫瘍に対して左pterional approachで手術を行った。

手術

　術中，腫瘍は第三脳室壁や内頚動脈内側に固く癒着しており，手術は難しい剥離操作となった。症例1の経験から内頚動脈の硬膜輪からの剥離や左右への圧排は解離などをきたすおそれがあるため行っていない。かなり血管の操作に注意して行っていた。

　最後に第三脳室前方の腫瘍を摘出すべく，前頭葉を挙上してlamina terminalisから腫瘍にアクセスして摘出した。その際，前頭葉の保護があまく摘出の際に一部左A1を圧排し

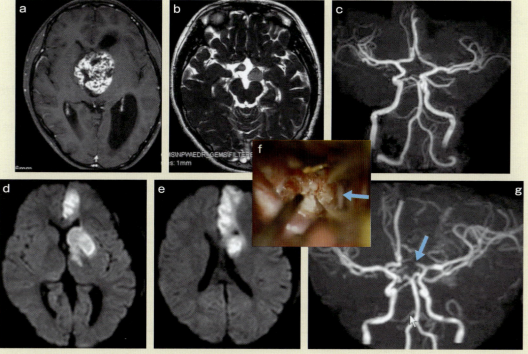

図3　視力低下，頭痛にて発症した頭蓋咽頭腫
a〜c：半球間アプローチ，前交通動脈を切断して腫瘍摘出を行った。手術は全摘されていると考えていたが，術後多発する囊胞性の腫瘍が第三脳室に再発。1年の経過で特に最後方の腫瘍が第三脳室外左内頚動脈内側に進展したため，左前頭開頭で摘出を行った。前交通動脈は切断されている。
d, e：術中血管圧迫に細心の注意を行っていたが，第三脳室前方の腫瘍を摘出時に前大脳動脈を圧迫していた。術後覚醒不良にてMRIを行うと左前大脳動脈領域に広範な脳梗塞を認めた。
f：術中写真。前大脳動脈（→）をバイポーラーで圧迫している。
g：MRAでは左前大脳動脈の閉塞を認めた（→）。

ていた（術者は気付いていない）。
　MEPなどは上肢，下肢とも術中一貫して変化なく経過した。

術後経過

　術後覚醒が悪く，右半身（特に下肢）の動きが悪かった。MRIでは左前大脳動脈瘤領域，A1-perforator（尾状核）領域の梗塞を認めた。術中MEPは出ていたため補足運動野の障害による一時的な麻痺であることを期待して，術後脳梗塞および内分泌障害に対する治療を行った。1回目の手術で前交通動脈を切断しているため，左前大脳動脈の側副血行は乏しく，左A1の閉塞により広範な前大脳動脈領域の脳梗塞を生じたと判断した。
　1週間程度から覚醒度，麻痺も改善しはじめ，また新たに出現した記憶障害については，2カ月程度の経過で改善していった。治療から約8カ月を経過するが，ほぼ術前の意識，知能，運動レベルに回復している。脳室周辺の腫瘍の癒着に対して術後4カ月でサイバーナイフを行っている。

本症例における問題点と対応策

問題点

　本症例は症例1の経験をもってしても，防げなかった。実は術中，以前症例1のようなことがあったことを話しながら注意深く手術を進めている状態であった。第三脳室内の腫瘍の癒着が強く，剥離操作に集中しすぎて手前の脳血管の圧迫に気付いていない状態，いわゆる「不注意」の状態であった。
　また腫瘍の摘出と合併症の程度はときに相反する場合もある。本症例では術後の放射線治療のこともあり，第三脳室前方の腫瘍の摘出の必要はあっただろうか？　これは囊胞性であり，放射線の効果がやや落ちることから最低限囊胞を破る必要はあったと考えている。

対応策

　今後もさらに小児脳動脈の剥離操作には細心の注意を払い，そのうえでICGなどを利用して腫瘍の手術であっても血管の開通状況を適宜チェックすることが望まれる。

編者からのKey sentence
内頚動脈硬膜貫通部および小児動脈は解離をきたしやすい。

IV 脳腫瘍の手術における合併症と対策

良性腫瘍，頭蓋底腫瘍

脳腫瘍手術の痛恨の1例
小脳橋角部，錐体斜台部類上皮腫の症例

症例紹介

▌術前判断と治療プラン

30歳代，女性．1年前より右上顎痛にて発症，歯科，口腔外科にて三叉神経痛の診断によりカルバマゼピンを開始，同時に行われたMRIにより類上皮腫と診断された（図1）．

腫瘍が三叉神経を圧迫しており顔面痛をきたしている．手術は症状改善を主目的とし，全摘出を目指さず，今後の再発も考慮した侵襲の低いretrosigmoid approachを選択した．手術のリスクは5％，想定外の生命にかかわる事象発現のリスクが1％と説明した．

▌腫瘍摘出術

外側後頭下開頭後，小脳延髄槽から髄液を排除しても後頭蓋窩はtightであった．小脳のhorizontal fissureを開き聴性脳幹反応（auditory brainstem response；ABR）の変化に留意しながらpearl whiteの腫瘍を

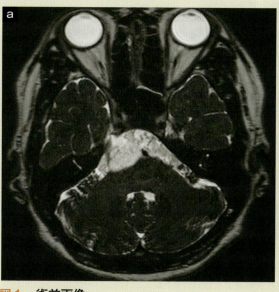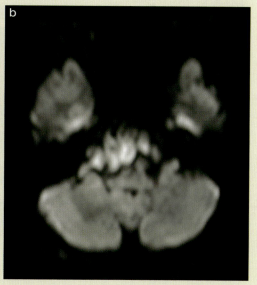

図1 術前画像
a：MRI ciss画像上，腫瘍は脳脊髄液より少し低いheterogeneous intensityで示され，右三叉神経を取り囲み，小脳橋角部から橋前槽を充満し左側まで伸びており，脳幹，脳底動脈を後方に圧排している．
b：DWIでは高信号域として描出されている．

piece by pieceに摘出したところ，可視範囲の腫瘍は全摘出され，各脳神経（Ⅴ～Ⅺ），脳底動脈，斜台硬膜も確認できた（図2a～c）。閉頭前の小脳半球には挫滅も強い腫脹も認めなかった（図2d）。

術後経過

手術終了，麻酔から覚醒し抜管後，頭部CT。このとき嘔吐あり。CT上右小脳半球を中心とする脳内血腫，くも膜下出血を認め（図3a，b），ICU帰室時には意識レベルがJCS三桁へ低下したため，緊急で再手術施行。手術は初回の皮切，開頭を広げ大孔を開放，血腫を摘出し小脳半球を一部切除したところ，脳脊髄液の循環が良好となったため，骨を戻さず閉創した。

術後CT上血腫は除去されていたが小脳の腫脹，脳室拡大を認め（図3c，d），閉塞性水頭症と考えられたが，低体温およびバルビツレート療法を行い経過観察の方針とした。翌朝急

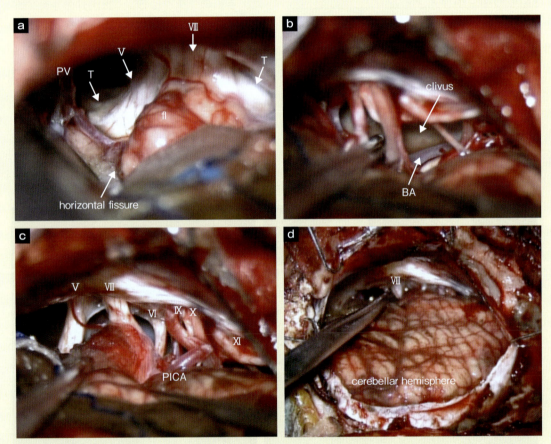

図2 術中画像

a：右小脳半球のhorizontal fissureを開いている場面で，小脳flocculus（fl），petrosal vein（pv），Ⅴ（三叉神経），Ⅷ（聴神経）が観察できる。腫瘍（T）はpearl whiteで典型的類上皮腫の所見を呈している。
b：尾側の腫瘍を摘出した後，下位脳神経越しに，脳底動脈（BA），斜台硬膜（clivus）がみえる。
c：腫瘍摘出後の各脳神経（Ⅴ，Ⅵ，Ⅷ～Ⅺ）と後下小脳動脈（PICA）。
d：硬膜閉鎖前の術野。第Ⅷ脳神経（Ⅷ）と小脳半球（cerebellar hemisphere）が観察されるが，小脳半球表面に挫滅，出血などは認めない。

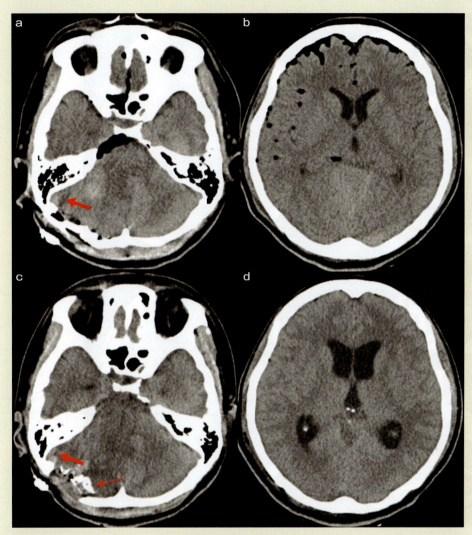

図3　CT①
a, b：腫瘍摘出術後CT
c, d：1回目再手術後CT
腫瘍摘出後のCT上，右小脳半球脳内血腫，くも膜下出血認める。橋前槽，テント上には空気を認める。血腫除去術後のCTでは，血腫はほぼ消失しているものの脳腫脹が増強し第四脳室が偏位している。また脳室拡大も認める。→は硬膜の減張に用いた人工硬膜。➡は硬膜静脈洞内血栓の可能性がある。

に徐脈になり瞳孔散大，頭部CT（図4a，b）上，小脳半球の腫脹，血腫，水頭症の悪化を認めたため，再度開頭した。今回は正中切開による後頭下開頭後脳内血腫を除去し脳室ドレナージを行った。またこのとき，横静脈洞内に血栓が充満し閉塞していることが確認で

きたため，さらに小脳半球を広範に切除した。
　術後CT上，第四脳室の描出，水頭症の軽減が確認された。以後，状態は徐々に安定，約1カ月後のMRIでは，予定通りに腫瘍は摘出されているものの，広範な右小脳半球，脳幹背側の損傷を認めた（図5）。

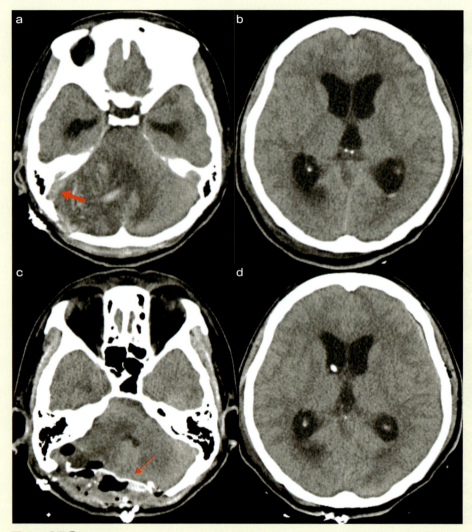

図4　CT②
a, b：1回目再手術翌朝のCT
c, d：2回目再手術後CT
右小脳半球を中心とする脳腫脹は前日よりも著明に増悪し脳内血腫も認める。また脳室拡大も著明となっている。2回目再手術後は血腫および右小脳半球が切除され第四脳室が明瞭に認められている（→は硬膜減張のための人工硬膜）。右側脳室前角に脳室ドレナージチューブの先端が確認でき、脳室拡大は軽減している。➡は硬膜静脈洞内血栓の可能性がある。

以後リハビリテーションを行ったが、小脳失調、脳幹障害のため、気管切開、経鼻経管栄養、modified Rankin Scale（mRS）5の状態で療養型病床へ転院した。

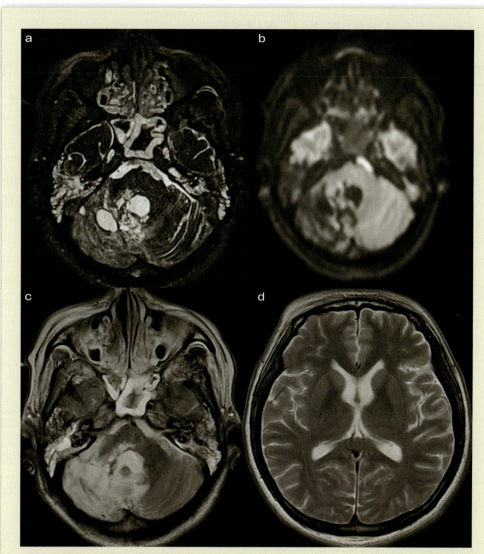

図5 状態が安定した後のMRI
a：ciss
b：DWI
c, d：T2
橋前槽に残存腫瘍を認める以外，腫瘍は摘出されているが，右小脳半球，小脳虫部の広い範囲，脳幹背側に損傷を認める。大脳半球は特に問題ない。

本症例における問題点と対策

問題点

本症例の問題点は，「失敗学」の原因分類に照らせば，誤判断，調査・検討の不足，企画不良に当たると考えられる．

■■ 手術方法の選択

主訴の改善，再発を念頭においた低侵襲の方法を選択したが，根治を狙った中頭蓋窩からの手術が妥当であり，またこれにより術後小脳出血を回避できた可能性がある．

■■ 小脳半球のretraction

小脳橋角部腫瘍摘出時における小脳半球のretractionは必要不可欠な操作であるが，脳べらによるretractionの強さ，時間によって挫傷，静脈灌流障害を引き起こす可能性があり，今回の術後出血はこれに起因する可能性があると考えられる．

■■ 1回目再手術における減圧の範囲

大孔開放，血腫除去後に髄液循環も良好となり脳圧も下がったと考えられたが，内外減圧の範囲をもっと拡大するべきであった可能性がある．

■■ 2回目再手術の遅延

再出血，水頭症の悪化により脳ヘルニアを起こしたと考えられるが，病態の把握，対応が遅れた可能性がある．

■■ 静脈洞閉塞について

1回目再手術後の脳腫脹が単なる再出血によるものか，あるいは横静脈洞閉塞による灌流障害が，再出血，浮腫の増強を起こしたものか判断は困難である．静脈洞閉塞が起こったとすればその原因に対する考察も必要であるが，今回の手術では術中そのような操作はなかった．

対応策

もし同じ症例が来たらどうするか？
① 手術アプローチの選択は全摘出による根治術，亜全摘出，どちらの場合も，合併症リスクまで考慮した十分な検討を行い決定する．
② Retrosigmoid approachを選択した場合，小脳のretractionに時間制限を設ける，また可能な限り脳べらを使用しない．
③ 手術時間が長くなりそうな場合，若年患者などで後頭蓋窩がtightな場合はlumbar drainageを設置する．
④ 術後出血，再出血の可能性がある場合は閉頭時に頭蓋内圧モニタを設置し，

脳圧亢進に対し遅滞なく対処する。
⑤術後出血に対し再開頭を行う場合は，十分な外減圧，内減圧を行う。
⑥強い脳腫脹，再出血の場合は静脈路の閉塞も念頭におき管理を行う。また頭部CT上静脈洞内血栓が疑われるときはCT venography, MR venographyまで行い，診断が確定したら抗凝固療法を行う[1]。
⑦術中静脈洞閉塞を起こさない操作に注意する。

> **編者からのKey sentence**
> 後頭蓋窩手術ではできる限り小脳を圧排しない。

■ 文献

1) Moore J, Thomas P, Cousins V, et al. Diagnosis and Management of dural sinus thrombosis following resection of cerebellopontine angle tumors. J Neurol Surg B 2014; 75: 402-8.

IV 脳腫瘍の手術における合併症と対策

良性腫瘍，頭蓋底腫瘍

小脳浮腫をきたした症例

　小脳浮腫は後頭蓋窩手術においてある一定の頻度で発生する合併症である。静脈損傷や過度の小脳圧迫（微小静脈灌流の低下）により発生すると考えられる。迅速に適切に対処をすれば経過は良好となりうるが，タイミングを失ったり，小脳の圧迫の進行が急激であると後遺症を残す。適切な対処法を知っておくことが重要な合併症である。

症例紹介

■症例1（図1）

　聴神経腫瘍摘出中，摘出後の小脳浮腫を示す。30歳代，女性。聴神経腫瘍。聴覚が温存されており，腫瘍へのアクセスをやや上方から行いたかった。

　術者は海外で多くの錐体静脈の切断をみてきたので，静脈を15分間遮断しなにも起こらないことから切断し腫瘍に到達し摘出を行った。しかし内耳道外の腫瘍を摘出し終えた頃から小脳が過度に腫張しだした。小脳の減圧をして閉創した。意識は術後覚醒した。しかし翌日外転神経麻痺を発症したため，減圧開

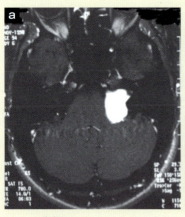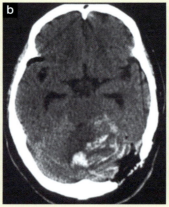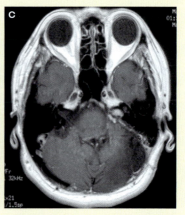

図1　症例1
a：30歳代，女性。聴神経腫瘍。
b：聴覚良好。術中テスト閉鎖ののち，錐体静脈切断。途中小脳腫脹が出現し，減圧するも不十分で翌日外転神経麻痺出現。外減圧を追加し回復した。
c：術後日常生活に復帰。mRS0。聴覚も保たれ，腫瘍の増大はない。

頭を追加することとした。後頭蓋窩を正中を越えて開頭し，硬膜も減圧した。術後外転麻痺は改善した。

その後，2週間の経過で歩行可能となり，健常の社会復帰を果たした。残存腫瘍は16年拡大しておらず，経過観察を続けている。

症例2（図2）

60歳代，男性。聴神経腫瘍。聴覚は失われており，静脈も切断せずに行った。きわめて順調に手術が終ったと判断したが，閉創中に硬膜のtensionが高くなり，再度開放すると小脳が腫脹しうっ血，出血している状態であった。すぐに小脳外側を内減圧し，外減圧も加えた。術後通常よりも少し歩行不安定性が強かったが，固定した神経悪化症状はなく，2週間で自宅退院した。外来経過中も特に神経学的には問題ない。

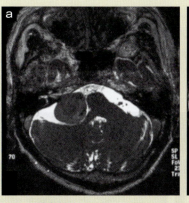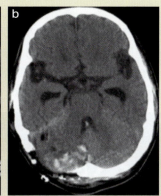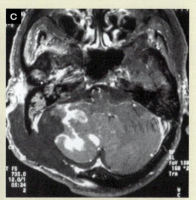

図2　症例2
a，b：聴神経腫瘍。問題ない手術と思われたが，閉創中小脳腫脹出現。内，外減圧を行った。
c：術後小脳損傷はあるが，無症候。mRS0。

本症例における問題点と対応策

症例1の問題は明らかに静脈の意図的切断である。米国人にはなぜ静脈を切断しても小脳浮腫が発生しないのかは疑問である。日本人と欧米人では頭のかたちが異なる。小脳も日本人では前後に扁平であることが多く，これが脳の圧排と静脈灌流障害に関連するのかもしれない。錐体静脈を切断しただけでは，小脳を圧排しなければ小脳の静脈灌流障害は発生しない可能性もある。しかし小脳を圧排する場合には，側副静脈路が遮断され静脈灌流が障害される可能性が高い。後頭蓋窩手術においては決して錐体静脈を意図的に切断すべきではない。もし錐体静脈が意図せず切断された場合には，手術を中断するか，または脳を極力圧迫しない手術方法をとるべきである。

症例2の小脳浮腫の原因は今でも実体は不明であるが，腫瘍がやや大型であり小脳の圧迫が強く静脈灌流が障害されていた可能性がある。

従って本症例以降は，聴神経腫瘍の手術症例では必ず腰椎ドレナージを留置し，脳べらを極力使わない手術を心がけている。

上記2点の順守を行うようになって以降，本書にも掲載されている high jugular bulb 症例でS字状静脈洞閉塞をきたした例（332p）以外は1例も聴神経腫瘍後の小脳腫脹は発生していない。

症例紹介（症例3，図3）

髄膜腫術中，術後の小脳腫脹を示す。50歳代，女性。神経症状のない大型錐体部髄膜腫。石灰化が強く内耳道後方まで腫瘍が進展していたため anterior petrosal（AP）と外側後頭蓋窩（SO）アプローチを併用した手術を行った。

両方のアプローチを行って硬膜切開もすませたのち，まず後頭蓋より腫瘍へ到達し錐体への付着部を凝固切断した。その際，小脳は

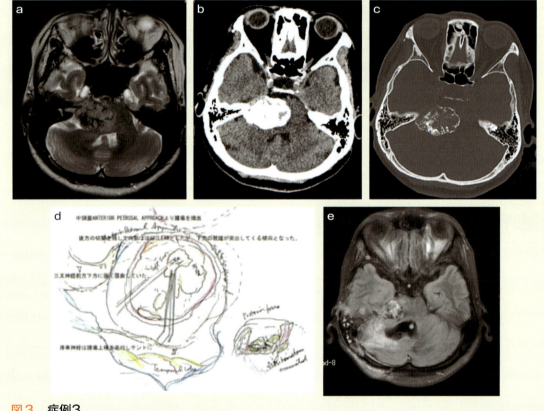

図3　症例3
a～c：無症候で発見された錐体部石灰化髄膜腫。
d, e：実際のスケッチと画像。Anterior petrosal-suboccipital approach で切除。途中小脳浮腫が出現し，小脳の広範な減圧を要した。最終 mRS3。

かなりtightであり，それをかなり圧迫しつつfeederの遮断を行った。顔面神経などを腫瘍から剥離したその上でAP開頭部から腫瘍の摘出を行っていった。腫瘍を半分～70％程度摘出していた段階で，下方の腫瘍がどんどん盛り上がってくるのに気付き後頭蓋窩をチェックすると小脳が非常に腫脹し，静脈うっ血している状況であった。小脳を減圧し出血をコントロールしていった。典型的にfoliaの間から出血する静脈うっ血による出血であった。外側小脳の切除のみではコントロールできず右小脳深部までうっ血が及んでおり，半球全体に操作は及んだ。小脳を減圧後，閉創した。術後患者は小脳失調が強く，なんとか歩行可能になるまで10カ月のリハビリテーションを要した。modified Rankin Scale (mRS) 3となっている。

本症例における問題点と対策

APアプローチでは錐体静脈の流入するsuperior petrosal sinusを切断するため，錐体静脈の灌流は悪化していることが多い。しかしAPアプローチのみであれば小脳の圧排はほとんどないため小脳腫脹は起こらないことが多い。本症例の問題は顔面神経や蝸牛神経の確認，剥離のために後頭蓋窩アプローチを追加し，さらにタイトな小脳を圧迫して操作を行ったことである。APのみで腫瘍摘出を行っていれば小脳腫脹は起こらなかったと考える。企画不良である。

本症例以降はAP-SO合併手術はできる限り避けるようにしている。または同時に行うにしても小脳の圧排は微小にとどめるようにしている。

症例紹介（症例4，図4）

左顔面の知覚低下で発症した錐体-Meckel腔髄膜腫を示す。60歳代，女性。APでの腫瘍摘出を検討したが静脈撮影で左のシルビウス静脈はすべて側頭葉下面の静脈に集約し，側頭葉を挙上した手術が困難であることが予想された。ただし，それでも上手く静脈が剥がれる場合もあるので，APと最悪外側後頭蓋窩アプローチも用いることとして手術に向かった。

側頭開頭をおくと側頭用の静脈は非常に複雑に硬膜に流入しており，側頭葉を圧排（後方，または上方）して術野を得ることが非常に困難であることが判明した。そこでSOアプローチを行った。上方にやや広い外側後頭蓋下アプローチを行い，腫瘍に到達した。錐体静脈は可及的に温存したが，数本の静脈は腫瘍内に取り囲まれており切断せざるをえなかった。またテント下面からの操作が多くなりテントへ流入する静脈を数本切断している。

80％の摘出で終了した。終了時小脳は少し

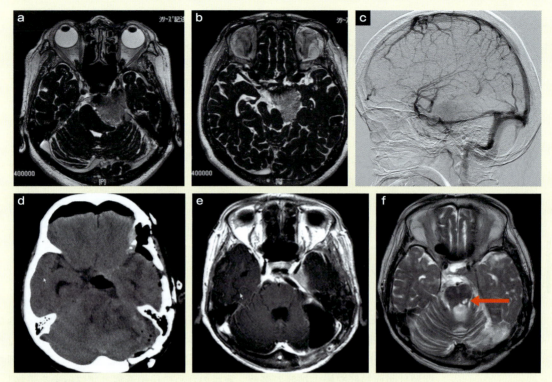

図4 症例4

a, b：60歳代女性　左顔面知覚低下で発症した錐体部, Meckel腔髄膜腫。

c：シルビウス静脈灌流が側頭下面に集中しanterior petorsal は試みるも不可能であった。

d：Suboccipital approachのみの摘出を行った。翌日舌根沈下状態で検査されCTにて小脳の腫脹と中脳の圧迫を認めた。

e：至急減圧したが, 中脳, 小脳障害を残した。

f：1年後のMRIで中脳被蓋に損傷を認める（➡）。最終mRS2。

浮腫状であったが, テントとの間にスペースも認められた。

術後覚醒はやや悪かったが,「数時間後にもまだ覚醒不良であればCTなどを撮るように」と研修医に指示して術者は帰宅した。翌朝患者は舌根沈下し意識は100レベルであった。早急にMRI, CTを撮影し, 小脳の腫脹, 中脳の圧迫を確認, そのまま手術室へ直行し小脳の減圧を行った。意識レベルは改善したが, 重度の小脳失調の悪化, 右半身知覚障害, ろれつ障害などを残した。リハビリテーションを行い, 歩行可能, 日常生活に復帰したが, 軽度ろれつ障害, 右半身知覚低下, 軽度小脳失調は残遺しmRS2となっている。

本症例における問題点と対応策

　本症例の問題は，意識障害が継続しているにもかかわらず，画像検査をせず中脳圧迫まできたした点である。手術としては現在の選択でも同様のことをしたと考える。しかしもう少し静脈温存を心がけたかもしれない。

　問題は研修医に曖昧な指示をしたことであると反省している。研修医はさらに意識が悪化したらと取ったかもしれない。自分で心配であれば，再度夜間に確認の電話をかけるか，術直後に画像検査をすべきであった。コミュニケーション不足，「手順の不順守」および「組織運営不良」によると考える。

　上小脳脚，中脳背側の障害による小脳失調はきわめて強い傾向がある。迅速な減圧によって，永続的な合併症は防げた可能性が高い。

> **編者からのKey sentence**
> ・小脳の外側減圧は永続する障害を残さない。小脳腫脹の際はタイミングを逃さず十分な減圧をすることが重要。
> ・指示は正確に。確認を取る。

■ まとめ

　小脳腫脹はある一定の確立で後頭蓋窩の手術では発生しうる。特に静脈灌流を障害するような処置で多発する。これを避けることは非常に重要であり，髄液の十分なドレナージによる減圧，体位，圧迫を長時間行うのを避けるのが肝要である。さらにもし起こってしまった場合には，まず原因を検討，そのうえで迷わず減圧することが，永続する合併症を避けるために重要である。

小脳腫脹防止，対策の3原則
①静脈を意図的に切らない
②小脳を長時間圧迫しない
③異常な腫脹には迷わず減圧する

IV 脳腫瘍の手術における合併症と対策

良性腫瘍，頭蓋底腫瘍
Remote hemorrhage, remote eventの症例

　Remote hemorrhageはさまざまなタイプの疾患，病態できたされる。典型的なものは頭部を回転した状況の手術での側頭葉手術後，反対側の側頭葉への出血，テント上の手術後の小脳のfoliaに沿って層状の出血などがある。

　Mayoの症例のまとめでは術中，術後に髄液を大量に排出することが原因となっていることが多い[1]。そのほか，hyperperfusionなどさまざまな機序が考えられている。2症例を供覧する。

症例紹介（症例1，図1）

■術前判断と治療プラン
　Hyperperfusionに起因して発症したと考えられる例である。50歳代，女性。徐々に進行する視力低下と高次脳機能障害で発症した。MRI，CT，血管撮影にて非常に血管に富む右前床突起部髄膜腫を認めた。

■手術
　内頸動脈が腫瘍に巻き込まれており，同血管から細かいfeeding arteryも出ていたため，もし内頸動脈本幹を損傷した場合のことを考慮し手術は二期的に行い，まずradial arteryでバイパスをおき末梢の中大脳動脈（middle cerebral artery；MCA）や前大脳動脈（anterior cerebral artery；ACA）に関しては同血管を閉塞しても血流が保たれるようにした。次いで1週間後に腫瘍摘出をおいた。手術間の期間には特に異常はなかった。

　二期目の腫瘍摘出手術では最終的には内頸動脈および穿通枝を温存でき，腫瘍は全摘出された。術後覚醒は良好であり画像上も残存腫瘍はなく出血もなかった。しかし翌日全身けいれんを発症し，重積状態が継続した。その後，意識障害に陥った。のちのCTで反対側の頭頂部などに出血を認めた。

　バイパスの血流過多またはけいれんによるhyperperfusion，または原因不明の反対側出血と考え，血腫は摘出し，血圧管理，barbiturate comaにて治療した。

■術後経過
　3週間の経過にて徐々に意識は改善したが，高次機能低下，車いすを必要とする状態，modified Rankin Scale（mRS）4に低下した。

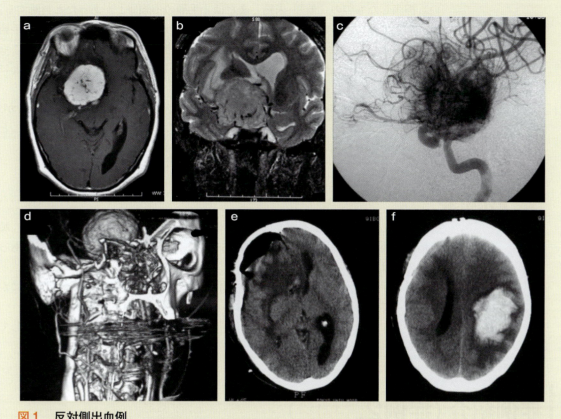

図1 反対側出血例
a〜c：視力低下，失見当識にて発症した非常に血管に富む前床突起部髄膜腫の症例。
d：橈骨動脈を用いたバイパス術後。
e：術直後CT。異常なく，出血，梗塞はない。
f：術後2日目に全身けいれんを発症。その後のCTにて反対側頭頂葉に脳出血を認めた。

本症例における問題点と対応策

問題点

　本症例でhigh flow bypassが必要であったかは疑問である。穿通枝の温存が本症例で最も重要なことであり，MCAの温存だけであればSTA-MCAバイパスで十分であった可能性が高い。腫瘍摘出後もバイパスを残したため過血流となっていた可能性がある。しかし出血は反対側であり，今でもなぜ対側に出血したのかは不明である。「企画不良」がこの時点であったと判断する。

　またけいれん重積が長く継続したのは，治療の初期対応が不良である。けいれんが継続する場合には早期にbarbiturate comaを用いる（当時）なりしっかりと抗けいれん薬をloadすること，また麻酔下におくことも考慮しなければならな

い．担当したものの「無知・未熟」，または「手順の不順守」があったと判断する．
一方で，実際には術者である筆者は地方で開催されていた大きな学術集会に手術翌日より出張しており，対応について監督ができていなかった．すぐに起こったことに対する家族への対応ができておらず，後に家族からの不信を買うことになった．ここに重大な「組織運営不良」がある．

本症例での対側出血の原因は現時点でも不明であり「未知」のものであるが，それに至る，またのちの過程にさまざまな問題がある．それを解決しておくことで，少しでも本症例のようなことが起こらない一助となりうる．

対応策

① High flow bypassは不要ではなかったか？ もし必要であったとしても，腫瘍摘出後は内頚動脈の血流は元に戻るため，バイパスは閉塞させるべきであったのではないか？ を検討する．
② 大きな手術の翌日より避けられない出張を予定するのは禁忌．いつでもなにが起こっても対処でき，説明できるようにしておく．
③ けいれん重積の治療のスタンダード，マニュアルを研修医や病棟医で共有しておく．

症例紹介（症例2，図2）

術前判断と治療プラン

髄液排出による静脈梗塞を発症したと考えられる症例である．複視で発症した右海綿静脈洞，Meckel腔，錐体部髄膜腫．右側頭開頭，前錐体アプローチを併用して腫瘍の部分摘出，残余腫瘍のガンマ（またはサイバー）ナイフを計画した．

手術

腰椎ドレナージを留置し脳圧をコントロールしながら前錐体アプローチを行い硬膜外で錐体前方を一部削開し，側頭葉の内側，錐体に沿った腫瘍を摘出した．一時，側頭葉の圧排が強くなったが60％程度の摘出で終了した．

術後経過

術後覚醒はよく四肢の動きも良好であった．しかし話の内容が噛み合ないことがあった．CTにて反対側の側頭葉内側（海馬付近）の出血性梗塞を認め，髄液漏出による対側出血に似た機序で生じたと考えた．出血は少量であり保存的治療を行った．高次機能リハビリテーションを行い，記憶，簡単な計算は少しできるようになったが，作話，また暴力的な言動が多くなり現在精神科で診療を受けている．

術後対側の静脈構造を再チェックしたが異常を認められなかった．一方で術後それほど強い気脳症を認めているわけではなかった．術中腰椎ドレナージからの髄液の排出は通常量の50mLであった．術後硬膜外のドレーンからの髄液量出はほとんどなかった．

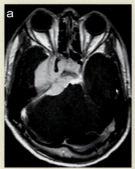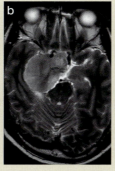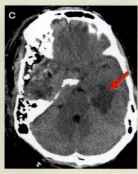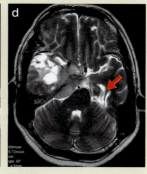

図2　反対側側頭葉内側（出血性梗塞を発症した症例）
a，b：海綿静脈洞を巻き込む錐体，斜台，海綿静脈洞髄膜腫。
c：術後CTにて反対側。側頭葉内側に出血性梗塞を認める。
d：2カ月後MRI。腫瘍は60％以上摘出されているが，反対側内側の側頭葉は萎縮像が認められる。

本症例における問題点と対応策

　本症例では前錐体アプローチと硬膜内からの腫瘍摘出を行っており，同側の側頭葉前方の損傷はある程度はやむをえない点がある。しかし反対側側頭葉内側にも出血（静脈梗塞と考えられる）をきたしたため，Korsakoff症候群に至ってしまった。現時点でも対応に苦慮している。

　Remote hemorrhageは髄液の多量の漏出などによる脳の加重，牽引により圧迫や牽引で静脈梗塞をきたすという原因が一部のものに示唆されている。本症例はその可能性が高い。ただ本症例の髄液の漏出は通常程度あり，若年でもあり脳が張っているため髄液のある程度の減量による圧排を容易にする手法は必要であると判断している。

　本症例での対側の出血は不可避であった可能性も高い。原因として特定可能なものはない。あえていえば手術方法の問題，最初から放射線治療を選択すればよかった可能性はある。「企画不良」となるが，もし本症例が再度来訪したとしても同様の治療を勧めるはずである。

　一方で，同側の側頭葉の損傷に関してはこれほど強い損傷が特に内側に起こっているとは考えていなかった。ただ腫瘍の露出にはある程度の側頭葉の圧排は必要であり，そのために髄液も抜いて減圧を図っていた。こちらもほぼ不可避とも考えているが，もっと圧迫をしないで取れる部分だけを摘出するという治療もありうる。または圧迫を少しでも少なくするため，意図的に前側頭葉をlobectomyしておくという方法もある。片側（特に右）の側頭葉前方の損傷やlobectomyのみでは通常症状をきたさないことも多い。対側の出血がいつおきたのかにもよるが，このようなことの発症も考慮して，術前の家族，本人への説明，またできる

限り正常脳を圧排しない手術を検証すべきと思われる。

対側側頭葉内側の出血は静脈梗塞による出血と判断しており，経過によって症状が改善してくることを期待している。

まとめ

Remote hemorrhageはさまざまな原因や状況できたされる。過度な髄液排出を避けること。脳血流の異常な変動をしないこと。けいれん重責のコントロールを徹底することなどが勧められる。一方で上記のような注意をしてもある一定の頻度でremote hemorrhageは発症する。それぞれの症例において病態を解明し，状況の改善のために努力することが重要である。生命予後は一般に良好であるが，機能的予後は不良のことが多く，できるだけ迅速で的確な治療が求められる。

編者からのKey sentence
手術後の急変にも対応できるよう，大手術のあとには出張などの予定を入れないこと。

文献

1) Friedman JA, Piepgras DG, Duke DA, et al. Remote cerebellar hemorrhage after supratentorial surgery. Neurosurgery 2001; 49: 1327-40.

IV 脳腫瘍の手術における合併症と対策

良性腫瘍，頭蓋底腫瘍

静脈出血

　本稿では，後頭蓋窩手術の基本となるretrosigmoid approachにおける静脈出血の合併症と対策について検討する。主な静脈出血の部位を示し，それに対応した症例を紹介する。

　Retrosigmoid approachでは，穿頭や開頭時における静脈洞損傷による静脈出血に注意する必要があるが，これ以外に静脈出血のリスクがある部位としては，mastoid emissary vein，transverse sinus下面，petrosal veinについて解説する（図1）。

症例紹介（症例1）

　Mastoid emissary veinからの出血と静脈洞閉塞のリスクを示す。Mastoid emissary veinはposterior auricular veinまたはoccipital veinより移行してmastoid foramenからmastoid canalを経由してsigmoid sinusへ灌流する[1]（図2）。Mastoid foramenが大きく発達，かつmastoid canalが短い症例では，静脈出血と骨ろうなどの止血材料によるsigmoid sinusの狭窄・閉塞が問題になる[2]。

術前判断と治療プラン

　40歳代，男性。錐体骨前方髄膜腫が6年の経過で増大し，右顔面知覚の低下を認めた

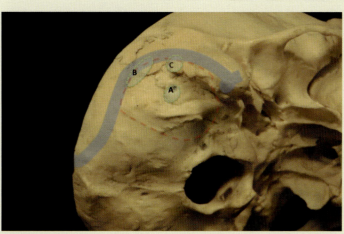

図1　主な静脈出血のリスクがある部位
a：Mastoid emissary vein
b：Transverse sinus
c：Petrosal vein
青：transverse / sigmoid sinus，
赤：開頭範囲

ため手術適応とした。術前の骨条件CTでは，mastoid foramen直径は3.5mm，mastoid canalの長さは7.3mmで特に発達してはいなかった。

手術

　Mastoid foramenからの静脈出血は骨ろうを使用して止血している。

術後経過

　術直後の造影CTで右sigmoid sinus内に長径4mm程度のlow densityが認められ，階調を変えても気泡の混入ではなかったことから骨ろうが迷入したと考えられた（図3）。ワーファリンの内服を開始したが，術後1カ月の造影CTでは，sigmoid sinusは描出されない。静脈うっ血による症状や脳実質の画像上の変化は認めなかった。術後6カ月間ワーファリンを内服し，徐々に減量し，中止した。術後7カ月でワーファリン中止1カ月後の造影CTでは，細いながらもsigmoid sinusが描出されるようになった（図4）。

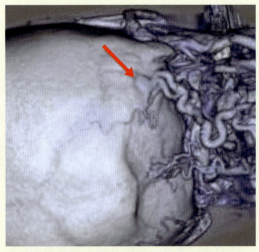

図2　Mastoid emissary veinおよびmastoid foramen
Mastoid foramen（➡）に流入する静脈がmastoid emissary veinである。

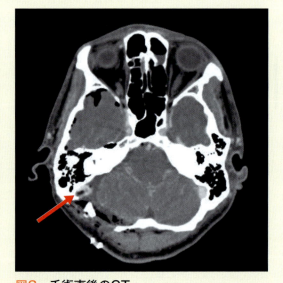

図3　手術直後のCT
右sigmoid sinus内に骨ろうの迷入が疑われる（➡）。

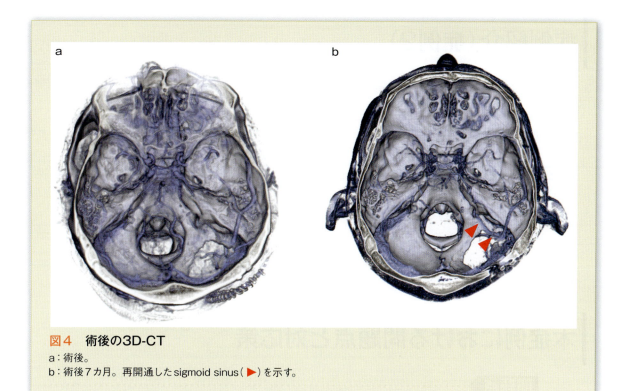

図4　術後の3D-CT
a：術後。
b：術後7カ月。再開通したsigmoid sinus（▶）を示す。

本症例における問題点と対応策

問題点

　骨ろうの使用方法が不適切であったため静脈洞閉塞をきたしたと考えられる。使用した骨ろうはmastoid canalを通過するほど小さなものではないため，複数回塗り込んだことによりmastoid canalの体積より過剰な部分がsigmoid sinusに落ち込んだと推測できる。

対応策

　通常はmastoid foramenからcanalの一部が骨ろうで充填されれば，mastoid emissary veinの血栓化が進行し，開頭時にも出血することはないことが多く，また，出血してもバイポーラー凝固で対処可能である。Mastoid emissary veinが太く，短い場合には骨ろうが迷入するリスクがあるため，周囲をドリルで露出してフィブリン糊を塗布したサージセル®コットンなどの止血材料で圧迫止血する。短い場合には結紮は困難なので避けるべきである。

症例紹介（症例2）

Transverse sinusから小脳上面に至る細静脈からの出血について示す（図4）。

術前判断と治療プラン

40歳代，女性。Koos4の右聴神経腫瘍のためretrosigmoid approachで開頭腫瘍摘出術を施行した。

手術

硬膜を切開して翻転するとtransverse sinus側の静脈出血が認められた。Transverse sinus下面より無数の細かい静脈が小脳上面に連なっていた。

本症例における問題点と対応策

問題点

術前の画像では予測できない微小な静脈のネットワークが存在し，脳脊髄液を排出したことで小脳が落ち込み，微小な静脈が伸展，離断されたことによる静脈出血である。Petrosal veinなどほかの灌流路が発達していない場合には温存すべきであるが，現在までこれを凝固・切断したことによる小脳の静脈うっ滞をきたした症例は経験していない。

対応策

硬膜切開後にまずtransverse sinus下面を確認することが大切である。出血に対してはマイクロスコープの視軸を合わせ，出血部位を確認したうえでサージセル®コットンなどを薄く広く敷きつめることで止血可能である（図5）。

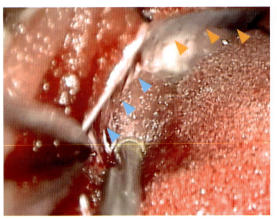

図5　Transverse sinus下面から小脳上面の多数の細静脈（右開頭）
Transverse sinusとその直下の多数の細静脈（▶），sigmoid sinus（▶）を示す。

症例紹介（症例3）

Petrosal veinのバリエーションを示す。Petrosal veinは主にvein of cerebellopontine fissureとpontotrigeminal veinが合流して上錐体静脈洞（superior petrosal sinus；SPS）へ灌流するために介在する静脈である[3]。複数認められたり，SPSへの流入部も浅いもの，深いものさまざまである（図6）。

術前判断と治療プラン

60歳代，男性。20年来の右V2V3領域の三叉神経痛のため神経血管減圧術を行った。術後，三叉神経痛はほぼ消失するも1年2カ月後に再発した。術後，2年3カ月後に再手術の方針となった。初回手術時に，petrosal veinが非常に浅い部位で上矢状静脈洞（superior saggital sinus；SSS）に流入していた（図7）。

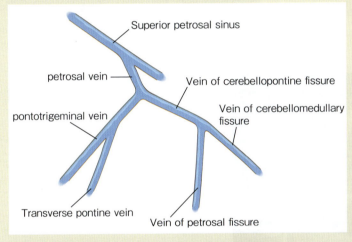

図6 "犬の遠吠え"様のpetrosal veinと関連する後頭蓋窩の主な静脈（右開頭）

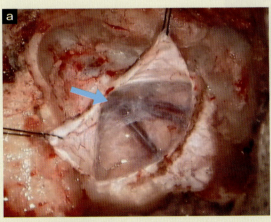
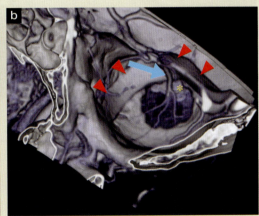

図7 小脳表面に認められるpetrosal vein
a：3D-CT（内側から観察）
b：術中写真
Petrosal vein（➡），transverse / sigmoid sinus（▶），チタンプレート（＊）を示す。

手術

　Petrosal veinと硬膜の癒着が強く，小脳表面からpetorosal veinに流入する3本の静脈のうち，1本は温存できなかった。

術後経過

　術翌日のCT（図8）で右小脳半球に静脈灌流障害によると考えられる一部に出血を伴った静脈性梗塞を認めた。MR venographyでは，術前3本あった小脳表面からpetrosal veinに陥入する静脈のうち，最も発達した1本がほぼ閉塞していた（図9）。

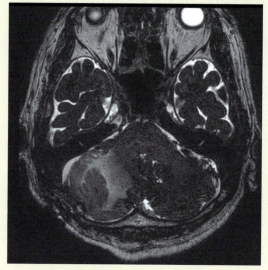

図8　術後1日目MRI（heavyT2 WI）
右小脳半球頭側に一部出血を伴った静脈性梗塞を認めた。

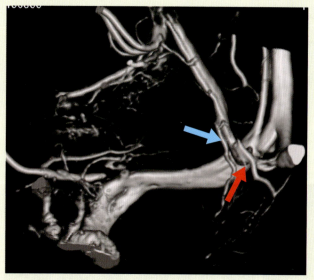

図9　術後1日目MRA（venography）
Petrosal vein（⇨），ほぼ閉塞したpetrosal veinに灌流する静脈（➡）を示す。

本症例における問題点と対応策

問題点

小脳表面を走行するきわめて浅い位置に起始するpetrosal veinであった。静脈からのくも膜の剥離が不十分であったためpetorosal veinに流入する1本の静脈を温存できなかったことに加え，脳脊髄液を排出したことでpetrosal veinが伸展して小脳の静脈灌流障害を起こしたと考えられた。

対応策

対応策としては，まず，浅くてもpetorosal veinであると認識すること，また，周囲のくも膜を十分に剥離して可能性をもたせる必要があると考えられた。幸い軽度の失調症状が一時的に出現したが，改善している（図10）。

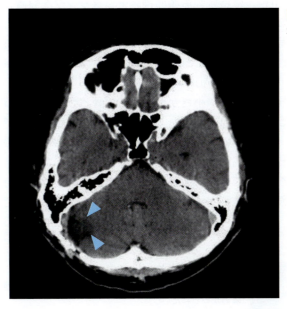

図10　術後3週間CT
右小脳半球外側に静脈性梗塞の痕跡（▶）が認められる。

編者からのKey sentence
Emissary veinに骨ろうを詰めない。

文献

1) Perkcevik Y, Pekcevik R. Why should we report posterior fossa emissary veins? : Diagn Interv radiol 2014; 20: 78-81.
2) Hadeishi H, Yasui N, et al. Mastoid canal and migrated bone wax in the sigmoid sinus. Neurosurgery 1995; 26(6): 1220-4.
3) Matsushima K, Matsushima T, et al. Classification of the superior petrosal veins and sinus based on drainage pattern. Operative neurosurgery 2014; 10: 357-67.

IV 脳腫瘍の手術における合併症と対策

良性腫瘍，頭蓋底腫瘍

High jugular bulb症例の合併症

症例紹介

■術前判断と治療プラン

40歳代，女性。難聴を主訴に，耳鼻科医院を受診，MRIにて腫瘍陰影指摘され紹介された（図1）。聴力検査では，右高音域に40dB程度の感音性難聴がみられた。頭部MRIにて左内耳道内から小脳橋角部に及ぶ30mm程度の腫瘍陰影がみられ，聴神経鞘腫に典型的なものであった。

側頭骨CTではhigh jugular bulbであり（図2），MRVではtransverse-sigmoid sinusはやや左側が有意であった。

左聴神経腫瘍の診断にて，開頭腫瘍摘出術を行うこととした。High jugular bulbであるため，内耳道後壁の削除には十分に注意を払うこととした。

■手術（図3）

側臥位，外側後頭下開頭にて手術を行った。腫瘍の全貌を確認したのち，顔面神経起始部に持続刺激顔面神経モニタリングを設置。腫瘍摘出に先立って，内耳道後壁の削除を行った。High jugular bulbであることは認識しており，SONOPET®を用いて慎重に削除したが，jugular bulbを損傷してしまった。損傷部が小さかったため，骨ろうを宛てがって止血を行った。その後，型どおりの手順で腫瘍の摘出を行ったが，腫瘍摘出中も若干の小脳腫脹があり，手術操作に難渋した。若年者であるためと思い手術を続けたが，閉創時には脳腫脹がさらに強くなり，硬膜を閉鎖できなくなった。過度の小脳retractionによる小

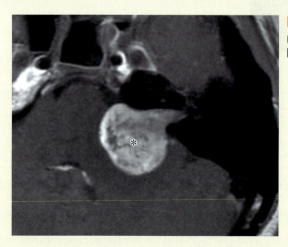

図1　造影MRI
内耳道内から小脳橋角部に聴神経腫瘍に典型的な腫瘍陰影がみられた（*）。

脳出血を疑ったが，エコー検査にて小脳出血はなかったため，やむなく小脳外側の切除を行った。小脳半球外側1/3切除を行ったにもかかわらず，小脳腫脹はコントロールできず，この時点ではじめて静脈洞閉塞を疑い，内耳道後壁の観察を行った。頚静脈洞開放部に宛てがわれていたゼルフォーム®などを取り除くと，jugular bulb開放部には血栓が詰まっていた。これを吸引除去すると勢いよく静脈性出血が起こり，同時に充填した骨ろうが排出されたため，この時点ではじめて静脈洞閉塞による小脳腫脹の診断を得ることができた。頚静脈洞が閉塞されないよう，開放部を硬膜とゼルフォーム®，フィブリン糊にて覆うよう

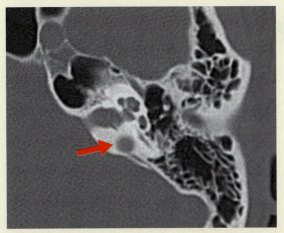

図2　側頭骨CT
High jugular bulbであった（➡）。

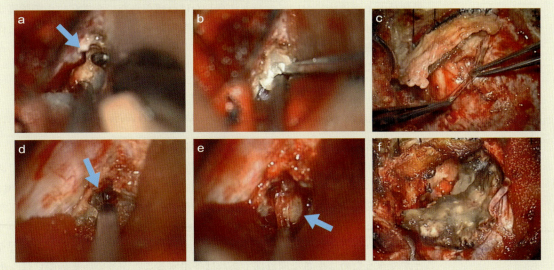

図3　手術画像
a：内耳道後壁削除中に頚静脈洞を損傷してしまい，静脈性出血が起こった（➡）。
b：内耳道後壁に骨ろうを宛てがい，止血を行った。
c：小脳腫脹が著しく，硬膜を閉じることができない。
d：小脳外側切除後に内耳道後壁開放部を観察したものである。頚静脈洞開放部には血栓が詰まっている（➡）。
e：頚静脈道内の血栓を取り除くと，静脈性出血とともに骨ろうが排出された（➡）。
f：頚静脈洞を再開通させることにより，小脳腫脹は消失した。

に止血を行ったところ，小脳腫脹は次第に改善し，無理なく硬膜閉鎖することができた。

術後経過

体幹失調による歩行障害が出現したが，リハビリテーションによりADLは自立した。若干の歩行障害が残存したが，手術21日後に退院した。

本症例における問題点と対応策

問題点

①High jugular bulb症例での内耳道後壁削除について

High jugular bulb症例においては内耳道後壁を削除する際に，jugular bulbを損傷しないように注意を払うことは無論のことである。術前の側頭骨CTより，jugular bulbの位置を想定し，その近くではダイヤモンドバー，コースダイヤモンドバーなどを用いてjugular bulb周囲の骨を薄く削ったあとに静脈洞を露出させなければならない。

②後頭蓋窩手術において，手術中に小脳腫脹が起こったときの対応

外側後頭下到達法において，最も注意しなければならない合併症に小脳腫瘍がある。小脳腫脹の原因としては，小脳への過度な牽引による小脳損傷やそれに伴う小脳内出血，錐体静脈の損傷や静脈洞閉塞などでの静脈灌流障害によるものがある。適切な対応ができないと致死的となるため，素早い対応が必要となる。

対応策

①High jugular bulb症例での内耳道後壁削除について

High jugular bulb症例での内耳道後壁削除時の注意点は前述したとおりである。しかし，いかに注意を払っても，ときとして，削除中に静脈洞を損傷させ，思わぬ出血を起こすことがある。出血した場合の止血方法として，骨ろうやゼルフォーム®などを用いて開放部を充填する方法と硬膜やGore-Tex®などを用いて開放部を覆うようにして塞ぐ方法がある。前者のほうが簡便で確実に止血を行うことができるため，小さな開放部であれば多用することが多い。その際には，出血部に押し込まないように注意を払わなければならないが，確実に止血を行おうとするがあまりに，より多くの充填物で止血を行おうとすると，静脈洞内に充填物が入り込んでしまい，思わぬ合併症を起こしてしまう。

本症例では，開放部が小さかったために骨ろうでの閉鎖としてしまったが，結果として静脈洞閉鎖により小脳腫脹を起こしてしまった。わずかな問題だからと侮らず，丁寧な操作をしなければならない。また，外側後頭下開頭術では静脈洞

閉塞の危険性があることを念頭に手術に臨まなければならない．MRVや脳血管撮影などから静脈洞の発達度合いの左右差を確認しておくべきであり，また，手術体位により対側の静脈洞が圧迫されないように注意を払う必要がある．

②**後頭蓋窩手術において，手術中に小脳腫脹が起こったときの対応**

　まずは手術中にエコーを行い，小脳内に出血がみられた場合には血腫を吸引除去する．小脳の腫脹が強い場合には，ためらわずに小脳の外側1/3を切除することも考慮する．

　本症例では，エコー所見で小脳出血がなかったものの，著しい小脳腫脹がみられたため，小脳外側切除を行ったが，小脳外側の一部切除を行ったにもかかわらず小脳腫脹がコントロールできなかった．その後の対応として，小脳腫脹を改善させるために，やみくもに小脳外側切除の追加を繰り返してしまったが，なぜ小脳が腫脹したのかの原因を考えなければならない．手術中に起こってしまったトラブルに対して，1つの対応策に固執してしまい，病態の本質を見極めることなく，対症療法的な操作に追われてしまった．自分の考えた方法でうまくいかなかったときには，全体を見渡して病態の原因を追究する必要がある．

> **■編者からのKey sentence**
> 後頭蓋窩手術中の脳腫脹はまず静脈損傷を疑う．

IV 脳腫瘍の手術における合併症と対策

良性腫瘍，頭蓋底腫瘍

再発斜台・錐体髄膜腫の症例

症例紹介

■術前判断と治療プラン

60歳代，女性。10年以上前に部分摘出を受けている。歩行障害が出現し，modified Rankin Scale（mRS）4，Karnofsky Performance status（KPS）60で入院した。意志は伝えられ，ベッド周囲は動けるが，歩行は不安定で介助が必要であった。

腫瘍は斜台，錐体部に拡大しており，脳幹にギザギザな面が接している。脳幹と腫瘍の間にT2highの面があるが，脳幹に軽度浮腫がある。腫瘍内にT2lowの筋があり，テント周辺の硬膜組織を内包しているのが予想された（図1）。

腫瘍が強く脳幹を圧迫しておりそれによるADLの低下をきたしている。サイバーナイフやガンマナイフでは脳幹圧迫が取れず症状の改善はあまり望めない。脳幹との癒着は少ない可能性もあるが，脳浮腫があるので，注意が必要であった。脳幹の剥離が困難な場合には脳幹表面に腫瘍を残すことを考慮する。剥離が困難なことを考慮して，手術は二期的として，まず後錐体アプローチを行った。聴覚はないので，経迷路を追加してもよいと判断した。二期目の手術（1週間後）に腫瘍摘出を行う。運動誘発電位（motor evoked potential；MEP），体性感覚誘発電位（somatosensory evoked potential；SEP）をモニタリングする。患者，家族への説明も同様の内容で行った。リスクは重篤合併症10～20％と説明した。

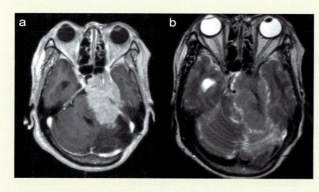

図1　術前画像
重篤合併症をきたした症例である。後頭蓋経由で摘出された小脳橋角部髄膜腫術後12年後の再発である。すでに左Ⅴ～Ⅺ脳神経は失われている。脳幹に顕著な浮腫を認め，腫瘍はビロード状にさくれており，脳幹への強固な癒着が予想された。また脳血管の強い巻き込みも予想された。
a：造影MRI。腫瘍の脳幹境界はギザギザしている。
b：T2high画像。脳底動脈瘤が一部埋没している。脳幹の浮腫あり。脳幹との間に不規則なwhite lineがある。腫瘍内にT2lowの筋があり，テントや周辺の硬膜構造を内包していると考えられる。

手術（図2）

　腫瘍は非常に固く，吸引やCUSA®による摘出は困難であった。鋏，バイポーラーで減圧していった。脳幹との境界は剥がれやすい部分もあったが，脳幹の軟膜の静脈が腫瘍のギザギザな表面に食い込んでおり腫瘍を剥がすと静脈が損傷されてしまう状況であった。また細い動脈も巻き込まれており，腫瘍を減圧中に上小脳動脈を損傷した。腫瘍の減圧が全体に一様に固く，層状に減圧するのが難しく，持ち上げると脳表から剥がれてしまう（図2b）。そのような状況下で手術を行った。途中MEPは50％以下に低下，SEPは消失した。

術後経過（図3）

　患者は術後覚醒不良，そののち従命が入るようになったが，きわめて強い小脳失調と右半身の麻痺が残存し，mRSは5，KPSは30

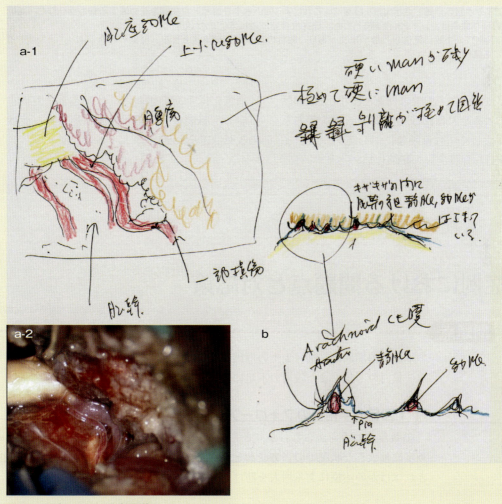

図2　スケッチと手術画像
腫瘍はきわめて固く，減圧は困難であり，かつ多くの血管を脳幹周囲で巻き込んでいた。
a：手術画像および描画。腫瘍は固く，血管に癒着している。
b：軟膜血管が腫瘍のひだに巻き込まれていた。

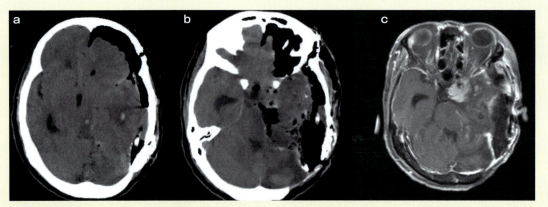

図3　術後画像
術直後CTで中脳の浮腫と点状出血を認めた。これにより強い右半身麻痺と左失調を認め嚥下困難も悪化した。海綿静脈洞部残存腫瘍はガンマナイフを施行した。現在療養型施設にてケアされている。
a, b：術後CT。中脳に低信号，微小出血があり，脳幹の静脈梗塞が考えられる。腫瘍の残存があり，ガンマナイフを施行した。

となった。画像上脳幹に梗塞と微小出血（静脈梗塞によると思われる）を認めた。そののちも改善に乏しく，残存腫瘍に対してガンマナイフを施行し介護施設へ転院した。

家族には手術の困難さ，状況を手術直後より話し，転院後も何度か外来で話した。症状の改善は得られていない。

本症例における問題点と対応策

問題点

本症例の問題は，畑村先生の原因分類に当てはめれば，企画不良，誤判断，調査・検討の不足，また技術の不足によるものと考えられる。

1回目の手術後のフォローアップ

10数年前の手術からしっかりとしたフォローアップがされていなかったため，極度に拡大した状況での当方受診となった。もう少し小さいうちに再発が検知できればほかの治療による増大を防げた可能性がある。

適応

脳幹圧迫が強く適応ありと判断した。状況が悪く治療が高リスクであることから保存療法という選択もあった。

■■ 腫瘍の固さについて

再発の腫瘍は腫瘍内に血液が回るため非常に線維性で固くなる可能性がある．髄膜腫もそうであるが，脊索腫などでも再発腫瘍は固い部分ができてくる．CTの単純でやや高信号やMRI T2highでやや低信号の場合には固い腫瘍であることを覚悟しておく．現在MRI elastographyなどの技術が開発されつつあるが，そのような画像情報も参考になる可能性がある．

また斜台，錐体，テントの髄膜腫は腫瘍内に硬膜の肥厚，石灰化したような部分を含むことも多く，この有効な切除が必要となる．

固い腫瘍，硬膜構造を内包する腫瘍の場合の有効な減圧方法を工夫する必要がある．

■■ 剥離面について

今回腫瘍の表面がギザギザしていたのに気付いていたが，その間に脳の軟膜静脈や動脈が癒着していること，また腫瘍のなかに上小脳動脈が深く巻き込まれていたことを予想できていなかった．T2highの腫瘍-脳幹間の空隙は術前確認しているが，術中は剥離は困難であった．

対応策

もし同じ症例が来たらどうするか？
①頭蓋底髄膜腫のフォローアップは長期にしっかり行うこと．
②重篤な合併症を残しうる可能性の高い手術は術前のインフォームドコンセントを外来で数回に渡って行い，また他職種の医療従事者の同席を依頼する．
③必要に応じて外部委員も含めた院内倫理委員会で審議ののちに治療を決定する．
④最低1名のほかのエキスパートのセカンドオピニオンを求めてもらう．
⑤非常に固い腫瘍の減圧方法を検証する．柔らかい癒着した脳に障害を加えないための減圧方法として鋭利なモノポーラー（Colorado needleなど）を低出力で用いる．またはsharpで腰の強いバイポーラーで凝固切離する．CUSA®の骨切りモードの先端や高出力を用いる．また厚刃の鋏などを有効に用いる（図4）．
⑥剥離面，脳幹との距離，安全な減圧範囲の決定．Navigationを精度よく用いる．腫瘍の塊の動きかたから厚さを推測する（厚いと塊で動くが，薄いと面が持ち上がるなど）．エコーをうまく用いて残存腫瘍の厚さを推定する．
⑦剥離方法の工夫と限界の察知．腫瘍表面に静脈や軟膜，動脈が癒着している場合には無理はしない．腫瘍を数mmの厚さで残してもよいくらいのつもりで治療する．

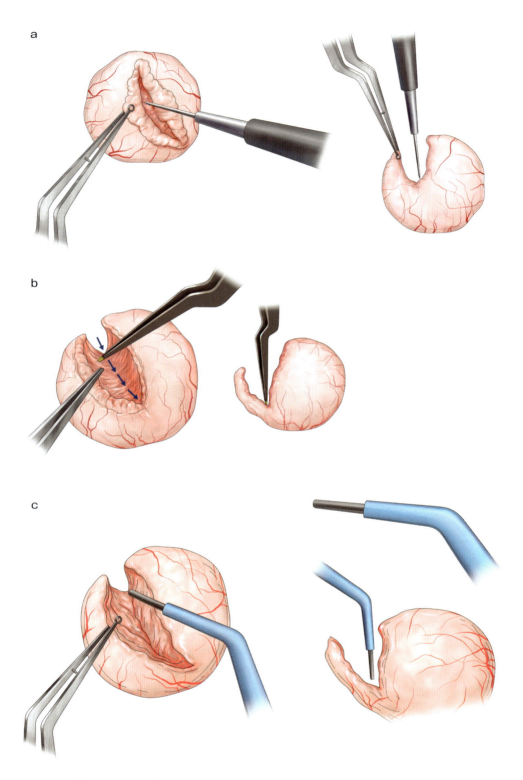

図4 固い腫瘍の減圧の工夫
a：Sharpなモノポーラー凝固を弱出力で用いて安全な部分の腫瘍を減圧する。
b：高出力のsharpで腰の強いバイポーラーを用いて凝固・切断する。
c：SONOPET®(CUSA®)の骨切りや高出力の振動による吸引を用いる。

対策適応例（図5）

前述のような教訓に基づいて行った再発髄膜腫症例（50歳代，女性）。

三叉神経障害で発症．1回目の手術は他院にて後頭蓋窩開頭アプローチで腫瘍摘出が行われた．脳幹への（図5a〜c）癒着が強く，また出血性で部分減圧にとどめた（図5d）．MIB-1indexは7％で急激に腫瘍の増大も認められたため再手術を施行した．前錐体アプローチで腫瘍へ到達し，テント癒着部を離断すると腫瘍からの出血は抑えられた．動眼神経基部や中脳へ癒着が強く，中脳に比較的厚い腫瘍が癒着しているのは把握していたが，安全な減圧ができないと判断し残存のまま手術は終了した（図5e）．術後軽度の左半身麻痺，右動眼神経麻痺をきたした．残存腫瘍はすぐに拡大傾向にあり，ガンマナイフ治療を行い，現在術後10年を経過したが再増大はない．患者は麻痺，動眼神経麻痺とも改善し，ボーリングなども含め以前の生活レベルを回復・維持している．

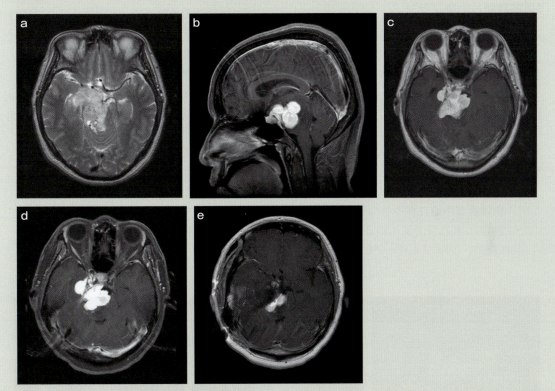

図5　剥離を控えめに行って残存させた症例
a〜c：1回目の手術前．脳幹に深く食い込む髄膜腫で中脳への癒着が予想される．Suboccipital approachで摘出を開始したが出血多量のため部分摘出とした．
d：残存腫瘍があり，短期で拡大傾向であった．Anterior petrosal approachで摘出を行ったが，中脳への癒着が強く腫瘍を比較的厚めに残存させている．

> **編者からのKey sentence**
>
> 再発髄膜腫を侮るな．

IV 脳腫瘍の手術における合併症と対策

良性腫瘍，頭蓋底腫瘍

頭蓋底手術の合併症　痛恨の1例
再発海綿静脈洞部髄膜腫の症例

症例紹介

術前判断と治療プラン

60歳代，女性．X－6年に左経錐体到達法で部分摘出術を受けている．経過観察中に残存腫瘍の増大を認め，左外転神経麻痺および左顔面のしびれが出現した．さらに腫瘍は緩徐に増大し，視野欠損を伴うようになった．神経学的所見では両眼上耳側1/4盲，左三叉神経第1枝領域の感覚鈍麻，左外転神経麻痺を認めたが，視力低下はなかった．

腫瘍はトルコ鞍から左海綿静脈洞を中心として，後頭蓋窩中脳左側〜錐体骨に存在していた．腫瘍による視交叉への圧排が著明で，左視神経管内への進展も伴っていた（図1）．

視神経近傍の腫瘍が徐々に増大し，視野障害の進行を認めた．特に，腫瘍は左視神経管内へ進展しており，左視機能障害の進行を防ぐためには左視神経周囲の腫瘍切除が必要と判断した．手術は，左前頭側頭開頭でアプローチし，まず左視神経管を開放したのち，左視神経周囲の腫瘍を可能な限り切除して減圧を図る方針とした．腫瘍は頭蓋底を広範囲に浸潤しているため，腫瘍と周囲構造物との癒着が強固であった場合は腫瘍を残存させることを考慮した．患者・家族への説明も同様の内容で行い，左視力悪化の可能性は10％程度と説明した．

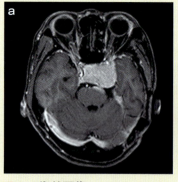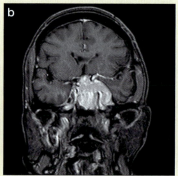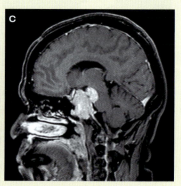

図1　術前画像
再発海綿静脈洞部髄膜腫の症例である．左経錐体到達法で摘出された髄膜腫術後6年の再発である．
a〜c：術前造影MRI．腫瘍はトルコ鞍部から左海綿静脈洞部を中心に認められ，分葉状で後方では中脳を圧排している．左内頚動脈は完全に巻き込まれており，視神経〜視交叉へ著明な圧迫を認める．

手術（図2, 3）

左前頭側頭開頭でアプローチを行った（図2a）。腫瘍は後床突起部から前方に進展し，左内頚動脈および左視神経を後方から圧迫しており，さらに下方から前方へ回り込んだ腫瘍が視交叉を圧迫していた（図3a）。このため硬膜内より左視神経管の開放および鞍結節の削除を行ったあとに，prechiasmatic spaceから視交叉周囲の腫瘍を部分的に摘出した（図3b）。最終的に腫瘍による視神経への圧迫が解除されたことを確認し，腫瘍の摘出を終了した（図2b）。

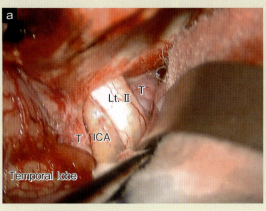
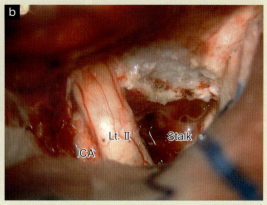

図2　手術画像
a：腫瘍は視神経および視交叉を後下方から圧迫していた。
b：硬膜内より左視神経管の開放および鞍結節の削除を行ったのちに，prechiasmatic spaceから腫瘍を部分的に摘出し視神経への圧迫を解除した。

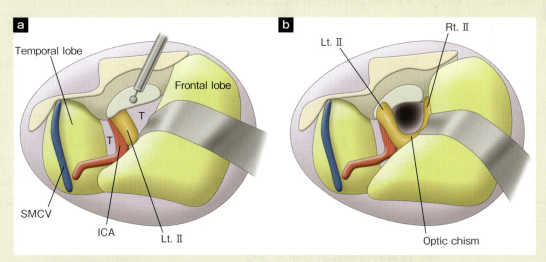

図3　手術状況の詳細
a：腫瘍は左内頚動脈および視神経を後方から圧迫しており，さらに下方から前方へ回りこんだ腫瘍が視交叉を圧迫していた。まず視神経管の開放および鞍結節の削除を行い，左視神経の減圧とprechiasmatic spaceからのワーキングスペースを得た。
b：Prechiasmatic spaceから視神経および視交叉周囲の腫瘍のみを部分摘出した。

術後経過（図4）

術後視機能の悪化を認め，右眼視力は0.4，右眼視野は耳側半盲，左眼は光覚弁となった。日常生活は自立しているが，視機能の改善は乏しく，外来にて経過観察の方針となった。

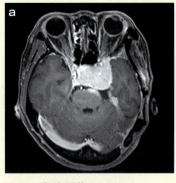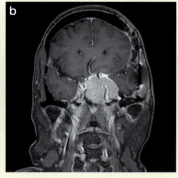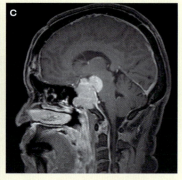

図4　術後画像
a～c：術後造影MRI。Prechiasmatic spaceの腫瘍は部分的に摘出されているが，大部分の腫瘍が残存している。

本症例における問題点と対応策

問題点

　視神経は直接の操作や血流障害にきわめて弱い神経である。また，視神経は視神経管および固いligamentによって固定されているため，これらの構造物による直接的な外力を極力避けなければならない。

　本症例の問題点は，①視神経管開放のタイミング，②アプローチの検討不足，と考えられる。初回手術時に腫瘍は左海綿静脈洞部～後床突起部より発生し，後頭蓋窩へ進展し脳幹を強く圧迫していた。このため，左経錐体到達法を用いて腫瘍の部分摘出を施行したが，腫瘍は比較的柔らかい性状であった。腫瘍は左海綿静脈洞部を中心に残存したが，その後，徐々に前方へ進展した。結果として視交叉を後下方より圧迫し，左視神経管内へ進展することとなった。

視神経管開放のタイミング

　腫瘍摘出に際して，まず左視神経管を開放し主に左視神経に対する可動性をもたせたあとに腫瘍の摘出を開始したが，左視神経管開放のタイミングに問題があったと考えられる。腫瘍は視神経を下方内側から圧迫していたため，視神経管開放によって，さらに左視神経への圧迫が強まり，結果として左視機能障害を悪化させた可能性が高いと考えられた（図5）。このため，左視神経管開放のタイミ

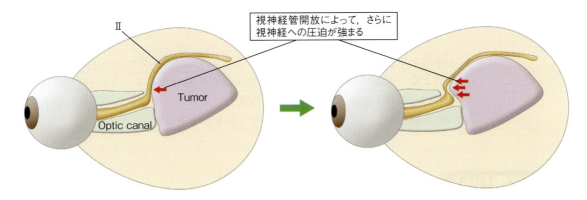

図5　視神経管開放に伴う視神経と腫瘍の位置関係の変化
視神経管の開放を腫瘍摘出前に行うことで，視神経への腫瘍による直接的な圧迫がさらに強まる可能性がある。

ングとしては，硬膜内からfalciform ligamentの切断にとどめて，ある程度腫瘍の減圧を行ったのちに，骨成分を開放することで障害の悪化を防げた可能性があった。

■ アプローチの検討不足

　この病変に対して前側方からアプローチしたが，腫瘍の首座は神経血管越しに位置することとなった。腫瘍摘出に際して視神経および視交叉周囲の操作は愛護的であり，動静脈の損傷も認めなかったため，視神経および視交叉を前上方から減圧することで，結果として両側視神経および視交叉への圧迫が強まったと考えられた。初回手術時の腫瘍の性状は比較的柔らかいものであったため，経蝶形骨洞到達法によるアプローチでも十分に腫瘍を下方から減圧できた可能性があった。このため，術前の画像評価では腫瘍付着部，病変の進展範囲，神経および血管の走行から腫瘍増大の成長過程をある程度推定し，初回手術時の腫瘍の性状なども考慮して，最適なアプローチを考慮する必要があった。

対応策

①腫瘍が視神経を下方内側から圧迫している場合，外側や前方から硬膜外操作を加えることが危険であることはいうまでもないが，硬膜内から視神経管の開放を腫瘍摘出前に行うことで，視神経障害をさらに悪化させる可能性があるため，視神経管の開放はligamentの切断にとどめて，ある程度腫瘍を減圧してから行うようにする。

②斜台部～後床突起部近傍腫瘍への頭蓋底内視鏡手術の適応が広がってきている。Cadaver dissectionや内視鏡ハンズオンによって解剖の理解を深め，種々のアプローチを習得することで，手術における摘出率の向上と安全性を高められる。

③現在では全静脈麻酔により安定した視覚誘発電位（visual evoked potential；VEP）モニタリングが可能となっている。VEPの振幅低下を視覚路の虚血や機

械的障害としてとらえ，手術時にfeed backすることは機能障害の防止に有用と考えられる。

④融合三次元画像や三次元実体モデルによる術前シミュレーションが普及し一般的となってきている。複数の手術到達法が候補となるような症例の場合には，おのおのの手術到達法でモデルを作成して，カンファレンスでこれらのモデルを供覧しながら手術戦略の検討を行う必要がある。

対策適応例（図6）

前述の症例であるが，その後4年の経過で腫瘍は再増大傾向となった（図6a～c）。腫瘍による視交叉および視床下部への圧迫が明瞭となったため，経鼻内視鏡下で手術を施行した。Transmaxillary transpterigoid approachにて腫瘍へ到達し，主に視交叉および視床下部を圧迫する腫瘍を摘出した。内視鏡アプローチを用いることで早期に付着部の処理を行うことができ，問題なく出血をコントロールすることができた。また腫瘍の性状が比較的柔らかかったため，腫瘍の内減圧も比較的容易であった（図6d, e）。左海綿静脈洞内の腫瘍は残存させたが，術後右眼視機能は温存された（図6f～h）。現在，外来にて経過観察中であるが，以前の生活レベルを維持している。

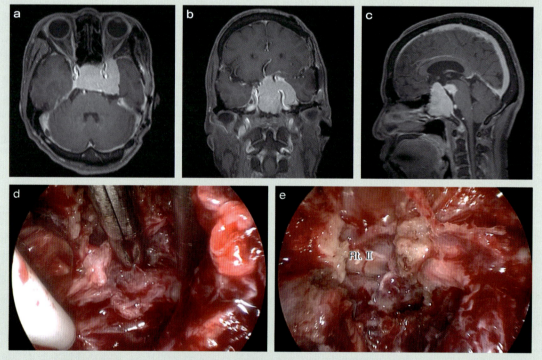

図6 対策適応例①

a～c：術前造影MRI。腫瘍はトルコ鞍部から左海綿静脈洞部に認められ，視神経～視交叉への下方からの圧迫が著明である。

d, e：経鼻内視鏡下手術画像。早期に付着部の処理を行うことができ，腫瘍を下方へ引き出すように徐々に鞍上部の腫瘍摘出を進めた。最終的に視神経および視交叉の良好な減圧が確認された。

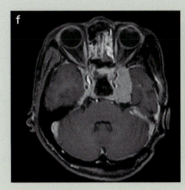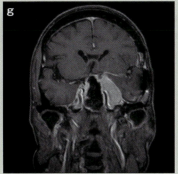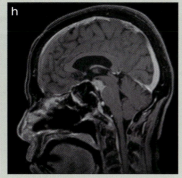

図6　対策適応例②
f〜h：術後造影MRI。左海綿静脈洞部には腫瘍残存しているが，視交叉を圧迫する正中部の腫瘍は大部分が摘出されている。

編者からのKey sentence

アプローチは画一的に行わず，重要構造物との位置関係に基づいて行え。

IV 脳腫瘍の手術における合併症と対策

良性腫瘍，頭蓋底腫瘍

前錐体アプローチの合併症
三叉神経損傷

前錐体アプローチは硬膜外を主なルートとして頭蓋底腫瘍にアプローチでき，筆者にとっては静脈解剖が許せば好みのアプローチである。
しかしテント，Meckel腔の解剖に注意しないと三叉神経を損傷することがある。

症例紹介（図1）

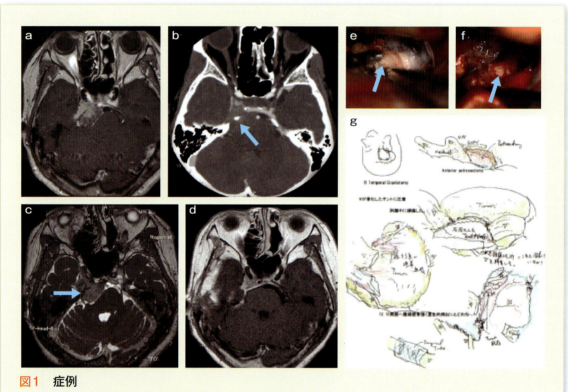

図1 症例
a：三叉神経痛で発症し拡大傾向のある斜台，Meckel腔腫瘍。
b：CTにてテント基部に石灰化（➡）を認めた。
c：術前造影FIESTA IMAGEで三叉神経は腫瘍外側，硬膜に圧着して走行している。
d：術後3年目のMRI 腫瘍の拡大は認めない。
e：三叉神経（➡）を腫瘍外側，テント内側に認める。
f：石灰を切除後，三叉神経の断端（➡）を確認する。
g：手術スケッチ。

術前判断と治療プラン

　60歳代，女性。5年前より錐体－斜台部－Meckel腔に腫瘍を指摘されていたが無症候であった。5年の経過で腫瘍が拡大し，顔面痛が発症した。前錐体アプローチでの手術を企画した。CTでテント錐体付着部／腫瘍外側に石灰化がある。造影FIETAで三叉神経が腫瘍の外側および腫瘍と石灰化の間を走行しているのがわかっていた（しかしあまり注意していなかった）。

手術

　手術中腫瘍の三叉神経を剥離しつつテント内石灰を切除すると，三叉神経がその内側に固着しており，切断されてしまった。バイタルなどには変化はなかった。腫瘍の斜台硬膜に浸潤した部分を残して，摘出は終了。三叉神経の断端は確認できたが，ギャップがありサージセル®で端々をつなぐようにチューブ状に固定した。

術後経過

　術後覚醒やほかの脳神経麻痺はないが，三叉神経の無感覚を訴えた。Anesthesia dolorosaやallodyniaを発症しないように翌日よりリリカとメチコバールを処方した。術後5年以上経過するが，三叉神経の感覚は回復していない。顔面の違和感はあるが，異常痛はない。腫瘍の再発はない。眼科には定期的に受診してもらい角膜保護を徹底している。

本症例における問題点と対策

問題点

　本症例では手術中も三叉神経を確認しつつ前方に減圧を進めている。しかしテントの石灰化部分と三叉神経の固着の程度を誤認しており，骨パンチで石灰を切除中に三叉神経を離断していた。術前の造影FIESTAで三叉神経が腫瘍の外側－Meckel腔外側に圧着しているのがわかっており，術中も確認しているにもかかわらずこのような問題をきたした。「評価・検討不足」，「誤判断」，「不注意」が原因となっていると考える。

対応策

　本症例の対応策としては，最もおそれるべきはanalgesiaに伴うanesthesia dolorosaと角膜損傷であるが，早期よりケアをしていくことによって幸い現時点での顔面の違和感は中等度である。社会生活にも復活している。精神的な苦痛も伴うが，できる限り早期に社会復帰，運動などをしてもらうように心がけて外来診療を継続している。

再発の防止

　本症例ではテントの石灰化と三叉神経の癒着の程度を予測できていなかった。

三叉神経が外側に偏位し石灰化と癒着している場合，術後の顔面知覚障害，三叉神経障害を防止するため，その近辺はなるべく触れないようにすることが唯一の解決策かもしれない。その場合にはanterior petrosal approachではなくsuboccipital approachを選択するのがよいかもしれない。また咬筋のモニタリングなども神経損傷回避の一助となる可能性もある。

> **編者からのKey sentence**
> 三叉神経外側走行例でのAnterior petrosal approachは要注意！

IV 脳腫瘍の手術における合併症と対策

良性腫瘍，頭蓋底腫瘍
頭蓋底手術と髄液漏対策

症例紹介

50歳代，女性。ADL自立。2年来の頭痛，めまい精査で腫瘍性病変を指摘され紹介。MRIで腫瘍は均一に造影され，周辺浮腫を伴うspheno-orbital meningiomaが疑われた（図1）。CTでは付着部直下にsphenoid sinusが拡張したpneumosinus dilatansを認めた（図2）。

術前判断と治療プラン

周辺浮腫も目立つため，年齢を考慮し手術

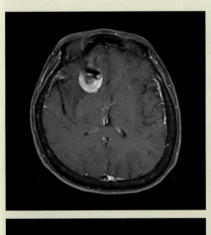
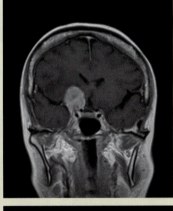
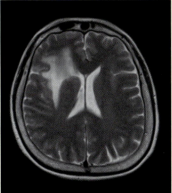

図1　術前MRI
造影される腫瘍と腫瘍周辺の浮腫を認める。

を勧めた。右前頭側頭開頭を行い，十分広くSylvian fissureを開放したうえで腫瘍と付着硬膜を切除する方針とした。

初回手術（図3）

腫瘍からの出血に難渋することはなく，モノポーラーなども用い摘出。付着硬膜もモノポーラーで切離した。硬膜下の石灰化部分にも腫瘍が存在する可能性を考え，鋭匙やSONOPET®で追加削除を行った。Simpson grade1で手術を終了。病理診断はtransitional meningiomaであった。

術後経過

術後経過良好であった。6日目に撮像したフォローアップのCTで気脳症が明らかになり，術後髄液漏と診断した（図4）。翌日（初回手術から7日後），髄液漏閉鎖術を実施することとした。

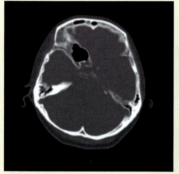 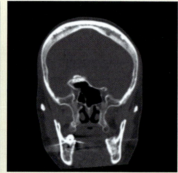 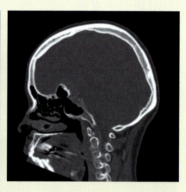

図2　術前CT
腫瘍直下にpneumosinus dilatensを認める。また腫瘍には石灰化部分も存在する。

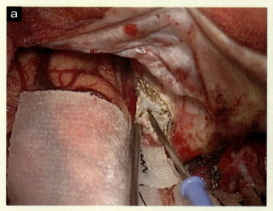 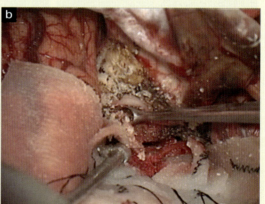

図3　術中写真
a：付着部硬膜を切除
b：鋭匙で石灰化部分を削除

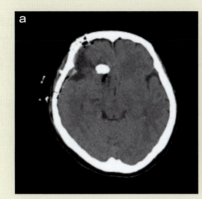
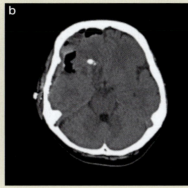

図4 術後CT
術翌日のCT(a)と比較し術後7日のCT(b)で気脳症が明らかになっており、髄液漏と診断した。

本症例における問題点と対応策

問題点

■ 手術適応について

　初診時すでに中等度のサイズであり、周辺浮腫も目立っていたが実際は無症状といってよい状況であった。増大時の手術が困難になりうること、若年なので経過中に増大する可能性が高いことから、フォローアップを経ずに摘出の方針とした。本症例ではこのような見通しを十分理解してもらえたため、患者本人も治療に積極的であったが、もし治療を迷うような様子がみられれば、経過観察を重ねていく方針も選択肢に入ってくるだろう。

■ 腫瘍の摘出度に関して

　本症例は根治的手術とするべく、付着部硬膜の切除に加え、前頭蓋底への浸潤の可能性も考え鋭匙やSONOPET®で硬膜外の石灰化部分も削除を追加した。結果同部位からのair leakが起こった。硬膜外の石灰化部分まで削らずに硬膜切除までにとどめておくのも一法であったであろう。

■ Pneumosinus dilatansに関して

　副鼻腔が粘膜、骨壁を保ったまま周囲の空間に突出した状態であり、前頭洞に多いがどの副鼻腔にも起こりうるとされる[1]。成因に関しては諸説あるが不明であり、頭蓋底腫瘍との併存が報告されている[2]。発育例では視神経圧迫による症状や、気脳症が起こりうる。本症例では突出したpneumosinus dilatansは部位により骨壁が薄く、摘出中に損傷する可能性は考えておくべきであった。また、骨壁と腫瘍の石灰化を判別しにくいところもあり、より慎重に摘出を進めるべきであったと考えられる。

■ 瘻孔の同定に関して

　合併症症例であり，再手術では一度で確実な閉鎖が要求された．髄液漏閉鎖術に関して，最も問題となるのは瘻孔の同定である．方法としてはnavigation CT，CT cisternography，RI cisternographyなどが考えられるが，術中直接瘻孔を視認はできない．術中直接漏出を確認する方法としては，鼻内視鏡を用いたfluorescein髄注（保険適応外）があるが[3]，今回の症例はpneumosinus dilatansがあるために，内視鏡を用いても確認しにくい部位に漏出点があると考えられた（図5）．確実な瘻孔閉鎖のためには，開頭術中に直接漏出点を確認する方法が必要とされた．

対応策

■ 実際の手術で採った対策

　耳鼻咽喉科医と相談し，副鼻腔洗浄のテクニック（前鼻孔，後鼻孔をバルーンで閉鎖し，鼻腔内に生理食塩水や薬剤を注入．自然孔経由で副鼻腔内を洗浄する手法）を応用した瘻孔同定法を考案した．具体的には，後鼻孔閉鎖に尿道カテーテルを使用し，前鼻孔閉鎖＋空気による加圧には，耳管通気に用いられるPolitzer球を用いた（図6）．手順として，①ドレーピング前に経口で後鼻孔へ尿道カテーテルを誘導，②術野を生理食塩水で満たしたうえで尿道カテーテルのバルーンを膨らませ後鼻孔を閉鎖，③Politzer球で前鼻孔を閉鎖しつつ加圧，④自然孔経由で副鼻腔内に入った空気が瘻孔から術野に気泡として出てくる点を確認

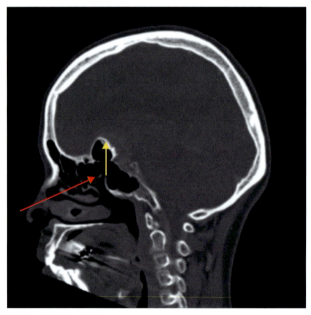

図5　CT（矢状断）
Pneumosinus dilatansのために内視鏡的(→)に確認しづらい部位に瘻孔があると考えられた(→)．

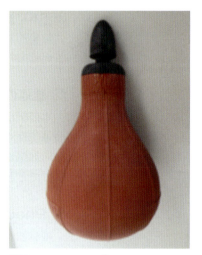

図6　Politzer球

する，というものである（図7）。

　今回の瘻孔閉鎖術では，この手法で瘻孔が明確に同定でき，筋肉片とフィブリン糊で閉鎖，さらに翻転した硬膜を縫合して圧着させた（図8）。術後は鼻をかむことや，いきむことなどを避けるよう指導し，髄液鼻漏や明らかな感染もなく経過した。周辺浮腫もほぼ消失し神経症状なしで退院した。術後約2年間，腫瘍や髄液漏の再発はみられていない。

　今回用いた手法の問題点としては，副鼻腔を経由した空気が頭蓋内に入るため感染のリスクが高まることが挙げられる。特に副鼻腔炎がある患者では用いにくい手法であろう。

■■ もし同様の患者に遭遇したら

①摘出の際にどこまで徹底して摘出するかを慎重に検討する．頭蓋底，副鼻腔の薄い骨に接した腫瘍の石灰化部分は，無理せず残すことも考えられる．閉鎖法も重要だが，まずは髄液漏を起こさないことがより重要である．

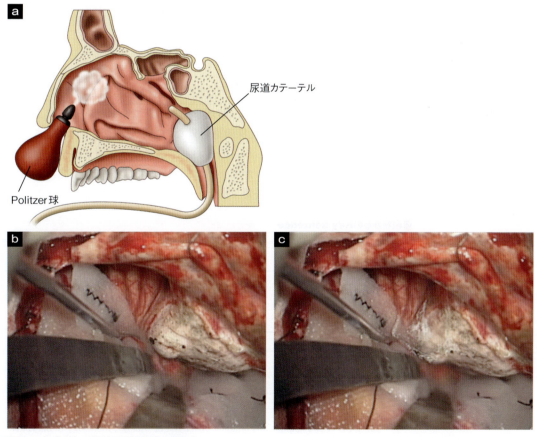

図7　本症例の髄液漏閉鎖術の概略
a：模式図
b：加圧前
c：加圧中の気泡

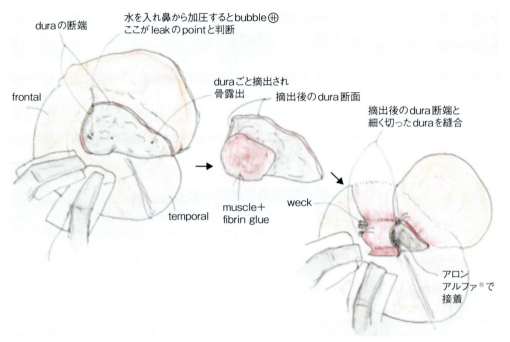

図8 髄液漏閉鎖時の手法（手術記録より）

②髄液漏が起こってしまったら，解剖学的に可能であれば内視鏡による瘻孔確認（fluorescein髄注の場合は，保険適応外なので十分説明が必要），または今回の手法が考えられる。ただし前述のとおり，前者では保険適応や内視鏡で確認可能な範囲に瘻孔が存在するかといった問題，後者は感染の可能性が高まりうる手法であることに注意が必要である。

> **編者からのKey sentence**
> 硬膜内頭蓋骨は露出したままにせず非吸収性の組織で覆う。早期髄液漏や髄膜瘤形成の可能性。

■ 文献

1) Smith IM et al. Pneumosinus dilatans. ANNALS of Otology, Rhinology & Laryngology 1987; 96(2): 210-2.
2) Parizel PM et al. Pneumosinus dilatans in anterior skull base meningioma. Neuroradiology 2013; 55(3): 307-11.
3) Hughes RGM et al. The endoscopic treatment of cerebrospinal fluid rhinorrhoea: the Nottingham experience. The Journal of Laryngology & Otology 1997; 111(2): 125-8.

IV 脳腫瘍の手術における合併症と対策

良性腫瘍，頭蓋底腫瘍

髄液漏に苦しめられた症例

　髄液漏はどのような症例でも起こりうる。単純な前頭側頭開頭手術でも前頭洞が開けば髄液漏の可能性があるし，側頭部の乳突蜂巣の一部が開いていても髄液漏も発生しうる。たまたま硬膜吊り上げ用に開けた骨孔が前頭洞に達していたことがある。それでも閉鎖が完璧であれば髄液漏は発生しないが，硬膜閉鎖が不十分であることはときに認められる。近年脚光を浴びている経鼻内視鏡下手術では，髄液漏は生命にかかわりうる合併症となることがある。髄液漏に関する最大限の注意と対策が必要とされる。

症例紹介（症例1，図1）

▌術前判断と治療プラン

　30歳代，女性。右三叉神経痛で発症した錐体部髄膜腫であった。錐体originであり内耳道にも腫瘍が侵入していたため，前錐体アプローチを主体として，後頭蓋窩も内耳道内腫瘍摘出に必要な場合に備えて開頭した。

▌手術

　前錐体部はCTでも含気が著しく，薄い骨を削ることで前錐体アプローチを可能とした。腫瘍は予定どおり前錐体法で摘出し，後頭蓋窩から内耳道内に進展した腫瘍を引き出して腫瘍摘出を終えた。前錐体部は脂肪で充填し側頭筋膜で覆った。後頭蓋窩は通常どおりに閉創した。

▌術後経過

　術後特に新たな症状なく三叉神経痛も軽快した。しかし術後6日目より髄液鼻漏を認め，中耳，乳突蜂巣に髄液信号を認めた。腰椎ドレナージで改善しないため，広いair sinusとなっている中頭蓋窩よりの髄液漏と考え，術後14日目に中頭蓋を再開創し，充填を補充し，また耳管への入口部と思われる部分を閉鎖した。しかし術後も髄液鼻漏は継続し，1週間後に再度中頭蓋，後頭蓋を開放し，後頭蓋の骨を再度sealし硬膜内より三叉神経周辺の硬膜欠損部に筋膜を充填した。さらに中頭蓋も念入りに筋膜や脂肪を追加し閉鎖を補充した。しかし1週間経っても髄液鼻漏は軽度継続していた。耳鼻科に依頼して，耳管よりフィブリン糊を注入するという方法で閉鎖を図ったが，効果は限定的であった。

　その後，RI-cisternographyの追加，その結果による再手術などを提案したが，患者および家族より遠方であるが帰宅する意志が強く，発熱，髄液漏の悪化などの症状があれば連絡をするようお願いし退院となった。退

院時髄液漏はごくわずかであるが，鼻の奥に液体の流出を感じるとのことであった。ただし前屈みでの他覚的な髄液漏出は認められなかった。

その後，7年を経過している。毎年夏に連絡をもらっているが，いまだに少し咽頭に髄液の流れのようなものをときどき感じるということである。腫瘍再発なく，中耳の髄液信号は消失している。途中出産もあったが，特に問題なく行っている。髄膜腫，神経症状の再発はない。

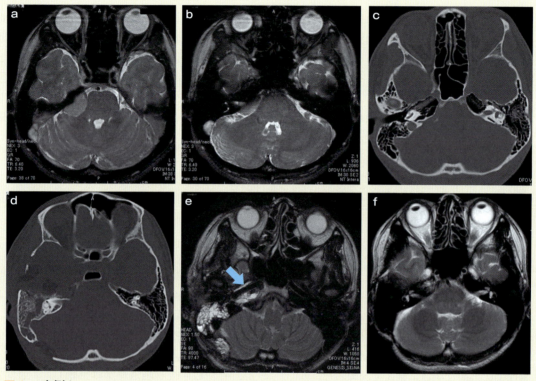

図1　症例1

a, b：三叉神経痛で発症した錐体髄膜腫。
c, d：Anterior petrosal-suboccipital combined approachで腫瘍摘出。錐体の含気がよくアプローチは比較的容易と感じた。しかし術後髄液漏を生じた。
e：中耳，乳突蜂巣は髄液貯留があり，耳管内にも髄液信号を認める（➡）。
f：7年後。MRI髄液信号は消えている。しかし患者は軽微な髄液漏を咽頭で感じる。

本症例における問題点と対応策

問題点

本症例は2wayでのアプローチを行っているが，きわめて短時間で終わり上手くいったと途中で確信した症例であった。これまで50例以上の前錐体アプローチを行っているが，髄液漏は1例であり，硬膜欠損部での瘻孔からの髄液漏で，その部分の補填で治癒した。

しかし油断はならない。髄液漏は少ないという気持ちが，中頭蓋窩の充填の甘さなどに関係した可能性もある。硬膜欠損部の補填に重点をおき，錐体部のair cellを完全に充填することをしなかった。含気の多い頭蓋底骨は要注意である。

本症例の髄液漏の原因は「手順の不順守（充填不足）」と「不注意」からなると考える。その後の繰り返す症候と症状に対して，実際には3回目の手術以降は明らかな髄液漏は他覚的には確認されていない。偽髄液漏であった可能性もある。RI cisternogrphyなども行っておくべきであった。「調査・検討不足」である。また，髄液圧は手術直後はどのような手術でも高い傾向にあり，髄液漏をきたしやすい。一方でこのような髄液圧は手術後徐々に低下してくることが多い。もう少し再手術のタイミングなど時間をおいてしっかり検討する必要がある。

対応策

前錐体アプローチの髄液漏れ，特に含気の強い錐体骨では閉鎖しにくい。確実に耳管を閉鎖すること，髄液圧を下げることなどが重要である。決して単純な手技であると油断しないことである。

症例紹介（症例2，図2）

術前判断と治療プラン

70歳代，女性。無症候の血栓化左椎骨動脈瘤で発症したが，2年の経過で動脈瘤の拡大が認められ歩行の不安定性が出現した。反対側の椎骨動脈の発達がよいため動脈瘤のトラッピングを企画した。

手術

左後頭窩開頭でアプローチした。しかし術中distal側の椎骨動脈瘤を確保することができず，操作中細い穿通枝を損傷した。術後四肢の動きは良好であったが，睡眠時呼吸障害を生じた。MRIでは延髄背側に脳梗塞を認め呼吸にCPAPマスクを必要とするようになった。

術後経過

四肢麻痺については安定状態であり，なんとか杖歩行を継続していた。しかし1回目の

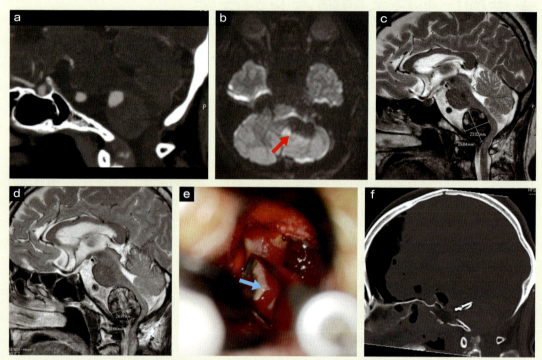

図2　症例2（血栓化椎骨動脈瘤）
a：大半が血栓化した脳動脈瘤を斜台後方に認める。
b：1回目術後左椎骨動脈proximal sideの閉塞後，MRI Diffusion weighed imageで左脳幹背側に脳梗塞を認める。これによる睡眠時呼吸障害を生じた。
c：術後MRI。
d：12カ月後症状の悪化，動脈瘤拡大を認めた。
e：術中撮影，clivusに小窓を開け遠位椎骨動脈瘤（➡）を確保し動脈瘤を減圧した。
f：術後3日目にCPAPを行った直後，気脳症をきたした。

手術から12カ月経過した段階で突然四肢麻痺の悪化と脳動脈瘤の拡大傾向を認めた。対側の椎骨動脈からの血流が強く動脈瘤圧がまだ高いためと判断された。さらに動脈瘤の拡大があり，脳幹の圧迫が著明であった。血栓化瘤であり，血管内による閉鎖は不十分と考え，経鼻アプローチによる動脈瘤遠位部の閉塞および動脈瘤の減圧を企画した。死亡を含む重篤な合併症が20％にきたされる可能性を含めて治療のコンセプトを説明し，経鼻で治療を行った。髄液漏の可能性を少なくするように動脈瘤遠位を中心としてアプローチし小さな開創でアプローチした。クリッピングを行い，動脈瘤内を1/3程度減圧した。硬膜欠損部は硬膜内に1枚の筋膜をおき，さらに硬膜は筋膜で縫合閉鎖，加えて表面に2層の充填をおき蝶形骨洞を閉鎖した。鼻中隔粘膜flapは用いていない。

術後，神経学的には安定していたが，顕著な四肢麻痺の改善は認められなかった。術後3日間は挿管による気道確保をしていた。しかし3日目の覚醒がよく抜管することが可能となった。その時点で創部は安定していると考え，CPAPを再開した。当日夜，意識障害をきたし顕著な気脳症を認めた。その後，気道確保したが重度の髄膜炎をきたしてmodified Rankin Scale（mRS）6となった。

本症例における問題点と対応策

問題点

　本書の他項でも血栓化椎骨動脈瘤の問題点が報告されている。これは，M&Mが多発する疾患であり，治療が最も困難な脳血管障害の1つである。なんらかの新たな治療法の開発が急がれるものである。

　本症例の1回目の手術は手技の問題であるが，病態そのものが非常に困難な例であったことによる。もし本症例に睡眠時呼吸障害がなく，硬膜閉鎖が確実にできる手法があれば経鼻経斜台の手術方法は1つの解決策である可能性がある。

　しかし当時の技術では，鼻中隔粘膜flapの手法が発達しておらず，また硬膜閉鎖の技術も不十分であった。さらにCPAPを再開するタイミングが早すぎ，気管切開などをおいてさらに長期に安定させてからCPAPを再開すべきであった。「誤判断」「企画不良」が本症例の合併症の原因である。

対応策

①経鼻，経斜台の手術をするのであれば，確実な硬膜閉鎖の方法を開発する。
②気道内圧，鼻腔内圧を最低限2週間は上昇させない。
③血栓化椎骨・脳底動脈瘤に対しては拡大傾向にある場合，症状の悪化を待たずflow diverter（椎骨動脈では未認可）などを含む血管内治療など多方面の治療を検討する。

■ まとめ

　髄液漏は生命にかかわりうる合併症である。決して油断することなく，症例に応じた対応策と細心の注意を払った術後のケアが必要となる。

> **編者からのKey sentence**
> 髄液漏を侮るな。

髄液漏に苦しめられた症例

IV 脳腫瘍の手術における合併症と対策

脳腫瘍の手術におけるM&M

森田明夫　日本医科大学大学院脳神経外科学

本セクションでは下記の項目に関する症例の報告がされている。
1. 悪性腫瘍
   ・診断
   ・虚血
   ・出血
2. 良性腫瘍・頭蓋底腫瘍
   ・診断，評価とプラン
   ・動脈損傷
   ・静脈損傷と脳浮腫
   ・脳幹障害
   ・脳神経損傷
   ・髄液漏

　脳腫瘍の手術を大きくグリオーマなどの悪性腫瘍と良性腫瘍・頭蓋底腫瘍に分けた。脳腫瘍の手術は対象疾患がバラエティに富み手術の目的と手技の種類が大きく異なる。それぞれの手術に適した方針の判断と手技を身に付けなければならない。合併症もさまざまなタイミングで，多種のことが発生するので，対応を準備しておく必要がある。また手術のみに頼らず，最新の情報を取得し，薬物療法や放射線療法などとの上手な使い分け，複合治療を検討していかねばならない。

グリオーマ・悪性腫瘍の手術合併症と対策

　Grade II以上のグリオーマは治癒することがきわめて困難である。しかしグリオーマ生命予後は摘出度によることがわかっている。ときに腫瘍の摘出度と術後のADLの保持は相反する関係になりうる。
　徹底的な摘出を目指すと血管損傷や浸潤部の摘出によって，麻痺や失語症，高次機能の障害などをきたすこともある。機能モニタリング，覚醒下手術，術中画像診断などがこの判断をぎりぎりのところまでもってくることに寄与している。しかし一方で残存病変がみえることが追加切除のきっかけとなり，その一手が麻痺をきたすこともある。
　施設，術者の経験，補助手段，病態の予後および患者や家族の要望をよく聴き，

「どこまで手術摘出をすべきか？」の判断をすることが重要である。

良性脳腫瘍・頭蓋底腫瘍の手術の合併症と対策

　頭蓋底腫瘍の手術は1980年代に急速に広まりそれまでは不可能と思われていていた摘出術を可能とした。しかし一方で動・静脈血管，脳神経，脳幹障害や髄液漏などの合併症が多く，2000年以降は見なおしとルーチンのアプローチや内視鏡を用いたアプローチに一部が代替えされるようになってきている。頭蓋底手術全盛時代に積み重ねられてきた技術やpitfallが忘れ去られるようともしている。本セクションでは重要な合併症がいくつも紹介されているので参考にして欲しい。

　頭蓋底手術は本来良好な視野と浅い操作しやすい術野を作るために開発された手術手法である。合併症を防ぐために多くのコツがある。
①整容に配慮した皮膚切開と骨削除
②動脈を温存するためのアプローチ，無理な剥離をしない，特に髄膜腫や再発例では注意を要する
③静脈を温存するためのアプローチ
④脳神経，脳幹の損傷を抑えるためのアプローチの選択，腫瘍の減圧と繊細な剥離
⑤モニタリングの重視
⑥髄液漏をきたさないために閉創

症例紹介

　図1，2は筆者自身が頭蓋底手術手技を学ぶきっかけになった症例である。いずれもMayo Clinicにて筆者が1st assistantをした症例である。

症例1

　図1は50歳代，女性。歩行不安定で来院した。脳底動脈を一部巻き込んでいる腫瘍である。90年代前半に手術をしている。500例以上の後頭蓋窩手術の経験のあるstaffによる手術であったが，通常の聴神経腫瘍と同様にlateral suboccipital approachを行い，狭い術野で減圧中に脳底動脈よりの穿通枝を引き抜き，脳幹部の大きな梗塞を生じ，歩行不能，modified Rankin Scale(mRS) 4となっている。非常に優しい女性であり，重篤な合併症を主治医として診る筆者には非常に辛い術後であった。当時はMayo Clinicでは頭蓋底アプローチを実施しておらず，広く視野の取れるcombined petrosal approachを学ぶ必要性があると強く感じた。

症例2

　図2は頭痛，歩行障害，視力低下にて発症

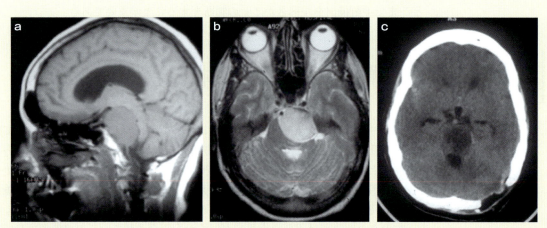

図1 症例1

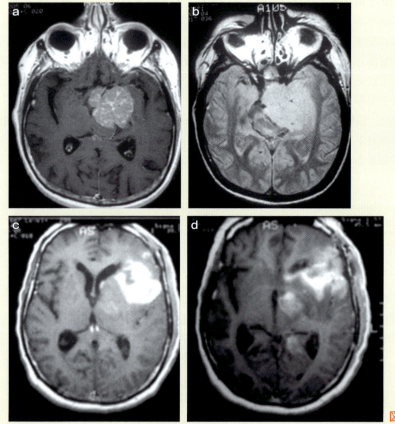

図2 症例2

した60歳代，女性。90年代前半に手術をしている。数千例の手術経験のあるstaffによる手術の1st assistantをした。本症例は通常の前頭側頭開頭より側頭部の広い開創を行い，腫瘍摘出を行った。きわめて出血性の腫瘍であり，側頭葉，前頭葉のretractionが強

くなり，静脈うっ血をきたした。また腫瘍内を貫通する後交通動脈，後大脳動脈を損傷している。術後意識障害，肺炎を合併しmRS6となった。本症例においても，前頭葉や側頭葉のretractionをできる限り少なくするために，orbitozygomatic approachが必要であり，また硬膜外でのアクセスルートで血流を遮断する必要があった。

当時，頭蓋底アプローチができれば防ぐことができた可能性がある。確実に頭蓋底アプローチは医療の世界に進歩をもたらしている。その経験を十分に活かしつつ，現代では，そのコンセプトを捨てることなく，手術方針を立てていくべきである。

■ まとめ

　腫瘍の摘出度と患者の術後QOLおよび長期成績についてまとまった報告は少ない。悪性腫瘍においても良性腫瘍においても，個々のタイプの腫瘍において術者の経験と患者や家族の要望をよく検証して治療の方針，術中の判断を進めていかねばならない。決断において不確定なことが多く，そのなかで生ずる合併症については，術者それぞれが重く受け止め，それ以後の手術スタイルを修飾していくことも多い。

　非常に不確定な要素が高い領域であることを認識すべきである。従って，脳血管障害よりもさらに多くのタイプの合併症の蓄積を必要とする領域である。

　合併症が発生した場合，個人の経験のみにこだわらず，多くの同僚や多施設の熟練者などの意見も聞きつつ対策を立てていくべきである。

第 V 章

内視鏡手術の合併症と対策

V 内視鏡手術の合併症と対策

内視鏡手術におけるピットフォール

症例紹介（症例1）

軟性鏡症例を示す。

術前判断と治療プラン

10歳，女児。出生時問題なし，頭囲拡大なし。小学校入学後に頭痛が出現し，4年生ごろから頭痛で通学できないこともあった。意識清明。明らかな麻痺なし。肥満。走ることは難しい。歩行スピードが遅く，片足立ち困難。MRIで脳室拡大あり。四丘体槽のくも膜嚢胞，中脳水道狭窄により閉塞性水頭症の所見であった（図1）。

手術

右前角穿刺で第三脳室底開窓術（endoscopic third ventriculostomy；ETV）を施行した。四丘体槽くも膜嚢胞は第三脳室と交通があった。中脳水道は明らかな膜様閉鎖なく，後方からの圧迫により交通が障害されていた。術後頭痛は改善したが，術後3カ月頃から再び頭痛が多くなり，MRIで第三脳室底balooningが再び出現したのを認めた。後交連の嚢胞の変化が観察され，中脳水道閉塞への関与が考えられた（図3）。ETV再閉塞が疑われ，悪化も予想されたため再手術を行った。ETVを行った部分はstomaがピンホール状になっていた。中脳水道入り口で後交連嚢胞の強い癒着はなかった。Ommaya reservoirの脳室チューブにサイドホールを作製し，ステントチューブとして軟性鏡で誘導し中脳水道を越えて先端を第四脳室に挿入留置し，永続的な中脳水道の交通を得た（図2）。

術後経過

術後頭痛は改善。立ち上がりの動作，歩行

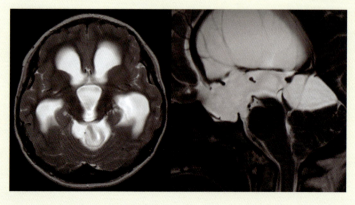

図1 術前画像診断（症例1）
四丘体槽のくも膜嚢胞により中脳水道が圧迫され，閉塞性水頭症が生じている。

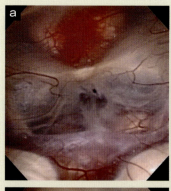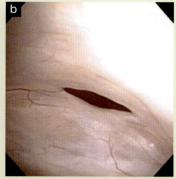

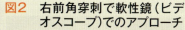

図2　右前角穿刺で軟性鏡（ビデオスコープ）でのアプローチ
a：菲薄化した第三脳室底。脳底動脈先端部が観察できる。
b：中脳水道は閉塞しておらず，画面7時方向の後交連嚢胞が後方から中脳水道を圧迫している所見であった。
c：脳室チューブに側孔を開け，中脳水道から第四脳室に挿入し留置。
d：Monro孔における留置チューブ。

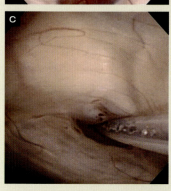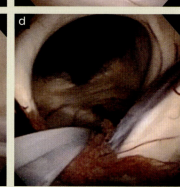

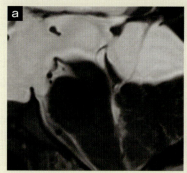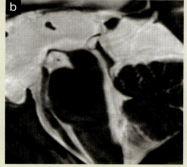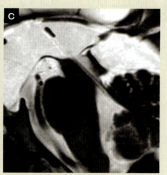

図3　T2矢状断
a：ETV術前。
b：ETV後5カ月。ETV後，第三脳室と交通のある四丘体槽くも膜嚢胞が縮小し，後交連嚢胞も縮小。中脳水道の開通に伴い，不要となった第三脳室底stomaが閉塞したと考えられた。徐々に中脳水道の流れが悪くなり，四丘体槽くも膜嚢胞の増大が出現し，中脳水道圧迫し，悪循環に陥ったと考えられた。
c：ステントチューブ留置後。

もやや早くなった。しかし，術後より両側性でやや左に強い眼瞼下垂出現。対光反射は鈍く，複視もわずかにあった。術後MRIではステントチューブによる中脳被蓋の軽度圧迫を認めた（図3）。術中の中脳水道腹側の機械的損傷，もしくは中脳水道ステントのシャフトによる圧迫の影響と考えられた。フォローCT，MRIでは脳室縮小，第三脳室底も正常化した。経過観察を行い，徐々に複視は数日で消失，眼瞼下垂も少しずつ改善し，半年後には元どおりの状態となった（図4）。

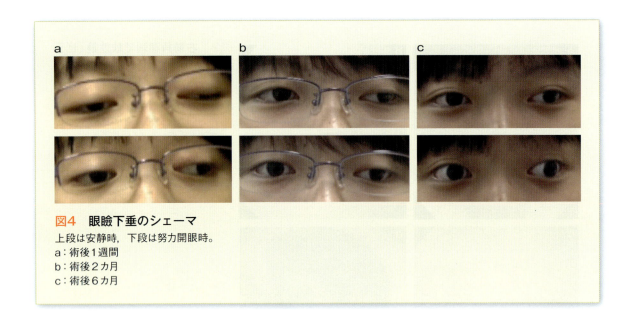

図4 眼瞼下垂のシェーマ
上段は安静時，下段は努力開眼時。
a：術後1週間
b：術後2カ月
c：術後6カ月

本症例における問題点と対応策

問題点

　本症例は閉塞性水頭症の治療のため，中脳水道のステントチューブ留置術を選択し，その結果，術中操作，あるいは，留置チューブのシャフトの圧迫による中脳腹側に位置する動眼神経核影響が生じ，術後眼瞼下垂が生じた症例である。動眼神経核のなかでも眼瞼挙筋に関する神経核は正中背側に存在し，両側性の神経支配である。両側性でやや左に強い眼瞼下垂の症状は解剖学的にも障害部位と一致する（図5）[1]。

適応について

　第三脳室と交通をもつ四丘体槽くも膜嚢胞が中脳水道を閉塞して生ずる閉塞性水頭症であり，ETVを行った。髄液循環の改善により中脳水道の閉塞は解除され，ETVのstomaが不要になり再閉塞した。このような複雑な閉塞性水頭症の病態であり，確実な閉塞解除を目的にステントチューブを使用したことは問題ないと考えられた。しかし，VPシャントの選択肢もあった。

使用した脳室チューブについて

　本来中脳水道に留置する専用チューブではなく，チューブのシャフトが中脳水道腹側を圧迫し，眼瞼下垂が生じた可能性がある。より柔らかいチューブを選択すべきであったかもしれない。

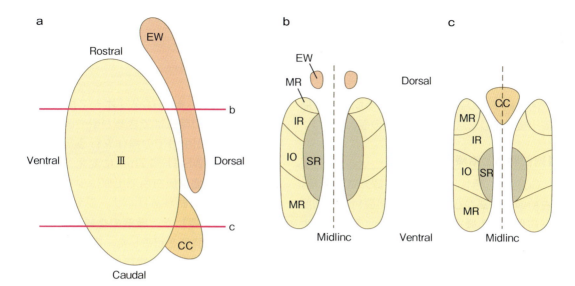

図5 動眼神経核[1]
動眼神経核の矢状断面(a)，軸断面(b, c)。動眼神経核の尾側背側（中脳水道腹側に最も近い部分）にcaudal central subdivisionとよばれる部分があり，両側性に眼瞼挙筋を支配している。

眼瞼下垂発覚後にチューブ抜去を行うかどうかについて

術後に眼瞼下垂が生じ，抜去すべきかどうかの議論があった。判断は非常に難しかったが，最初の2週間で改善傾向があったので保存的に経過観察した。幸い6カ月の時点で，術前と同じ状態であるのを確認した。

対応策

もし同じ症例が来たらどうするか？

同じ方法を取るならステントチューブの種類をより細く，柔らかいものを検討する。ステントチューブの留置を踏まえたうえで，シャフトによる中脳水道の圧迫がないようにburr holeの位置をよく検討する必要がある。

軟性鏡そのものによる中脳水道腹側のダメージの可能性もあるので，第四脳室の観察は無理をせず，短時間の操作とする。

ETVが奏効しなければ，VPシャントも検討する。

まとめ

中脳水道を越える操作，中脳水道付近での操作の場面においては，当然であるが注意が必要である。中脳水道のコンプライアンスがいかほどか知る方法はない。中脳水道を操作する際の道具の当たりかたなど，術前，術中に十分検討する必要がある。腹側に損傷が生じた場合は眼瞼下垂が生ずることを学んだ貴重な1例である。

症例紹介（症例2）

内視鏡下シリンダー手術による脳室内腫瘍摘出後に生じた急性硬膜下水腫の症例を示す。

術前判断と治療プラン

60歳代，男性。歩行障害，認知症で発症。右前頭葉底部から前極，大脳間裂付近，側脳室前角に至る腫瘍で水頭症を伴っている。大きさは5cm×4cm，造影効果なく，血管撮影でもstainなし。

手術

ナビゲーションガイド下に右前角アプローチとした。3.5cmの開頭をおき，1.5cmのcorticotomyを行った。ニューロポート®でbiopsyを行い，結果はグリオーマgrade Ⅱであった。吸引除去はできるがやや固い腫瘍であり，two-handでの操作を行うためシリンダーをVIEWSITE®17mmに変え，腫瘍を摘出した。腫瘍は灰白色で出血は少なかったが，正中側は出血があり，サージセル®により圧迫止血を要した。腫瘍の後縁を確認し，内減圧ののち腫瘍を起こした。奥にはMonro孔がみえ，第三脳室の視床間橋を確認した。Trajectoryはそれほど大きくなく，サージセル®で保護，硬膜縫合し終了した。

術後経過

術後経過問題なく，翌日から歩行，経口摂

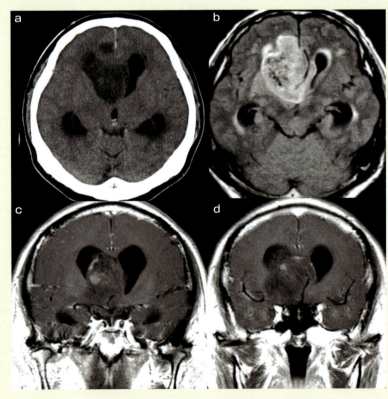

図6　画像診断①（症例2）
右側脳室前角からMonro孔にかけて，造影されない腫瘍があり，閉塞性水頭症をきたしている。
a：CT
b：FLAIR
c，d：造影T1冠状断面。

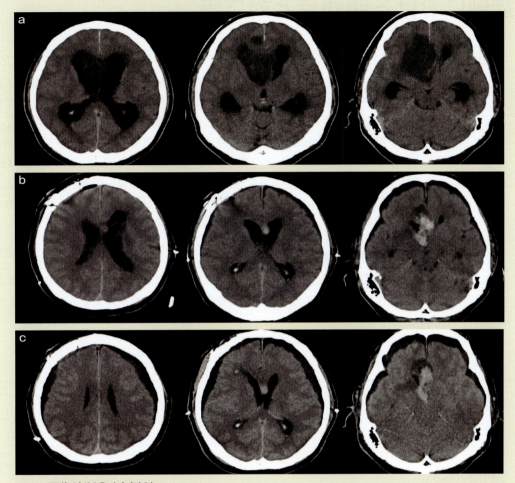

図7　画像診断②（症例2）
a：術前CT。
b：術翌日CT。正中側に少量残存した腫瘍付近に血腫を形成しMonro孔の閉塞が示唆される。この時点では無症状である。
c：術後7日目CT。意識障害で発見されたあとのCT。脳室はスリット状で，硬膜下腔が増え，脳底層や四丘体槽はかなりtightになっている。急性硬膜下水腫の所見である。

取を開始。術後経過良好であったが，術後1週間，退院前日の夜に頭痛の訴えがあり，深夜昏睡状態で発見，瞳孔散大していた。

CTで脳室は術後より縮小，硬膜下スペースを認めた。腫瘍摘出部正中側に少量の血腫があり，前大脳動脈（anterior cerebral artery；ACA）のPseudo aneurysmからの出血などを疑い，脳血管撮影を行ったが異常はなかった。緊急開頭したところ緊張型硬膜下水腫の所見があり，念のため前大脳動脈，前交通動脈観察したが異常はなかった。腫瘍摘出部から術後生じた少量の出血がMonro孔を閉塞させ閉塞性水頭症となり，側脳室の髄液がtrajectoryを通して硬膜下腔へ流れ，trajectory自体がチェックバルブの働きをし緊張性硬膜下水腫を形成したと推察できる。減圧により患者は一命をとりとめたが，意識障害は遷延した。

本症例における問題点と対応策

問題点

　側脳室前角腫瘍に対し内視鏡下シリンダー手術を行い，亜全摘出が達成できた症例において，術後1週間で硬膜下水腫を形成し急速に脳圧が上昇した症例であった。本症例はMonro孔が術後生じた少量の血腫で閉塞し，行き場のなくなった側脳室髄液がtrajectoryを介して硬膜下腔に流れたと考えられた。Trajectoryおよびくも膜がチェックバルブの働きをし，脳の拍動のたびに脳室内の髄液は排出され，硬膜下くも膜外腔の髄液は吸収されないため，急速に頭蓋内圧が高くなったと推察できる（図8）。これまでの報告で脳室内腫瘍摘出後に生ずるsubdural hygromaの報告があり，なかには死に至る症例もあり，重篤な合併症である[3,4]。

■ この病態を予測できたか

　脳室内腫瘍の術後に起こりうる合併症として注意が必要であった。さらに潜在的に閉塞性水頭症を起こしうる病態の場合は，より注意が必要である。これまで

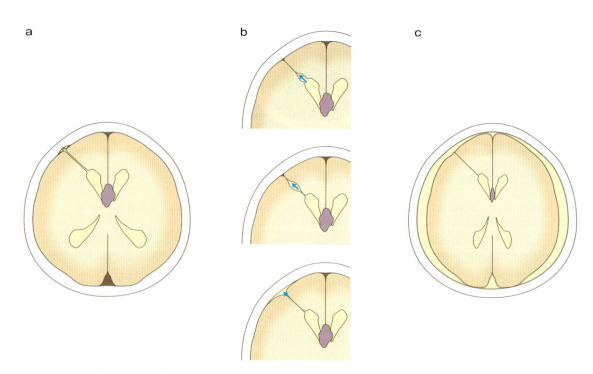

図8　シリンダー手術後の急性硬膜下水腫の考察
a：閉塞性水頭症の病態があると脳室内の髄液は流出路が断たれ，手術で作製したtrajectoryを介して硬膜下腔もしくは，くも膜下腔へ流出する。
b：Trajectoryは細長い形状で柔らかい特徴があるため，拍動とともに脳室から流出するが，いったんくも膜外にでるとtrajectoryはふさがり髄液は戻らない。
c：このようにtrajectoryがチェックバルブの働きをし，硬膜下腔の圧が上昇していったと考えられる。

の報告では発症の時期も術後数週間から数カ月とさまざまであり，長期的な注意が必要といえる。

対応策

　この合併症について知っておくことが最も重要である。また，退院後の発症の対策として患者，家族にインフォームドコンセントを十分行うことが重要である。
　軟膜形成，くも膜形成を行うことで発生を防ぐことができる[5]。
　その後，同様のシリンダー手術の症例ではcorticotomy部分を可能ならモノフィラメントで縫合し，サージセル®，フィブリン糊を使用して，軟膜，くも膜形成を行っており，以降急性硬膜下水腫の発生はない。

> **編者からのKey sentence**
> ・内視鏡だけにこだわらずsimple alternative方法を忘れない。
> ・脳室内腫瘍術後のtension hygromaに注意。

■文献

1) May P, Corbett JJ. Fundamental Neuroscience. In Haines DE[ed]. New York. Churchill Livingstone, 1997.
2) Morita A, Kelly P. Resection of Intraventricular Tumors via a Computer-assisted Volumetric Stereotactic Approach. Neurosurgery 1993; 32: 920-7.
3) Tanaka Y, Sugita K, Kobayashi S, et al. Subdural fluid collections following transcortical approach to intra- or paraventricular tumours. Acta Neurochir 1989; 99: 20-5.
4) Jung TY, Jung S, Jin SG, et al. Prevention of postoperative subdural fluid collections following transcortical transventricular approach. Surg Neurol 2007; 68(2): 172-6.

V 内視鏡手術の合併症と対策

内視鏡下血腫除去の盲点
術中出血例

症例紹介

術前判断と治療プラン

50歳代，女性。高血圧，高脂血症，発作性心房細動で降圧薬，高脂血症治療薬，ワルファリン4mg内服中，急な左片麻痺，右共同偏視で発症し救急車で病院搬送となった。

来院時血圧は159/112，意識レベルJapan coma scale（JCS）10，Glasgow coma scale（GCS）E3V5M6，右共同偏視と不全片麻痺を認めた。

頭部CTは，右被殻に辺縁が不整で濃淡がまだらな脳内出血（出血量50mL）を認めた（図1）。血管撮影を施行したが明らかな出血源となる異常はなかった。採血による凝固系検査は，PT-INR：3.77と延長を認めた。

ビタミンKを投与と止血薬（トラネキサム酸）投与し保存的に治療を行ったが，発症から6時間後，意識レベルがJCS30に低下し，左半身の麻痺が完全麻痺に悪化したため，脳CTを行ったところ右被殻出血の増大を認めた（出血量60mL，図2）。

保存的治療により神経症状の悪化と脳内血腫の増大を認めたため，外科的に脳内血腫吸

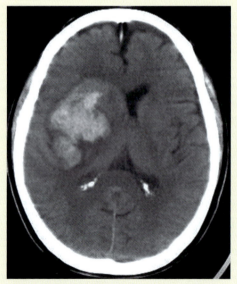

図1　搬送時頭部CTスキャン

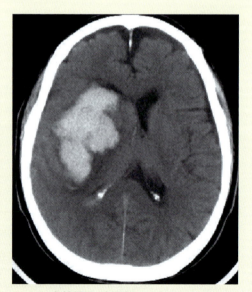

図2　症状悪化時頭部CTスキャン

引・除去の適応と判断し，内視鏡下脳内血腫吸引術の方針とした。

手術

術前に新鮮凍結血漿を4単位輸血し，局所麻酔下手術を行った。手術体位は仰臥位で頭部を30°屈曲し馬蹄型ヘッドレストに固定した。右前頭部に直径10mmの頭蓋穿頭を行ったのちに，血腫方向に試験穿刺を行い方向と深さを確認後，透過性外筒を血腫腔内に挿入した。透過性外筒は手術助手が軽く保持し，直径2.7mmの硬性鏡を挿入し吸引管を用いて内視鏡下に血腫を吸引開始した。しかしながら血腫は予想外に吸引が困難なため，吸引管で血腫を破砕するように操作を続けた。

操作を繰り返すうちに，吸引管が奥に入りすぎ，奥のほうから動脈性の出血を認めたため，出血している方向に吸引管経由で単極子電気凝固を用いて凝固を行った。しかしながら吸引管の先端に血腫が焦げて付着して，吸引管を手前に引くと再出血することの繰り返しとなった。出血に伴い血腫腔内にできたわずかな空間はどんどん狭くなった。すでに手術時間は1時間30分以上経過しており，その後，患者の血圧は200以上に上昇し，舌根沈下により気道確保が困難となったため，術者はこのまま局所麻酔下で内視鏡下に手術を継続することは危険と判断した。

一度創部を閉創し，全身麻酔に切り替え前側頭開頭血腫除去術を行った。開頭血腫除去術は順調に行った。

術後経過

術後の頭部CTでは血腫は全摘出されているものの，術後患者は2週間以上の意識障害が続いたのちに徐々に意識が回復し，右完全麻痺の状態でリハビリテーション病院に転院した。

本症例における問題点と対応策

問題点

■ 本症例における失敗・トラブルの原因検証

本手術の術者は，脳神経外科専門医で神経内視鏡技術認定医を取得している。非交通性水頭症に対する第三脳室底解放術や松果体腫瘍の生検術の経験もあり，神経内視鏡手術に対してはある程度以上の経験をもっているが，神経内視鏡下血腫吸引術については助手で3回経験したのみであった。開頭血腫除去術の経験も豊富であるため，神経内視鏡下脳内血腫吸引術を安易に考えているところがあったかもしれない。

ワーファリン内服患者に対して，術前にビタミンKと止血薬（トラネキサム酸）投与，新鮮凍結血漿の投与を行うことは，術中の血腫腔壁から出血をコントロールするために必要である。しかしこれまでの経験から，これらの投薬を行ったあ

とに血腫増大した場合，通常よりも血腫が固く弾力性が増し吸引管による血腫吸引が困難になることを肝に銘じることが必要である。

本手術は局所麻酔下に行ったが，全身麻酔下に行うべきであった。本手術は局所麻酔下に行うことは可能であるが，患者の状態やバイタル，術者の経験などの条件がそろった場合に行うべきであり，手術が順調に進まない場合や手術時間が長くなってしまう場合には落ち着いて手術ができないことがある。また出血がコントロールできずに頭蓋内圧亢進をきたした場合に，血圧管理や呼吸管理が困難になる。さらに開頭術に切り替える場合，全身麻酔を行う時間が必要で，その間に脳の損傷が不可逆的になる可能性がある。本症例においても，開頭血腫除去術に切り替える際に不必要な時間を要してしまった。

■ 手技に潜むインシデントとそれが招くアクシデント

まず，本手術の基本操作について守らなくてはいけないことについて述べる。手術手技の詳細については，他書も参照されたい（図3）[1]。

穿頭の際のburr holeは，直径13mmまで開ける。透明外筒の外形は8mmある。本手術は透明外筒を，burr hole部を支点として血腫腔内で外筒先端を移動させて血腫を吸引するため，外筒を20〜30°傾ける必要が出てくる。そのために手回しドリルの3番（玉ねぎ型）で十分深くまで穿頭する必要がある（図4）。

血腫を中心部から吸引しはじめると，視野全体が血腫色となり術野の観察が困難になるため（図5），血腫は透明外筒挿入部の手前から，すなわち被殻出血の場合は血腫の前上方から徐々に上後方，次いで中心部へ吸引を進めていく（図3上段左中，図6）。通常は出血点である穿通枝の断端は血腫の底面付近にあるため，その部分の血腫は最後まで残しておく（図7）。

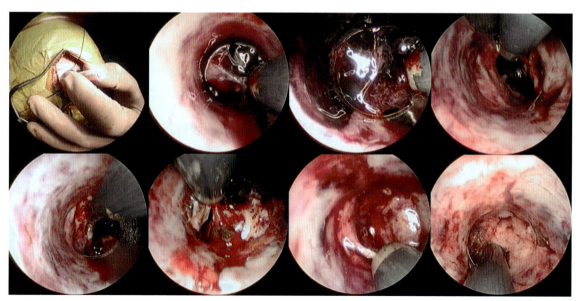

図3　神経内視鏡下血腫吸引術術中所見[1]

吸引管先端を透明外筒先端から3mm程度突出させ透明外筒と一体で外筒の先端を常に微妙に移動し血腫と脳実質の境界を確認しつつ血腫を吸引する。吸引の段階で絶対に行ってはいけない動作は，吸引管を縦方向に動かすことで外筒から血腫内に先端を進めることである。血腫を吸引する際に，吸引管を血腫の奥に進めると思わぬ出血を招くことがある。

　血腫は場所によって容易に吸引できる部分と固くてなかなか吸引できない部分がある。血腫吸引中は1カ所の吸引に固執せずに，固い部分があればその手前や周囲の吸引しやすい部分から先にすべきである。

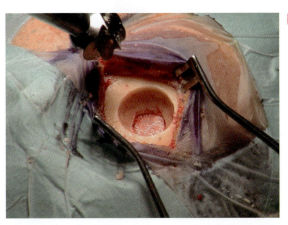

図4　穿頭術所見[2]

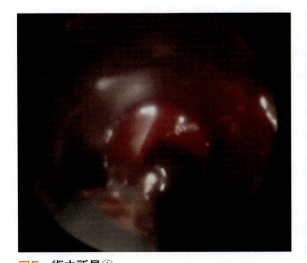

図5　術中所見①
透明外筒先端が血腫の中心部に位置しており周囲の脳との関係が不明であった。

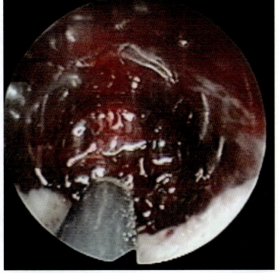

図6　術中所見②
透明外筒先端を血腫の手前に引くことにより，脳との境界が理解できる。

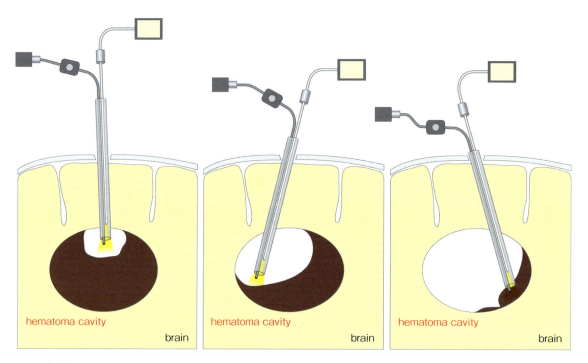

図7　内視鏡下血腫吸引術シェーマ
透明外筒は硬性鏡，吸引管とともに角度を変えながら血腫の手前側から外側，奥へと吸引しつつ進めていく．その際に吸引管は必要以上に透明外筒の先端から血腫腔へ出さないように心がける．

　手術中は，50mLのシリンジの先端に18ゲージの留置針を装着したものを2本用意し，透明外筒を保持している助手が透明外筒の内部を経由し血腫腔内に生理食塩水を頻回に注入する．この操作により血腫と血腫腔の境界がわかりやすくなり，一度縮小した血腫腔が拡張し，隠れていた血腫や出血部位が確認できる．血腫により汚れたレンズの洗浄や動脈性出血がその場で固まるのを防ぐ効果もある．術中に動脈性出血があっても血腫が固まりにくくなる効果もある．通常1回の血腫吸引術で1～2L程度の生理食塩水を使用する（図8）．一度動脈性出血を認めたら，外筒をその場から移動させずに生理食塩水で洗浄しながら吸引管で吸引し続ける．

　出血点の電気凝固止血はできるだけ行う．出血点周囲の血腫塊は比較的に固く，さらには出血点に近づくと黒い血腫から赤い鮮血の色調に変化することなどで，出血点の位置を同定することは可能である．出血点に付着した血腫塊を除去すると動脈性出血が起こり，透明外筒内が鮮血で充満し内視鏡の視野が妨げられることがあるが，生理食塩水で洗浄しながら吸引管で出血を吸引しつつ内視鏡を外筒から抜去せずに，留置針を装着した50mLのシリンジで生理食塩水を外筒から注入してレンズを洗浄する．出血点である穿通枝からの出血を吸引管でコントロール可能になったら，穿通枝の断端から0.5～1mm程度近位側に吸引管の先端を接触させて，生理食塩水を数滴注入後に単極子電気凝固で血管の側壁を凝固する

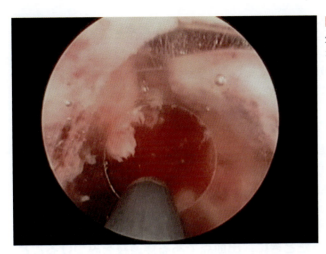

図8 術中所見
生理食塩水を注入することにより血腫腔が広がり出血点が確認しやすくなる。

(図4d, g)。焦げ付かないように弱いワット数で数回に分けて血管壁付近の生理食塩水を沸騰させることにより血管自体を収縮させて止血を行うことが凝固止血のコツである(図3下段右中)。

対応策

後日，手術ビデオを用いて検討した。その結果，手術操作において，いくつかの問題点があった。その理由，対策について述べる。

■■ 血腫吸引を血腫の中心からはじめた

血腫を中心部分から吸引を開始すると，周囲の脳との関係が理解できないだけでなく，ある程度以上の血腫を吸引する前に出血点に到達してしまうため，穿通枝を露出させることができずに止血に難渋してしまう。

対応策として，はじめに透明外筒を血腫腔に挿入したのちに，内視鏡下に外筒を手前に引いて，脳実質と血腫の境界から血腫を吸引する。

■■ 固い血腫の部分に対して吸引管を必要以上に奥に進めることが多々あった

吸引管を血腫内に刺すように操作すると，内視鏡の視野の奥で出血することがある。実際にビデオでも吸引管を奥に入れた直後から動脈性出血を認め，その後から予定通りの手術ができなくなっている。

対応策として，吸引管は透明外筒先端から5mm以上は絶対に進めないようにする。

■■ 手術中，オリエンテーションがつかなくなったときに手前に戻ることがなかった

対応策として，このような場合，内視鏡手術開始のときと同様に一番手前の脳実質と血腫の境界まで戻って再度吸引を再開するべきである。

■ 術中に生理食塩水での血腫腔の洗浄がほとんどない

血腫の奥から出血している際や血腫が吸引困難なときに，生理食塩水の注入がないため，新たに出た出血が固まってしまいさらに吸引を困難にしている。

対応策として，頻回に生理食塩水を注入しきれいな術野を確保する。

■ 動脈性出血が続いているときに外筒先端を移動し出血点を見失った

動脈性出血は生理食塩水を適宜注入しながら洗浄し，確実に止血点を露出して凝固止血しない限り術中に新たな血腫を作ってしまう。

対応策として，動脈性出血が起こった場合には，透明外筒の先端は絶対に移動させてはいけない。

■ 動脈性出血が起こったときに，出血点である穿通枝をみつけることなく電気凝固を行っていた

動脈性出血は，あわてずに周囲の血腫を吸引し穿通枝を露出させて，出血点をみつけてから生理食塩水を注入し焦げ付かないように凝固しなければ確実な止血は不可能である。

対応策として，凝固する前に確実に穿通枝周囲の血腫を吸引し，穿通枝を露出させる。

■ おわりに

内視鏡下血腫吸引術は，しっかりした手術手技を身につければ，安全かつ確実な手術である。仮に血腫が十分量吸引除去できなかったとしても，患者の症状悪化には直結しない。ところが術中出血は血腫の増大につながり，症状悪化を招く可能性がある。そのため本手術を行う際には，常に術中の出血がコントロールできない場合に備えていなければならない。

出血をコントロールできない場合，最終的には開頭血腫除去術に切り替えることがあるかもしれない。そのためには麻酔は全身麻酔が奨励される。また，出血がコントロールできない場合に，一度閉創して新たな開頭術を行うと不必要な時間が経過して脳の損傷が不可逆的になる可能性がある。そのためには，どうしても内視鏡下に止血が困難な場合，穿頭部を拡大し，透明外筒の刺入部を脳べらで拡大し経脳実質的に手術を行うことを推奨する。

> **編者からのKey sentence**
> 手順の重要性を忘れずに。

■ 文献

1) 西原哲浩. 高血圧性脳内出血における内視鏡視下血腫吸引術　急性期のポイント－止血の重要性について. 脳外誌 2005; 14: 401-6.
2) 西原哲浩. 脳内血腫除去術. NS NOW No.2 神経内視鏡手術, メジカルビュー社, 65-78, 2008.

V 内視鏡手術の合併症と対策

経鼻的手術後のくも膜下出血

症例紹介

術前判断と治療プラン

非機能性下垂体腺腫再増大例を示す。40歳代，男性。当初両耳側半盲にて発症の非機能性下垂体腺腫に対して他院で2回sublabial approachにて顕微鏡手術が施行されている。その際は部分摘出に終わったが，視野障害は改善し経過観察されていた。しかし，腫瘍が再増大し視機能障害が出現したため3回目の手術を計画することとなった。術前矯正視力は左右とも1.2と保たれていたが，視野検査にて両耳側上1/4半盲を認めた。

術前MRIにてトルコ鞍内から鞍上部に30×27×22mmの腫瘤性病変を認め，視交叉を圧排していた。また腫瘍は右海綿静脈洞に浸潤していた（Knosp分類 grade Ⅳ）。腫瘍は鞍内と鞍上部で造影効果が異なっており，間に隔壁が存在し2つのコンポーネントに分かれていることが示唆された。また前回の手術のためか鼻中隔の大部分は欠損しており，また蝶形骨洞の前半部は瘢痕組織で覆われていた（図1）。

腫瘍が視交叉を圧排しており，視野障害が出ていることから，視交叉の圧迫を解除するため再度手術を行うこととした。鞍上成分が若干大きかったが，鞍隔膜によるくびれはなく，経鼻的手術が可能と考えた。ただし，前

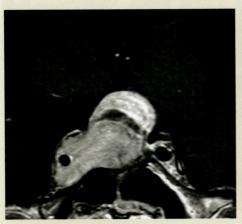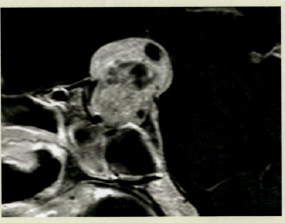

図1 術前下垂体造影MRI
トルコ鞍内から鞍上部に30×27×22mmの腫瘤性病変を認め，視交叉を圧排していた。また腫瘍は右海綿静脈洞に浸潤していた（Knosp分類 grade Ⅳ）。腫瘍は鞍内と鞍上部で造影効果が異なっており，間に隔壁が存在し2つのコンポーネントに分かれていることが示唆された。また蝶形骨洞の前半部は瘢痕組織で覆われていた。

回sublabial approachを選択し鼻中隔穿孔をきたしていた。またトルコ鞍開窓を十分に大きく行う必要があるため，両側鼻腔アプローチによる内視鏡下経鼻的下垂体腫瘍摘出術を計画した。

再手術例で蝶形骨洞内が瘢痕組織で覆われていることから術中ナビゲーションを用意した。また，右海綿静脈洞部の内頚動脈外側は無理な摘出を避け，術後定位的放射線治療を行う可能性があることを患者，家族に説明した。

手術

鼻中隔後半部は欠損しており，自然孔経由で容易に蝶形骨洞前壁を開放できた。ナビゲーションを用いてトルコ鞍の位置を確認しながら，蝶形骨洞内の瘢痕組織を丹念に除去した。前回の手術でトルコ鞍の左方が開窓されており（図2a），これを足がかりにして，鞍底部を大きく開放した。腫瘍は白色調で柔らかく，被膜内に腫瘍を摘出していった（図2b）。右海綿静脈洞方向も30，70°の側視鏡を用いて可能な限り摘出した（図2c）。また鞍上成分も隔壁を破り摘出し（図2d），最終的にくも膜の下降を確認し手術を終了とした（図2e）。術中所見では明確な髄液漏はみられなかった。

術後経過

患者は覚醒良好で，軽度の頭痛を認めるも視野障害は自覚的に改善していた。しかし術翌日の頭部CTにて脳底槽と右シルビウス裂にくも膜下出血（subarachnoid hemorrhage；SAH）を認めた。ただし神経所見は変化なく，術後5日目の頭部CTにてSAHのwash outは良好であったことから経過観察としていた（図3）。

しかし，術後7日目朝からMMT1/5の左片麻痺が出現した。緊急で3D-CT angiography（3D-CTA）を施行すると，右内頚動脈（internal carotid artery；ICA），中大脳動脈（middle cerebral artery；MCA）の著明な狭窄を認

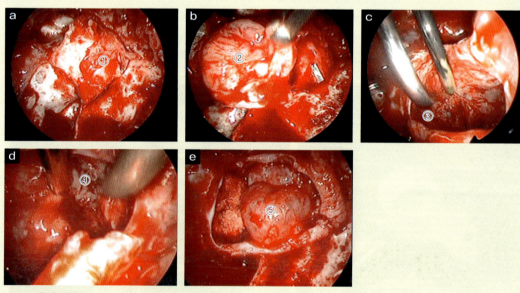

図2 術中所見
a：前回の手術でトルコ鞍左方が開窓（①）。
b：腫瘍は白色調で柔らかく（②），被膜内に腫瘍を摘出。
c：右海綿静脈洞方向（③）は30°の側視鏡を用いて可能な限り摘出。
d：鞍上成分（④）も隔壁を破り摘出，最終的にくも膜の下降（⑤）を確認し手術を終了。

め，脳血管攣縮と診断した。また，明らかな脳動脈瘤は認められなかった（図4）。同日脳血管撮影を行い，塩酸ファスジル動注および血管形成術を行いRt ICAの狭窄は改善したが，MCAの狭窄は残存した（図5）。頭部MRIでは右大脳深部白質に広範囲の脳梗塞を認め（図6），脳梗塞治療を行い，最終的にMMT4/5まで改善し，リハビリテーション病院に転院となった。

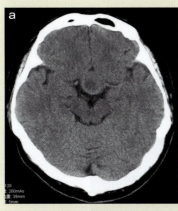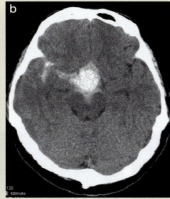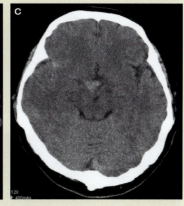

図3　術前後CT
a：術前CT。鞍上部に腫瘍を認める。
b：術翌日CT。脳底槽，右シルビウス裂にSAHを認める。
c：術後5日目CT。SAHは大部分がwash outされている。

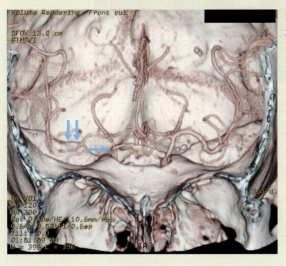

図4　術後7日目3D-CTA
右内頚動脈および中大脳動脈の狭窄を認める（→）。

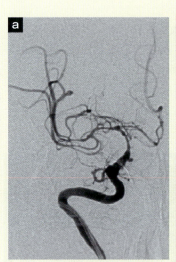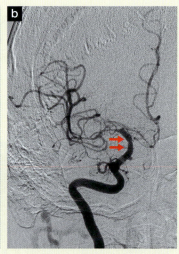

図5 術後7日目脳血管撮影
a：血管形成術前。右内頚動脈および中大脳動脈に広範な狭窄を認める。
b：血管形成術後。右内頚動脈の狭窄が改善している（➡）。

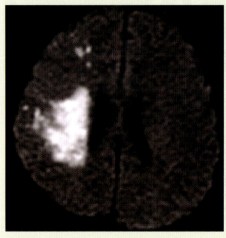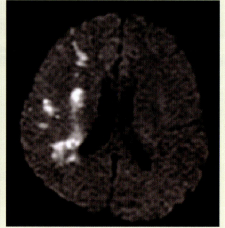

図6 術後頭部MRI拡散強調画像
右大脳深部白質に広範囲の脳梗塞を認める。

本症例における問題点と対応策

問題点

本症例の問題点は，術後のSAHの原因をきちんと考察していなかったことと，脳血管攣縮をきたす可能性があることをあまり想定していなかったことにある。

SAHの原因について

術中，明らかな動脈損傷を認めずに，経鼻的手術後にSAHをきたした症例に

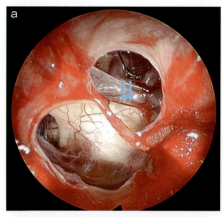 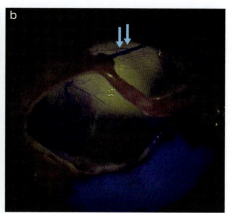

図7 非機能性下垂体腺腫術中所見
a：腫瘍摘出後，くも膜欠損部から腫瘍被膜およびくも膜に穿通枝が癒着していることがわかる（➡）。
b：ICG内視鏡で観察するとこの穿通枝の開存性が確認できる（➡）。

ついてはいくつかの報告が散見される。これらによると，脳動脈瘤破裂によるもの[1,2]，腫瘍被膜内からの出血[3]，またくも膜に癒着した穿通枝が腫瘍摘出による減圧に伴い牽引されて破綻したこと，などが示されている[4,5]。筆者らも術中髄液漏を認めた症例で腫瘍被膜に穿通枝が癒着していた症例を経験している（図7）。

本症例では術中髄液漏はなかったが，筆者らは残存腫瘍からの出血がくも膜下腔に侵入したものと判断していた。しかしながら，振り返って考えてみると，腫瘍およびこれに接したくも膜に癒着した穿通枝の破綻が原因であったかもしれない。特に，この症例は3回目の手術であり，周囲の構造物との癒着が疑われるケースであったと思われる。

脳血管攣縮について

術後のCTにて比較的massiveなSAHがあることから当然脳血管攣縮を想定しておくべきであった。筆者らの施設ではホルモン負荷試験直後に下垂体卒中によるSAHをきたし，その後，脳血管攣縮を併発した症例を経験している[6]。しかし，本症例は静脈性出血がくも膜下腔に侵入したと考えていたことや，CTにてSAHのwash outが良好であり神経所見も改善していたことから，対応策が不十分であった可能性がある。

対応策

大型の下垂体腺腫の場合，術前の画像診断を再検討する。特に腫瘍に付着する血管である前大脳動脈（anterior cerebral artery；ACA）やICAの穿通枝の走行を確認する必要がある。また腫瘍摘出時はなるべく，上から下に牽引する操作を避ける。特に被膜外摘出時には正常下垂体に綿片を当て，吸引管でカウンターをかけながら剥離する必要がある。しかし，このような操作で摘出できないような大型の腫瘍は前頭蓋底を開放し，直接くも膜下腔に入り，腫瘍と頭蓋内構造物を

直接観察しながら摘出する必要がある（いわゆる拡大手術）。

通常のアプローチで術中髄液漏がない場合は，当然くも膜下腔を直接観察できない。その場合，術中穿通枝などの動脈損傷を起こしたかを推測することはできない。術中髄液漏がないすべての症例に，わざわざくも膜を開放して出血の有無を確認するわけにはいかない。従ってSAHを完全に回避することはできないと思われる。そのため，万一SAHをきたした場合は，通常の脳動脈瘤破裂後の脳血管攣縮対策を行う必要があると思われる。

対策適応例

60歳代，女性。非機能性下垂体腺腫術後SAHをきたしたが，脳血管攣縮対策が行なわれ永続的後遺症を逃れた症例を示す。

両耳側半盲にて発見された非機能性下垂体腺腫の症例である。MRIにてトルコ鞍から鞍上部に20×28×27mmの腫瘤を認めた。明らかな海綿静脈洞浸潤はみられなかった（図8）。

腫瘍は白色調で柔らかく（図9a），内減圧後，右側方より腫瘍を被膜外に全摘出した（図9b）。術中髄液漏は認めなかった（図9c）。

術後，脳底槽から右シルビウス裂にSAHを認めたため（図10d），ただちに3D-CTAを施行し脳動脈瘤がないことを確認した（図10e）。その後，脳血管攣縮予防のため塩酸ファスジルなどを投与し経時的に脳血管評価を行った。幸い術後視野障害は改善し，術後21日目に退院となった。その後，正常圧水頭症をきたし脳室－腹腔シャント術を行ったが，明らかな神経学的脱落症状なく経過している（図11）。

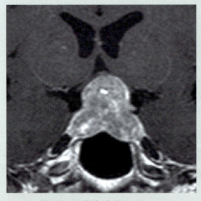 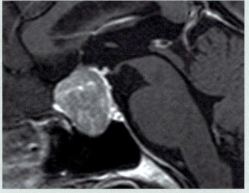

図8　術前下垂体造影MRI
トルコ鞍から鞍上部に20×28×27mmの腫瘤を認める。海綿静脈洞浸潤はみられない。

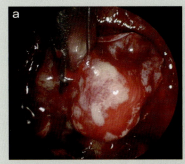 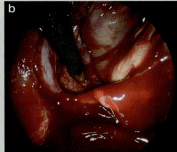 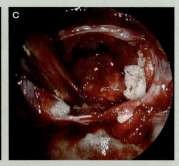

図9　術中所見
a：腫瘍は白色調で柔らかい。
b：正常下垂体に吸引管でカウンターをかけながら腫瘍を右側方より被膜外に摘出。
c：腫瘍摘出後，髄液漏は認めない。

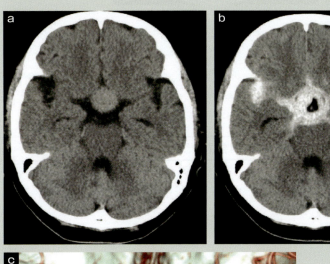

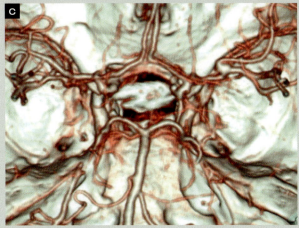

図10　術前後CT
a：術前CT。鞍上部に腫瘤を認める。
b：術翌日CT。脳底槽，右シルビウス裂にSAHを認める。
c：術後3D-CTAにて明らかな脳動脈瘤は認めない。また脳血管攣縮の所見もなし。

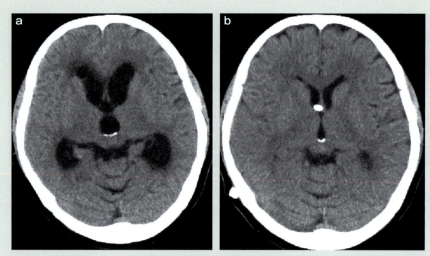

図11 術後CT
a：術後2カ月目CT。脳室拡大を認め，正常圧水頭症と診断した。
b：脳室腹腔シャント術を施行し，水頭症は改善した。

> **編者からのKey sentence**
> 腫瘍からのSAHでも脳血管攣縮には要注意

■文献

1) Charalampaki P, Ayyad A, Kockro RA, et al. Surgical complications after endoscopic transsphenoidal pituitary surgery. J Clin Neurosci 2009; 16(6): 786-9.
2) Berker M, Hazer DB, Yücel T, et al. Complications of endoscopic surgery of the pituitary adenomas: analysis of 570 patients and review of the literature. Pituitary 2012; 15(3): 288-300.
3) Nishioka H, Ito H, Haraoka J. Cerebral vasospasm following transsphenoidal removal of a pituitary adenoma. Br J Neurosurg 2001; 15(1): 44-7.
4) Matsuno A, Yoshida S, Basugi N, et al. Severe subarachnoid hemorrhage during transsphenoidal surgery for pituitary adenoma. Surg Neurol 1993; 39(4): 276-8.
5) Kuroyanagi T, Kobayashi S, Takemae T, et al. Subarachnoid hemorrhage, midbrain hemorrhage and thalamic infarction following transsphenoidal removal of a pituitary adenoma. A case report. Neurosurg rev 1994; 17(2): 161-5.
6) Sanno N, Ishii Y, Sugiyama M, et al. Subarachnoid haemorrhage and vasospasm due to pituitary apoplexy after pituitary function tests. Acta Neurochir (Wien) 1999; 141(9): 1009-10.

V 内視鏡手術の合併症と対策

経鼻頭蓋底手術の合併症

症例紹介

▎術前判断と治療プラン

　60歳代，男性。視力視野障害，右動眼神経麻痺による眼瞼下垂と複視を呈して受診した。採血にて甲状腺機能・副腎皮質機能低下症を呈していた。

　MRIでは上～中位斜台から後床突起を破壊しながら硬膜内進展する脊索腫を疑う腫瘍性病変があった。Thin sliceのT2DRIVEでは腫瘍は橋と中脳に接するものの脳浮腫はなく，脳幹との癒着は高度ではないと思われた。腫瘍は右後交通動脈や脳底動脈とも接しているが，巻き込んではいない所見であった(図1)。

　硬膜内進展著明な脊索腫ではあるものの，脳幹や主幹動脈との癒着は強くないと予想されたこと，腫瘍の形状と進展様式から，腫瘍発生母地である斜台を経由し，なおかつ腫瘍によって挙上された視神経の下面を経由する経鼻的手術が最も根治的かつ脳神経や血管越しの操作にならないという点で安全と判断した。しかしながら脳幹や主幹動脈・穿通枝との癒着が強い場合には一部腫瘍を残さざるをえないことは想定していた。

▎手術(図2)

　術中両側後部篩骨洞と蝶形骨洞を開放して上方に大きな操作空間を確保した。蝶形骨洞内に張り出した腫瘍を摘出したのち，腫瘍を内減圧した。腫瘍は表層部分では柔らかかっ

たが，後方に向かうにつれて硬膜組織と一体化していて線維質で固く，吸引やキュレット，SONOPET®での内減圧は不可能であった。腫瘍をpiece by pieceに鋏や鉗子などで摘出していった。徐々に腫瘍および腫瘍の浸潤した硬膜が下降し最終的に術野手前側に翻転してきた。その際になるべく腫瘍を牽引しないように努めたが，結果的にある程度は牽引されていた。

　最後の腫瘍塊を把持すると，腫瘍と右後交通動脈が固く癒着しており，血管が牽引されているのがみえた。そこで腫瘍を分割したのち，癒着部分を直視下に観察しながら鋏で鋭的に剥離した。その際，穿通枝などからの出血はなかった。また腫瘍は脳底動脈幹の橋前部の穿通枝とも癒着しており，同様に鋭的に剥離した。脳幹表面との癒着はなかった。肉眼的には全摘出。斜台部硬膜の修復には大腿筋膜縫合パッチと鼻中隔粘膜弁を用いた[1]。

▎術後経過

　術直後から意識障害，左片麻痺，右動眼神経麻痺が出現。術後のMRIでは右視床から中脳にかけて後大脳動脈穿通枝領域に脳梗塞を生じた(図3)。その後，リハビリテーションのため転院。幸い転院後症状改善し，意識清明となり，左片麻痺と右動眼神経麻痺は消失した。術前の視力障害は改善した。3カ月後

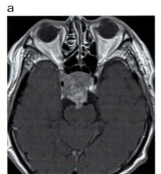
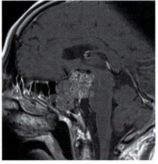
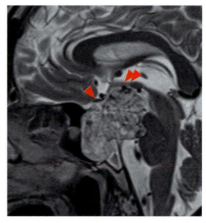

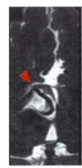
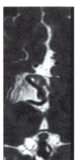
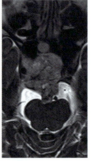

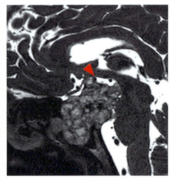
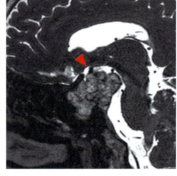
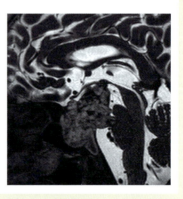

図1　術前画像

a：造影T1強調画像．腫瘍は上〜中位斜台から発生し，後床突起を破壊して硬膜内進展し，視交叉（▶）の下面から視交叉後方を通って後上方へ進展し，後交通動脈および第三脳室底（▶▶）を挙上している．第三脳室内進展はない．

b：T2DRIVE画像．腫瘍は後交通動脈（▶）を挙上し，脳底動脈（▶）とも接しているが血管の巻き込みはない．脳幹との境界は保たれており，脳幹の浮腫もない．

には自宅退院し，その後，摘出腔に陽子線照射を行った．退院後は復職も可能となった．術後1年の時点で再発はない．

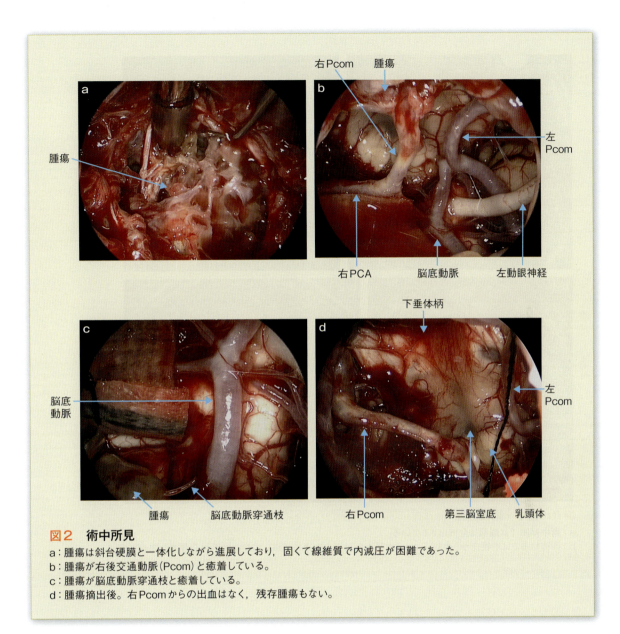

図2 術中所見
a：腫瘍は斜台硬膜と一体化しながら進展しており，固くて線維質で内減圧が困難であった。
b：腫瘍が右後交通動脈(Pcom)と癒着している。
c：腫瘍が脳底動脈穿通枝と癒着している。
d：腫瘍摘出後。右Pcomからの出血はなく，残存腫瘍もない。

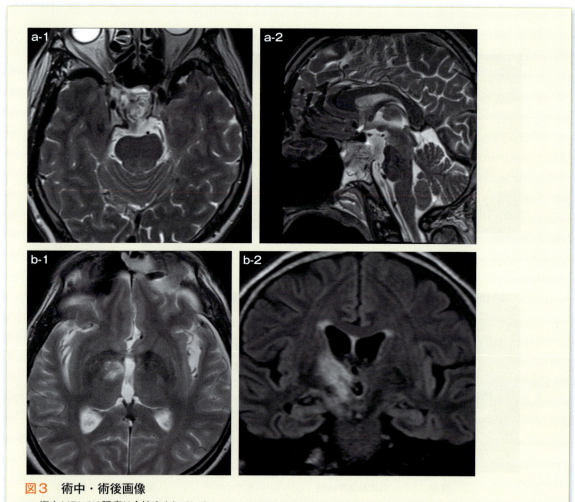

図3 術中・術後画像
a：術中MRIでは腫瘍は全摘出されている。
b：術後MRIでは右視床から中脳にかけて右後大脳動脈の穿通枝領域に広範な動脈性脳梗塞を認めた。

本症例における問題点と対応策

問題点

■ 手術適応

　脊索腫は増大速度は比較的遅いものが多いが，臨床的には再発しやすくときに播種や転移も起こす悪性腫瘍である。特に脳幹表面の残存腫瘍が生命予後に関与してくるため，可及的全摘出，特に術後粒子線治療を行う際に問題になる，視神経と脳幹近傍の腫瘍を可及的に除去することが望ましい。その半面，再発症例で癒着の強い症例や，脳幹や血管への浸潤例では無理な摘出により脳幹障害や血管損傷を招くリスクが高いため，腫瘍を残さざるをえないこともある。本症例は初発例であり，術前画像上は脳幹への浸潤や血管の巻き込みはなく，可及的に全摘出を目指すべき症例であった。

■ 脳梗塞を生じた理由

　腫瘍と後交通動脈の強い癒着により，腫瘍が下降するとともに穿通枝が牽引され，引き抜けるまではいかなかったまでも数本の穿通枝領域が虚血になったものと思われた。また牽引を受けたのは後交通動脈だったが，その際に後大脳動脈も牽引され，結果的に後大脳動脈の穿通枝領域の脳梗塞を生じたと考えられる。脳血管攣縮も起こっていた可能性がある。

■ 腫瘍の固さについて

　腫瘍が柔らかい場合は癒着部を残して大部分の腫瘍を摘出することはそれほど困難ではないが，本症例のように腫瘍が固い場合は内減圧自体が難しく，容易ではない。MRI上本症例の腫瘍はT2高信号を呈しており，石灰化もなく，それほど固い腫瘍とは予想していなかった。髄膜腫や下垂体腺腫でも同様であるが，術前画像診断で腫瘍の固さを完全に予想することは不可能である。

■ 血管や脳幹との癒着について

　MRIで血管の巻き込みや脳幹の浮腫，腫瘍と脳幹との境界不明瞭化などがあれば癒着があることを示唆する。しかしながら，脊索腫では画像上はそれらの所見がなくても本症例のように実際には癒着していることがあり，予測が困難である。基本的には腫瘍を動かさないように内減圧していき，薄くしてから癒着部を軽く牽引して，安全な剥離が可能そうなら剥離するが，無理はしない，という方針になる。しかしながら本症例のように腫瘍が固い場合は腫瘍を薄くすること自体が困難な例もある。

■ 手術法の選択について

　経鼻内視鏡手術以外の手術法として開頭手術という選択肢もある。経鼻内視鏡下の剥離手技も，手術器具や技術の進歩により，開頭手術と遜色ない操作が可能になってきてはいるものの，やはり開頭手術に比べると操作空間が狭く，内視鏡

との干渉があり，二次元視野下の操作であることなどが不利な点である．特に脳側の頭蓋内血管との剥離操作は術野の最深部になるため，開頭手術のほうが有利である．

　もし開頭手術で行う場合，この症例では視神経が挙上されなおかつ腫瘍は視交叉後方に進展して第三脳室底を挙上しており，しかも第三脳室内進展はないため，pterional approach, anterior interhemispheric translaminaterminalis approach, anterior craniofacial approach などの前上方からのアプローチでは摘出困難であるため，posteior transpetrosal approach などで後側方から，しかも頭側を見上げるようにしての手術が考えられる．経鼻内視鏡手術では，本症例のように頭側に挙上された後交通動脈と腫瘍との剥離操作は術野の最深部となって難しいため，明らかに腫瘍が血管を巻き込んでいる場合や経鼻的な操作ではリスクが高いと考えられる症例では，開頭術も考慮すべきであろう．しかしながら，本症例をもし経錐体法で手術した場合，腫瘍の発生母地である斜台部骨内の腫瘍摘出は困難であるため二期的な経鼻手術はいずれにしても必要になると考えられる．また，脳幹や血管との癒着に関しては例え開頭手術であっても剥離が困難な例もあり，その場合は腫瘍を残さざるをえない．

対応策

- 血管や脳幹との高度の癒着が予想される症例では，開頭手術を考慮する．しかしながら，特に脳幹との癒着のある症例では開頭手術であっても摘出困難なケースが多いことにも留意する．
- 経鼻手術の際に腫瘍が自然に下降してこない症例では腫瘍頭側での癒着の可能性を考えて無理せず残す．二期的に開頭術または，しばらくして腫瘍が下降してくるようなら再度経鼻内視鏡手術を考慮する．
- 穿通枝の血管攣縮の可能性を考えた場合に，蛍光内視鏡下のICG撮影による診断も行えるように，ICG撮影に対応した内視鏡も準備する[1]．また，血管攣縮が疑われる場合は塩酸パパベリンの塗布も考慮する．
- 固い腫瘍を効率よく切開できる内視鏡手術用の鋏がないので，そのような鋏を開発する．

編者からのKey sentence
困難な手術では出なおし（二期的手術）も検討する．

■ 文献

1) Hide T, Yano S, Shinojima N, et al. Usefulness of the indocyanine green fluorescence endoscope in endonasal transsphenoidal surgery. J Neurosurg 2015; 122(5): 1185-92.

内視鏡手術の合併症と対策，総括

森田明夫　日本医科大学大学院脳神経外科学

　近年神経内視鏡を用いた手術手技の進歩は著しい。

　本来内視鏡は狭いスペースから良好な術野の情報を得ることが最大の利点とされており，その術野での操作を可能にするために多くの手術器具が工夫され開発されている[1,2]。

　本書でも4編の内視鏡手術に伴って発生した合併症と対策が記載されている。最も重大な問題は視野がよくても全体を見回すことができないために起こる出血や不十分な操作範囲（技術）による縫合，剥離などの不全である。

①みえないところで起こる出血や障害
②操作不良による閉鎖不全（髄液漏），剥離不足

　この2点の欠点を十分に把握しつつ手術の限界を知り，もしそのままでは大きな合併症を発生すると判断される場合には開頭というalternativeを常に念頭のおき，また説明にも加えておく必要がある。またもし出なおすことができるならば，合併症をきたす前に決断をすべきである。

　今後さらに確実な操作を確立するためにはrobotics技術を含めたuser-friendlyな機器の開発が望まれる。

症例紹介

　70歳代，男性。視覚障害で発症した。大型下垂体腺腫を認め，経鼻内視鏡下手術を行った。腫瘍は出血性であり，当時被膜外摘出を行っていなかったので，被膜内の手術にとどめた。術中出血にして視野の悪い状況であったが，手術は内視鏡のみで行った。

　術後覚醒が遅延し，左半身麻痺を認めた。CTにて腫瘍内およびくも膜下腔に出血を認め，血管損傷を疑い血管撮影をすると，偽性動脈瘤はないが，右内頚動脈の軽度spasmを認めた。再手術（顕微鏡下）を行い，出血と残存している腫瘍を摘出し終了した。麻痺は数日の経過で軽快したが，術後軽度水頭症を認めた。

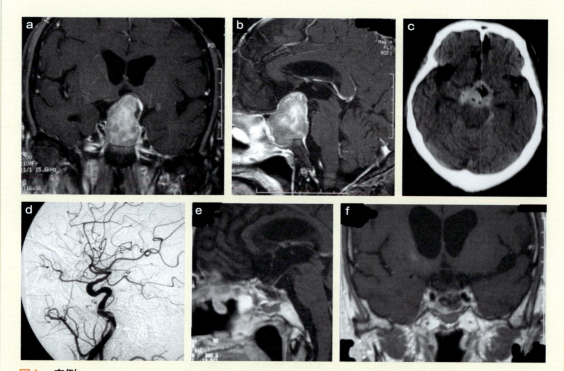

図1 症例
a, b：大型下垂体腺腫を認める。
c：術後CT。腫瘍内，くも膜下腔に出血を認める。
d：血管撮影で右頚動脈の狭窄を認める。
e, f：術後経過MRI。腫瘍は再手術で摘出されているが，軽度の水頭症を認める。

本症例における問題点と対応策

　本症例では1回目の手術の際に，視野が悪いのであれば，顕微鏡手術に切り替え止血をしっかりとすべきであった。また近年は被膜外摘出をして腫瘍の残存をなるべく少なくするように努力している。

　本セクションでも出血例が報告されているが，内視鏡手術ではときに止血の確認や操作が不十分になる可能性がある。確実性を求めて顕微鏡を導入する，切り替えるなどの基準を低くすることも重要である。

■ 文献

1) Morita A, et al. Development of Hybrid Integrated Endoscope-holder System for Endoscopic Microneurosurgery. Neurosurgery 55: 926-32; 2004.
2) Morita A, et al. Endoscopic microneurosurgery: Consecutive experience of 210 cases and cost-utility analysis. Neurosurgery 58: 315-21; 2006.

第VI章

脊髄手術の合併症と対策

VI 脊髄手術の合併症と対策

脊髄手術の髄液漏と対策

症例紹介

治療プラン

50歳代，女性。他院整形外科にて頚椎後縦靱帯骨化症（ossification posterior longitudinal ligament；OPLL）に対しC7椎弓形成，C3-6棘突起縦割拡大術を受けた。術後頭痛・嘔吐が遷延していた。術後3日目で全身強直性けいれんおよび意識障害をきたし，頭部CTでくも膜下出血・両側小脳出血を認め当院へ紹介され搬送された。

搬送直前まで創部皮下に陰圧ドレーンが挿入されていた。当院到着時，JCS Ⅱ-10，両側外転神経障害，構音障害を認めた。皮下ドレーン抜去部より漿液性の液体が漏出していた。

画像検査では頭部CTで気脳症，両側小脳出血とシルビウス裂にくも膜下出血を認めた（図1）。またMRAで動脈瘤をはじめとした明らかな血管病変は認めなかった。

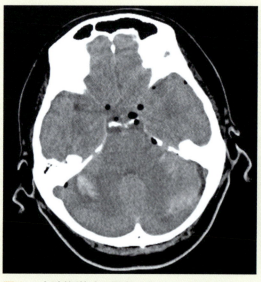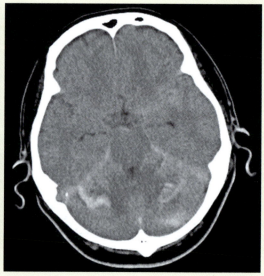

図1 当院搬送時の頭部CT
他院でOPLLに対しC7椎弓形成，C3-6棘突起縦割拡大術が施行され，術後3日目に全身けいれん・意識障害を発症し当院に搬送された。来院時の頭部CTでは気脳症，左シルビウス裂にくも膜下出血，そして両側小脳出血を認めた。

保存療法

　髄液過小，小脳下垂に基づく病態と判断し，まずは臥床・下肢挙上を保ち保存的に加療した。意識障害はすみやかに改善した。神経所見の悪化や髄液漏が改善しない場合はただちに外科的介入を行う予定とした。

経過

　その後，創部皮下の髄液貯留は自然に減少し，頭部CTでは一時硬膜下腔の拡大などがみられたが，改善したため安静度を拡大した。入院28日目で小脳症状などなく独歩退院した（図2，3）。

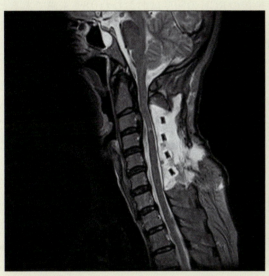
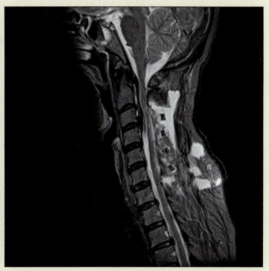

図2　頸椎MRI
術後9日目に撮像。髄液貯留が皮下直下まで認められる。またドレーンルートも拡大し髄液貯留が認められる。

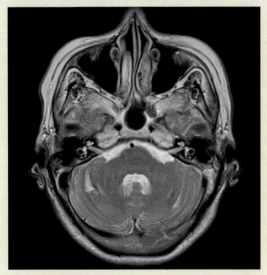

図3　頭部MRI
術後半年。小脳出血は瘢痕化している。

本症例における問題点と対応策

問題点

脊椎手術後の小脳出血について

　脊椎手術後や開頭手術後に，手術部位とは離れた小脳に出血する例が過去から多く報告されている。Remote cerebellar hemorrhage (RCH) とよばれる病態である。脊椎手術後にルーチンで頭部画像を撮像する施設は少ないと思われ，詳細な数字は不明であるが脊椎手術後のRCHの頻度はおおむね0.8%未満であるといわれている[1]。開頭手術後のRCHの頻度は0.08～5%と報告されており[2]，脊椎手術後のRCHは開頭手術の場合より頻度は少ないとされる。

　前述のように開頭手術後に頭部CTやMRIを撮像する機会と比して脊椎手術後に頭部精査を行う機会は少ないため，無症候で経過する例も多くあることを考慮すると頻度はより高いと思われる。まれな病態であるが，いったん発症すると死亡率は13.3%に上る[3]。原因は髄液喪失に伴う低髄圧状態であるといわれている[1-3]。本症例はその病態の存在および対処について認識されていなかったことが問題であると思われた。

髄液喪失から小脳出血へいたる病態について

　髄液喪失は術中および周術期の硬膜損傷によって起こる。脊椎手術時のincidentalな（硬膜内操作の手術を除いた）硬膜損傷はまれではなく，1～17%と報告されている[4]。再手術例，加齢性の骨変形や今回のように高度のOPLLなど硬膜の癒着が強いと考えられる例でリスクが高い[4-7]。また，術後に挿入される創部ドレーンより髄液流出がみられる場合，陰圧ドレーンによって髄液がさらに大量に失われる危険がある。急激な髄液喪失は低髄圧状態へつながり，cerebellar-sagとよばれる小脳の下方への偏位を引き起こすといわれている。詳細な病態は不明であるが，その際に小脳上面の静脈群（上小脳静脈など）が牽引・損傷され静脈灌流障害を起こし，superior foliaに沿った出血を呈する特徴的な画像所見（zebra-sign）を呈する[1-3]。RCHの程度は髄液喪失量や術式ではなく個人の静脈灌流のvariationに依存する。予後はRCHの程度と年齢に関連し，GOS（Glasgow Outcome Scale）GR20%，MD53.3%，SD13.3%，D13.3%と報告されている[3]。硬膜破損自体は機能予後に影響しないという報告は多くあるが，そのなかで頭蓋内出血をきたした場合まで統計に含めていた報告はなかった。

　本症例は術中の硬膜損傷は認識されていなかった。また，皮下ドレーンより1日当たり200mLを越える淡血性漿液の排液が術後3日続き，搬送時に抜去されていたにもかかわらずドレーン抜去部より漏出が続いていた。正確な量は不明であるが，相当量の髄液喪失があったと考えられた。

発見について

　脊椎手術後のRCHでは症状の発見が診断の遅速にかかわる。発見につながる

症状で最も多いのは意識変容である。軽微な見当識障害から昏睡まで程度はさまざまであり，麻酔からの覚醒遅延というかたちで意識障害が顕在化することもある。次に頭痛・嘔気および嘔吐，構音障害や四肢失調などの小脳症状，全身けいれん，脳幹症状（複視・呼吸減弱／停止）が続く[2]。

本症例では，術後に頭痛・嘔気嘔吐が遷延していた。低髄圧状態のみでも起こる症状でもあり，正確な出血の発症時刻は不明であるが，その後より重篤な症状（全身けいれん）をきたすまで頭部精査は行われなかった。

対応策

もし同じ症例が来たらどうするか？

①硬膜損傷のリスクを術前に評価することは重要である。前述したとおり，incidentalな硬膜損傷のリスク要因は脊椎手術全体では再手術，高齢者である[4]。頚部手術に限ると高齢者・OPLLでリスクが高くかつ術中の修復が奏効しない確率が高い[6]。脊椎手術後の髄液漏に伴う合併症は頭蓋内出血が最もfetalでまれであるが，仮性髄膜瘤，髄膜炎，創部治癒遅延なども挙げられ[4,7]，これらの合併症や再手術の可能性について術前に十分に説明することも重要であると思われる。

②術前，手術体位を工夫し再手術例などの硬膜損傷を予防する報告もある[7]。それでも硬膜損傷が術中に起こった場合は必ず修復してwatertightであることを確認する。硬膜の修復方法は種々報告があり，primaryに閉鎖か生体材料もしくは人工硬膜でのパッチ，縫合方法，縫合糸の種類，sealantの種類など種々比較されている[8-10]。適宜情報収集・模索して各症例と自己に合った方法をみつけることが重要であると考えられる。Valsalva手技での確認も有用である[5]。

③陰圧ドレーンの使用を避ける。術中術者が硬膜を破損していないことを確認していても（または硬膜損傷を意識していなくても）陰圧ドレーンで硬膜損傷を引き起こすことがある[5]。術後硬膜外血腫などの合併症の回避のため使用する際には陰圧をかけずに閉鎖ドレーンを使用する，硬膜近傍へのドレナージチューブの留置を控えるといった注意が必要である。1日に221mL以上の髄液流出で頭蓋内出血のリスクが上昇するという報告もある[1]。

④術後，髄液漏が明らかになった場合，神経症状の出現に注意する。髄液漏自体はベッド上臥床や脊椎ドレナージ（これも注意が必要）で治癒する患者がほとんどであり，修復術を要する患者は少数である[6]。保存的に閉鎖を期待する場合，髄液の漏出量の把握，意識レベル，頭痛の有無，小脳症状をはじめとした神経症状の監視は必須である。髄液漏出量が経時的に減少せず多い場合，神経症状を認める前に修復術を行う判断は重要である。また脊椎手術後に頭部CTをルーチンに撮像することはあまりないかもしれない。しかし髄液過少に基づく病態の存在は記憶しておくべきであり，手術や麻酔の影響から結びつかない頭痛や嘔吐，神経所見の出現には早急に対処すべきである。髄液過少から引き起こされる頭蓋内出血はRCHだけではなく硬膜水腫，硬膜下血腫などが挙げられ，場合によっては減圧開頭術なども必要な病態も起こりうる[11]。軽微な意識

障害や頭痛などに気付く体制が重要なのは脳神経外科，脊椎外科，整形外科いずれでも同様である。

⑤ 上記のような注意を払っていてもなおかつRCH（そのほか有症候性の頭蓋内出血）を認めた場合，血腫量，小脳腫脹の程度，水頭症の有無や臨床症状の程度によってそれぞれ治療の適応が異なる。報告をまとめるとRCHの治療については約40％の例は保存的加療で改善，22％が脳室ドレナージのみ行い，28％に開頭手術を必要とした。死亡例（6例）は1例を除いて全例手術介入を行っていた。一方でGR24例中16例は保存的加療であった。発症時の重症度が手術の有無にかかわらず予後に関連することは報告されているが，このRCHがiatrogenicである以上早急に対処するべきである。整形外科・脊椎外科で脊椎手術を行う場合，他院でも脳神経外科と早急に連携が取れる体制が重要と思われた。

> **編者からのKey sentence**
> 脊髄腔の髄液漏は生命にもかかわりうる。

■ 文献

1) Kaloostian PE, Kim JE, Bydon A, et al. Intracranial hemorrhage after spine surgery. J Neurosurg Spine 2013; 19(3): 370-80.
2) Baeesa SS. Remote cerebellar hemorrhage in neurosurgery. Neurosciences (Riyadh) 2012; 17(4): 305-8.
3) Brockmann MA, Groden C. Remote cerebellar hemorrhage: A review. Cerebellum 2006; 5(1): 64-8.
4) Ulrich NH, Burgstaller JM, Brunner F, et al. LSOS Study group. The impact of incidental durotomy on the outcome of decompression surgery in degenerative lumbar spinal canal stenosis: analysis of the Lumbar Spinal Outcome Study (LSOS) data-a Swiss prospective multi-center cohort study. BMC Muskuloskelet Disord 2016; 17(1): 170.
5) 中山美数, 大田秀樹, 松本佳之, ほか. 腰椎手術後ドレナージチューブによる硬膜損傷の2例. 整災外 2013; 62(2): 261-5.
6) O'Neill KR, Neuman BJ, Peters C, et al. Risk factors for dural tears in the cervical spine. Spine (Phila Pa 1976) 2014; 39(17): E1015-20.
7) Blecher R, Anekstein Y, Mirovsky Y. Incidental dural tears during lumbar spine surgery: a retrospective case study of 84 degenerative lumbar spine patients. Asian Spine J 2014; 8(5): 639-45.
8) Dafford EE, Anderson PA. Comparison of dural repair techniques. Spine J 2015; 15(5): 1099-105.
9) Ghobrial GM, Maulucci CM, Viereck MJ, et al. Suture Choice in Lumbar Dural Closure Contributes to Variation in Leak Pressures: Experimental Model. J Spinal Disord Tech 2014.
10) Papavero L, Engler N, Kothe R. Incidental durotomy in spine surgery: first aid in ten steps. Eur Spine J 2015; 24(9): 2077-84.
11) Pham MH, Tuchman A, Platt A, Hsieh PC. Intracranial complications associated with spinal surgery. Eur Spine J 2016; 25(3): 888-94.

頸椎術後C5麻痺の1例

VI 脊髄手術の合併症と対策

症例紹介

■術前判断と治療プラン

　70歳代，男性。四肢のしびれ，両手巧緻運動障害，左上下肢筋力低下，歩行障害を主訴に外来受診し，精査にて頸椎症性脊髄症の診断となった。頸椎カラーおよび薬物療法による保存的治療に抵抗し日常生活に支障があるため，手術目的に入院となった。四肢全体にしびれあり。徒手筋力検査では左側上下肢ともに遠位筋にMMT4/5程度の軽度筋力低下あり（握力：右27kg，左23kg）。杖歩行であった。四肢腱反射亢進，両下肢Babinski反射陽性，両下肢ミオクローヌスは陽性であった。Spurling徴候は陰性であった。

　頸椎X線像では頸椎全体に変性変化あるが，動態撮影では明らかな椎間不安定性はなかった（図1）。頸椎MRIではC4/5から6/7におよぶ脊柱管狭窄に伴い脊髄圧迫あり，C4-5レベルで髄内左側にT2WIにて高輝度性変化を認めた（図2）。術前JOAスコア10/17。

　頸椎MRIにてC4/5から6/7に至る多椎間にわたる脊髄圧迫所見があり，頸椎X線動態撮影では明らかな椎間不安定性は認めない

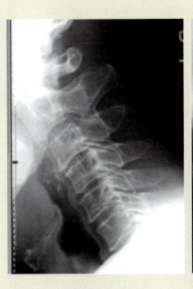
flexion

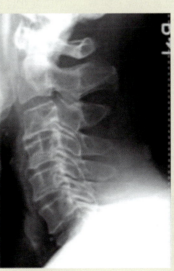
neutral

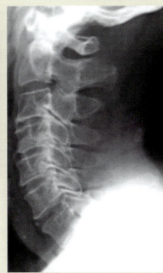
extension

図1　術前X線

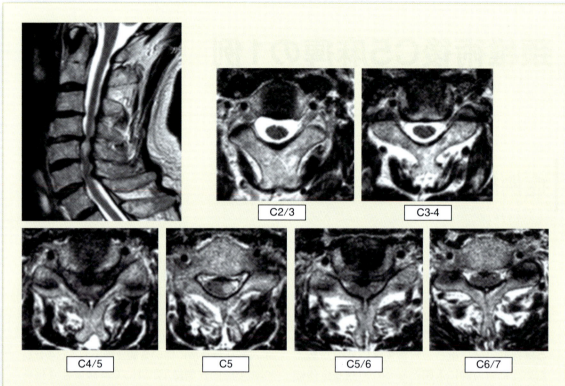

図2　術前MRI

ことから椎弓切除術（C3-6 および C7 頭側 dome 状）を選択した。手術は全身麻酔で顕微鏡下に，術中運動誘発電位（motor evoked potential；MEP）（両側三角筋，上腕二頭筋，母指球筋，前脛骨筋）と体性感覚誘発電位（somatosensory evoked potential；SEP）モニタリングを行う方針とした。

手術

頭部を三点固定し，腹臥位で行った。C3-6 椎弓は幅20mmでダイヤモンドバーにて椎弓切除し，C7 椎弓は頭側の黄色靱帯付着部を dome 状に椎弓切除した。椎弓辺縁は左右ともに鋭匙先端で椎弓根内側縁を確認できるまでケリソンパンチおよび SONOPET® を使用して開窓辺縁部の除圧を追加した。術中にMEPで左側母指球筋の振幅が除圧前 control の30%に低下したが，除圧後には回復した。三角筋，上腕二頭筋，前脛骨筋に関しては術中に変化は認めなかった。除圧後は良好な硬膜の拍動を確認し終了とした。止血および洗浄を十分に行い，硬膜外ドレーンを1本留置し閉創した。

術後経過

術後翌日は四肢しびれ，両上肢遠位筋の筋力低下はともに改善傾向にあったが，手術2日後に右側肩周囲の痛みと右三角筋（MMT0/5）および上腕二頭筋（MMT1/5）の筋力低下が出現し，術後 C5 麻痺と診断した。頚椎 MRI を施行し，手術レベルの脊髄除圧は良好に得られていた（図3）。Spurling 徴候は陰性であったが，椎間孔狭窄による影響も考慮しマイアミブレースを装着した。疼痛に対してはリリカ®およびトラマール®などの各種鎮痛薬を使用し，徐々に鎮痛が得られた。手術7日目に頚椎 CT

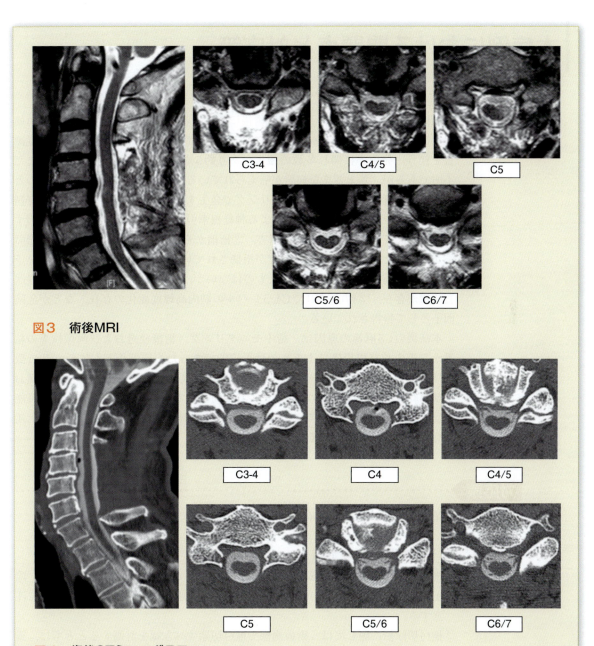

図3 術後MRI

図4 術後CTミエログラフィー

ミエログラフィーも施行したが、C5麻痺の原因となるような器質的病変は指摘できなかった（図4）。保存的治療およびリハビリテーションを継続し、術後11週から右側三角筋および右側上腕二頭筋の筋力低下は改善しはじめ、13週にはMMT4+/5へ改善し、自宅退院した。術後20週には、ともにMMT5/5に回復した。現在は四肢しびれは消失し、両手巧緻運動障害および歩行障害も改善し、ADLは自立している。JOAスコア16/17。

本症例における問題点と対応策

問題点

　頚椎術後のC5麻痺は，頚椎除圧術後に発生するC5神経根支配筋である三角筋および上腕二頭筋に起こる運動障害であり，しばしば痛みやしびれなどの感覚障害を伴う。発生率に関し多数の報告があり約5％程度である[1,3]。病態はいまだ不明であるが，さまざまな病態が唱えられている。神経根障害に起因するものとしては，①術中の手術手技やドリリングで発生する熱による神経根損傷，②脊髄除圧で脊髄が後方移動することによる神経根牽引，など，また脊髄障害に起因するものとしては，①脊髄再灌流障害，②術前から存在していた潜在的C5髄節障害が症候性となった可能性，などが指摘されている。一方，C5麻痺の発生を予測できる術前画像所見で確立したものはないが，①術前CTやMRIでC4/5椎間孔狭窄が存在，②術前MRIでC4/5レベルの髄内高輝度変化の存在，などが危険因子として報告されている。

　本症例のC5麻痺の原因は，術中モニタリング，術後経過および画像検査の結果から術中神経根損傷によるものは否定的であった。術前後ともにSpurling徴候は陰性であったが，C4/5左側椎間孔狭窄が強く存在しており，術後に脊髄および神経根が後方に移動することにより椎間孔部での神経根障害が発症した可能性，また本症例では術前にC4/5レベルに髄内高輝度変化が存在しており，上述の脊髄障害が発生した可能性が考えられた。

対応策

　筆者らが行っているC5麻痺の予防と対応策を以下に挙げる。

術後C5麻痺の予防

①椎弓切除術および椎弓形成術ともに，脊柱管内での十分な除圧を心がける。除圧は段階的に行い，左右および頭尾側方向に除圧格差を生じさせないように注意する。
②椎弓切除術に際しては，術前画像で椎弓切除すべき幅を計測するとともに，術野内でも椎弓根内側縁を目視で確認することで脊柱管内における脊髄と神経根の除圧を確実に行う。
③椎弓形成術に際しては蝶番の削りすぎでfloating laminaにならないようにする。
④広範囲の椎弓切除を避け，椎弓切除範囲を限局させる[4]。

　特に，術前画像で術後C5麻痺発生のリスクが高いと予想される場合には，
⑤Partial foraminotomyの追加を考慮する。特に椎間孔で圧迫されている神経根は脆弱化しているため，顕微鏡下に慎重にドリリングを行う，ドリリングの際に発生する熱の予防に十分なirrigationを行う，超音波骨メスを使用するなどにより術中神経損傷を防ぐ。しかし，超音波骨メスは，振動や熱により脊髄損

傷をきたす可能性があるために，高度に圧迫された脊髄や神経根の除圧操作に用いる際にはドリリング同様に注意する。
⑥術中モニタリングを行う。術後の新たな神経脱落症状が発生した際に，病態把握に有用である。
⑦術後C5麻痺は原因が不明でありさまざまな対処をしても防ぎきれないため，手術前に必ず説明を加える。

■■ 術後C5麻痺が発生した場合の対応策

①術後の時期に応じて起こりうるさまざまな病態を鑑別するために，各種画像検査（X線，CT，MRI，場合によってはCTミエログラフィー）を行い，障害が脊髄性であるのか神経根性であるのか病態を把握し，適切な対応を行う。
②神経根性の場合，
・上肢の重さによる神経根の牽引を予防するため，三角巾使用による麻痺上肢の重量軽減を考慮する。
・椎間孔狭窄があれば椎間不安定性がなくとも頸椎の動きに伴い椎間孔部での神経根の圧迫が増強する可能性も考慮し，外固定を装着する。しかし，外固定による症状改善が得られない場合には，漫然と長期間の外固定は行わない。多くの場合には保存的治療で改善するが，改善しないようであれば外科的治療も考慮する。
③麻痺発生後の初期は改善がみられず，患者は精神的に不安な状態となる。C5麻痺は多くの場合には2～3カ月で改善することが多いことを改めて説明し，不安を解消させ，リハビリテーションに対するモチベーションを維持させるように心がける。
④臥位で筋力検査を行うことで，微妙な筋力の改善を実感できることがあり，安心感を与える。

> **編者からのKey sentence**
> 頸椎減圧術ではC5 raduculopathyの説明と対策を。

■ 文献

1) Sakura H, Hosono N, Mukai Y, et al. C5 palsy after decompression surgery for cervical myelopathy: review of the literature. Spine 2003; 28: 2447-51.
2) 長島親男. 頸椎後方除圧術-頸椎症, 頸椎後縦靱帯骨化症によるmyeloradiculopathyに対する後方除圧のテクニックと術後長期成績について. 脊椎脊髄 1995; 8: 719-32.
3) Imanaga S, Matsuyama Y, Yukawa, et al. C5 palsy after cervical laminoplasty: a multicenter study. J Bone Joint Surg Br 2010; 92: 393-400.
4) Kim K, Isu T, Sugawara A, et al. Selective posterior decompression of the cervical spine. Neurol Med Chir(Tokyo) 2011; 51: 108-12.
5) 金 景成, 井須豊彦. Posterior approach to cervical spine. 新NS NOW 2 若手脳神経外科医が経験したい手術アプローチ. メジカルビュー社, 2015.

VI 脊髄手術の合併症と対策

脊髄手術の合併症

症例紹介

■術前判断と治療プラン

30歳代,男性。4カ月前からの両上肢のしびれを発症。2週間の経過で急速に四肢麻痺が進行し,両上肢挙上不能・歩行不能となった。MRIで頚部硬膜外病変を認めた。

MRIでは,頚部の脊柱管内硬膜外に,脊髄を圧迫する巨大なflow voidを認めた(図1)。脊髄血管造影では,両側の椎骨動脈・上行頚動脈・深部頚動脈から頚部硬膜外静脈叢への多数の動静脈シャント(arteriovenous fistula;AVF)を認め,巨大なflow voidは拡張した硬膜外静脈叢であることが判明した(図2,3)。AVFから硬膜内の静脈への逆流は存在しなかった。頚部硬膜外AVFによるC5髄節レベルの圧迫性脊髄症と診断した。

■手術

まず,頚髄の除圧目的に頚椎椎弓切除・形成術を行った。椎弓切除・形成術時に,硬膜外静脈叢から大量出血を認め止血に難渋した。出血量は2,270mLとなり,MAP6単位,FFP6単位の術中輸血を要した。

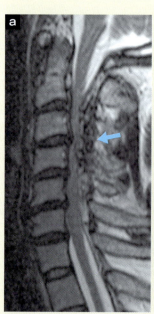 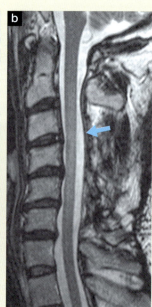

図1 MRI T2強調像
a:C2-6レベル脊柱管硬膜外にflow voidを認め,硬膜管を圧迫している(➡)。
b:3度の術後はflow voidが消失し,硬膜管が除圧されている(➡)。

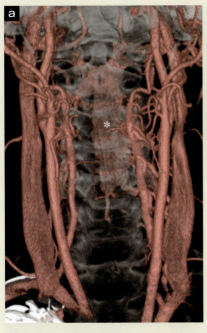
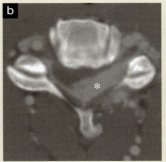
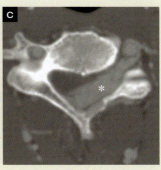

図2　造影CT
a：硬膜外flow voidは，拡張した硬膜外静脈叢である（＊）。
b，c：硬膜外静脈叢は左側で強く拡張しC3/4，C4/5レベルで硬膜管が右側に圧迫され変形している（＊）。

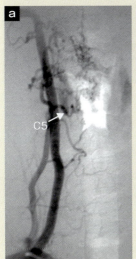
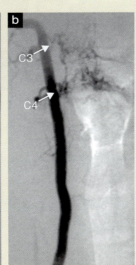
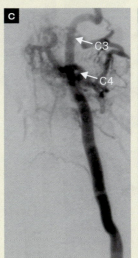
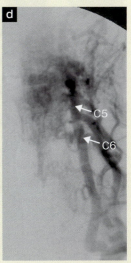

図3　血管造影
a：右椎骨動脈造影，硬膜外静脈叢は右C5根髄膜動脈から栄養される（→）。
b：右鎖骨下動脈造影，右C3，4から栄養される（→）。
c：左椎骨動脈造影，左C3，4から栄養される（→）。
d：左鎖骨下動脈造影，左C5，6から栄養される（→）。

　頚椎の除圧により，四肢麻痺は術後2週間で回復し杖歩行可能となった。椎弓の除圧後に，血管内手術によるAVF塞栓術を行った。血管内塞栓術は，左椎骨動脈・上行頚動脈・深部頚動脈の栄養動脈を，コイルを用いて閉塞したが，豊富な側副血行により，AVFの完

全遮断は達成できなかった。

椎弓の除圧術後に，患者の四肢麻痺は改善し歩行可能となったが，左三角筋と上腕二頭筋の筋力低下は残存した．椎間孔部の残存AVFによる，左C5, 6神経根症と診断し，血管内手術後に残存したAVFに対し外科的焼灼術を行った．左側のC5, 6神経根の除圧と，主たる栄養動脈の遮断目的に，左側の内側椎間関節切除によりC4〜6椎間孔を開放し，C4〜6根動脈の焼灼を行った（図4）．焼灼後の術中血管造影では，新たに左C3根動脈からの血流が増加し，硬膜外静脈叢へ血流は遮断できなかった．すべての栄養動脈の遮断による硬膜外AVFの閉塞は不可能と判断し，頸部硬膜外の拡張した静脈叢を可能な限り直接切除した．最後の静脈叢の切除時に相応の出血をきたし，出血量は1,150mLであった．

術後経過

術後，C2-4レベルの左外側にわずかな残存を認めるも，頸髄とC5, 6神経根は除圧され，神経症状は正常に改善し，患者は社会復帰した．

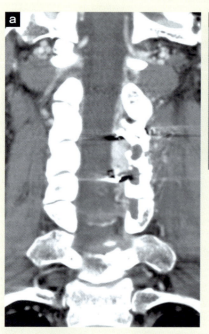
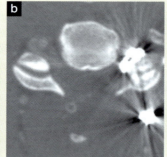
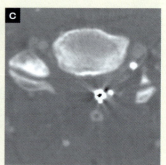

図4　造影CT
a：術後は，右側にわずかな硬膜外静脈叢の残存を認めるが，硬膜管は除圧されている．
b, c：術後C3/4, C4/5レベルで硬膜管が除圧されている．

本症例における問題点と対応策

問題点

　本症例の問題点は，AVFからの大量出血である。特に初回の椎弓切除・形成術時の大量出血は硬膜外静脈叢から数cmの血柱が上がり，コントロール困難で危機的な状態であった。最終的には神経症状は改善してことなきを得たが，治療戦略の検討が必要である。

　本症例の経過を整理すると，
①四肢麻痺が急速に進行したため，早急な脊髄の除圧を必要とした。
②椎弓形成術による減圧と，血管内塞栓術による減圧の選択肢があった。
③血管内塞栓術を選択した場合，硬膜外静脈叢内へのコイルや液体塞栓物質の充填は，脊髄圧迫症状の悪化をきたすリスクがあったため椎弓形成術を選択した。
④頸椎の除圧後に行った血管内塞栓術では，多数の栄養動脈を塞栓したものの，結局，豊富な頸部血管の側副血行によりAVFの閉塞には至らなかったので，硬膜外静脈叢の外科的な摘出を必要とした。しかし，3回目の手術では，出血量を半減させることができた。
となる。

対応策

　硬膜外AVFはまれで，本症例を治療した当時は疾患概念や治療法が確立していなかった。その後，2009年から2013年にかけて，症例シリーズやシステマティック・レビューが報告された。硬膜外AVFとは，脊柱管内や脊椎の周囲で，硬膜外動脈と硬膜外静脈叢とが動静脈シャントを形成する疾患である。神経症状は，四肢麻痺，下肢麻痺などの脊髄症や，上下肢の痛みなどの神経根症をきたす。硬膜外AVFは頸部と腰仙部に好発し，病変の高位によって血管解剖が異なり，神経症状の原因が異なる特徴がある。頸部病変では，拡張した硬膜外静脈叢による機械的な圧迫が脊髄症を引き起こす。硬膜外静脈叢から硬膜内静脈への逆流はほとんどの症例で起こらない。対して，腰仙部病変では，硬膜外静脈叢から神経根スリーブを経由して硬膜内の根髄静脈へと逆流を認めることが多い。その結果，うっ血性の脊髄症を引き起こす。従って，治療のゴールは，頸部病変では，拡張した硬膜外静脈叢の閉塞による脊髄の除圧であり，腰仙部病変では，硬膜内静脈への逆流の閉塞による脊髄のうっ血の解除である。

　今後，同様の症例に遭遇した場合にとる対応策は以下のとおりである。本症例の血管造影では，頸部脊柱管の硬膜外静脈叢による脊髄への著明な圧迫を認める。硬膜外静脈叢から硬膜内静脈への逆流は存在しない。従って，硬膜外静脈叢の血流を減少させて脊髄を除圧することを目標とする。直接手術は大出血のリスクが高いため血管内治療を優先する。

■■ 血管内治療

まず，血管内手術による栄養動脈遮断を第一選択とする．栄養動脈遮断は，左C3〜6椎間孔部の根動脈にコイルを留置して，直達手術の目印にする．前脊髄動脈の血流評価が可能であれば，一側の椎骨動脈閉塞も考慮する．

■■ サイバーナイフ治療

血管内手術でAVFの血流が減少し，脊髄症が改善傾向であれば，椎弓の除圧術は行う必要はない．多数の栄養動脈を認める症例は，血管内治療でも直達手術でも硬膜外静脈叢の完全遮断は難しい．残存した硬膜外静脈叢に対してサイバーナイフ治療を考慮する．

■■ 椎弓形成術

血管内手術で脊髄症が全く改善しない場合は，直達手術による脊髄の除圧を行わざるをえない．出血量を減らすために椎弓の除圧の前に，主たる栄養動脈の遮断を行う．左側の椎間孔開放を行い，コイルを目印に根動脈の直接遮断を行う．この時点で術中血管造影により，側副血行による栄養動脈を診断する．新たな栄養動脈を可能な限り遮断する．

主要な栄養動脈遮断後に椎弓の除圧を行う．硬膜外静脈叢から椎弓の板間静脈への交通があるため，ドリリングによる椎弓切除は大量出血を引き起こすので，椎弓切除ではなく椎弓形成を行う．椎弓を開く際の硬膜外静脈叢からの出血は自家脂肪組織にフィブリン糊をつけたもので硬膜外静脈叢全体を覆うように貼り付けて止血する．止血が達成できたら，その後にサイバーナイフ治療を考慮する．

■■ 腰仙部の硬膜外AVFについて

腰仙部の硬膜外AVF症例では，頸部病変とは脊髄症の機序が異なる．硬膜外静脈叢から硬膜内静脈への逆流によって，うっ血性の脊髄症をきたすので，硬膜AVFと同様に，硬膜内静脈の遮断を目標とする．腰仙部の硬膜外AVF症例では，頸部AVFと比較して血流が遅く，拡張した静脈叢が脊柱管の腹側に存在することが多い．頸部AVFと異なり大量出血のリスクは低いので，直達手術のよい適応である．

> **編者からのKey sentence**
> 脊髄の手術でも，手術と血管内治療の協同が重要．

第VII章

てんかん・機能外科手術の合併症と対策

VII てんかん・機能外科手術の合併症と対策

てんかん外科に関連する術後精神症状

　脳神経外科学の教室に入局し，実際に手術を覚えはじめた頃は，いかに脳を愛護的に扱うかを徹底して教育された．その後，てんかん外科を専門にしようと焦点切除術を初めてみたときの興奮は今でも忘れられない．脳に大胆に切り込む様はショッキングであり，みたことのない術野であった．それまで脳神経外科で学んだ常識を覆すものであった．

　焦点切除術は難治性となっているてんかんの焦点を切除するが，それは海馬であったり，前頭葉眼窩面であったりする．これらは深く精神との関連性をもつ部位である．てんかん外科は機能的脳神経外科に含まれるが，「正常機能を損なうことなく，いかに問題となっている機能障害を軽減・消失させるか」に尽きる．精神面での合併症をもつ難治性てんかんの患者は想像以上に多いと思われる．以下に提示する2症例を通じ，「精神への影響」というてんかん外科が抱える永遠の課題の1つを理解していただけたら幸いである．

症例紹介（症例1）

■術前判断と治療プラン

　30歳代，女性，右利き．明らかな熱性けいれんの既往はないが，生後間もなく無熱性のけいれんがあり治療を受けた．小児期はバルプロエート（VPA）とフェニトイン（PHT）の抗てんかん薬（anti-epileptic drug；AED）の組み合せで治療され，10歳のときに全般強直間代性けいれんがあったが，それを最後に発作は消失．18歳でAEDの服用を中止となった．20歳で再発．PHTとフェノバルビタール（PB）の組み合せで，再び発作は消失．しかし出産後に部分発作が出るようになった．AEDはゾニサミド（ZNS）に変更されたが発作のコントロールは難しく，当科へ紹介となった．紹介時，ZNS400mgを服用していた．

　発作症候は典型的で，前兆すなわち単純部分発作（simple partial seizure；SPS）としては，上腹部不快感で発作がくる感じがするもの．続けて複雑部分発作（complex partial seizure；CPS）に移行するが，動作停止・凝視・口部自動症と流涎がみられ意識減損の状態に至る．また左右の側方性を示すサインとして，左上肢はdystonic posturingを呈した．外来での脳波では右前頭側頭部に棘波が確認され，MRIでは典型的な海馬硬化所見を認めた（図1）．

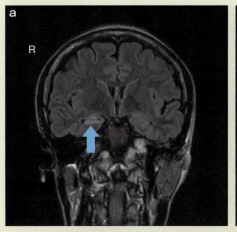
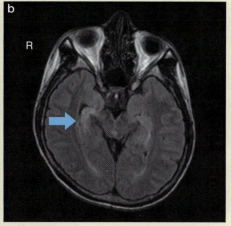

図1 術前画像（症例1）
MRIのFLAIR画像では右海馬（➡）は萎縮しhigh intensityを認め，典型的な海馬硬化の所見であった。

術前検査

てんかん外科では最終的な手術適応決定のために，入院での長時間ビデオ脳波モニタリング（long-term video EEG monitoring；LTM）が行われる。本症例ではZNSを休薬してLTMを行い，病歴どおりのCPSを捕捉した。脳波では右の蝶形骨誘導からrhythmic θ activityを認め，発作起始は画像所見とも合わせ右内側側頭葉と考え，内側側頭葉てんかん（mesial temporal lobe epilepsy；MTLE）と診断した。またZNSを完全に止めたこともあり，二次性全般化がみられた。FDG-PETも施行したが，海馬硬化と同側の側頭葉に糖代謝の低下を確認した。ZNSからカルバマゼピン（CBZ）への変更も行ったが，発作の抑制は困難であり手術を予定した。Wada testingでは言語性優位半球は左側であった。

手術および術後経過

前内側側頭葉切除術（anteromedial temporal lobectomy；AMTL）を施行した（図2）。海馬は摘出され，病理でも海馬硬化が確認された。術前にみられていたSPS・CPSはまったく認められなくなったものの，精神面での問題は術後早い段階ではじまった。手術が問題なく終わったにもかかわらず不安そうであった。術前のCPSは記憶に残らないため自覚のないものであったが，術後の退院までの間に「発作が起きた」というように変化があった。これは術前に確認していたSPSとは異なり，顔面の引きつりと流涎であった。

退院後初めての外来受診の最中に，四肢の硬直・動作停止・凝視・流涎とあたかも発作と思えるような症状をみせた。その後も受診の間隔を短くして経過観察を行ったが，症状の改善はみられなかったため確実な診断目的に再度LTMを行った。しかしながらLTMの最中は同様の症状や，また以前あった発作（habitual seizures）は一度も捕捉されなかった。またてんかん性の異常波も観察されず，推察していたとおり心因性非てんかん性発作（psychogenic non-epileptic seizure；PNES）と診断した。LTM後に再び激しい精神症状が続いた。突然転倒してけいれん様の症状を示し，失禁していることもあった。転倒の際には，意識があったはずだが，目撃情報では防御している様子はまったくなかったという。検査の結果を家族も含めて説明した。患者本人の性格を熟知している家人らの話では，PNESという説明に対し納得できる

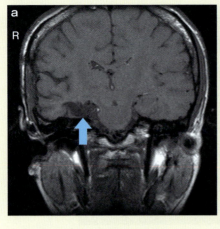
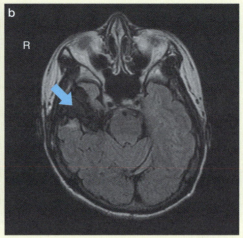

図2 術後画像（症例1）
前内側側頭葉切除術を施行した（→）右海馬は切除されている。

という返答であった。手術自体の強いストレスや，手術によって発作が消失したため，これからは家族の協力が減ってなんでも自分でやらなければならないというプレッシャーも大きかったようである。強制正常化（forced normalization）という概念があり[1]，本症例もそれに該当すると考えられる。

退院後の外来では，訴えをよく聞き，AEDの変更では本人の意思をできるだけ尊重し，AEDの減薬などの調整は時間をかけた。経過とともにPNESの頻度は減っていったが，PNESがほとんどみられなくなるまでには，2年程度の歳月を要した。一時通常の勤務までできる状態にまで改善したが，現在ではできるだけストレスの少ない生活を選択している。最近の処方内容は，AEDはラモトリギン（LTG）250mg・CBZ100mgで，これにアルプラゾラムとジアゼパムを加えている。

PNESと対応策

てんかん外科術後のPNESは，自験例でみるだけでも複数例を経験しており，女性患者に多い印象をもっている。790例という多数例での英国における検討では，29例のPNESが確認された[2]。頻度は3.7%で，29例中23例（79%）が女性であったという。また術前の精神疾患の存在はPNESのリスクを高めること。術後の発作消失や残存はPNESの発病とは関連しなかったとしている。26例では本症例と同様にLTMをやりなおしている。残る3例でも家族らからのビデオの提供があり，重要な判断材料となった。症状としては運動性のSPS様の動きであることが多く，本症例のように床に激しく転倒するなど多岐にわたるが，83%では術前の発作症候とは異なる症状であった。またPNES発症の時期についても，術後2週間から

10年と幅広く，手術から年月が経ったからといって否定できるものではない。

本症例は精神科に通院していた病歴はないので，de novo PNESと診断できる。しかし前述したように，性格的にはその要素はあったようである。本症例ではPNES発症の初期のみ精神科に介入を依頼した。手術がうまくいって発作が消失すると，どうしても社会復帰に向けての会話が先行しやすい。PNESの兆候が認められた場合，まずは社会復帰のペースを落とすこと。精神科と相談しながら抗不安薬などを処方する。場合によっては神経心理士にカウンセリングを依頼する。これをやれば必ず改善するというような特効薬はないが，執刀医には患者と正面から向き合い，患者の不安を受け入れる努力を惜しまないことが重要である。

症例紹介（症例2）

術前判断と治療プラン

20歳代，男性。右利き。熱性けいれんの既往はない。初発の無熱性けいれんは10歳頃。中学生時代に発作は軽快したが，高校入学後に再燃した。内服はCBZ・PHT・LTGに加え，レベチラセタム（LEV）やトピラマート（TPM）まで試されたが，発作の完全なコントロールは困難であった。またうつ病で精神科にも通院しており，抗不安薬（ロラゼパム）・抗うつ薬（テトラミド・スルピリド）が処方されていたが，入院するようなことはなかった。精神発達遅滞はなく通常の勤務を行っていた。てんかんは難治性であったため，不安定な状態でこれ以上いたくないと，本人および家人らの希望で当科に紹介となった。

発作症候はSPSとして「来たなという感覚に伴って恐怖感を自覚する」発作が数秒〜数十秒持続する。このSPSは毎日5〜10回は生じていた。CPSは月に1〜2回であったが，喉の奥から絞り出すような発声に続いて凝視・口部自動症・意識減損を呈する。さらに年に2〜3回の頻度で二次性全般化がみられた。MRIでは海馬硬化は明瞭ではなかった（図3）。FDG-PETの所見（図4）とも合わせると，島回から側頭葉全体に皮質形成異常を思わせる所見であった。手術の場合は頭蓋内電極を留置してのinvasive monitoringはスキップできないものと推察していた。

術前検査

AEDは休薬してLTMを行い，合計4回のhabitual seizuresを捕捉した。発作間欠期には右前頭側頭部（F8・T4・T6）に棘波を認めた。発作時脳波では右側頭部にdiffuse attenuationがみられ，明確に内側側頭葉ともいいきれないものであった。高密度脳波（dense-array EEG）も行ったが，右シルビウス裂近傍と右内側側頭葉の2カ所に焦点を疑う結果が得られた（図5）。

手術および術後経過

まず頭蓋内電極埋込術を行い，1〜2週間かけてinvasive monitoringを行って焦点を同定，最後に焦点切除術を行う2-staged surgeryを計画した。焦点の存在が疑われていた右シルビウス裂近傍には十分な電極をおき，島回にも深部電極を刺入した（図6）。複数回捕捉した発作のうち，1回だけは右上側

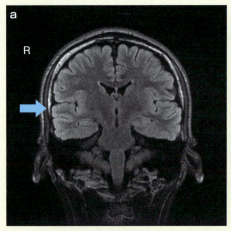
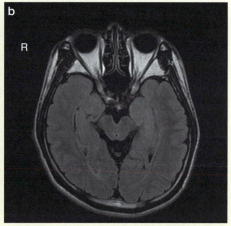

図3 術前画像（症例2）①
MRIのFLAIR画像では右海馬の萎縮は顕著なものではなかった。右島回から側頭葉皮質にかけて若干であるがhigh intensityにみえる（→）。

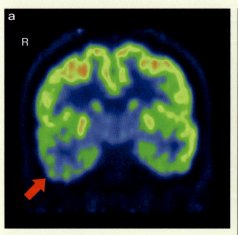
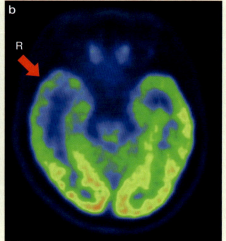

図4 術前画像（症例2）②
FDG-PETでは右側頭葉の皮質から内側にかけて糖代謝の低下を認めた（→）。

頭回からの発作起始であったが，ほかはすべて右内側側頭葉に焦点を認めた。焦点切除術では基本的にはAMTLの手法であったが，発作起始を認めた上側頭回についてはその部分も切除した。病理では海馬には明確な海馬硬化は認めなかったが，側頭葉皮質には限局性皮質異形成（focal cortical dysplasia；FCD）Type IAを確認した。周術期は大きな問題もなく経過。その後の入院中に発作は確認されなかった。術前に服用していた抗不安薬・抗うつ薬は継続し，AEDとしてはCBZ200mg・LEV1,000mgと減量した状態で退院とした。

退院後初回の外来受診においても，発作は消失していた。しかし多少うつ傾向ではあると本人は述べていたため，LEVからLTGへの変更を行った。その2カ月後の外来でも同様に発作消失を確認できたが，やはり問題はうつ症状であった。術前と同じ精神科にもすで

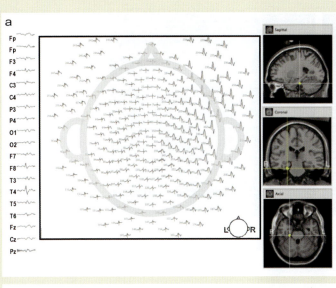

図5 高密度脳波解析結果

高密度脳波では右側頭葉内側（a）と右上側頭回内側または島回下縁（b）の2カ所に焦点を推定した。

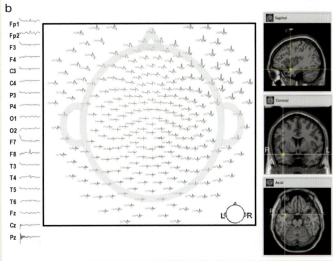

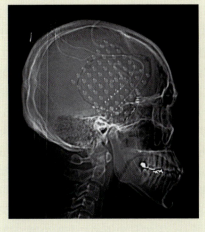

図6 頭蓋内電極埋め込み後

右側頭葉から前頭葉の表面には十分なグリッド電極をおいた。また島回に向けて深部電極も刺入した。

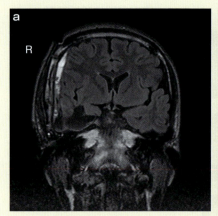 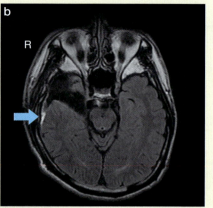

図7　術後画像（症例2）
前内側側頭葉切除術を施行し右海馬を切除。またグリッド電極で発作起始を確認した皮質も切除した（➡）。

に通院していた。勤めていた会社では以前から退職の話は出ていたらしかったが，やはり辞めるということであった。さらに通院も遠くて大変なため，近くの精神科だけにしたいとのことで，AEDの処方もそちらにお願いすることになった。症例1と同様に，手術のストレスが大きかったこと，発作が完全に消失したことで周囲に言い訳ができなくなるなどのプレッシャーで，うつ症状は悪化したものと推察する。苦難の末獲得できた発作の消失を，その後の人生で十分活かして欲しいと願っていた。しかしながらフォローアップのために電話で患者宅に連絡を取ったところ，数カ月前に自ら命を絶ったことを母親から知らされた。発作の再発はなかったという。

精神疾患併存例へのてんかん外科とその対応策

　難治性てんかんの患者では精神疾患の罹患率は高い。うつ病は30～50%，不安障害は10～30%，注意欠如多動性障害（attention deficit disorders；ADHD）は20～30%ときわめて高く，てんかん外科が考慮されるような患者群ではその頻度が高まることは容易に想像できる[3]。てんかん外科術後の精神疾患合併症の病態は，（i）a de novo episode/disorder・（ii）an exacerbation in severity・（iii）a recurrence of a pre-surgical disorder・（iv）unchanged・（v）improvedの大きく5つに分類される[3]。本症例では（ii）の悪化と考えられる。また頻度の高い精神疾患は，（a）depressive and anxiety disorders・（b）psychotic disorder・（c）psychogenic nonepileptic events and other types of somatoform disordersと報告されている[3]。
　てんかん外科の適応はうつ病や不安障害といった感情障害の合併例と統合失調症のような思考障害である精神病の合併例では区別して考えるべきだと思われる。不安障害およびうつ病に関しては，てんかん外科の術後に45%の例で精神

科からの処方も終了し完全寛解が得られたとする報告[3]や，44例のうち6例（15%）で術前に精神症状があったが，術後には症状が消失したとしている[4]。多施設での360例を検討した報告では，術前に22%でうつ病，18%で不安障害があると診断された。術後には50%以上の患者で寛解が得られたとしている。また術後の精神症状は発作の転帰とは関連しなかった[5]。このようにうつ病や不安障害では，新たな精神症状の発現には注意が必要ではあるものの，必ずしもてんかん外科の禁忌にはならないと考えられる。自験例においても，ある患者は術前にうつ症状があったが，発作消失とともにうつ症状は改善し明るくなったと周囲からいわれた例を経験する。一方で統合失調症をはじめとする思考障害の精神病を抱える患者については，それだけで適応外とする施設もあれば，①術前評価に協力できること，②手術で期待されるメリットやリスクを十分に理解できるか，などを適応決定の条件としている施設もある[3]。

　本症例では術前の精神科医への入院歴もなく，ADLにおいても問題があるようには思えなかったため手術に踏み切った。本人や家族も発作の完全な消失を強く望んでいた。希望していたとおり，発作は完全に抑制された。しかし症例1と同様，手術のストレスと社会復帰へのプレッシャーは強いものがあったに相違ない。自分の判断で術後早期に以前からの精神科を受診している。振り返ってみても，有効な手立てがあったかどうか判断は難しい。できたとすれば，本人が通院を止めたいといったときに，通院を続けるように勧めて対話を継続すればよかったのかもしれない。手術の大変さは，本人とそれを担当した外科医にしかわからないからである。

　米国では1960年代から，術前の精神科医による介入と評価をすべてのてんかん外科患者に行うべきであるとする議論がはじまっている[6]。米国を代表するてんかんセンターにおいても精神科医の常駐があり，術前の患者全例について精神科的な評価を行いカンファレンスで報告していた。その精神科医がAEDを処方することはなく，精神面の評価と必要があれば治療を行っていた。このように精神科医が容易に参加できるてんかんセンターのシステムを構築することは，わが国のてんかん外科発展のためには必須のことと思われる。

■ おわりに

　てんかん外科で切除の対象となる焦点部位は精神とかかわる場所が多い。一見正常な脳にみえても詳しく調べれば病変を確認できる場合が多いのだが，てんかん外科は人の脳を切除することを許される脳神経外科で唯一の分野である。単に発作消失や手術手技にのみ目を奪われるのではなく，この2症例を通して精神状態のケアも大切であることがわかる。てんかん外科医を志すのであれば，患者の心象風景の変化に早く気付く感性をもつことは，患者のQOLに関する予後においてはきわめて重要である。それは一朝一夕には成らず，てんかん外科のトレーニングの段階から養っていただきたいと切に願っている。

> **編者からのKey sentence**
> ・てんかん外科医を志すのであれば患者の心象風景の変化に早く気付く感性をもつ。
> ・ほかの領域でも患者の微妙な変化を見逃さない努力が重要。

■ 文献

1) Loganathan MA, Enja M, Lippmann S. Forced Normalization: Epilepsy and Psychosis Interaction. Innov Clin Neurosci 2015; 12(5-6): 38-41.
2) Markoula S, Tisi JD, Foong J, et al. De novo psychogenic nonepileptic attacks after adult epilepsy surgery: An underestimated entity. Epilepsia 2013; 54(12): e159-e162, doi: 10.1111/epi.12404.
3) Kanner AM, Balabanov AJ: Psychiatric outcome of epilepsy surgery. In: Lüders HO, ed. Textbook of Epilepsy Surgery. London, UK: Informa UK Ltd, 2008: 1254-62.
4) Glosser G, Zwil AS, Glosser DS, et al. Psychiatric aspects of temporal lobe epilepsy before and after temporal lobectomy. J Neurol Neurosurg Psychiatry 2000; 68: 53-8.
5) Devinsky O, Barr WB, Vickrey BG, et al. Changes in depression and anxiety after resective surgery for epilepsy. Neurology 2005; 65: 1744-9.
6) Koch-Stoecker S. Psychiatric outcome. In: Lüders HO, Comair YG, ed. Epilepsy Surgery, 2nd ed. Philadelphia, USA: Lippincott Williams & Wilkins 2001: 837-44.

VII　てんかん・機能外科手術の合併症と対策

側頭葉てんかんに対する側頭葉切除後の記銘力障害

症例紹介（症例1）

術前判断と治療プラン

　30歳代，女性。右利き。出生時に新生児仮死を指摘されたが，特に発育・発達には問題なく成長した。10歳代前半に体育の授業中に気分不良となり，意識喪失をきたしたことがあったが，放置していた。10歳代後半にも採血を行ったあとに意識喪失を認め，救急病院に搬送されたが，そのときも貧血と診断されていた。20歳代前半に同様に意識減損を認め，このときに撮影したMRIで左海馬硬化症を指摘された。脳波でも左内側側頭葉てんかんを示唆する所見を認めた。その後，抗てんかん薬による内服治療を行っていたが，発作の抑制が困難であり，多剤の抗てんかん薬の投与にもかかわらず上部消化管の不快感を前兆とし，その後，一点を凝視したのち，口をもぐもぐとさせる口部自動症を伴う複雑部分発作が月に1回の頻度でみられ，慢性化した。発作抑制の目的で外科治療を行うことになった。

術前検査所見

　MRI FLAIR法のcoronal viewで左海馬に高吸収域および海馬の萎縮を認め，海馬硬化症と診断した（図1）。脳波では左前側頭部＞

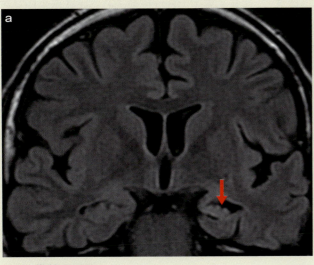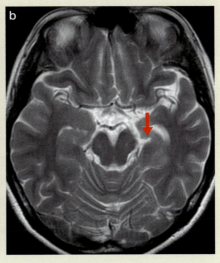

図1　術前のMRI
a：FLAIR法の冠状断。
b：T2強調像で左海馬の萎縮と高吸収域を認める（➡）。海馬硬化症と診断された。

中側頭部＞前頭極の順に振幅が小さくなる左内側側頭葉てんかんのパターンを呈した。脳血流検査では左側頭葉内側部血流低下を認めた。

Wechsler Ault Intelligence Scale-revised（WAISR）によるIQ検査では言語性IQ92，動作性IQ87，全IQ89であった。Wechsler Memory Scale-revised（WMSR）による記銘力検査では言語性記銘力111，視覚性記銘力101，一般記銘力109，注意／集中力79，遅延再生104で記銘力としてはやや平均を下回る結果であった。利き腕が右であることから言語優位側は左側と診断した。

抗てんかん薬に抵抗性の左難治性側頭葉てんかんと診断し，左側頭葉切除による海馬扁桃体摘出術を施行することとした。

手術

左前頭側頭開頭術により，左側頭葉を大きく露出した。側頭葉先端部から35mm後方までの側頭葉外側皮質を切除し，CUSA®を用いて中側頭回の側頭葉白質を吸引除去し，側脳室下角内に到達した。下角内を観察すると海馬頭体部が認められ，海馬に向かい合うように存在し，下角の天井を形成する扁桃体を確認した。扁桃体の下3/4の部分切除を行い，それと海馬頭部を連続させる鉤回を脳室内から吸引除去すると迂回槽のくも膜が確認され，後大脳動脈および動眼神経が確認された。さらに前脈絡叢動脈を確認して，これを遠位にたどりながら本動脈が脳室内に流入する部位であるinferior choroidal pointを開放した。次いで海馬采を鈍的に剥離して海馬裂を開放し，海馬からの導出血管でbasal veinへと流出するinferior ventricular veinを海馬に近い部位で凝固・切断した。この際，海馬傍回を軟膜下に剥離しておいた。

次に術野を海馬体部の背側に移し，海馬と側副隆起間に存在する無名溝で海馬の背側部を離断しながら，最初に切除した鉤回部へ向かって，離断線を延ばした。海馬頭部および海馬傍回を持ち上げるようにして，それらの間に存在する後大脳動脈の分枝で海馬の栄養血管であるmiddle hippocampal arteryを凝固・切断した。最後に海馬尾で切断し，約25mm長の海馬および海馬傍回を一塊に摘出した。その後，海馬傍回を四丘体のレベルまで紡錘状回とともに切除し，海馬尾も側脳室三角部への移行部までCUSA®を用いて切除した。術後のMRI（図2）および術中写真（図3）を示す。

術後経過

術後，特に意識障害や片麻痺などの神経脱落症状は認めなかったが，記憶力の低下を自覚しており，術後6カ月に行った記銘力検査で言語性記銘力92（術前111），視覚性記銘力92（術前101），一般記銘力90（術前109），注意・集中力81（術前79），遅延再生66（術前104）と全項目で低下を認めた。本例については術後3年時にも記銘力検査を施行したが，言語性記銘力78，視覚性記銘力72，一般記銘力73，注意・集中力73，遅延再生64と発作は抑制されているが，術後6カ月時のデータより，さらに低下した。検査内容から言語理解が障害されていることが示唆された。てんかん発作は抑制できているが，患者は日常生活を送るに当たって近時記憶障害が強く，不利益を訴えた。

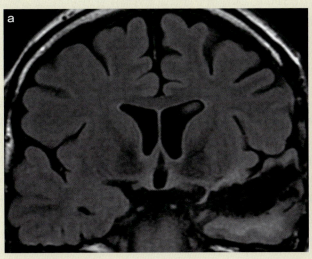
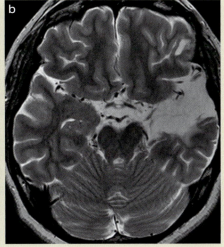

図2 術後のMRI
a：FLAIR法の冠状断。
b：T2強調像で左側頭葉外側皮質が切除され，海馬および海馬傍回が切除されている。

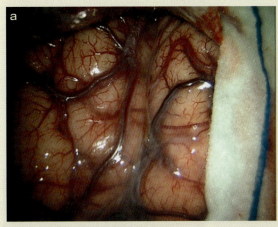
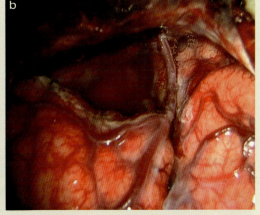

図3 症例1の術中写真
術前後の脳表写真（a：術前，b：術後）で左側頭葉外側皮質が切除されている。

本症例における問題点と対応策

問題点

海馬萎縮および硬化所見を術前のMRIで認めていたので，側頭葉切除による海馬扁桃体摘出を行っても強い記銘力低下を認めないだろうと予想して手術を行ったが，言語優位側の側頭葉切除では術後に言語障害が約14.5％の危険性で出

現することが報告されており[1]，本症例では側頭葉外側皮質の切除による言語機能の低下が言語性記銘力の低下を招いたものと考えられた。

対応策

術前の記銘力，特に言語性記銘力が平均値よりかなり下回っている場合は側頭葉切除による海馬扁桃体摘出を施行しても，術後に明確な記銘力低下をきたすことはないが，MRI上に患側の海馬萎縮，硬化所見を認めても記銘力が維持されている症例では側頭葉切除による言語機能低下の可能性を考慮する必要があると考えられる。このためその後は症例1のような記銘力が比較的，正常に保たれており，手術側が言語優位側である場合は側頭葉外側皮質を温存して海馬扁桃体のみを選択的に切除する選択的海馬扁桃体摘出術を施行することとした。

対策適応例（症例2）

前述のような教訓に基づいて行った左（言語優位側）海馬硬化症による難治性側頭葉てんかん（20歳代，男性。右利き）。

10歳代前半時発症の薬物抵抗性の複雑部分発作を月4回の頻度で認めていた。症例1と同様，脳波では左内側側頭葉てんかんのパターンを示し，MRIで左海馬萎縮と海馬硬化症の所見を認めた（図4）。IQ検査では言語性IQ113，動作性IQ123，全IQ119と平均を上回っていた。記銘力検査では言語性記銘力117，視覚性記銘力114，一般記銘力119，注意・集中力119，遅延再生96と記銘力も正常に保たれていた。

手術は前回の教訓を生かし，側頭葉外側皮質を温存することで言語機能低下を回避することを目的とした選択的海馬扁桃体摘出術を

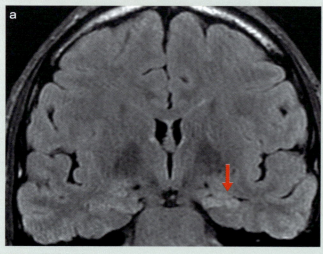 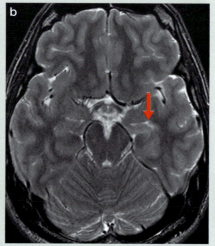

図4 術前のMRI
a：FLAIR法の冠状断。
b：T2強調像で左海馬の萎縮と高吸収域を認める（➡）。海馬硬化症と診断された。

行うこととした．本手術法の一法である経シルビウス裂到達法による選択的海馬扁桃体摘出術を行った[2]．手術は同様の左前頭側頭開頭を行い，シルビウス裂を遠位部から近位部までできるだけ，大きく開放した．この手術操作時に一切，静脈の切断および損傷をきたしていない．島回の最後下方部で島限から2cm遠位部に存在する inferior periinsular sulcus に皮質切開を約15mm設け，側脳室下角内に進入すると海馬およびそれと向かい合うように存在する扁桃体が認められた．その後の海馬および海馬傍回の切除については前述の手術操作と同様である．術後のMRI（図5）と術中写真（図6）で左側頭葉内側部が選択的に切除されており，側頭葉外側皮質に損傷がないことがわかる．

症例1に対する手術法との大きな違いはシルビウス裂を開放して，側頭葉外側皮質を切除することなく，側脳室下角内に到達して海馬および海馬傍回を摘出することにある．術

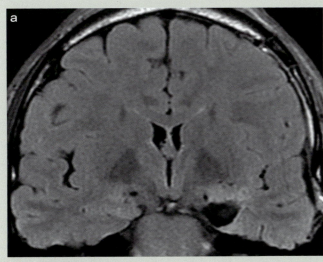
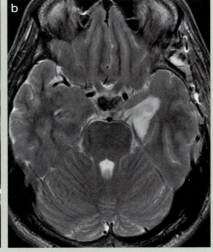

図5　術後のMRI
a：FLAIR法の冠状断．
b：T2強調像で左海馬および海馬傍回が選択的に切除され，側頭葉外側皮質には損傷を認めない．

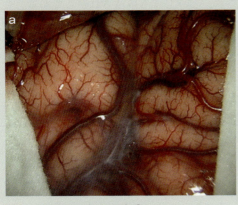
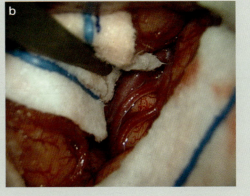

図6　症例2の術中写真①
a：海馬切除前の脳表写真．
b：シルビウス裂を遠位部まで開放している．

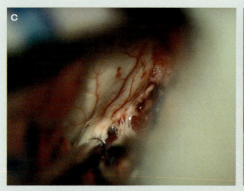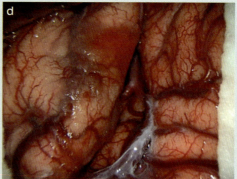

図6　症例2の術中写真②
c：側脳室下角内に進入し，海馬を確認している。
d：海馬および海馬傍回を切除したあとの脳表。側頭葉外側皮質が温存されている。

後，てんかん発作は抑制されており，術後6カ月に行った記銘力検査で言語性記銘力114（術前117），視覚性記銘力114（術前114），一般記銘力116（術前119），注意・集中力119（術前121），遅延再生108（術前96）と全項目で高いレベルで維持された。

考察

側頭葉てんかんの手術法で側頭葉切除による海馬扁桃体摘出術は一般的に行われており，発作消失率も70％近い好成績が報告されている[3]。しかしながら，術後の視野狭窄（上1/4盲）や言語優位側の手術では術後に言語性記銘力低下が出現する可能性が高いことが短所である。これらの短所を回避するために選択的海馬扁桃体摘出術が開発されたが，狭い術野で海馬切除を施行しなければならないため，術者の高度の手術技術が要求され，どうしても敬遠されがちである。今回，側頭葉切除による記銘力低下が顕著となった症例を提示したが，例え1例でもそのような高次機能障害が出現するとできるだけ脳損傷を少なくして治療できる手術法を選択する必要がある。

編者からのKey sentence
できるだけ脳損傷を少なくする手術を目指す。

文献

1) Schwartz T, Devinsky O, Doyle W, et al. Preoperative predictors of anterior temporal language areas. J Neurosurg 1998; 89: 962-70.
2) Wieser HG, Yaşargil MG. Selective amygdalohippocampectomy as a surgical treatment of mesiobasal limbic epilepsy. Surg Neurol 1982; 17: 445-57.
3) Engel J Jr. Surgery for seizures. N Engl J Med 1996; 334: 647-52.

VII てんかん・機能外科手術の合併症と対策

てんかん手術の合併症
脳溝に沿った軟膜下皮質多切術（vertical MST）による脳内出血と脳腫脹

症例紹介

▌現病歴

10歳代半ば，意識消失からけいれんに至る発作で発症，30秒以下の複雑部分発作が頻発。30歳代前半から発作頻度が増え週4回程度となった。発作は，前兆なく突然動作停止し，尿失禁を伴い，ときに転倒する。適切な抗てんかん薬治療に抵抗して発作が続くため，紹介受診した。受診時の抗てんかん薬（1日量）は，カルバマゼピン600mg，フェノバルビタール120mg，クロナゼパム8mg，クロバザム15mgであった。

▌既往歴

20歳代前半に再生不良性貧血。これに対するステロイド治療により20歳代半ばに両側大腿骨頭壊死，20歳代後半に白内障。また，幼少時よりアトピー性皮膚炎があった。

▌検査所見

頭部MRIは異常なし。脳波では両側側頭葉外側広範囲から多棘徐波が頻発し，発作起始部位の側方・局在診断は困難であった。FDG-PET，ECD-SPECTでも局所的異常はなかった。両側広範囲に硬膜下電極を留置し焦点局在診断および電気刺激マッピングを施行した。頭蓋内脳波では非発作時には両側側頭葉の内外側から独立して広範囲にてんかん性発射（epileptiform discharge；ED）を認めた。特に左側頭葉底面後部，右側頭葉底面。左は前頭葉にも波及していた。発作起始時の脳波変化は両側ほぼ同時に出現するがすべての発作でわずかに左内側側頭葉が先行していた。電気刺激マッピングでは，言語優位側は右であった。

▌術前判断と治療プラン

MRI無病変で両側に広範なてんかん原性領域があり根治の期待値は低いが，発作の障害度が大きく，頭蓋内電極抜去時に治療的手術を行う方針となった。左の前頭葉・側頭葉に対し，術中脳波も指標にしながら，切除と軟膜下皮質多切術（multiple subpial transection；MST）を組み合わせる方針とした。

▌手術

左前頭葉眼窩面皮質切除，前頭前野MSTのうえ，上側頭回経由で側脳室下角を開放し海馬表面から脳波測定したが海馬からのEDは顕著でなく，海馬多切術は施行しなかった。さらに海馬傍回・紡錘状回にMST，側頭葉頭頂葉の広範囲MSTを施行した。セボフルランによるED誘発下に，EDがほぼ完全に消失するまで，脳表のみならず脳溝に沿ったvertical MSTを加えた（図1）。

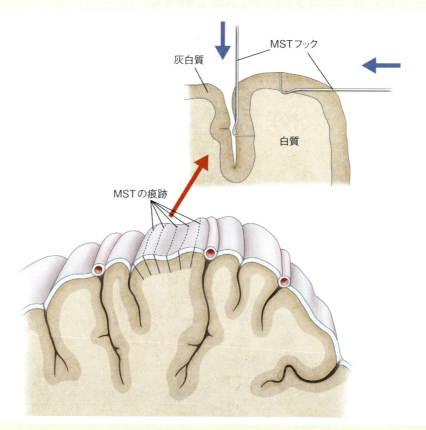

図1　Surface MST（a）とvertical MST（b）の概念図
Vertical MSTではブラインド操作によって，脳溝に沿った大脳皮質にMSTを加える。フックの背部を軟膜に沿わせてフックを深部に進める。

術後経過

　側頭葉頭頂葉の広範囲MSTの範囲に多発性に脳内血腫が生じ脳腫脹をきたしたため（図2），減圧開頭を要した。1カ月後に頭蓋形成術を行い，幸い神経学的後遺症はなく1カ月後に退院した。

　発作は著減したが完全には消失しなかった。脳波では，左側のEDは消失したが，未処置の右側からのEDは術前と同様に続いた。

　当初軽症化していた発作症状は再び失禁を伴うようになり，本人・家族は外科治療の追加を強く希望した。右側は言語性優位側であり，MSTといえども前回と同じように血腫形成や脳腫脹があれば言語障害の後遺障害をきたすリスクが大きく，長期ステロイド服用による組織脆弱性や易出血性も考えられるため，あまり勧められないことを説明した。

2回目の手術

　本人・家族の手術希望は強く，最終的に前回手術から2年3カ月後に右側にも術中脳波に基づき広範囲MSTをおくこととなった。手術では，血腫や脳腫脹をきたさないように特に注意を払い，MSTのフックも通常よりゆっくり進めるようにして，時間をかけて広範囲MSTを施行した。今回も脳表のみならず

vertical MSTを加えた。

術後経過

右前頭葉・側頭葉の皮質下に血腫形成を認めた。術後に，全失語が出現。9カ月後に頭蓋形成術を施行したが，硬膜開放操作は行わなかったにもかかわらず右前頭葉に脳内血腫が形成された。1回目の手術における左眼窩面焦点切除と併せて両側前頭葉障害となり，術後半年ほど異常行動が出現した。通院リハビリテーションを継続し，言語機能は徐々に回復，約1年半で独立した日常生活が可能なレベルとなった。発作は完全消失には至っていないが，著減した（Engel Class Ⅲa）。

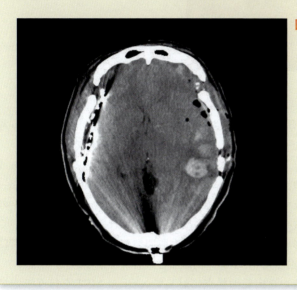

図2　Vertical MSTによる脳内血腫

本症例における問題点と対応策

問題点

手術適応について

抗てんかん薬抵抗性の難治性てんかんである。レベチラセタム，ラモトリギンなどの発売開始前であり，薬剤治療による改善は期待できない状況であった。一方，MRI無病変の両側広範囲焦点例であり，標準的な根治的焦点切除術の適応とはならない。あくまでも緩和的治療であることを十分に説明し，本人・家族とも治療の限界とリスクを十分理解したうえでの手術治療となった。本症例の治療検討時には，迷走神経刺激療法は日本では未承認であった。

MSTによる脳内出血について

MSTの原法では，切開は脳表に露出する脳回にのみ加える[1]。しかし大脳皮質の半分以上は脳溝に沿った皮質で脳表に露出していない。広範なてんかん原

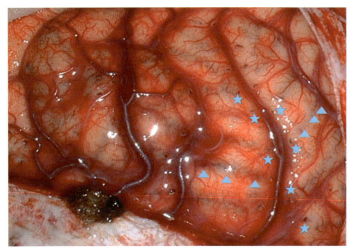

図3 広範囲MST後の典型的な脳表写真（本文提示症例とは別の症例）
MSTフックの刺入点（一部を★で示す），痕跡（一部を▲で示す）と脳溝に沿ったくも膜下出血を認める。

性領域に対処し発作抑制効果を高めるために，脳溝に沿ったMST，すなわちvertical MSTが提唱された[2]。また，そのほかの変法も提唱されている[3]。

脳表に沿ったMSTでは，MSTフックによる皮質や軟膜血管からの出血があってもフックの刺入孔から血液が排出されるので，部分的なくも膜下出血とはなっても大きな脳内血腫を形成することはまれである（図3）。一方，vertical MSTの場合には，脳溝深部の皮質や軟膜血管からの出血が排出されにくいため，厚いくも膜下血腫や脳内血腫を形成しやすい。また，大脳間裂面皮質や大脳底面皮質に対するMSTでも，脳表に沿ったMSTより出血などの合併症が多い[4]。

本症例では1回目の手術から広範囲焦点に対してvertical MSTを行う予定であったため，脳溝深部での出血をきたさないように特に注意を払って慎重にMSTフックを操作した。特に2回目の手術では，両側障害となるリスクがあったため特に慎重な操作を心がけた。それにもかかわらず骨片除去を要する脳腫脹をきたしたのは，vertical MSTに本質的に伴うリスク以外に，患者要因，すなわちステロイドの長期使用による組織脆弱性，易出血性があったものと考えている。通常の頭蓋形成術で右前頭葉内出血をきたしたことも，組織の脆弱性・易出血性が関係していた可能性が考えられる。

対応策

もし同じ症例が来たらどうするか？
①新規抗てんかん薬を含めた抗てんかん薬の調整を行う。レベチラセタム，ペランパネル，ラコサミドなどを含め，異なる作用機序を組み合わせた合理的多剤併用も考慮する。
②同時に迷走神経刺激療法を開始する。
③食事療法（修正アトキンス食療法）を検討する。
④ステロイド長期使用というリスクを評価する。MSTのように手技中の小出血の可能性が高く，自然止血を利用する手技は，ステロイド長期使用者ではきわ

めて高リスクになるので，慎重な適応判断を行う。
⑤本症例のようなステロイド長期使用例でなければ，両側MSTは最終的に試みる手段として検討の余地はある。ただし，今日では，施設内倫理委員会で事前検討を受けることも検討する。
⑥易出血性や組織脆弱性がある場合のMST手技について。個々のフック刺入操作後にエコーで血腫形成の有無を確認，血腫形成があれば摘除し，それ以上のvertical MSTは加えない，などの対応が必要と思われる。

> **編者からのKey sentence**
> ・ステロイド長期使用例では止血機能が低下する。
> ・新しい技術が未認可であれば慢性疾患では認可まで待つことも可能。

■ 文献

1) Morrell F, Whisler WW, Bleck TP. Multiple subpial transection: a new approach to the surgical treatment of focal epilepsy. J Neurosurg 1989; 70: 231-9.
2) Hufnagel A, Zentner J, Fernandez G, et al. Multiple subpial transection for control of epileptic seizures: effectiveness and safety. Epilepsia 1997; 38: 678-88.
3) Ntsambi-Eba G, Vaz G, Docquier MA, et al. Patients with refractory epilepsy treated using a modified multiple subpial transection technique. Neurosurgery 2013; 72: 890-7; discussion 897-898.
4) 清水弘之. てんかん外科におけるMST(multpile subpial transection)の意義―現状と展望を踏まえて―. 脳外誌 2002; 11: 389-95.

第VIII章

対策のまとめ

VIII 対策のまとめ

合併症を起こさないための手術教育

岡本新一郎　医療法人清仁会亀岡シミズ病院

合併症リスクと教育

　患者が求めているのは安全で完全な手術で，期待に応えられる十分な技量をもった熟練外科医とそのチームによる手術である。熟練外科医には期待に応える責任がある一方で，その最良の手術を将来にわたってすべての患者が受けられるように，後継者を育成する責任もある。技術を伝承するためにはいずれかの時点で若手に執刀を任せなければならないが，そのために合併症が起きたり，不十分な手術に終わることは避けなければならない。残念ながら，このような事態が現実に存在することは事実である。

　手術合併症のリスクを高める要因は，手術を受ける患者側にも，術者を中心とした医療者側にもあるが，術者の育成という観点からは，やはり術者個人の要因が大きいと考えられる。なぜなら，技術の習得にはいわゆるラーニングカーブという特性が付きまとうからである。ラーニングカーブの特性とは，経験が増えるほど失敗が少なくなる，つまり，失敗は未熟なときに起こりやすいということである。ラーニングカーブ初期の合併症リスクを増やさずに手術の教育を行うには，どうすればよいかということが問題になる。

　十分な技量をもったマスターサージャンでも，教育のしかたによっては修練者による合併症を防ぐことはできない。単純に教育すれば合併症は起こらなくなるとは必ずしもいえないわけである。

「手術」教育の目的

　教育というのは，教える者と教わる者の間で成り立つものであるから，その両面を区別して考える必要がある。「指導者の側の問題」とは，指導者がなにを，いつ，どのように教えるか，そしてその結果をどのように評価するかということである。指導を受けるうえでの修練者の心構えや資質は，あくまでも「教育を受ける側」の問題であり，それを指摘すること自体は教育にはならない。

　「外科医」として求められるものの根本は，なんといっても手術に関連したものであり，端的にいえば手術がうまくてよく治るということである。ほかにどれだけ優れた資質をもっていても，手術が下手では優秀な脳神経外科医とは決して

いえない。従って，手術が上手で優秀な脳神経「外科医」を育てるという手術教育の目的からすれば，技術向上のための教育は最も根幹部分であるといえる。

みせるだけの「見取り稽古」は「教育法」ではない

　ここで取り上げる「手術教育」の中心は，技術の伝承であり，実践教育である。技術の伝承や修得はすべて，最初は指導者のやりかたをみて真似るところからはじまる。いわゆる見取り稽古である。工芸，スポーツ，芸術など多くの技術伝承の場では，弟子はみて真似ることからはじまり，自分の技は試行錯誤を繰り返しながら自分で磨く以外にはないと考えられている。従来の手術教育も似たような方法で行われることが多かったし，今でもそのような教育法をしている指導者もいる。しかし，手術が工芸・スポーツ・芸術などとまったく異なる点は，後者が個人の技量の完成自体を究極的な目的としているのに対して，手術の習得はその完成を他者である患者のために役立たせることを最終的な目的としている点にある。前述のように，未熟なままの手術は術者の意図がどうであれ，患者を傷つける可能性があり，修練過程におけるむやみな試行錯誤は倫理的に許されない。

　はじめに「みせること」，特によい手術をみせることは手術教育にとって欠かせない。しかし，ただみせるだけでは本格的に実践させることにはならず，十分な教育とはいえない。見取り稽古というのは，技術習得法として重要ではあるが，これはあくまでも習得法であり，決して指導法ではないのである。

鉄は熱いうちに……

　きちんとした実践教育を受けていないものは，やむなく試行錯誤を繰り返すことが多くなる。修練の初期に付いた悪い癖は，なかなか治らないものである。従って，自己流にならないように，実践教育はなるべく早くはじめるほうがよいと考えられる。それには，執刀を許可する条件をあらかじめはっきりと示し，担当医としての仕事ぶりを観察するなかで，条件を満たしたものには卒後年数にかかわらず積極的に執刀させるのがよい（表1）。ただし教育である以上，任せきりにするのではなく，いつでもただちに交代できるように，必ず手洗いをして背後で見守ることが不可欠である。

・患者に対する責任感と逆境に耐える精神力・体力
・手術チーム内での協調性とリーダーシップ
・疾患，解剖についての十分な知識
・術前カンファレンスでの適切なプレゼンテーション
・部長の直接指導下での3回以上の助手経験

表1　執刀条件

どう教えるか

　安全で完全な手術を習得するために本当に大切なことは，実際に手術室でみたり触れたりしなければわからないことがほとんどである．従って，手術教育の根幹となるのはなんといっても手術室での実地教育になる．

■ まずみせる

　最初の段階は，教える側からいえばまずは「みせる」，習得する側からみればまずは「みる，真似ができるようにみる」ことが基本になることは当然である．もちろんよい手術をみせる，真似をしたくなるような意欲のわく手術をみせることが大事になる．よい手術の要件とは，次の3つである．
①中途半端でなく，目的を完全に達成できる手術
②名人芸を要したり，あえて危険を冒すことのない，誰もが無理なくできる手術
③ゴールを見据えつつ，危険を避けるために手順をきちんと踏んでいく手術

　修練者にとっては見取り稽古でも，指導者の立場では，みせる段階は重要な教育機会である．この段階である程度要点を解説することは，のちに執刀させる際の修練者の理解を助ける．教えるべき大切なことはなにか，修練者がみるだけで気付かない点はどんなことかを，指導者自身が理解していなければ，もちろん教えることはできない．また，術中に解説できる余裕をもたなければならない．

■ やらせてみる，真似させる

　次の段階が「やらせてみる，真似させる」である．前述の執刀条件を満たしたと評価できるものに積極的に執刀させる．セッティングや体位・頭位の取りかたから，個々の手技・操作まで，手術室内で行うすべてのことにおいて，どうしてそうするのかという理由や意味があるが，ただみているだけでそのやりかたの意味や理由まで理解することは簡単ではない．その理解がなければ，「真似る」は単なる「猿真似」になる．実践しているその場で，「なぜそうするのか」，「なぜこのことが大事なのか」ということを口頭で伝えることが大切で，それを教えることによって理解が深まり，習得の効率が上がり，無用の錯誤を避けることにつながる．また，のちになにか問題に直面したときに応用が利く．いわゆる手取り足取りとはまったく意味が異なる．

　やらせてみて行き詰ったときは，最善の教育機会である．この機会を逃さないためにも，必ず一緒に手洗いをして，傍でみることが重要になる．このように，指導が必要な場面でその場で指導するのが"On the scene coach"である．"on the scene coach"には，表に示すような非常に大きな利点があり，欠点を補って余りあると筆者は考える（表2）．

　行き詰る前からああしろ，こうしろと1つ1つの操作を指示することは避けなければならない．また，行き詰っているからといって，ただちに次に行うべき操作を指示するべきではない．まずは，どうすべきかを考えさせることが重要である．正しい答えが出てこないときは，後述する交代条件に従って交代を命じる．

表2 "on the scene coach"の利点

- 重要なポイントを確実に伝えることができる
- その場でフィードバックできる
- 初心者がどこでつまずきやすいかわかる
- なにを特に教えなければならないかがわかる
- 経験不足や未熟による合併症を減らすことができる

　指導の内容は，なぜ行き詰っているのか，その理由を教えることである。これを続けることによって，修練者は「行き詰らないようにするにはどうすべきか」ということを自ら考えながら手術をする習慣が付いてくる。具体的な操作の指示をすることはなるべく避ける。それは修練者の自主性を阻むことになり，指導者にそのつもりがなくても依存的にさせ，いつまでも自分で決断できず，その都度許可を求めるようになる。逆に，順調に手術が進行しているときはその理由を自覚することは少ないかもしれない。そのようなときは，手術終了後にうまくいったわけを説明すると，一層効果的であると思われる。

■■ 交代条件

　交代条件（表3）をあらかじめ決めておくことは，指導者にとっても修練者にとっても，非常に大切である。これを決めておかないと，ついつい手出しをすることになり，結局手取り足取りという批判を受けることになってしまう。特に修練者が失敗を犯しやすいのは，基本を守っていないときである。交代条件に触れるとは，そのままやらせれば患者を危険にさらすということである。交代条件に触れれば，ただちに忠告し，修正されなければ断固として交代を命じなければならない。

　交代を命じられて，一層真剣にみるようになるものは将来が大いに期待できる。慎重に正しいステップを踏んでいるときは，単に時間がかかりすぎることや，あらかじめ決めていた制限時間を超過したことを理由に交代を命じるべきではない。操作に慣れてくればかかる時間は自然に短縮される。慎重なものは将来期待できると考え，忍耐強く見守りながら待つべきである。

■■ 交代したら

　途中で交代した場合は，その理由をあとできちんと説明することも，教育上の配慮として非常に重要である。また，この間の一部始終を音声入りでビデオに撮っておくと，交代の前後をあとから繰り返し見直すことができ非常に有用である。

- 基本操作をおろそかにする
- 予想したピットフォールに落ちかける
- 次になにをすべきかわからず右往左往する
- したことがないことを自己流でやりはじめる

表3 交代条件

若い人は交代を命じられるような状況では舞い上がっているので，あとから冷静に振り返りながらもう一度見なおすチャンスがあるというのは，音声入りビデオの独特な効用である．

なにを教えるか

前述した，いい手術とはなにか，それを達成するためにはなにが大切かということを，実際の手術のなかではっきりとわかるように，具体的に教えなければならない．教えるべきことは，次の3点である．もちろん，それぞれの具体的な中身を指導者自身がよく理解しておく必要がある．
①基本の大切さとその理由
②誤りやすい点と，それを避けるための方法や踏むべき手順
③みているようでみていない大切なポイント

なかでも基本を守ることは，いくら強調してもしすぎることはない．多くの失敗は，基本をおろそかにすることから生ずるからである（表4）．

特に見落とされがちな点は，常に清澄な術野を保つための具体策（表5）や，何気なく使っている綿片には実は多様で大切な役割があるということ（表6），そして，左手が広い術野や清澄な術野の確保に必須の役割をしていることなどである．

綿片は，脳表をカバーして保護するためだけに使われるものではなく，さまざまな役割をもっている．これらの役割を意識して，目的にあった方法で綿片を活用することが大切になる．綿片の出し入れをsmoothに行えるよう，綿片のつかみかた，術野への入れかた，さらに綿片への吸引管の当てかたにも，工夫と慣れが必要になる．吸引管は，常に術野のなかに固定され，その先は必ず綿片に当たっていることが大切である．

表4　マイクロサージャリーの基本

①みえるところだけで操作する．みえないときは，
　・組織を動かす前にまず顕微鏡光軸を修正して自分が動く
　・適切な方法で術野を広げる（切開範囲修正，脳べら修正，腫瘍の内減圧など）
　・術野を清澄に保つ
　・綿片の役割を理解し活用する
②1つ1つの動きを小さくする
③両手で操作する．特に左手（右利きの場合）の役割をおろそかにしない
④手術器具・材料を，その特性を活かすように適切に使用する
⑤全体の解剖を想定しつつ，局所の解剖を「観る」
⑥全体の流れのなかでなにをしているのか，流れを滞らせる要因はなにかを理解する

表5 術野を清澄に保つための要点

- 確実な止血をして次のステップへ進む
- 綿片で保護して出血を防ぐ
- 術野外からの流れ込みを防ぐ
- 髄液中への血液拡散を防ぐ
- 洗浄と吸引廃液は同時に行う
- 吸引は必ず綿片を介して行う
- 血液で汚染された綿片を術野に放置せず捨てる

表6 綿片の役割

- 組織の保護（脳表，くも膜など薄い膜，血管，神経を保護）
- 効果的な鈍的剥離
- 病変の隔離
- 術野スペースの確保（吸引管や脳べらとのコラボレーション）
- 術野を清澄に保つ
- 吸引の効率を上げる
- 圧迫止血
- 出血点の同定

執刀を任せる判断基準は？

　到達度の評価は重要な問題である。特に今後，術者を限定するような方向に向かうことがあるとすれば，技能を公平に評価したり，適正に術者を選抜するためには避けて通れない課題であると思われる。また，教育方法を改良していくためにも，指導結果をなんらかの方法で評価することは重要になる。

　執刀を任せる判断をするには，やはり技術の習熟度に関する一定の基準（表7）を決めておくべきである。どの術式は何年目とか，経験数が何例などという基準は役に立たない。明確な根拠をもって判断することによって弟子を信頼できるわけで，そうでなければ単に弟子を信じることになってしまう。弟子を信頼することと信用することは別である。

表7 執刀を任せる判断基準

①基本を守った手術ができている
②全体を見渡して，次になにをしようとしているのかがわかる手術をしている
③自分の限界を認識している
④助手に対して適切な指導ができている

おわりに

　手術合併症を冷静に検討し，その回避策を同僚や後輩に伝えて注意を喚起することが，患者の福祉に寄与することは間違いない。本稿では，手術教育の観点から，既知の合併症を防ぐために指導者が配慮すべきことを述べた。その1つが，「誤りやすい点と，それを避ける方法・手順」を教えるということである。一方，合併症には，それまで誰もチャレンジしなかった困難な手術に取り組んだり，新たな術式を編み出そうとしたりしたときに起こるものもある。その原因が未知のままだとすれば，「これ（以上）はしてはいけない」ということを伝えなければならない。

　しかし，そのようなことは真の意味での開拓者仲間に向けて発せられることで，手術教育の問題とは意味合いが多少異なると思う。教育するものにとっては，よい手術をみせ，「こうすれば，安全に，ここまでできる」というポジティブなメッセージを修練者に伝えることがより大切であることを，最後に指摘しておきたい。

VIII 対策のまとめ

脳血管障害手術などの ローカルルールと合併症の回避

石川達哉　秋田県立脳血管研究センター

ローカルルールとはなにか

　医療を取り巻くさまざまなことがらにおいて，各施設の独自のローカルルールとなっているものがある。

　それらはディテールやニュアンスに富んだものであり，エビデンスにならない，あるいはなりにくいという性質をもつ。出身医局の伝統やら，若い頃からの習慣といったことが根拠となり，これをやっておかないと気がすまないという古くから習慣化したものである。でも科学的な正当性を示せと外部の人間などからすごまれたときには，あまり自信をもって正当性を主張できない。それらのたぐいのものを筆者はローカルルールとよんで，より普遍的になって現在あまねく受け入れられているルールと区別している。まあ日本語でいえば「各施設での独自の運用」という言葉に近いかもしれない。こういったローカルルールは合併症の回避に役立っているのだろうか？　それとも合併症発生の温床となるものなのだろうか？

　こうしたローカルルール，特に古いルールの多くは，開頭での全除毛のように有益でない（とわかった）ものも多い。外部から入ってきた人間がその因習性ともいうべきものに気がついて，不要なものは打破するか，あるいはある程度妥協しつつも改変されてきた。最近のエビデンスベイスドメディシンの流行のなかでは，外部から出されてくるいろいろな科学的根拠やガイドラインという外力（よきにつけ悪しきにつけ，黒船）がそのローカルルールを否定・破壊している。それはグローバリズムで破壊される地域社会とまったく相似形である。でもあまり問題意識がないままに，「うちはこういったやりかたでやっているから」，と説明を受けると，「ふーんそうなんだ」，と納得して，次第に馴染んでしまうようなそんなものでもあり，それなりに住み心地がよくできている。壊したと思ってもまた頭を持ち上げてくるような，なかなか手ごわいものもある。また一方で普遍的な有効性が認められていても，無反省に独自の運用に慣れていくと，本質が失われたローカルルールに堕してしまう。

　確かにほとんどの古いいろいろな「因習的慣習」ははずしてみてもなにも変わりはなかったということが多い。でもエビデンスとはいえ，いろいろな条件のなかで成立したものであり，*in vitro*のような普遍的条件などはありえない。そのある意味「特定の条件下で証明されたはずの」エビデンスが自分のローカルな施設に適用してもいいのだろうか。都合がいいものは強引にもってきて，都合の悪

いことはいろいろ理屈をこねて適用しないようにしているだけではないだろうか。

エビデンスというのは簡単ではあるが，世のなかにはよいのか悪いのか，正しいか正しくないか，証明をするのが難しい事柄がたくさんある。ローカルルールのなかでも執念深いのはそういった輩である。ときとして亡霊のようなものであり，どうやって立ち向かっていったらいいのだろうか。それは次章・次々章で述べる。でも，なかには守護霊みたいなものもあって，お祓いしたら幸運が逃げてしまったりもするのかもしれないので注意しよう。それについては最後の章で述べる。

因習をたたき潰す

あえて具体例は出さないが，合理性がなくて，イライラするようなローカルルールがある。だいたいは前に長くいたボスたちが作り上げた習慣である。ボスが個性的であるほどそのローカル性は強いという特徴がありそうな気もするが，証明したわけではない。とりわけ「個性的なボス」とはなんぞやのそもそも定義が難しそうだし。

いやはや医療者はほとんど呪術者がその起源ではあるし，やっていることも現在でもなおほとんどそれに近いと思うのだが，科学者としての誇りが変にあったりもする。突くとすればこの一点である。類似したエビデンスやガイドラインを探しだしてきて，適用する。ボスクラスの人を除いて大概はそのルールの馬鹿げたところに気がついているので，すっと協力が得られることが多い。協力が得られない場合は，エビデンスなどこちらにもないのだから，好きか嫌いかの勝負に持ち込むしかない。しかし実はこういったことは，権力闘争の一部として行われることが多いので，履き違えると変なほうに進むので注意されたい。

特にボスの力が依然として強力な場合には，信仰のようにローカルルールを順守して，ボスに気に入っていただくほうが保身のためにはよいだろう。そうすればなにか合併症が起こっても自分のせいにはならないで守っていただけるということが起きる。ボスが死滅するのをじっと待つのだ。そう，マフィアの世界と同じで，しきたりから足を踏み出してはいけないのだ。ボスが死滅する頃にはあなたもすっかりその因習の信奉者となっているかもしれないし。

ローカルルールを守れるかどうかというのは，組織への忠誠を試されているという側面があることも注意しよう。組織って怖いからね。

煩雑なルールを見直す

確かにいちいち合理的であるがために反論は難しいが，そこまでやるの，といったルールもある。特に医療者特有の善意や正義から生まれているものについ

ては，はなはだ論破が難しい．経営的視点，いわゆる金の話，どれだけ節約できるか，にもっていくことも手ではあるが，見返りが出せない場合はかえって感情を逆なでしてしまうことになる．

脳研ではインヘミをしょっちゅうやるが，前頭洞が開放されたときの処置として，イソジン®で前頭洞内の消毒，開放後の手術器械の入れ替えなど，けっこう面倒なことをしていた．その習慣は筆者も昔からやっていたので違和感はそれほどなかったが，確かになにか無菌処置が不十分だなと思っても，感染を直後から起こしたようなことはなかったので，必要ないのではないかと感じていた．そこで面倒なのでやめてみないか，と提案したが，「感染が起こったらどうするのですか？」と，看護部からの抵抗が思いがけず強かった．正論であるし，「なにか起こったらどうするんだ」という思考停止は，ジョーカーのような強さをもつ．でもそこでねばってみる．耳鼻科領域の論文を調べると正常の前頭洞は無菌らしい．そこで看護部に看護研究の提案をして，研究として手術時に前頭洞の細菌培養をしてもらった．10例ほどやってみたら，前頭洞炎があった1例を除き，菌は検出されなかった．そこで消毒やら器械の入れ替えは特殊な場合に限ることができるという納得を得て，今までの積年のルールはあっけなく消滅してしまった．

看護部は看護研究ができたし，筆者は煩雑な手技を削減して，病院としても持ち出しを減らすことができた．今のところわかっている限りではあるが，なによりも大事なのは患者に害をなしていないことである．

正義と善意は疑ってかかるに越したことはないのは真理である．正義を旗印に行われていることでは，誰が得しているかを見透かすのは大事だけど，過剰にやると味方をなくすことになるので注意しよう．

ローカルルールにしかなりえないものを大事にする

お正月の初詣はご利益のエビデンスがあるかどうか？ 理屈では無駄だとわかっていてもやらないと気持ちが悪い．こういった習慣に付随する心理的影響，肯定感がよいほうに物事を動かしていくということもあるに違いない．例えば手術前のお祈りはどうだろうか？ お祈りをしながらイメージトレーニングをする習慣がついていれば，それをするなというのはおそらくはマイナスの結果を生むだろうと思う．

脳血管攣縮の治療に関しては，よいと思われることを予防から治療まで，複数組み合わせて行うことが多い．それだけに個別の治療からなにが最も影響力があるかということに関しては，謎に包まれている．くも膜下腔の血腫は術中に積極的に除去すべきだというのと，侵襲的なのですべきではない，という議論は学会でも永遠にかみ合わない．これについては標準化できない手技で日常の臨床が行われていることから生まれる限界なのだと思う．そもそも外科的手技を標準化すれば，手技自体は誰でもできるように，平均水準あるいはそれ以下の水準に落とさなければならない．でも一方で外科的なことは高い技術水準でやることにその

存在意義があるというのも間違いではないし，そうしなければ外科医としての進歩も生まれない．

　2011年に秋田で南十字星手術研究会という研究会を担当して開催した．主題は「ローカルルールとその根拠」であり，各施設での細かい差異にスポットを当てようと思った．その学会でわかったことだが，各施設が当たり前だと思ってやっている治療には大きな差異があることをあらためて確認した．脳研の売りであるhyperdynamic therapyもいわばローカルルールであるし，これを治療として成立させるためには，ほかの検査や治療法の組み合わせなどいろいろな条件があるのも確かである．脳血管攣縮の治療においてはnormovolemiaの維持，塩酸ファスジルの予防的投与と，血管攣縮時の動注が今はある程度スタンダードとして残っているが，ほかの治療はカオスのなかに埋もれて，ローカルルールを打破したり，変更したり，評価したりするのには大きな障害があるというのが現状だろう．

　こういった複合的でなにがよいのか決めきれないような治療は，ある程度批判的な姿勢をもちながらも，ローカルルールを尊重してやっていくしかない．変えるときにもなにかを少しずつ省いたり，徐々に新旧交代してやっていくしかないだろう．筆者の経験からしかいえないことであるが，spasm治療は解決された，と思うほどspasmがなくなってしまうこともあれば，流行病のように立て続けに起こることもある．同じ治療をしていても最終的には（今は若い先生に嫌われがちな）患者管理の熱意の総量が予後を規定するのではないか，と思うこともある．研修医が替わって微妙に病棟管理のやりかたが変わると，spasmが発生しやすくなる（ような気もする）．ある程度定着した施設のローカルルールをリスペクトすることは，ご先祖様の霊を守るようなもので，かなりの程度は役に立つものである．

　標準化の難しいローカルルールは，信仰のように守り続ける必要があることもある．数年では古いしきたりにすぎなくても，四半世紀以上守り続け，常に手入れを怠らなければ伝統に化けることもある．そうなったらしめたものである．

おわりに

　身の回りを振り返ると医療の現場はたくさんのローカルルールが支配している．それらをやめた，と切ってしまったら，おそらくその組織における医療は成立しなくなるだろう．ローカルルールでも普遍性があり，有用なものはたくさんある．でもルールに慣れて埋没すると，（常識・非常識の境界もかなりグレーで，恣意的に変動するものではあるのだが）とてつもない非常識なことをやっていることもある．ルールの根拠と合理性を常に問いなおし，ルールとそれを声高に叫ぶ人に振り回されずに，コントロールできるようにしなければならない．

VIII 対策のまとめ

脳神経外科手術の失敗学

井川房夫　広島大学大学院医歯薬保健学研究院脳神経外科学

　脳神経外科の歴史は，経験と技術のある一部の術者しかできない手術（アート）を標準的な脳外科医が安全にできる手術（サイエンス）に変換する作業の繰り返しであった。一術者あるいは一施設の優れた方法は，論文，成書，学会，見学，研修，手術指導などを通して広がり，その過程でその手術に関するさまざまな合併症対策やリカバリー方法は個人や小グループへのみ伝承されてきた。しかし，この方法は決して効率的とはいえず，ICTが発展した現在では，求める情報をもっと簡便に，しかもリアルタイムに共有できる環境やシステムが必要である。

　一方，近年，術前3D画像によるシミュレーションやナビゲーション，モニタリング，術中画像，動画記録など科学技術の進歩により脳神経外科の手術アプローチ方法，テクニックは飛躍的に発展してきた。同時に，定位的放射線治療や血管内治療も発展し，開頭手術を行わない非侵襲的治療が広く行われるようになってきた。今後，手術適応はより厳密となり，かつ安全確実な手術が求められるようになるため手術経験値の減少は必至であり，個人や小グループでのトラブルとリカバリー方法の経験や伝承では途絶する危険性さえある。従って，特殊な手術トラブル経験やリカバリー方法は動画記録で保存し，将来，脳神経外科医がいつでも閲覧できるシステムが必要と考えられる。日本の脳神経外科の技術は世界でも評価されており，日本のみにこだわらず広く世界に発信されるべきと思われる。米国脳神経外科学会（American Association of Neurological Surgery；AANS）では，YouTubeを利用して動画を公開しているが，トラブルの動画はない。日本は1例1例に時間をかけながら丁寧に手術をしており，日本以外の国と比較するとトラブルに対してその原因と対策を追及し，改善しようとする文化と国民性がある。従って，日本の手術トラブルとそのリカバリー方法を世界に共有，公開することは日本の脳神経外科の果たすべき役割と思われる。

失敗学とは

　失敗学とは，畑村洋太郎先生が発案した，失敗を積極的に学ぼうとする学問である[1-4]。失敗学では失敗についてのみかたとして，その積極的な取扱いが必要とされる。つまり，うまくゆく方法を教えるより，まずくなる道筋を教えるほうが効果が大きく，失敗をしなければ受け入れの素地としての体感，実感は得られないという考え方である（図1）。しかし，失敗には許される失敗と許されない失

敗があり，許される失敗は成長と進歩に必要なもので，許されない失敗は同じ失敗を繰り返すものである．従って，失敗をマイナス面からだけみず，プラスに転化する努力が必要とされる．

人はなぜ失敗するのか？　失敗には必然性があり，失敗を予測できるのに防げないのは，防げないのではなく防ごうとしていないからである．つまり，失敗の素地を放置し，予兆を無視し，顕在化しなければそれでよしとする力が働くからである．予想できるはずの失敗理由として，①自分たちの失敗とは認識していない，②真剣に失敗を予想しようとしていない，③自分のところで起こるはずがないと勝手に思いこむ，などが挙げられる．自分が経験（失敗）したことを他者に伝えることは非常に困難とされる．失敗は伝えようと努力しても，受ける側の問題意識が希薄だと，簡単には伝わらないと認識して，失敗を知識にして，脈絡を同時に伝えるようにすべきである（図2）．

また，産業の成熟とともに脈絡の成長と衰退が起こり，成熟すると余計な選択肢は切り捨てられ，脈絡は単線化し，予期せぬ外乱で破滅するとされる．つまり，局所最適が全体最悪をもたらすのである．従って，全体を知り，その関係で自分の仕事をする人間を育てるほかに王道はないとする考えかたである（図3）．管理の強化では失敗は防げず，管理を強化すると形骸化し失敗を隠すので，結局同じ失敗を繰り返すことになる．社会が依存し，影響が大きく，危ないのは，原子力・半導体・大量輸送機関・食品・医療とされる．これは医療分野でも当てはまり，過去の失敗経験を将来に活かせるシステム作りが必要と考えられる．一方，失敗を俯瞰できるのはトップのみであり，失敗かどうかわかり，修正できるのもトップのみであるため，トップの責任は大きく，トップこそが認識すべき学問である．

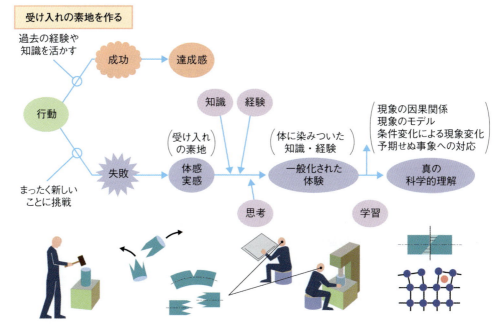

図1　行動の必要性

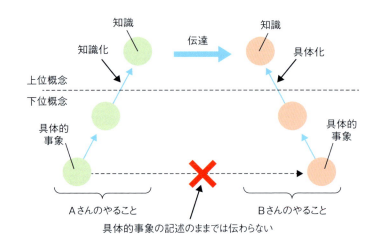

図2 事象の知識化

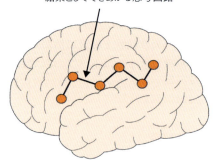

図3 自分で考える重要性

　失敗を活かすための工夫として，原因究明と責任追及とを分離することではじめて真の原因究明ができ，免責，司法取引，懲罰的賠償は必須とされる。また，すべての基になる失敗知識のデータベース作りが必要であり，知識と体験を与える場，例えば失敗博物館のような施設が有効とされる。あるいは，失敗を活かすと得になるようなしかけが必要とされる。

経験共有と失敗学

　脳神経外科医の仕事はさまざまなリスクをヘッジして少しずつよい結果を得ることであり，転帰を1％でも改善していくことである．例えば，両側前頭開頭後の視力障害，場合により失明がある．頻度は1％以下であるが重篤な合併症であり，原因は皮膚弁で眼球圧迫による虚血性視神経症，網膜中心動脈閉塞症などとされる．その対策として，皮膚弁による過度な圧迫を避けることが提唱されている[5, 6]．しかし，頻度がまれでありこれを知らないがゆえに，世界中のどこかで繰り返されている．

　極端に経験の多い術者しか知らない合併症やそのリカバリー方法もあり，患者の転帰を改善するためには，まれな合併症も知っておかねばならない．まれであるが重篤なもの，重要な経験は脳神経外科全体で共有すべきで，忘れ去られないように後輩へ伝えるべきである．失敗すると人間は「しかたない」「想定外」という言葉で正当化するが，原因のほとんどが，無知，不注意，誤判断で予測し防げることが多い．失敗は伝えようと努力しても，受ける側の問題意識が希薄だと，簡単には伝わらない．だからこそ，謙虚に問題意識をもって，自身や他人の経験（失敗）から学ばねばならない．今後は，治療方法が進化するにつれ，新たな失敗とそのリカバリー方法も開発されていくことが予想され，止まらない進化が必要となる．

手術におけるイメージのもちかた

　アマチュアゴルファーは，ハザードを意識すると，吸い寄せられるようにボールがハザードに入ってしまうといわれる．失敗のネガティブなイメージをもつと無意識に失敗してしまうといわれ，イメージしないほうがいいという意見もある．しかし，すべてのリスクを考慮したうえで最良の方法を選択するのがプロである．あらゆる失敗のパターンを把握して，ポジティブな準備をすることが重要と考えられる．一方，手術では，絶対に失敗は許されない．従って，すべてのリスクを考慮したうえで，最も安全で効果的な方法を選択する．手術の難易度が高くなればなるほど，それ相応のリスクを伴うため，リスク評価と回避方法，起こった場合のリカバリー方法の重要性が増す．外科医にとって無知は罪であるが，経験もなく，聞いたこともないことは想定不可能で，いかに多くの失敗を想定できるかは他人の経験を自分のものとして認識したかどうかによる．理想的には，術前に患者要因，画像情報，術者を含めた環境要因など考えうる要因をすべて検討，リスクヘッジし，リカバリー方法をイメージしておく．実際の手術に当たっては，ポジティブな成功のイメージをもち，全力で手術全体に集中することが重要と考えられる．

手術のリスクマネジメント

　術者ができあがったものを部下に伝えようとしても伝わらない（図4）。結果として伝わった状態を作ることが，「伝わる」ということである。伝えられる側が離れすぎていると伝わらず，伝えられる側が伝える側の近くまで登り，「むしり取る」姿勢がないと十分には伝わらない（図5）。部下がプロ意識，使命感を持ち，目標を設定し，むしり取るようにすると伝わり，自分の糧にして成長できる。従って，早期に戦略的に失敗（経験）することにより，「むしり取る」「盗む」という技術の伝承が可能になる。しかし，実際の手術ではバランス，時期，程度，判断が難しい。手術では，術者は「不運はしかたないと思い，幸運を実力と勘違いする」傾向があるが，そうではなく，失敗したことを謙虚に学び「不運を幸運に変える」姿勢が大切である。手術はあまりうまくいかなかったが，ラッキーで患者に新たな症状は出ず，結果オーライな場合，失敗の経験と考え修正する態度が必要である。つまり「幸運を実力に変える」考えかたが大切である。

　手術の失敗について原因分類とその対策について検討してみた。

① 「知識不足が考えられる場合」は，知識を得るための勉強が必要となるが，通常の文献検索では自分の望む情報は得られず，本書のようにM&Mカンファランスに特化した本が必要となる。

② 「時間の長い手術での不注意・集中力低下が原因と考えられる場合」は，自分では自覚していなくてもあえて早めに手術を一時中断し，休息を取ったり，

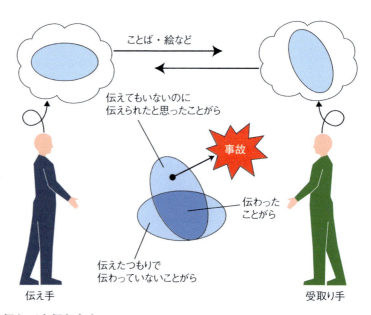

図4　伝えても伝わらない

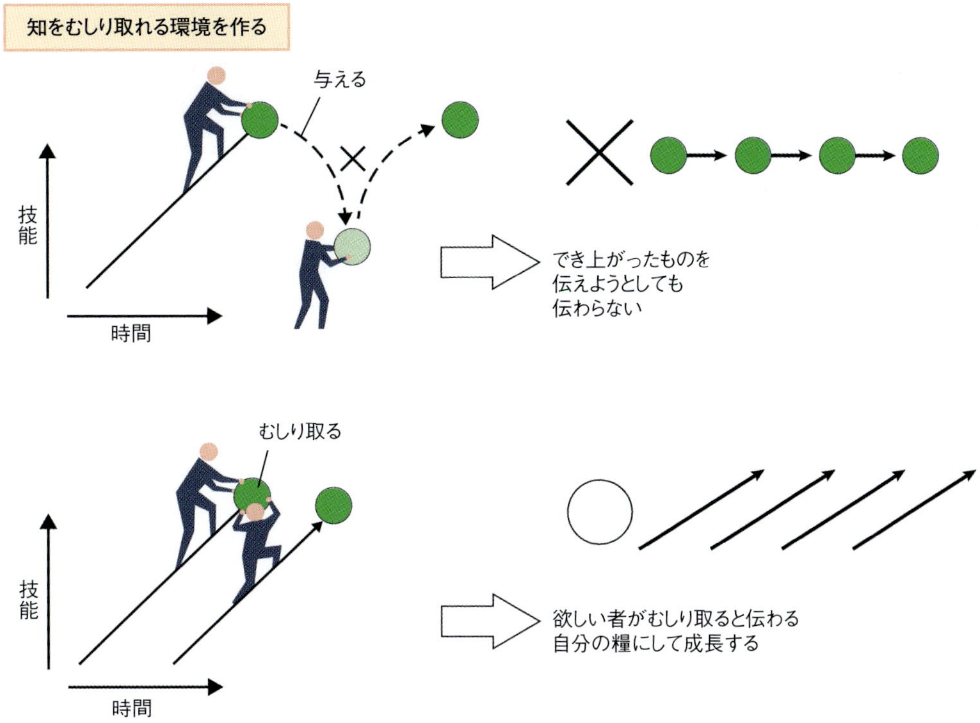

知をむしり取れる環境を作る

図5 技術の伝達と個人の成長

体調管理に努めることが対策となる。
③「失敗に対する認識不足や起こるはずがないだろうと思い込み十分な対策が取られていなかった場合」は，術前に最悪の事態を考える癖をつけて十分なシミュレーションを行っておくことが対策になりうると考えられた。

経験共有データベースの必要性

　経験豊富な術者しか知らない経験もあり，これを個人の経験のままで埋もれてしまうのではもったいなく，広く世のなかの術者の経験として共有されるべきと思われる。そういう場面に遭遇するかどうかは分からないが，リカバリー方法のさまざまな引き出しをもっておくことは決して損にはならず，学ぶべきと考えられる。そのために，誰でも簡便にアクセスできる経験共有データベースシステムが必要である。理想的には，無記名・匿名で，ネット登録・利用でき，セキュリティが担保され，万全な医療訴訟対策が取られていることである。その問題点として，やはり，訴訟リスク，オリジナリティ侵害，著作権侵害，個人情報漏洩，風評被害，権威喪失などが挙げられる。これらを解決して是非安全な経験共有データベー

スシステムが望まれる。

　医療事故を唯一防止できる方法はチーム医療とされる。手術においてもより強力なチーム力が要求される。術者の判断に対し，客観的意見がいえるチーム，雰囲気が必要で，術前カンファランスなどで術者のみならず，チーム全体に普段からトラブルに対する意識付けが重要と考えられる。より高度な手術になっても，チームで判断できれば理想的である。多くの経験を積み，さらに多くの他人の経験を共有し，さまざまなケースで適切な判断ができる手段を作る組織的戦略的教育システムの構築が望まれる[7-10]。

■ 文献
1) 畑村洋太郎. 失敗学実践講義. 講談社. 2006.
2) 畑村洋太郎. だから失敗は起こる. NHK出版. 2007.
3) 畑村洋太郎. 決定版 失敗学の法則. 文春文庫. 2002.
4) 畑村洋太郎. 危険学（図解雑学）. ナツメ社. 2011.
5) 池田耕一, ほか. 脳動脈瘤クリッピング術後に失明をきたした4症例の検討. 脳卒中の外科 2007; 35: 307-11.
6) Choudhari KA, et al. Sudden visual loss due to posterior ischemic optic neuropathy following craniotomy for a ruptured intracranial aneurysm. Neurol India 2007; 55(2): 163-5.
7) 井川房夫. 脳神経手術リカバリーの極意 私の工夫　脳動脈瘤術中破裂の対応（前編）. 脳外速報 2012; 11: 1264-8.
8) 井川房夫. 脳神経手術リカバリーの極意 私の工夫　脳動脈瘤術中破裂の対応（後編）. 脳外速報 2012; 12: 1390-5.
9) 寶金清博, 井川房夫, 宮地　茂. 中大脳動脈瘤のすべて. 脳神経外科速報EX　部位別に学ぶ脳動脈シリーズ. メディカ出版. 2014.
10) 寶金清博, 井川房夫, 宮地　茂. 前大脳動脈瘤・椎骨脳底動脈瘤のすべて. 脳神経外科速報EX　部位別に学ぶ脳動脈シリーズ. メディカ出版. 2016.

VIII 対策のまとめ

脳血管障害手術の合併症防止のための技術修練と知識

上山博康　札幌禎心会病院脳疾患研究所

はじめに

　脳血管障害手術といっても動脈瘤のクリッピングから内頚動脈内膜剥離など幅広く，一概に合併症を語ることは難しいのだが，自分の経験から繰り返して欲しくない失敗を書きたいと思う．

　最も大切なこととして，手術の目的を明確に自覚すべきである．次にその目的を達成する方法としての手術なのだが，種々の方法がある中で最も効率的で安全な方法を選択すべきである．残念ながら手術技量には経験も含めて大きな個人差がある．いかに優れた術式であっても，できもしない方法に挑戦するのは愚かであろう．必要な技術習得のための絶え間ない努力は必要であるが，現実的に患者を前にした場合，自分の裁量のなかでしか患者を助けることはできない．どうしても自分にできない手術であれば実績のある医師に助けを求めていただきたい．これは単に技術的な問題だけではなく，strategyの選択でも，迷った場合は相談していただきたい．ただ，いつまでも先達に頼ることは厳禁である．優れた先達の技術を学び，習得し，いつかは自分で具現化できる努力を続けて欲しい．

理由付け

　開頭を含めてほとんどの手術のやりかたは多くの先達たちの挑戦と実戦上の経験から成り立っている．各施設・各大学の伝統的（？）なやりかたが行われているが，それぞれ理由があって行われていることが多い．しかし，多くは先輩の真似から入るため，種々の手技の根拠となる理由を知らずに行っている傾向がある．

　なぜそのような方法を取るのか？　どうしてこのような体位を取るのか？　などなど，逐一理由を考えるべきなのである．科学は再現性が必須である．先達の手術の助手をしながら手術を学ぶため最初から虎の巻の答を知って行っているので，その答を出すための式を導き出せない．手術機器に関しても，なぜその道具を使うのか？　またどのようにして使うと最も有効なのか？　などなど，自分の頭で考えるべきである．手術は手で行うのではなく頭で行うのである．

　手術台や頭部固定の器具などは，施設の方針で決まっていて選択の余地がないことも多いが，世のなかには優れた機器が沢山ある．学会の展示などではできる

だけ見聞を広げる努力をしていただきたい。ある大学では使用する機器すべてを教授が選んで，ほかの機器の使用を禁止しているとのことである。「封建的！」とも思うが，ある意味では正しい部分もある。手術は模倣から入る。基本的な技術習得ができないうちに目移りばかりしては正しい技術習得とならない可能性があるからだ。日本人ならまずは箸を正しく使いこなす練習をすべきであろう。しかし，初期研修はそれでもよいのだろうが，さらなる向上を図るためには一個人のやりかたをすべての人に強要するのは大局的には組織の発展を阻害する危険性もある。

　筆者の下で研鑽を重ねた後輩たちが地元に戻って苦労するのが，そこのやりかたを一気に変えようとすることで，先輩たちとの軋轢を生ずることである。筆者も秋田で伊藤善太郎先生のやりかたや考えかたを大学に戻ってから実践するのには，いろいろな苦労もあった。幸い筆者は秋田に行く前から大学のやりかたを理解していたので無理のない部分から導入することで先輩たちとの軋轢もなく，そしてなによりも多くの先輩や後輩たちの理解もあって，たくさんのチャンスを与えてもらえた。そして症例数の多い旭川赤十字病院に長く勤務できたので，手術症例数は非常に多くを経験でた。それと同時に多くの合併症も経験した。上手な手術ができるようになるまでは多くの時間と経験が必要であるが，失敗は知ることでかなり予防できる。本稿では，筆者が経験してきた失敗と原因，対策を思いつくまま書き連ねる。参考になれば幸いである。

顔面神経損傷など皮切，開頭のトラブル

　Front-temporal craniotomyは最も多く行われる開頭である。少し自信ができると小さい開頭でもできるので「なるべく小さな開頭でやったほうがカッコイイ！」と考えて，髪の生え際に沿う皮切や眉に沿った皮切と小開頭で中大脳動脈（middle cerebral artery；MCA）や内頚動脈（internal carotid artery；ICA）の動脈瘤を行っていたときがあった。若い患者で脳萎縮がない場合など，剥離に難渋することもあったが，ほとんどの症例はなんとかできた。しかし，なんとか熟せる（できる）ということと，やりやすいということは大きく違っている。己の腕を過信することなく，できる限りやりやすい方法こそベストなやりかたである。小さな開頭＝低侵襲という考えかたには賛同できない。Key hole surgeryには大きな問題がある。視軸と操作軸が同一となるため，多くの場合，bayonet形状の道具が必要になるため，鋏や鑷子を反転して使うことができない。同様に，脳べらを使わない＝低侵襲という考えにも賛同できない。便利な道具は適切に（上手に）使うべきである。脳べらを使うことで脳を傷めるという術者は，脳べらの使いかたが下手なだけだと思う。近年では整容学会などもできて，いかにきれいな開頭・傷跡に対する関心も高まっている。

　従来からsphnoial ridgeのfrontal側に開けるburr holeをkey holeと記載している手術書が多いのだが，これは正しくないと思う。硬膜は骨縫合部で強く癒着

しているので，基本的には縫合腺上にburr holeを開けて，そこから丁寧に硬膜と頭蓋骨の癒着を剥離するのが大切である．特に高齢者ではこの癒着が強い傾向があるので注意が必要である．強い癒着が疑われたら躊躇なく追加のburr holeを開けるなり，ドリルで削るなどして極力硬膜を損傷する危険性は回避すべきである．

高齢者ではsphenoidal ridgeの後方には中硬膜動脈（middle meningeal artery；MMA）の本幹が走行しているため，損傷しやすいので，注意していただきたい．この生え際の前縁に沿う皮切では顔面神経の前額枝を損傷するリスクがあることと，浅側頭動脈（superficial temporal artery；STA）のfrontal branchは切断することになる点に注意していただきたい．STAの本幹はこのfrontal brannchである．顔面神経やSTAを温存するためには，STAの本幹とparietal branchの後縁に沿った皮切にすべきであろう．そしてできるだけSTAはdouble anastomosisを行えるよう温存すべきである．腫瘍や小さな動脈瘤でバイパスを行わない手術であっても，万が一の事態に備えるべきであること，さらにはその患者が高齢となってバイパスが必要な事態になった場合も考えるべきである．筆者の信条に「私ども脳神経外科医は頭を手術するのではなく，患者の人生を手術する」というのがあり，目の前の病気だけではなく，患者の健やかな人生に貢献できるべきであると考えている．

皮弁の扱い

STAやSTVなど少し太い血管を切断する場合は，糸で結紮することを心がけて欲しい．脳神経外科医は，バイポーラーを使う頻度が高く，凝固での止血を過信する傾向がある．これは後頭蓋窩の手術での後頭動脈や頚部の手術の際の顔面静脈でも必ず結紮するよう心がけていただきたい．

手術用顕微鏡と干渉することを避けるためにoverhead tableを低く設定する傾向があるが，皮弁を低い方向に牽引すると，皮弁が眼を圧迫し急性緑内障となって失明させてしまう可能性があり，厳重な注意が必要である．ドレープする際に，翻転する部分のドレープはなるべく薄くするようにして，必要以上に皮弁を牽引しないようにすること，釣り針などを用いる場合は針先を深い位置で刺すよう心がける．

Microsurgeryで注意すべきこと

この問題に関しては，大切な点は2つしかない．脳を傷めないこときれいで（無血の）必要な大きさの術野を確保することの2点に尽きる．脳べらのところでも書いたが，強すぎる牽引は厳禁であるが，長時間の牽引もダメである．さらに

この2つの目標を達成するために必要な点としては以下のことを心がけていただきたい。

静脈は決して切らないこと！

「静脈を切るくらいならアプローチを変える！」くらいの強い気持ちをもって，対処して欲しい。誤って損傷したり切れた場合は，可能な限り縫合するなり，再建することを考えていただきたい。Anterior inter-hemispheric approach（AIH）などでは，軟膜が脆弱であることと静脈灌流が脆弱であるため，小さな静脈でも損傷するとその周辺の剥離がますます困難となる。

無血の術野

手術は水彩画と同じ！ ひとたび汚くするといくら洗浄しても綺麗な術野は戻ってこない。達人といわれる先生方の手術に共通している点として，術野が綺麗であることが挙げられる。「血管切らなけりゃ血は出ない！」と伊藤善太郎先生にいわれて，上山式鋏とirrigation & suctuion system（Suction plus）が誕生した。好評を得て多くの手術で用いられていることは外科医冥利に尽きる思いである。

Arachnoid trabecullea，cisternなどの解剖に精通すべし！

すべての解剖には基本的な原則がある。Arachnoid trabeculleaやcisternにも多少の個人差があるが，共通する部分のほうが圧倒的に多いと思っている。自分の手術だけではなく，達人たちの手術を可能な限りみて，盗み取って欲しい。

手術機器に関して

万人に優れた手術機器は存在しない。各人の好みで使いやすいものをいかに使いこなすかが大切である。ただ，筆者の個人的見解（好み？）かもしれないが，箸を例に取れば，中華料理や韓国で使われるステンレスなどの箸は使いにくいと思う。また同様に高級料亭などの杉の正目の箸や竹性，漆塗りの高級な箸も，どうも苦手である。ラーメン屋や蕎麦屋の割り箸が最も使いやすい。また，駅弁などに入っている少し短い箸も使いにくいと思う。軽いこと，滑りにくいこと，適度なしなりがあって，つかむ対象の固さや性状が手に伝わることなど，種々の要因があると思うが，やはり「いかに上手に使いこなすか！」が最も大切である。

手の震えに関して

Microsurgeryで最も多くの初心者が悩む問題である。対策として肘を固定するために肘当てを使う先生もいるが，ほとんど効果はない。大切な点は「いかに楽な（無理のない）姿勢で手術するか？」「いかに力を入れないで操作するか」に尽きる。指先だけはきちんと道具を保持する必要があるが，手首，肘，肩はできるだけ力を抜くことが手の震えを抑止するためには大切である。そしてなによりも，心の問題ではないかと思う。筆者の下で学んだ多くの先生方も，はじめはプルプルでも姿勢を正し，経験を積むうちにまったく震えることなく手術ができるようになった。

髄液漏など，閉頭に関するトラブル

■ 髄液漏を起こさない硬膜縫合

硬膜はprimary sutureが理想であるが，コの字など弁状に硬膜を開けた場合，どうしてもtightになって針孔が裂けて髄液が漏れてしまう可能性がある．硬膜縫合も不完全にしかできない医師にバイパスなどの手術ができるわけがない．どうしてもtightになる場合は，躊躇なく筋膜やGore-Tex®などを使って，なるべく細い糸で完全なwaterproofな縫合を心がけて欲しい．硬膜縫合に限らず，皮下や筋肉，硬膜外などの止血が不完全で，ドレーンに頼る閉頭は禁忌である．ことに陰圧ドレーンはremote hematoma形成のリスクがあり，禁忌である．

■ 皮下ドレーンのトラブル

皮下ドレーンの位置がSTAを直撃していて，ドレーン抜去後に急性硬膜外血腫となり，緊急手術になった例を2例も経験している．

■ バイパス手術の合併症

・塞栓形成

Donor arteryの内膜保護の目的で多くはtemporary clipが使われる．RecipientであるMCAなどでは遮断が不完全な場合は，出血するのでわかりやすいが，橈骨動脈(radial artery；RA)やSTA，後頭動脈(occipital artery；OA)などに使う場合，不完全閉塞ではSTAやRA内へ血液が流れ込んで塞栓が脳へ飛んでしまうことがある．コストの問題もあってtemporary clipは何度も使われるためにバネ圧が弱くなっていることがある．できるだけ新品を使っていただきたい．筆者はこれまでに500例以上のradial artery graftを行ってきたが，使い回したクリップを使用していてgraftを開放した直後に体性感覚誘発電位(somatosensory evoked potential；SEP)，運動誘発電位(motor evoked potential；MEP)が消失し，塞栓除去もうまく行えず，感覚性失語を後遺した苦い思い出がある．

STAの場合と違って，OAをdonorとして用いる場合，外頚動脈(external carotid artery；ECA)からOAの遮断部位までまったく枝がないことがあり，バイパスを開放後，次第に流れが悪くなり最終的には開存できなかった経験がある．縫合直前までOAの流れを維持するよう留意すべきである．どうしても遮断する必要がある場合は，ヘパリン加生理食塩水を注入しながら遮断するなどの配慮も必要である．

・髄液漏

EC-ICA bypassではSTAやOA，RAなどのdonor arteryを絞扼しないように，かつ髄液漏とならないよう種々の工夫が必要である(図1)．脳萎縮が著明な症例では，arachnoid plastyを行うなどの配慮も必要である．

・皮弁の壊死

STAを剥離するとどうしても皮下組織の一部が欠損する．欠損部を最小にす

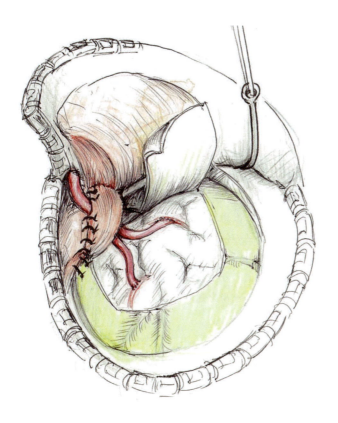

図1　硬膜の縫合（スケッチ）
ECA－ICA bypassではdonorであるSTAやOA，RAなどが硬膜を貫通することになる。この部分をwatertightに縫合する工夫として側頭筋を使ってSTAを包むようにする。

るため，通常STAのparietal branchの直上を切開し，皮下組織を合わせるよう縫合するが，皮弁の一部が壊死を起こす可能性がある。通常は一部分だけの壊死で済むことが多いが，髄液漏などが皮下に貯留すると感染や皮膚壊死が大きくなることがある。以前，皮下の液貯留を軽減すべく圧迫包帯を巻いた研修医がいた。結果，広範な皮膚液をきたした症例を経験している。烈火のごとく研修医を叱ったが，そもそもが髄液漏を起こす要因となった筆者の処置の甘さが招いた結果であった。

これからの脳神経外科医へ！

　新研修医制度が導入されたこと，医学部の女性の割合が増加したこと，若者の考えかたの変化など多くの要因から，脳神経外科のみならず外科系一般は人材確保が難しい状況が続いており，今後もしばらくは改善しないと思われる。システム的に脳神経外科より先行している心臓血管外科では，術者になれる確率が低いなどというのも原因といわれている。脳動脈瘤手術が血管内主流に移行しつつある現状では，早晩脳神経外科も同様の事態となりつつあると予想される。さらにEBMや数多あるガイドラインなどで雁字搦めの建前ばかりの毎日で閉塞感いっ

ぱいの今,さらなる試練が若手を襲っている。それは手術症例数,それも若手が行える手術症例数の著しい減少である。

少ない経験で,結果だけは高いレベルを求められるのが現状である。筆者が考える対策として,1例1例を大切にして,術前に手術の予想イラスト,術後は必ずビデオ編集と手術所見を書くなど日々できることを大切にこなすことと,可能な限り先達の手術を生でみて,盗める技術は貪欲に盗んで欲しい。

「俺たちが諦めたら誰が助けるんだ！？」これは伊藤善太郎先生の晩年の言葉です。また,「患者は命を懸けて医者を信じて手術台に乗る」というのも日頃の口癖でした。そして「私どもは患者の頭を手術しているんじゃない！　人生を手術しているんだ！」これが私の信念であり,遺言です。

このすばらしい脳神経外科という共通した仕事の仲間である先生方,全力でがんばってください。大変な道のりではありますが,本当にやりがいのある仕事です。皆さんの奮闘に心からエールを送ります。

VIII 対策のまとめ

脳血管内治療におけるM&M

村山雄一，西村健吾　東京慈恵会医科大学脳神経外科・脳血管内治療部

　脳血管内治療は低侵襲治療ではあるが脳の血管を操作することによるリスクは開頭術同様であり，日頃から想定しうる合併症を可能な限り回避できる努力を念頭に治療に当たるべきである。より安全な治療を継続して行うためには解剖学的知識の習得は当然のこと，使用するデバイスの知識が不可欠であり，さらに標準的な使用法だけでなく新しい使用法などのアイデアが導入されることも少なくなく，知識のアップデートが求められる分野である。また放射線を使用する分野であるがゆえの被曝に対する知識も重要であるが，脳神経外科医は被曝に対する注意がややもすると軽んじられることもあるため，指導医は放射線被曝に回避に関する指導も心がけるべきである。脳血管内治療における合併症として起こりうることは，術中の穿孔，血栓形成，穿刺部トラブル，血管解離，被曝，シリンジや点滴チューブからの空気塞栓などである。筆者らがこうした合併症回避のために心がけていることは以下の点である。

　まずチーム内の役割の徹底（最低でも3名のスタッフが必要）である。実際にメインで治療を行う術者とサポートの助手，さらにシリンジや点滴チューブなどの管理を主に行う第二助手である。脳血管内治療は原則的に正面像と側面像の2面のイメージを立体的に頭のなかで再構成して手術を進めるが，術者は例えば動脈瘤塞栓術であれば瘤と母血管が最もよく分離できるworking angleを中心に目視して治療を進める。助手は主にもう一面のイメージを観察して術者の注意が行き届かないところを補佐する。またカテーテル操作を行う際も術者はガイドワイヤーやコイルを操作し，助手はマイクロカテーテルを操作するが，その際プッシュ，プッシュとカテーテルを押して行く助手が声かけをすることで術者と息があった操作が可能となる。治療が佳境になると3名とも同じ視野に注意が行きがちであるが，第二助手には点滴や血圧の変動，ACT（活性化全凝固時間）のチェックなど周辺にも気を配るよう指導している。

　治療に対する心構えとして，すべては安全性が優先され，決して画像上のしあがりの美しさにこだわらないように心がけている。動脈瘤の治療では100％閉塞を目指すのではなく，95％閉塞がゴールであると患者にもスタッフにも常々説明している。再開通の問題はいまだ完全には解決していないが，再治療に伴う合併症はほぼ皆無であり，現時点での血管内治療の限界も受け入れるべきで，この点は患者にも術前十分な説明を心がけている。

　手技についても鮮やかさ，スピードを競うのではなく丁寧さを評価している。ゆっくり，慎重に，スタッフの意見も聞きがながら無理をしない治療，あともう1本コイルが入りそうだ，というところで手技を終了するように心がけ，合併症

を回避するよう指導している。

脳血管障害手術の各論

　脳血管内治療の発展とともに，血管内治療専門医取得を目指すtraineeやresidentも増えている。特に毎年4月から6月は日々のルーティン操作に慣れないtraineeやresidentの影響もあり，穿刺圧迫部位の再出血・再圧定，穿刺部位の仮性動脈瘤，脳血管撮影における血栓合併症及び血管解離などの合併症が年間を通じて多い傾向にあるため特に指導に注意が必要である。Residentはまず血管撮影助手として基本的技術の見取り稽古を最低でも10例以上経験したあと，血管撮影の術者として訓練を開始する。脳血管内治療のトレーニング脳神経外科専門医取得前後より助手として訓練を開始し3カ月程度で50件程度の症例を経験したのちにマイクロカテーテル操作を実際に行うことになるが，ある程度手技に馴れたところでの慢心がないよう上級医は指導するよう心がけている。
　各論として以下について症例を通して説明する。
症例1：血管解離
症例2：穿刺部仮性動脈瘤
症例3：術中穿孔
症例4：放射線被曝

症例紹介（症例1，図1〜5）

術前判断と治療プラン

　血管解離例を示す。50歳代，男性。数年前に頭痛の精査で認めた血栓化後大脳動脈瘤に対してステント併用コイル塞栓術を予定していた。
　動脈瘤のネックは広く，stent assistは必須と考えられた。5Frガイディングシース（Shuttle：Cook Medical Inc., Bloomington, IN, USA）を椎骨動脈に留置したのち，coil loopを瘤内で巻いてからステントを展開し（jailing technique），塞栓するプランとした。患者，家族への説明も同様の内容で行い，通常の手技に伴う合併症（血栓塞栓症，術中破裂）のほか，抗血小板薬2剤を一定期間継続して内服する必要があり，それに伴う合併症も含めリスクは3〜4％と説明している。

手術

　5Frガイディングシースを椎骨動脈に留置したところで，撮影すると椎骨動脈の解離を認めた。まず，ガイディングシースを少し下げて解離の全体像を把握した。
　Excelsior SL-10マイクロカテーテル（Stryker, Kalamazoo, MI, USA）と先端をJ字にshapeしたSilverspeed-14マイクロガイドワイヤー（eV3 Neurovascular,

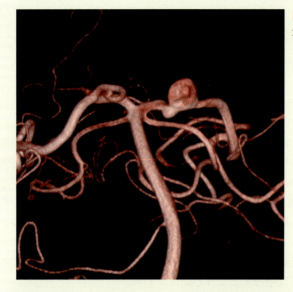

図1 症例1①
左後大脳動脈に広頚の動脈瘤を認める。

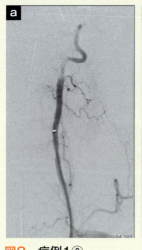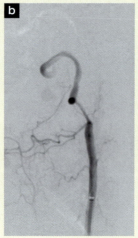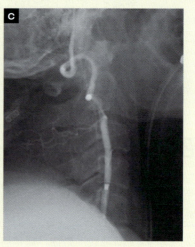

図2 症例1②
a：正面像
b, c：側面像
5Fr.ガイディングシースから造影するとV2-V3部位で解離を認めた。

Irvine, CA, USA)との組み合わせで解離の真腔と考えられる部位を通過させ，Excelsior SL-10を遠位に留置した（図3）。CHIKAI 315cmマイクロガイドワイヤー（朝日インテック，愛知）でexchangeし，Plowler Select Plusマイクロカテーテル（Johnson & Johnson Codman, Miami, FL, USA）に入れ替え，Enterprise VRD 2 4.0×30（Johnson & Johnson）を留置した。遅延のない順行性のflowを確認した（図4）。5Frガイディングシースを対側（右）の椎骨動脈に留置し，当初の予定どおり，stent assist coil embolizationを施行した（図5）。

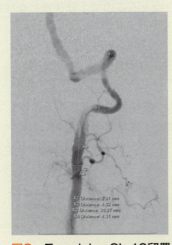
図3 Excelsior SL-10留置

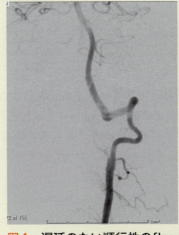
図4 遅延のない順行性のflowを確認

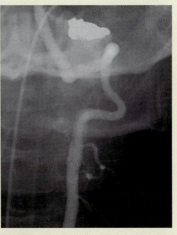

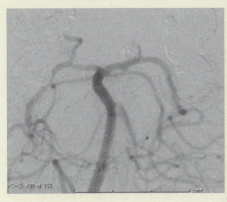
図5 Stent assist
動脈瘤の塞栓は問題なく施行できている。

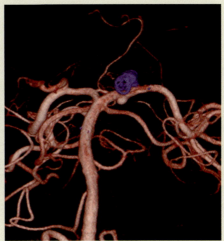

本症例における問題点と対応策

問題点

解離ができた原因として先行する0.035 inch × 150 cm Radifocus guidewire（テルモ，東京）の不用意な操作で生じた可能性，ガイディングシースを上げる際にガイドワイヤーおよびinner catheter先行をきちんと守れずガイディングシースそのもので上げてしまった際に生じた可能性があると考えられた。

比較的年齢の若い（60歳以下）患者は血管攣縮や解離が起こりやすく（特に椎骨動脈では解離），ガイディング留置はより丁寧に行わなければいけない。ガイディングカテーテル留置に伴う血管解離は，動脈瘤に対する治療の進行を遅らせるだ

けでなく，血栓性合併症や虚血性合併症の原因となりうるので十分注意しなければならない。

対応策

0.035inchのガイドワイヤーを血管壁になるべく触れずにに上げられたか，ガイドワイヤーおよびinner catheterを保持したまま丁寧に無理せずガイディングカテーテルを上げられたか，非常に基本的なことだがtraineeやresident，見守る上級医も常に意識しなければいけない。

症例紹介（症例2，図6〜11）

術前判断と治療プラン

穿刺部仮性動脈瘤の例を示す。70歳代，女性。頭痛精査で認めた皮質逆流を伴う左横静脈洞からS状静脈洞の硬膜動静脈瘻に対して，経静脈的塞栓術を計画した。

手術

右大腿静脈より6Fr Shuttleガイディングシースを左内頚静脈に留置した。4Frセルリアンカテーテル（メディキット，東京）を中間カテーテルとし，Echelon 14（eV3）マイクロカテーテルとCHIKA-14マイクロガイドワイヤーの組み合わせでシャントポイントを塞栓し，問題なく治療は終了した（図6）。

術後経過

ACT＜200を確認して右大腿静脈から6Fr Shuttleガイディングシースを抜去した。

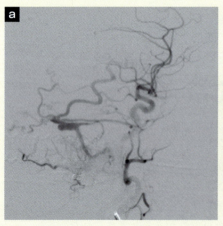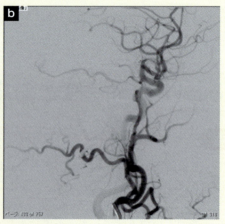

図6　症例2①
a：治療前。皮質逆流を伴う硬膜動静脈瘻を認める。
b：治療後。硬膜動静脈瘻は消失した。

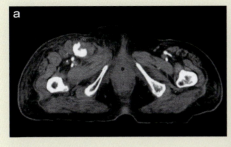

図7 症例2②
a：大腿動脈に仮性動脈瘤および血腫を認める。
b：右浅大腿動脈の仮性動脈瘤および動脈瘻から大腿静脈が逆行性に造影されていることがわかる。

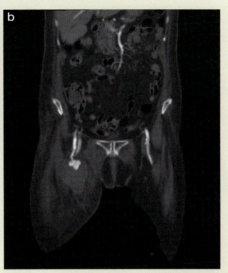

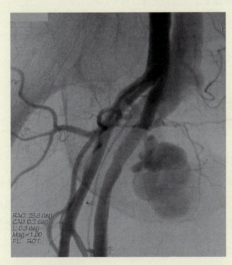

図8 症例2③
腸骨動脈から造影すると仮性動脈瘤および逆行性に大腿静脈が撮影される。

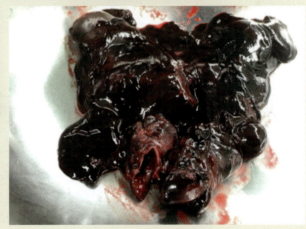

図9 摘出した仮性動脈瘤および血腫

その際に，持続的なwoozingおよび血腫を認め，シース抜去に伴い一時的な血圧低下を認めた。翌日になり，右大腿腫脹および疼痛増悪を認めたため，造影CTを施行したところ，仮性動脈瘤および動静脈瘻を認めた（図7）。エコーガイド下に4時間の圧迫止血を施行し，再度造影CT施行するも所見に変化がないことから，血管外科にて修復術方針となった。

血管外科による修復術

対側大腿動脈より患側腸骨動脈にカテーテルを誘導し，造影すると仮性動脈瘤および動静脈瘻を認めた（図8）。バルーンを仮性動脈瘤直下でインフレートし，直視下に縫合。仮性動脈瘤および血腫を摘出した（図9）。次に撮影すると，動静脈瘻が残存しているため（図10），静脈面との瘻孔を組織ごと結紮し，修復を終えた（図11）。

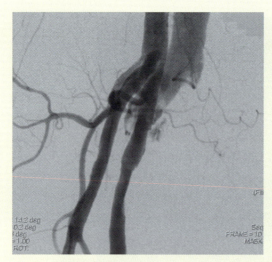

図10 症例2④
仮性動脈瘤は消失し、動静脈瘻のみ認める。

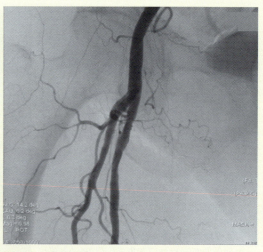

図11 症例2⑤
仮性動脈瘤および動静脈瘻は消失した。

本症例における問題点と対応策

問題点

　本症例では大腿静脈にガイディングシースを留置する際、浅大腿動脈の血管壁の縁を串刺しにして大腿静脈に留置したため、仮性動脈瘤および動静脈瘻を形成したと考えられた。通常より、穿刺部位が低かったことで、浅大腿動脈と大腿静脈が解剖学的に重なったことが原因と考えられた。

対応策

　対応策としては、動脈穿刺の場合は毎回行っているはずだが静脈穿刺でも穿刺前に穿刺位置の確認を忘れずにすること、体位として大腿を少しガニ股気味にすること、試験穿刺はなるべく細い針で行う、場合によっては中心静脈穿刺と同様エコーガイド下で穿刺する、などの工夫が必要と考えられる。また、術後に通常では起こらない血腫や血圧の低下、貧血を認めた場合は骨盤CTやエコーを早めに行い、後腹膜血腫や仮性動脈瘤の有無を確認する必要がある。
　治療そのものがうまくいっても、患者にとっては避けられるはずの不利益を被ることとなるので、穿刺という盲目的な手技を慎重に行う必要がある。

症例紹介（症例3，図12〜19）

術前判断と治療プラン

術中穿孔例を示す。70歳代，男性。肝細胞癌に対して消化器内科で複数回治療をしていた。心房細動の既往があるも抗凝固薬は内服せず，抗血小板薬を内服していた。入院前より抗血小板薬を休薬し，肝動脈塞栓術施行した翌日に失語・右片麻痺の状態で発見された。

NIHSS22点。頭部MRAで左中大脳動脈分岐後（M1）に閉塞を認め，頭部MRI DWI画像にてDWI-ASPECT10点。Plt 98000でt-PA禁忌であり，ただちに機械的血栓除去術の方針となった。

手術

局所麻酔下に8Fr OPTIMO（東海メディカルプロダクツ，愛知）を左内頚動脈に留置。中大脳動脈の閉塞を認めた（図12）。Trevo pro18 Microcatheter（Stryker）とCHIKAI-14マイクロガイドワイヤーでlesion crossし，Trevo XP Provue Retriever 4×20mm（Striker）を展開し，1passでTICI 2bとなった（図13，14）。しかしながらearly bifurcationのM2の閉塞が残存していたため（図15），完全再開通を目指しマイクロカテーテルとマイクロガイドワイヤーでアプローチしたところ，マイクロカテーテルごと中大脳動脈から逸脱し，extravasationを認めた（図16）。ただちに，バルーン付きガイディングをインフレートし，全身麻酔を導入し，vitalが落ち着いたところで再度撮影すると止血を得た（図17）。C-arm CTにて著明なSAHを認めるものの明らかな血腫を認めず（図18），止血後30分の造影検査でも明らかなextravasationを認めないため，TICI 2bでICU帰室とした。1時間後のフォローアップCTにて血腫を認めたため（図19），ただちに開頭血腫除去術を施行した。

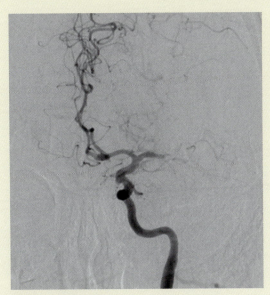

図12　症例3①
左内頚動脈撮影で中大脳動脈の途絶を認めた。

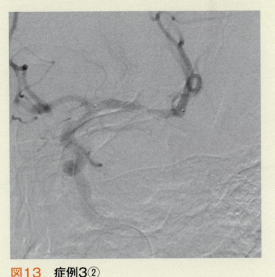

図13　症例3②
Trevo XP Provue Retriever 4×20mmを展開すると血流の再灌流を認めた。

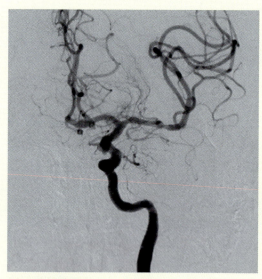

図14 症例3③
血栓が回収され，TICI2bの再開通を得た。

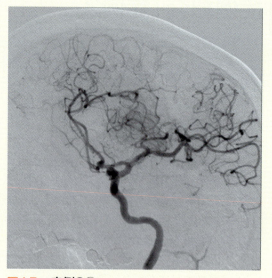

図15 症例3④
中大脳動脈（M2）のsuperior trunkの閉塞を認める。

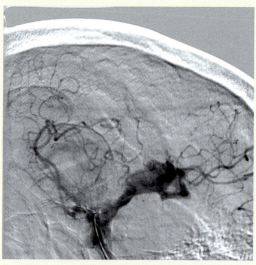

図16 症例3⑤
中大脳動脈分岐部付近より著明なextravasationを認めた。

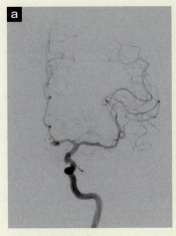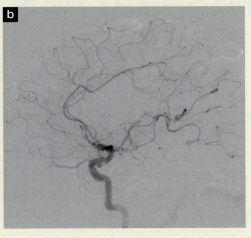

図17　症例3⑥
a：正面像
b：側面像
血管の偏位もなく，止血が得られていたため，挿管鎮静のままTICI2bで終了とした。

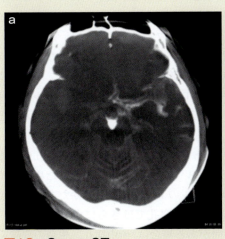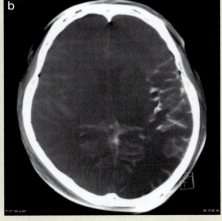

図18　C-arm CT
SAHを認めるものの血腫は認めなかった。

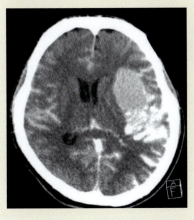

図19　症例3⑦
中大脳動脈領域に血腫を認めたため，ただちに開頭血腫除去術を施行した。肝機能低下による凝固異常も一因を担っていると考えられた。

本症例における問題点と対応策

問題点

　機械的血栓除去は血管内専門医前後のtraineeも行える治療であり，以前マイクロガイドワイヤーで穿孔した1例もあったことから，まずは血栓の固さを考慮せず比較的柔らかめのマイクロガイドワイヤーを使用することとしている。本症例では，TICI2bまで速やかに再開通し，完全再開通を目指し次の展開でextravasationを認めた。原因としては屈曲した内頚動脈のサイフォン部位でマイクロカテーテルがたわみ，力が取られていたのにもかかわらず，マイクロガイドワイヤーごと押し進め操作した結果，中大脳動脈分岐部付近に力（圧）が一気に集まり穿孔したと考えられた。

対応策

　穿孔を起こした瞬間こそより冷静になるべきであるが反射的にマイクロカテーテルを引いてしまうことが多い。穿孔を起こしたときの対処法としては，マイクロカテーテルを抜かないこと，バルーンをインフレートすること，周辺環境の整理（降圧，全身麻酔への切り替え準備など）をすること，抜去していない場合はマイクロカテーテルからコイルを巻いて止血を確認する，を順次行う。また，より末梢の血管を狙う場合は内頚動脈でマイクロカテーテルがたわみ，トルクがうまく伝わらないことも多いので，中間カテーテルを留置することで解消されることも多い。

　機械的血栓回収は超緊急で行う手技であり，精神的にかなり前のめりになることが多くやや煩雑になりがちだが，みえないルートを再開通させるため，マイクロガイドワイヤーおよびマイクロカテーテルのトルクの伝わりかたを術者は鋭敏に感じる必要がある。t-PAを併用した場合の穿孔ではさらに止血を得にくいので，術前の説明で（家族に説明する時間がある場合は）術中穿孔，生命の危険を含めたリスクを十分説明すべきである。

症例紹介（症例4，図20）

放射線被曝の例を示す。大型動脈瘤術後外来フォローアップ中に写真のような脱毛を認めた（図20）。

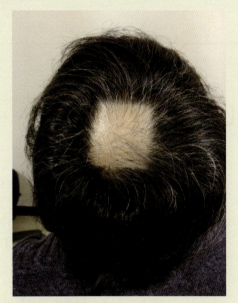

図20　症例4
照射野に一致した長方形の脱毛を認める。

本症例における問題点と対応策

問題点

　放射線被曝に関して医師は軽視しがちである。医療従事者の安全を守る意味でも適切な放射線防護が必要である。治療リスクの説明で必ず脱毛，白内障などが術後に放射線の影響で出現することがあると説明しているが，術後3週間以降に脱毛があると患者はびっくりする。特に大型動脈瘤の治療を行う場合，照射野を絞っても，治療時間とコイル金属の影響で必然的に放射線被曝が増加する。

対応策

　対応策として，透視時間を必要最小限にする，照射野を絞る，拡大透視はなるべく必要最小限にしてある程度治療進行すれば少し拡大率を下げる，照射角度を変えて同一部位の被曝を避ける，などの注意を払う必要がある。また，1回のIVRでの推定皮膚線量が3Gyを超えた場合は，患者に皮膚障害の可能性を説明し，診療録記載，追跡調査を行わなくてはならない。大型動脈瘤や硬膜動静脈瘻の治療の際は特に放射線被曝，放射線防護について意識する必要がある。

VIII 対策のまとめ

脳神経外科手術と平常心

谷川緑野　札幌禎心会病院，脳卒中センター

はじめに

　筆者ら脳神経外科にとって手術は患者の病気を治癒に向かわせるための1つの手段である。安全で，効果的な治療としての手術を遂行するためには，正確な「技術」が要求される。「技術」を伴うものであり，その「技術」を習得するために最低でも10年ほどの訓練が必要になる脳神経外科手術は，治療手段としての1つにすぎない。いわば薬物療法で薬剤を処方し投薬することとなんら変わりはないのである。

　例えば，脳動脈瘤のクリッピングを安全に遂行しえたとしても，脳動脈瘤が発生してしまう根本原因を取り除いたわけではなく，できた「動脈瘤」をクリッピングという治療手段で消滅させただけであって，多くの薬物療法がそうであるように対症的に治療を施したにすぎないのである。薬物療法をきわめるのに10年もの訓練は必要ないが，通常の動脈瘤クリッピングに加え，正確で安全な頭蓋内血行再建をきわめるには，先天的な才能と後天的な要素である個人の努力などにも依存はするが，最低10年は必要であろうと思う。これは筆者自身の経験からもそうであると断言できる。

　「技術」とか「手技」といういわれかたをするが，両者に共通する「技」を発揮するのは，その持ち主である「人間」であって，その「技」の精度や質はそれを実際に行うときの精神状態に左右されることは，実際に手術を行っている現役の先生方，あるいはかつて現役であった先生方であれば理解可能だと思う。本稿では脳神経外科手術を行ううえでの精神的姿勢について考えてみたい。

技術とは

　人の能力・機能・動きを表す概念であり，「技」は特定の目的を果たすための手段や手法を意味する。「術」は「技」を体系的に取りまとめたものであって，「手技」は「手」に「技」をもたせたものであり，特定の目的を果たすための手で行う「技」ということになる。「手術」は「手」に「術」をもたせたもの，すなわち「手術」とは体系的に取りまとめられた「技」を手で行うこと，ということになる。

「術」は取りまとめた人や集団によって流派が派生し，途中で改変され分派したり，流派が多くなると混乱を避けるために統一を図る動きがみられたりする。分野によっては世界的に統一されているものもある。脳神経外科の世界でも，世界的には統一されているとはいえず，Yasagil流，東大流，北大流，伊藤善太郎流，杉田流，福島流，上山流など多くの流派が存在し，流派によって使用する手術器械，手術台，術者用椅子，手術顕微鏡，術者が立位か座位かなど，さまざまな違いがある。

手術を成功させるために

　手術の「技術」を習得することは必須である。では手術に必要な「技術」とは，具体的にはどのようなことなのか。
・手先が器用に動くこと……？
・手先が震えないこと……？
・鋏が上手に使えること……？
・吸引管のコントロールが上手なこと……？
・組織の扱いかたが上手……？
　これらは，「技術」を成立させるために必要な「要素」であって，技術そのものではない。どの要素も所詮人間のやることであって，手術器械が実現してくれるわけではない。
　例えば，「手ブレ」はなぜ起きるのか？　多くの人は「経験が少ないから……」「技術の習得が足りないから……」と思うが，自分のことを振り返ってみて欲しい。
　「はじめての脳動脈瘤クリッピング」「はじめてSylvian fissureを顕微鏡下で剥離したとき」「はじめて開頭したとき」「はじめてmastoidectomyをしたとき」，なにかが怖いのである。
　なにが怖いのか？　正常な機能を壊して失うことが！　なにかに怯え，その先に待っている諸々……先輩や同僚医師，コメディカルスタッフの視線，「あの先生は～」のような評判。あるいは，術後に「苦しむ患者や家族，訴訟，etc……」が垣間見える，そういったことが潜在的な術者の恐怖心の素になっている。
　ある程度できるようになってくると，「功名心」が芽生える。「師匠に認められたい！」「上達したと思われたい！」「こんなに俺はできるんだぞ，と示したい！」。こういう心は「邪（よこしまな）心」といわれる。平常心でいるためには，「邪心」は最大の敵である。集中を継続するためには平常心でいなければならない。

VIII　脳神経外科手術と平常心

平常心

　　剣道師範八段の近藤勁助氏は,「祖先の武士は,戦いのなかから武士道に入りました。命をかけた勝負は,息が乱れたほうが負けです。おそれる心,疑いの心,そういうものを取り除くのが修行です。その人のあらゆるものが,剣風に表れます。剣道は人間形成です。身体を鍛え,呼吸を鍛え精神を鍛えます」といわれた。
　　弘法大師は,「息の乱れは,心の乱れなり」といった。「息」とは「自分の心」と書く。深呼吸は,深く吐いて吸う,吸うが相手に隙を与えることになる。

経験してわかること

- くも膜の固さ,質感
- 軟膜の強さ,脆弱さ
- 軟膜血管の強さ,弱さ
- Trabeculaの強さ
- 静脈の質感,壁の強さ,伸びやすさ
- 動脈の固さ,柔らかさ
- 脳の圧排の感触,柔らかさ

など,上記のように実際に経験してみなければわからないことも多い。組織の固さや柔らかさなど,一見同じようで,患者ごとに毎度異なる。軟膜が非常に脆く,軟膜血管がすぐに破綻しやすい患者とそうでない患者,シルビウス裂を包む表層のくも膜が頑丈な患者と薄くて弱い患者,動脈瘤壁の厚い患者と弱い患者,親血管の動脈硬化が強い患者と弱い患者など,すべての病変にかかわる要素は,患者ごとに異なり,その状態や形態によって手術操作そのものを変える必要が出てくる。
　　すなわちこちらの動作を相手に合わせることが重要で,さもなければ過剰な力を与えることにより動脈瘤壁やネックの破綻を惹起し,premature ruptureなど,最悪の事態を招く場合があるからである。
　　「相手の状態」に合わせて,こちらの「行動」を合わせるのは,近藤勁助氏のいうところの真剣勝負における平常心と相通ずるものがある。

急がば回れ

　　手術が計画したとおり順調に進行している場合には,なんの問題もないので術

者やその手術チームにとってはある種の快感が得られる。一方，ある程度予定通り順調に進んでいた手術が，さあもう少しで峠を越えるという辺りで，予想外の（あるいは想定内であっても）困難な状況が生じた場合，術者がどのような行動，すなわち次なる一手をどう打つのかによって，その術者のその手術に対する覚悟が見え隠れするものである。実際に筆者が経験したエピソードを例にそのときの心のなかの葛藤を示したい。

■ 自験例

10歳，男児。左内頚動脈C1部巨大動脈瘤で頭痛で発見された無症候性動脈瘤であった（図1，2）。動脈瘤からは後交通動脈と前脈絡叢動脈が分岐しており（図2），ネッククリッピングは不可能であるため，術前手術計画は橈骨動脈を用いたhigh flow bypassを作製し，後交通動脈の中枢側内頚動脈を遮断し，high flow bypassからの逆行性血流を前脈絡叢動脈と後交通動脈に流出させ，C1部で紡錘状に膨らんでいる動脈瘤は血管形成的クリッピングにより後交通動脈に向けて漏斗状に縮小させる術式を計画した。

計画どおり左橈骨動脈を採取し，いつものとおりSTA－M3 bypass後に橈骨動脈と中大脳動脈M2側頭枝を端側吻合でつなぎ，頚部で外頚動脈と橈骨動脈を吻合した。橈骨動脈は腕からの採取前の状態では長さ16cmで，このときの患児の体格では問題のない長さだと判断し使用したのであったが，腕から離断すると橈骨動脈はあたかも伸ばされていたゴムひもが元の長さに縮み戻ってしまうように，長さ9cmの短い橈骨動脈グラフトになってしまった。それでも元の長さは16cmあったのだからいけるだろうと考えバイパスに使用し，外頚動脈側を吻合する際も頚部側にグラフトを伸ばして引き下げることは必要であったが，特に問題なく縫合が完成した。この時点ではバイパスは問題なく機能するであろう

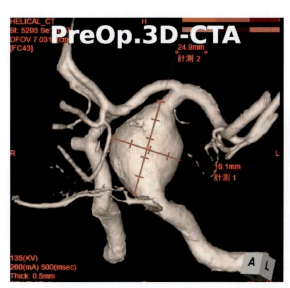

図1 左C2からC1にかけての最大径25mmの紡錘状巨大動脈瘤

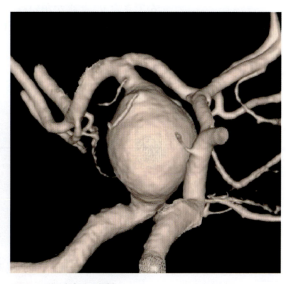

図2 動脈瘤の分枝
Pcomと前脈絡叢動脈が動脈瘤ドームから分枝している。

と考えていたが，実際に動脈瘤の中枢側で内頚動脈に一時遮断をかけ，STA－MCA bypass経由での中大脳動脈(middle cerebral artery；MCA)圧モニタをみながら橈骨動脈グラフトを開放しても，MCA圧は回復することなく内頚動脈遮断後の圧のままであった．このときに吻合部をM2側で確認するとグラフトが短いために吻合したM2部に過剰な緊張が加わっており，超音波ドプラでは音はするものの，ほとんど流れの波形はみられなかった．内頚動脈の遮断を解除し，脳に血流を再開後M2バイパスの吻合部を抜糸しグラフトをはずしてみると，吻合部には血栓が吻合部オリフィスを塞ぐように付いていた(図3)．やはり過剰な緊張により内皮損傷が起きたものと考えられ，グラフトの長さを十分な状態にしなければならないという結論に到達した．ただ橈骨動脈は左側は既に目一杯採取してしまったあとなので，右側の橈骨動脈を新たに採取するのか，あるいは，下肢から伏在静脈を採取するのかを決断しなければならなかった．

　このとき手術開始後9時間をすぎており，時計は19時を回っていたため，術者である自分も疲れてはいたが，それ以上に器械出し看護師，外回り看護師，助手の先生，麻酔の先生，皆が疲労感を感じていたはずである．反対側の橈骨動脈は温存しておいたほうが将来必要になった場合に困らないと考え，左大腿から伏在静脈を採取し，最初に使用した橈骨動脈グラフトの遠位側に端々吻合でグラフトを延長し，バイパスを完成させることにした．このような状況で新たに下腿から伏在静脈を採取すると宣言し，消毒もされていない下腿の準備をはじめるときには，やはり手術室内の空気は一変するものであるし，場合によってはなんともいえない緊張感の走る雰囲気になるのである．外野のギャラリーでは悪意はないのだが，「側副路がよさそうだから，無理してバイパスにこだわらなくても……」などという意味のことを呟く先生もいたり，急いで準備を追加するのに小走りになる外回りの看護師の動きを感じて「なにか気を悪くして機嫌悪くしちゃったかな……？」などと，手術には関係ないはずの余計なことが頭のなかに浮かんできたり，「誰かがいってたとおり，バイパス諦めちゃうか……？」のような弱気の自分が前面に出てこようとしたり，この時点でもさまざまな心の葛藤が起きるのである．

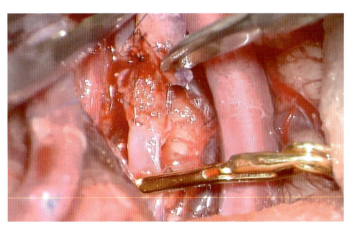

図3　吻合部の血栓
橈骨動脈グラフトとM2吻合部の抜糸をして吻合部内部を開いてみると，吻合部を完全に塞ぐ血栓形成がみられた．

さて，すったもんだの挙句に，下腿から伏在静脈を採取し，静脈弁のないところを選んで，橈骨動脈遠位端に端々吻合し，再度同じM2の橈骨動脈を切り離した動脈切開部に伏在静脈を「丁寧に」吻合し，グラフトに緊張がないことも確認した。この時点で時計は22時を回っていた。再度MCA圧モニタ下に内頚動脈を遮断しグラフトを開放すると，圧モニタは良好に回復し，めでたしめでたし，これで，動脈瘤を血管形成的に処置すればいい，と思っていると，2～3分でMCA圧モニタの波形が鈍りだし，MCA圧がグラフト開放前の値まで低下してしまう現象が続発した。これはまた吻合部血栓かとすぐに超音波ドプラで吻合部を確認すると，音はするが弱い。再度内頚動脈の遮断を解除しM2バイパス吻合の抜糸を行い，伏在静脈を切り離すと吻合部に血栓が付着しオリフィスを塞ぐ状態になっていた。初回の吻合部血栓でこの部位のM2部内皮は血栓誘導の活性化が起きていることと，二度の吻合操作により内皮損傷が思ったよりも進行していたことが原因と考えられたので，伏在静脈はその中枢側のM2部に新たに端側吻合を行いなおすことにした。しかし，問題はhigh flow bypassを吻合したM2の末梢へは血流が途絶えたままなので，浅側頭動脈（superficial temporal artery；STA）のもう一方の枝を最初の橈骨動脈－M2吻合に使用した部位のすぐ末梢に端側吻合でバイパスし，M2側頭枝の末梢側頭頂側頭葉への血流を回復させた（図4）。この時点で24時であった。

　その後，再度伏在静脈－M2中枢側吻合をやりなおし，果たしてhigh flow bypassは無事開通した（図5）。動脈瘤の処置を行い，閉創を終了すると朝方の4時であった。術後動脈瘤は完全にトラッピングされ，Pcomおよび前脈絡叢動脈も温存されていた（図6）。術後，一過性に不全麻痺がみられたが，1日で回復し虚血合併症なく経過しことなきを得た。

　High flow bypassに限らず，ひとたびトラブルが発生すると，そのトラブルの原因がなんであるのか，問題を順番に切り分けていき，トラブルの原因を突き止めて対処する必要があるのは，誰もが理解していることではあるが，一度つないだバイパスを抜糸したり，再度同じ作業をやりなおさなければならないことに，精神的な抵抗を感じるのも事実である。提示したエピソードのように，そのよう

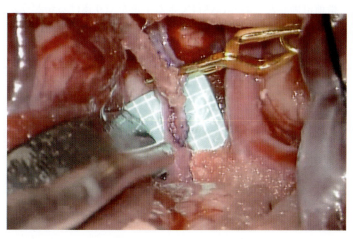

図4　STA-M3吻合を追加
図3の吻合部血栓の発生したところのすぐ末梢側M3でSTA－M3吻合を追加し，MCA末梢への血流を確保した。

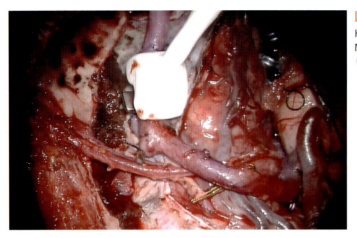

図5 朝方4時のバイパス完成後の状態
High flow bypassは大伏在静脈グラフトになり，M2 inferior trunk末梢はSTA－M3 bypassにより灌流されている。

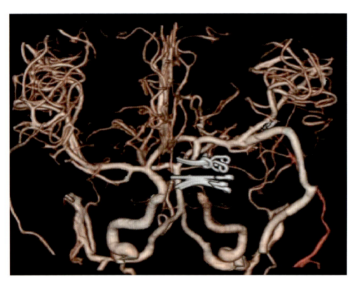

図6 術後3D-CTA
良好なバイパスの開存と動脈瘤の消失，前脈絡叢動脈，Pcomが開存している

なやりなおしが二度三度と続けて起きてくると，術者の根気が試されているわけで，何度でも自分が術前計画したとおりに納得できる手術をやり遂げるかどうかは，まさに術者の覚悟，根性の問題であり，今時まったく流行らないが手術は「精神論」である。

VIII 対策のまとめ

合併症をきたさないための組織の体制作りとガバナンスの構築

塩川芳昭　杏林大学医学部脳神経外科
萬　知子　杏林大学医学部麻酔科

　ヒポクラテスの時代から医の精神のひとつとして「DO NO HARM」といわれているように、根源的に治療行為はなんらかの侵襲的要素を有するため、その合併症を皆無にすることは理論的に不可能である。本書の編集意図である脳神経外科手術を念頭においた企画から、本稿では薬物療法や放射線治療などの内科的治療にかかわる問題は割愛し、血管内治療を含む脳神経外科手術に関連する合併症回避のための組織体制作りと診療集団内におけるガバナンスの構築について私見をのべる[1]。

組織内で共有されるべき認識

　侵襲的治療である脳神経外科手術を日常的に遂行するに際しては、筆者は関与する個々人に共有されるべき認識がいくつかあると考えている。特に重要と思われる3点について以下に記すこととする。

■ 施設・責任者の指導方針

　患者の立場に立てば、誰もができることなら手術は受けたくないし、ましてや脳の手術の場合はなおさらである。やむをえず手術に同意したとしてもそこには患者各個人のさまざまな葛藤があり、そこを理性や家族の励まし、人生観の修正などを経て手術の日を迎えることとなる。その経緯を執刀医は認識しなければならない。ときに「まな板の鯉の心境です」と話す患者もいるが、深層心理には恐怖や現状認否、逃避願望などが内在するのは小児症例の手術を顧みるまでもなく明らかである。従って当然のことながら「練習台になりたい患者」は1人もいない。誰もが最善の執刀医に自分の体を委ねたいのであり、そこで施設・責任者の指導方針が問題となってくる。

　執刀医を当該施設のbest hand（＝最上級医）に限る方針は、次項で述べる責任の所在も明確となり、難度の高い手術ではこの決めかた以外にはありえない。最近報じられた特定医療機関に頻発した同一手術の重度合併症発生は、施設のbest handの未熟さが独善的かつ閉鎖的な体制下で再発を防げなかったのが本質で、原則的に高難度病変では最上級医を執刀医とする見識は広く認められていると思われる。

指導方針として筆者が強調したいのは，医育機関に長く在籍したためかもしれないが，「手術教育の重視」である。医療以外の業界では一般的に行われ，かつ世のなかに受け入れられているon the job trainingも，こと外科手術となると状況は異なる。それを承知のうえでteaching caseと責任者が判断した症例は，十分に準備した若手（後述）に執刀機会を与える方針を採用しており，カンファランスなどさまざまな機会でこれを確認している。この根拠は，昭和50年代後半の高度成長期から脳神経外科修練を開始した筆者にとっては，その当時の「診療科としての脳神経外科が十分に成熟してきた」という時代背景と，所属した東京大学脳神経外科初代教授の佐野圭司先生による「結果が同じであれば時間がかかっても若手に執刀させる」としたお考えがあるものと考えている。

責任の所在の明確化

　合併症を回避するrisk managementと発生した重篤な合併症に対応するcrisis managementを，組織としてガバナンスをもって取り組むには責任の所在が明確にされていなければならない。当たり前のことであるが最終的な責任は責任者がとるもので，責任逃れするものには責任者は務まらないのである。このことを言いえて妙な表現として，筆者の前任者である斎藤勇杏林大学名誉教授は「自分の傘の下であればなにをやってもよろしい」とお話しされていた。それを受けて，時代背景が現在とは異なるものの，冒頭に記した「DO NO HARM」すなわち「悪いことをしてはいけません」と，「自分たちで教科書を作るんです」とする明確な指導方針をお持ちであり実践されていた。

　具体的なrisk management，すなわち手術合併症回避のため筆者が責任の所在明確化の観点から留意していることを箇条書きに記す。

・術前カンファランス

　手術適応と方針の決定・確認は最終的には責任者が行う。術前カンファランスでは診療情報と術前診断の確認，選択肢のある治療ではその決定根拠，手術内容（目標摘出範囲，想定されるpitfallとその対策など）と予想術野の図示，手術説明の骨子，術者決定（後述），などを定時手術では責任者が，緊急手術ではその時間帯におけるあらかじめ決められた職位のものが確認する。

・手術中の手技確認

　術前カンファランスで決めた方針に従って手術が進行しているのであれば術者任せとするが，すべての手術において術野内外から指導する担当者を事前に決めておき，技術的指導から術者交替の判断（後述）まで担当させている。手術室から医局・教授室などへの手術中継もこの点で有用である。

・術後カンファランス

　術前カンファランスで討議された内容が達成されたか否かを検証する場である。想定どおりに進行しなかった点についてはその原因と対応方法・結果を確認し，次に同じ状況となった際にどのように取り組むかを討論する。筆者は若手術者に自分の手技の完全コピーを求める方針は取っていないが，手術ビデオの編集と提示は術者の理解度がよくわかり，また手術指導のガバナンスの点からも重要であると考えている。残念ながら発生した手術損傷などについては小さい

ものでも術者なりの原因に言及することを求めている．まれに生じてしまったmajor adverse eventについては，事後の対応についての確認はもちろんであるが，万一point of no returnを越えてしまった場合には，その理由を考察することも重要である．これらの診療内容の確認に加えて，術者個人がその手術からなにを学び，今後どのように役立てるかを自覚させることも責任者の役目と考えている．

重篤な合併症発生に対応するcrisis managementにおいても責任の所在を明確にすることが大切である．当院に限らず医療安全についての「病院としての対応」は，近年全国的に組織的かつ検証的となり，また病院機能評価や医療事故情報収集事業などの第三者機関による指導も加わっているため割愛し，本稿では残念ながら筆者の施設でも数年に1件程度の事例があったcrisis managementについて，組織（教室）としての取り組みを報告する．個別の事例を挙げることは差し控えるが，そこでも責任の所在を明確にした迅速かつ組織を挙げての取り組みが重要である．

いったんcrisisが発生すると患者および家族対応はもちろんのこと，病院長や病院安全管理部門との頻回の連絡やほかの患者の診療業務，診療以外の教育・管理業務，状況によっては院外組織との渉外活動などが業務として急増する．組織全体としてこれに対応するには情報共有が重要であり，現在であればイントラネットなどの簡便な方法があるが，それ以前の時代では，筆者らは普段はさまざまな連絡事項の通達に用いていた医局ホワイトボードを全面的に書き換え，おのおのの役割と担当者を明示して大書きしていた．発生し速やかな対応が求められる種々の作業に対してそれぞれ担当者を明示し，進捗状況や未解決の課題を全員で共有し一丸となって取り組む体制は，組織のガバナンス確認の意味もあり有意義であったと考えている．

■ 術者資格と術者交代条件の明示

術者の決定は施設の方針や各個人の能力にも依存する問題であるが，外科医教育にとっては古くて新しい課題である．筆者は，自身が大学病院で診療を指導（現場監督）する立場となったころに拝聴した菊池晴彦先生の方針（**表1**）[2]を現在でも遵守している．多くの若手医師を指導していて気が付いたのは，指導医が考える若手の力量と本人自身が思っている能力に乖離のあることで，これを理解させるのに信号機の例えを用いて納得させてきた．すなわち若手が独立して指導なく完遂できる手術の部分を信号の「青」，指導・助言があればできる部分を「黄」，能力的にできない部分を「赤」として，これからはじめる手術のどこまでが「青」で，どこからが「黄」，「赤」を術前に自己申告させるのである．指導医の認識が本人と異なる部分を事前にかつ具体的に説明しておくことで，術者交代となる状況が自ずと理解されるわけである．この方法により，若手に術者を担当させた際に最も回避しなければならない不可逆的手術損傷の発生する前，すなわちpoint of no returnへの突入を防ぐことができ，また指導医と若手の精神的ストレスをいくらかは減らせる効果もあるのではないかと考えている．

執刀条件	①手術書マスターは最低条件 ②イメージトレーニング ③術前カンファランスで理論の確認 ④同じ術式で助手を最低3回経験
術者交替の条件	①次になにをなすべきかわからない ②経験したことがないことを始める ③予想したpitfallに落ちかける ④基本操作をおろそかにする

表1 術者の条件[2]

　患者および家族への手術説明が十分にできることも重要な術者資格であり，筆者は原則として執刀医自身が手術説明を行うべきであると考えている。ときに若手医師が指導的助手のもとに執刀する際に，患者から責任者や指導医による執刀を求められることがある。筆者は「手術はチームで実施するものですが，最も大切な部分は責任者が担当するのでご安心ください」と答えている。最も大切な部分とは手術のquality controlであり，その前提には，本稿で述べている責任の所在の明確化と手術指導におけるガバナンスの徹底があるものと認識している。

組織の体制作り

■■ 施設としての手術安全体制

　前項では組織（脳神経外科）内での体制作りを述べたものであるが，規模の大きい施設では関係する部署やかかわる人数も増えるため，それなりの枠組みが必要である。手術安全に関する活動も多岐にわたり，本稿でそれを詳述するものではないが，麻酔の術前リスク評価やハイリスク手術，すなわち予定手術時間の長いものや多量の出血が見込まれるもの，複数科による合同手術，新規医療機器を用いた手術，自施設で未経験の手術などについては，当該科のみならず麻酔科，看護部門などを交えた情報共有と確認が近年はルーチン業務として行われている。緊急や時間外の手術においては，院内の医療資源の乏しい状況下での対応を迫られる事例が日常的に発生する。精神論だけで克服する時代ではないのは明らかで，急性期主幹動脈閉塞や妊産婦脳卒中などの特定の疾患においては新たな救急医療体制を構築し，施設を越えて地域で解決を図らねばならない課題でもある。

■■ 杏林大学病院における中心静脈カテーテル穿刺の
　　管理体制構築の経緯

　手術の医療安全とはやや内容を異にするが，筆者は自施設において中心静脈カテーテル（central venous catheter；CVC）穿刺の安全管理体制を構築する機会にかかわったので，その概要を紹介する[3,4]。ときに致命的な合併症を生じうる

CVC穿刺を，医育機関でいかに初心者に経験させるかは手術教育と類似した側面を有している。手術の場合は，すでに記したように明確な責任の所在と指導体制に基づき，術前検討と術後の反省が診療科内でカンファランスのかたちで実施されるのが通例である。ところがCVC穿刺の場合には，病棟や処置室における一般の手技と認識されていたため組織的な教育が行われず，適応や穿刺医の能力評価，穿刺後の対応などについても医師個人の範囲で対応され責任の所在も曖昧であった。筆者らは2006年より「杏林CVCプロジェクト」と称し，これを全病院的取り組みとして活動を行っている（表2）。2007年以降の9年間で1万件以上のCVC穿刺が行われ（表3），幸いにして死亡例はないものの，合併症の発生は

表2 「杏林CVCプロジェクト」の内容

①標準化された内容のインフォームドコンセントを行う。
②施行医師にライセンス制度（指導医資格と術者資格）を設ける。
③蘇生時を除くすべての穿刺に「CVC挿入観察シート」を作成し報告する
④定期的に講習会を実施し，施行医の教育および再教育を継続的に行う。
⑤エコーの使用による安全な穿刺手技を普及させる。

表3 杏林大学附属病院における平成19年10月〜平成27年12月までのCVC穿刺状況

合併症	頻度（合併症数／穿刺数）					
	内頸静脈	鎖骨下静脈	大腿静脈	末梢静脈	部位未記入	合計
動脈穿刺	0.94% (68/7,228)	0.68% (6/886)	2.05% (103/5,033)	0 (0/21)	0.84% (5/594)	1.32% (182/13,762)
血腫	0.77% (56/7,228)	1.58% (14/886)	0.50% (25/5,033)	0 (0/21)	0.17% (1/594)	0.70% (96/13,762)
血胸	0.01% (1/7,228)	0 (0/886)	0 (0/5,033)	0 (0/21)	0 (0/594)	0.01% (1/13,762)
気胸	0.24% (17/7,228)	0.56% (5/886)	0 (0/5,033)	0 (0/21)	0.17% (1/594)	0.17% (23/13,762)
気泡吸引	0.01% (1/7,228)	0.01% (1/886)	0 (0/5,033)	0 (0/21)	0.17% (1/594)	0.01% (3/13,762)
挿入不可	0.21% (15/7,228)	0.23% (2/886)	0.14% (7/5,033)	0 (0/21)	0.67% (4/594)	0.20% (28/13,762)
不明，その他	0.39% (28/7,228)	0.90% (8/886)	0.40% (20/5,033)	0 (0/21)	0.34% (2/594)	0.42% (58/13,762)
全体	2.57% (186/7,228)	4.06% (36/886)	3.08% (155/5,033)	0 (0/21)	2.36% (14/594)	2.84% (391/13,762)

繰り返されているため，年々「杏林CVCプロジェクト」の条件を厳しい内容に更新している。当初は登録制度に近かったCVCライセンスを実技試験を伴う免許制度に移行したり，有害事象発生例の追加報告や穿刺医の再教育制度をその後に加えているが，プロジェクトの原点である「侵襲を伴う手技を初心者にやらせる」理念に変わりはない。医療におけるon the job trainingを白日のもとに実施するともいえるこの活動は，指導する立場の人間にとっても手術教育を反省・工夫するよい機会と認識している。

おわりに

　脳神経外科の手術合併症回避のための組織作りとガバナンスのありかたについて私見を述べた。本稿の内容は活字では表現しにくい機微に富むものであり，大方のご意見・ご批判をいただければ幸いである。

　表3の作成は，杏林大学医学部付属病院医療安全管理部の仁科　寛氏によるものであり，ここに深甚なる謝意を表する。

■ 文献
1) 塩川芳昭. まごころの医療　No shinkei Geka 2010; 38(9): 785-6.
2) 菊池晴彦. NEUROSURGEONS 1995; 14: 9-18.
3) 杏林大学医学部付属病院CVC委員会編. CVC(central venous catheter)挿入・管理マニュアル http://www1.kyorin-u.ac.jp/anzen/anzenkanriHP/ cvc/h24.4-cvc /%20manyuaru (201605).pdf
4) 萬　知子, 塩川芳昭, 杏林CVCWG. 中心静脈穿刺資格制度と穿刺時エコー使用推奨による合併症軽減策―杏林大学医学部付属病院での取り組み―. ICUとCCU 2009; 33: 775-81.

VIII 対策のまとめ

合併症対応の社会的側面

森田明夫　日本医科大学大学院脳神経外科学

「M&Mの勧め」の項にも記載したが，合併症をきたした場合のわれわれの務めは，合併症からの回復を期すこと，これ以上悪化させないこと，そして二度と同じ過ちをきたさないことである。

一方で病院への報告，患者および家族への説明，場合によっては社会への報告の義務をもつ。

医師やほかの医療職者にしてみれば，忙しい臨床業務にさらに事務作業とまた非常に重い説明義務が生ずる。それまで元気あったかもしれない患者が悪くなったという悔しさや悲しさ，無念さ，懺悔のような気持ちが複雑に入り交じったなかで，ことを進めねばならない。個人としての，また組織としての危機意識のもちかた，対応力が必要とされる事態である。

本稿では，M&Mや医療安全委員会で判定されるいくつかの範疇について，医療者があるべき態度(姿勢)と対応についてまとめる。このような事象への対応については，今回の群馬大学の内視鏡手術事故などへの反応をみても，みる側の立場，意見，また考えかたによってかなり異なる。本稿は筆者の思う心構え，体制のありかたについて記したものであり，一般論とするには困難であり，あくまで本稿に記載されたことは筆者の一意見(私見)である。

合併症が起こった場合には

下記のようなさまざまなことを同時に遂行する必要がある。

■ 記録と申告

まず当事者は正確に起こったことをカルテに記載し，上司に申告する。不明なことは不明とし，予測や不確定な情報は，可能性として候補に挙げるにとどめ，確定的なことのみをしっかりと記載する。意見は，自身の記録とする。

■ 対応体制の構築

その施設の人員や体制によるが，まず部署の長がなにをおいても責任をもってその対応に当たる必要がある。部署長の職はそのためにあると考えるべきである。当事者を対応者に含めるかどうかは，事象の重症度，原因，当人の受け取りかたや人格などにより判断する。部署長以外にしっかりと家族対応，診療チーム

の長など組織のなかへの指導ができるものをおいてもよい。特に当事者が組織の長であった場合には第三者的に判断できる者を選定したほうがよい。また事象が重大であれば，組織，施設としての医療事故対応を構築する必要がある。

● 対策メモ

合併症をきたした，または起こったときに最初に診た医療者（医師や看護師，そのほか）本人は動揺している場合が多く，また特に若手の医療者であった場合には，経験もなく，頭は真っ白になっており，動揺がかえって問題を大きくする可能性もある。直接の上司，組織の長が表に出ていって損することはない。

患者，家族への説明

まず迅速に行うことが重要である。説明はそこまでわかっていることを正確に伝え，対応策として考えられていること，今していること，見通しを話す。当事者の有無は別として，まず治療の説明をした医療者も同席，他職種の医療者も同席することが望ましい。またチーム内では見解と意識を統一し，対応するものによって話が違う内容にならないようにすることが大切である。合併症をきたした患者また家族への対応は，強いてできるだけ頻回に行う。医療者側の真意をみせることが重要である。医療者，人としては「真摯さ」を示す場であると心得る必要がある。起こってしまったことに対して，期待に添えられなかったことに対して，責任の所在いかんにかかわらず真摯に謝罪すべきである。

● 対策メモ

患者および家族は，怒りややるせない気持ちを抱いているはずである。相手の気持ちになって考えてみること。そのうえで，ベッドから足が遠のきそうになるところをあえて何度も，ときに日に数回，患者や家族にあうこと。そのたびに経過を丁寧に説明することが重要である。

責任と医療費・補償について

患者や患者家族はまず責任の所在や医療費の扱い，場合によって予想される被害に対する補償までを，最初の段階から聞いてくる場合もある。しかし責任はその時点で定めることはできないし，当事者個人だけで決断するべきものではない。医療を行ったものとしての責任は，「起こったことを十分に，正確に説明することにある」と判断すべきである。責任の所在は当事者だけで判断されるべきものではなく，公式な見解として部署，施設の判断を仰ぐべきである。

医療費についても同様であり，これは病院の経済が関連してくることであり，個人レベルで判断すべきではない。また被害への補償は，弁護士や保険会社また訴訟になれば裁判官が判断するものである。費用計算など特殊な計算をするので，感情に押し流され適当なことを発言すべきではない。心情的に医療そのものには過失はないが，患者の予後を考えるとなんらかの補償をしたいといのは，どのような外科医ももつであろう。そのような内容に対しては，医療安全の会議などで正直に自分の想いをしっかり記録に残すことである。個人的感情やその場の雰囲気により軽はずみな言動は控えるべきである。

● 対策メモ「責任と補償」

　重大な合併症や，入院が長期化した場合に，家族の疑問は，ことの原因や対応よりもここに集約することも多い．「なぜ起こったのか？」よりも「誰がどのように起こしたのか？　なぜ防げなかったのか？　病院としての体制はどうか？　謝罪はないのか？」漠然とした怒りのような感情と同時に責任と補償の2点についての考えが中心を占める．医療者側ですぐに答えを出せない問題である．

　患者，家族とはなるべく時間をかけて，現在の医療の状況，自分たちの医療の内容なども含めて，原因として考えられていること，そして現状への対処，組織としての対応についてしっかり説明し，答えられないことには，その理由を話して答えることができないことをわかってもらうしかない．

■ メディアへの対応

　大きな合併症や事故になれば，メディアへの対応も検討しなければならない．これは対応委員会の検討を経て病院としての見解をまとめて，一本化して公表すべきことである．個人的見解をメディア関係者に決して話すべきことではない．

　情報の一本化はきわめて重要である．もし公表された内容に当事者あるいは病院の一員として違和感，異議が有る場合には，適切な手続きを経て，委員会やカンファランスで話をすべきである．

● 対策メモ

　医療事故の報道をみてわかるように，メディアに報告される合併症をきたした施設，医療者にとっては，報道は決して好意的ではない．また今の医療の現状を理解せずに報じられ，まるで医師や医療者はなんでもパーフェクトにできないといけない存在のように語られることが多い．さらにインターネットではさらにそれに輪をかけて誹謗中傷や，不適切なコメントが無記名のものにより繰り返し述べられる．さらに無責任な医療者の意見としてこれも無記名医師の意見としてひどいコメントが加えられることもある．医療の合併症は単純なものではなく，年々複雑化し，人員的にも厳しくなるなかで，さまざまなことが加わって起こっていること，それをなくすためにどの医療施設も努力を継続していることをわからない人々が語るものである．公的にはまったく意味がないことであり，医療者として堂々と日々の医療を続けるために，患者や家族には最良の対応をしながら，対応を進めるべきである．

合併症の内容，重症度，家族の反応に応じた対応

　M&Mカンファランスは本書で書かれているように，科学的に症例に起こったことを検証し，原因を追求し，対処法と再発防止法を生み出すことにある．ここで得られた情報はその後の公的な対応にも役立てられるはずであるが，M&Mの内容をすべて公式情報として出す必要はない．

　隠し立てをするわけではなく，医療行為においては，現代の医療で一般的に認

められた技術や知識の評価方法というものがごく限られた疾患や手技についてのみあり，事例を解明するためにはあらゆることを考えねばならないため，あらゆる可能性を含めて検討されるべきものであるためである。先に触れたようにM&Mによって，起こった原因や階層，予知予見の可能性，避けることができたかの可能性なども検討される。病気の未知の原因が元でまた病気そのものの予測される結果で起こっている場合もある。

そのうえで事故対応の委員会や医療安全対策委員会の案件となるのであれば，M&Mにおける科学的な議論を整理して上申すべきである。これは部署長と担当の医師，チームの長の見解とカンファランスでの内容を含め責任をもって進めなければならない。

■■ 重度な合併症か軽度な合併症か？

おのずと重症度によって，その後の対応が異なる。重症であれば診療科および施設の対応となることも多く，一方で軽度であれば当事者任せになることも多い。ただし，いかに軽度な，通常にある合併症であっても見過ごすことなく，きちっと診療科で情報を共有し対応策を検討しておくことが重要である。またシステムによる問題であれば，軽症でもチームの長や部署長が家族などに説明し謝罪をすべき場合もある。

■■ 予知可能か不可能か？

後述するが，これは医療事故調査の死亡を予測していたかどうかとはまったく別次元のことである。M&Mでの予知可能，不可能は手技や医療行為から起こることとしての疑問である。予知可能であったならば，これは次の可避であったのかどうかで，手技や個人，組織の技量が問われ，責任の問題となってくる。思わぬ合併症であれば，その旨をしっかりと患者，家族にも説明する必要がある。

■■ 現在の医療で可避か不可避か？

合併症が不可避な状況であった場合には，その旨を必要であればこれまでの論文や経験を示して家族にしっかりと説明する。

可避であった場合には，なぜ本症例で避けることができない状況であったのかを検証し，説明を加える必要がある。

- 対策メモ「医療行為における合併症の予知，可避」

図1に示すように，合併症の予知や避けられたどうかは病気のタイプ，医師や医療施設の医療レベル，患者の状態によってもかなり異なるグレーゾーンである。医療事故調査や医療訴訟において，本件が論じられることが多いが，手術を多数行っているものであれば，その定義がきわめて難しいことがわかる。

■■ 過失があったかなかったか？

診療科，チームまたは施設がミスがあったと判断する場合，また当事者自身としては反省する部分があった場合には，今後の医療に活かすように，再発防止のために体制・システムの改善，再教育・訓練など根本的対応が必要とされる。

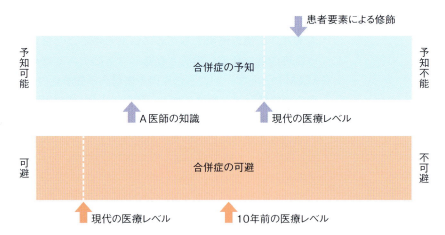

図1　合併症の予知, 可避
予知が可能か不可能か, 避けることができるかできないかは, 医療レベルや個々の患者の状態, 時代によってかなり異なる. 特に特殊な医療を行うことの多い脳神経外科の領域やまれな疾患の治療において, この定義は非常に困難である.

その旨を踏まえたうえで患者や家族には真摯に謝罪すべきである. 医療者の努力を認めている場合, 十分に説明をして納得してもらう場合もあるし, 一方で補償, 賠償に関しては, 損失した機能や日時を代償する必要もありうる.

その内容についてはそれぞれの症例により異なり, 弁護士や裁判所の判断となる場合が多い. 訴訟となるのか, 示談となるのかなど, 経験を積んだ組織において, 個々の事例に関して正確な情報に基づいて判断をくだしていかねばならない.

■ 患者, 家族と意識の齟齬が生じた場合

初期対応や説明が不十分であった場合, またそれをしていても患者の被害が大きい場合には, どうしても医療者と患者・家族側との齟齬が生じてしまうことがある. その場合でも, 医療者は説明を繰り返すしかない. 真意を示していくことが重要である.

カルテは開示となることも多いので, 合併症が起こった, 起こりそうな場合には, 徹底して漏れのない正確なカルテ記載を行うことが重要である. 決してカルテの改竄や誤記載をしないことが重要である. 運悪く訴訟になる場合には, 担当となる弁護士と十分な話し合いをして対応してゆく.

● 対策メモ

ときにみられるのは, 合併症をきたすまでの段階での医師, 看護師を含めた医療者と患者・家族との気持ちの行き違い, 対応の悪さなどに患者や家族が不審を抱いていたことが大きな原因となることである. 日頃の医療において, いつなにが起こるかわからないという危機意識を心と態度にもちながら, どのような家族, 患者にも丁寧な対応をすることが望まれる. あとで検証すると, 起こるべくして起こった問題と考えられることも多い. 日頃から看護, リハビリテーション, 検

査,薬剤師などを含めたチームの末端まで意識を統一して最善最良の医療と対応をすることを志すべきである。

● 対策メモ「家族・患者への新しい補償システム」

　現在の医療システムでは,合併症がきたされた場合,医療側の責任の有無によって患者への補償の有無が決まると思ってよい。死亡すれば,死亡保険が生ずるが,障害の場合には,休業・失業補償などに加入していなければ,経済的保護を受けることが難しい。現代の医療ではある一定の頻度で合併症がきたされ,それは予期できても避けられないものである場合が多い。そのような医療を受けるうえで,合併症補償のような保険システムができれば医療者も患者側も助かると思っている。今後の保険のありかたとして考えてもらいたいものである。

患者が亡くなった場合

　患者が亡くなった場合には,事象は最も重大となる。その際に死は病気としてまた治療内容として予測できたか？　できなかったか？　医療行為が原因か？ということがきわめて重要となる。現在の医療安全調査の対象は「予期されなかった死」である[1]。その定義ととらえかたがかなり医療機関によって異なるというのが現状である。

　また,ある治療を行った際の合併症の予測の可否と,結果としての死亡の予期とは別である。結果としての死は一連の医療の結果である,合併症は一診療行為のなかでの要素である。死の直接の原因がその後のケアである場合もあり,また患者の特殊な体質による場合もある。

　例えば予測できなかった合併症でもし患者が亡くなったとしたら,これは予測できなかった死であるのか？　病気自体の重症度から起こってくるもので,予測できない合併症は多く経験される。それは病気本体の進行であり,予測できない死ではない。また例えばその手術ではある一定頻度は起こるとわかっている合併症(例えば麻痺,言語障害,重篤な意識障害)などあらかじめ挙げられているが,そのときに行った手術でそれが発生するとは予期できなかった,というものも存在する。一方で,予測できる合併症であれば,予測できない死ではないのか？合併症が仮に1％の確率で起こることが予測できたとして,またその手術で起こることが予測できたとして,それが死につながると予測できるとは限らない。またむしろ予期できた合併症で,現代の医療であれば避けることのできることをきたして,死に至ることは,もしそれに医療ミスが加わっていたとしたら重大な問題であり,医療機関としても患者側としても予期しなかった死ということになる。

　合併症の予測は行った手術などの診療行為そのもの(一般ではなく)に対して予測できたか否かを判断している。しかしある一定の確立で起こる重篤な合併症とは基本的には術者が術中に予測していることは少ない。起こってしまったことは起こったこととして,医療を継続する。そのなかで患者が重症化し死亡した場合には,それはその疾患への医療行為としては十分に予期されることである,と判断されるべきである。従って,合併症の予測の可否と死亡の予測の可否とは切り離して考える。

　また異状死の定義も「診療行為に関連した予期しない死亡,およびその疑いが

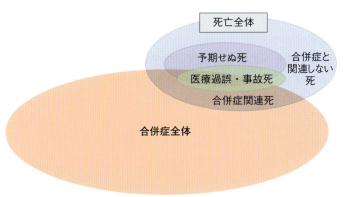

図2　合併症と死の考え
合併症が起こって患者が亡くなった場合には，合併症に関するもの，それ以外に関するものがある。そのなかで予期できなかった死亡というはごく一部である。医療過誤死は完全に予期できぬ死に属するわけではなく，予期できる死であっても，そのなかには過誤が過程に起こっている場合もある。

あるもの」であり，「異状死と判断される場合には，24時間以内に所轄警察署に届け出なければならない(医師法21条)」とされている。これも同様で，予期しない合併症により発生した死亡が必ずしも予期しない死亡とは限らない。

　医療事故調査制度に本来の目的は，死の原因／過程に重大な医療の過誤，ミス，見落としなどがあったかを調査するためのものである。それをもって再発の防止を目的とするものである。従って，すでに死亡の原因が明らかに術前に説明されていた合併症であり，それについてすでに話し合いと対応がなされている場合には，あえて医療事故調査や異状死の届け出をする必要はない。合併症による死亡の届け出に関しては，日本法医学会に異状死ガイドラインの見解を参照して欲しい。

　図2に合併症と死，予期せぬ死，過誤死の関係を図示してみる。

まとめ

　以上のように合併症の対応には，日頃からの地道な積み重ねた力が必要とされる。医療スタッフの隅々に至るまでの患者第一の医療を行う意識の統一，理解の悪い患者，家族へは徹底してわかりやすい説明を加えること，正確な医療技術をつけ実施し，記載をする。ことが起こった場合には最高の危機意識を持ち，組織として力を統合し，迅速かつ徹底した対応を行う必要がある。そこでは指導者の積極的な関与が必要とされる。

合併症対応10カ条
①迅速に正確かつ漏れのない記載をする。
②迅速にかつその時点までにわかっていることを正確に患者・家族に説明する。
③真摯なおよび毅然とした態度で，治療前の期待に添えなかったことに謝罪する。
④上司，部署長，施設長(重症度，重要度に応じて)に迅速に上申する。
⑤一人で抱え込まない，自負をもつ。
⑥原因を自分でもまた自身の部署／科でも検討し，合併症を悪化させないように対応する。
⑦組織的に対応と見解をなるべく早く検証し，説明内容は組織内で統一する。

⑧責任,補償については,個別に判断しない。組織の判断とする。
⑨ミス,責任が医療側にあると判断された場合には,しっかりと説明し謝罪する。
⑩できるだけ頻回に患者・家族に面会し,経過,治療内容,見通しについて説明する。

合併症予防にむけての追加5カ条
⑪日頃から,チーム全体で患者や家族との良好なコミュニケーションを取る努力をする。
⑫自施設および他施設の合併症情報を活かすよう組織,診療行為の改善を目指す。
⑬確認作業を怠らない。
⑭常に医療安全についての緊張感をもつ。
⑮自身の健全な心身に気を配る。

VIII 対策のまとめ

脳神経外科手術の合併症の集計と対策

森田明夫,森本大二郎,村井保夫　日本医科大学大学院脳神経外科学

第Ⅰ章の「M&Mカンファランスの勧め」に当院での現況について記載した。当院で集計状況と対策について紹介したい。

方法

当院ではまだ手術症例におけるM&Mしかできていない。毎週4病院合同のカンファランスを行っているが,その最終週の際に前月のM&Mの集計,検討,またJNR(Japan Neurosurgical Registry in National Clinical Database)の登録確認を行っている。看護師などの他職種のインプットはまだ得られていない。現在病棟医長を中心に看護師やそのほかの医療職(STやPT,ソーシャルワーカー薬剤師,事務員)などからの特異情報,外来,入院して手術にならなかった患者のM&M情報を収集する方策を検討しているところである。

当教室は大学に4付属病院があり,そのほかに連携研修施設,関連施設をもっている。また千駄木付属病院では救命救急部でも脳神経外科の一部として手術を行っているが,M&Mはそちらの症例には及んでいない。今後関連施設はもとより,脳卒中・神経内科と救命救急脳神経外科班も連携して総合神経系M&Mを特定の症例に関して検討し,情報共有を図っていく予定である。

当院での集計方法は医療機能評価の医療事故報告と同じ区分分けで行っている。しかし前述したように手術における区分と実際の医療事故の区分とは異なる。

それに加えて,「予期できたか?」「回避できたか?」を3段階で評価している(表1)。以下の区分となる。

　P(predictable & preventable):予期でき,回避もできた。
　PU(predictable but unpreventable):予期できたが,今の医療では回避できなかった。
　U(unpredictable & unpreventable):予期できなかった(=回避できなかった)

結果

表2に日本医科大学付属病院脳神経外科における手術症例M&M集計を掲載す

る。2013年後半以降に本集計を開始し、これまで879例の検討をしている。

入院延長や追加治療を要したレベル3b以上の合併症は6.3%に発生している。そのなかで、後遺障害を残したのが3%、死亡が0.45%であった。2013年以降の経緯としては合併症率、重症化率は少しずつであるが低下している。

表1 患者のアウトカムへの影響レベル評価（病院事故レベル報告とは別）

Level	障害度
Level 0	発生前に防止した：0.01～0.03 発生していた場合の重症度
Level 1	合併症あり、実害なし
Level 2	合併症あり、診療措置なし、対応強化あり
Level 3	合併症あり、診療措置を要したが、永続障害なし
Level 3a	簡単な処置・治療を要した合併症
Level 3b	濃厚な処置・治療（手術、入院延長、バイタルの重度変化）
Level 4	永続障害残存した合併症
Level 4a	永続障害あり、有意な機能障害・美容上の問題なし
Level 4b	永続的機能障害・美容上の問題あり
Level 5	死亡（合併症またはその結果による）

現在の医療レベルで予見できたか？　防げたか？　を追記する。
P：predictable & preventable
PU：predictable but unpreventable
U：unpredictable & unpreventable
N/A：not applicable, cannot be decided

表2 日本医科大学付属病院脳神経外科（救命、他付属をのぞく）における2013年後半よりの集計（レベル3b以上）

タイプ	2013（7月～）	2014	2015	総計
手術症例数	173	322	384	879
3b	6	10	9	25 (2.8%)
4a	4	9	7	20 (2.3%)
4b	1	4	1	6 (0.7%)
5	2	2	0	4 (0.45%)
総計	13 (7.5%)	25 (7.8%)	17 (4.4%)	55 (6.3%)
P	2 (15%)	6 (24%)	3 (18%)	11 (20%)
PU	11 (85%)	9 (36%)	5 (29%)	25 (45%)
U	0	10 (40%)	9 (53%)	19 (35%)

そのなかで，予期でき，注意すれば回避できたものが15〜24%（20%），予期できても回避できないものが29〜85%（45%），予期できないものが0〜53%（35%）であった．年度の推移をみると重症度の高いものが低下し，予期できない合併症が増えてきている．

当然であるが，予期でき，回避しうるものは臨床医の義務として減らしていかねばならない．Houkinらの集計[1]ではこの分類は合併症の3.3%にすぎなかったとしているので，当院ではこの領域がきわめて多いことになる．これは判定の基準が少し異なる場合もありうると考える．例えば経鼻下垂体部手術の髄液漏であるが，当院ではこれはpreventableとしているが，十分に閉鎖を慎重にしても発生していればunpreventableとされるかもしれない．当院では，2013年には2例，2014年1例，2015年3例発生している．改善がいまだに少ない．本合併症についてはより確実な閉鎖方法を追求する必要があり，髄液漏ゼロを目指すことを当院では1つの目標に定めている．頭蓋底内視鏡手術用のrobotic manipulatorの開発もその目標に向けての一環である．

また嚢胞性の聴神経腫瘍において，術中早期に顔面神経の損傷をきたした．この合併症も予期でき，回避しうるものであった．本症例では走行が腫瘍内背側を走行しており，腫瘍嚢胞の減圧時に神経損傷をきたしている．まず徹底的に腫瘍背側を刺激して異常な走行を把握し，留意する必要があった．本症例以後は嚢胞性聴神経腫瘍の対応はさらに注意するようにしており，その後の嚢胞性聴神経腫瘍で背側走行例では顔面麻痺はきたしていない．

図1はNTT関東病院時代の症例であるが，50歳代の嚢胞性聴神経腫瘍である．創部の骨欠損が多くhydroxyapatiteで埋めている．退院2週間後，創部から排膿がありdebridementを要した．後頭蓋窩の手術ではwatertightに硬膜を完全に閉鎖することが困難な場合があること，および乳突蜂巣の開放により細菌のcontaminationがある可能性が完全には否定できない．Hydroxyapatiteが固化しない，または感染をきたす可能性が高かった．そこでこの症例後，後頭蓋窩の手術ではhydroxyapatiteは用いない方針としている．感染により再開創を必要とした症例はその後経験していない．

一方，脳動脈瘤手術後の嗅覚障害であるが，予期はできるが，なかなか回避が難しい．そこで現在嗅覚モニタリングを開発し有用性を検証しようとしているところである．

PU（predictable-unpreventable）のcriteriaを改善することは，将来の脳神経外科医療の改善につながる分野であり，さまざまなリサーチクエスチョンとテーマがある．

最後にU（unpredictable-unpreventable）の分野であるが，この分野はPUとの境界は微妙である．第三脳室腫瘍術後の記憶障害など，ある術者はpredictableというであろうが，自分はこの程度の剥離操作であれば，記憶障害が出ないと考えていたとする．ここに経験と予期に関するグレーゾーンが存在するのはしかたのないところである．いずれにしてもこのcriteriaの領域もpredictableにして，preventableにしていく必要がある．特に第三脳室内の微細血管や前大脳動脈（anterior cerebral artery；ACA）からのhypothalamic arteryの徹底した温存

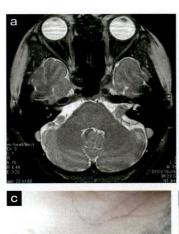
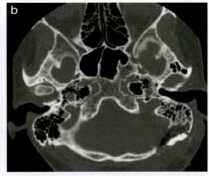
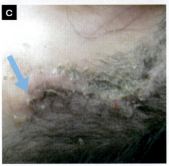
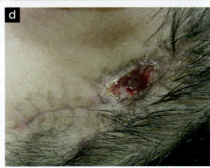

図1　症例
a：嚢胞性の聴神経腫瘍。
b：骨欠損をhydroxyapatiteで埋めている。
c：退院後2週間で来院。創部より排膿がみられた（→）。
d：創部をきれいにし，皮膚欠損部は肉芽が充填するまで加療を継続した。

などに努力することがきわめて重要である。

■ まとめ

　現在の医療技術で，またはほかの術者，診療施設であればpreventableであるところを回避できないというのは，その施設および術者が医療技術を向上するために努力しなければならないことである。また現在の医療でunpreventableな合併症をいかにpreventableにしていくかが，今後の医療技術，医療システムの改善に重要である。

　毎年，また月，クォーターごとにM&Mの数値を出し，比較し，「改善しているか？　改善していないか？」を管理者のみならず組織全体でしっかり把握してゆくことは，明日のよりよい医療システムを構築するうえできわめて重要である。

■ 文献

1) Houkin K, et al. Quantitative Analysis of Adverse Events in Neurosurgery. Neurosurgery 2009; 65: 587-94.

VIII 対策のまとめ

総括
医療安全のためのM&Mと失敗学

森田明夫　日本医科大学大学院脳神経外科学

―― *For the Patient's Safety* ――

M&Mの根本的目的は上記である。失敗をした犯人を探すためではなく，事象の原因を深く追求し，その裏に隠されているかもしれない，教育・診療・管理体制の問題点，さらに診療科目としての脳神経外科一般の常識の齟齬を明らかとし，情報をメンバー間で共有し，改善を計ることである。

M&Mやその内容から得られる失敗経験からの学習（失敗学）は施設の患者および職員に対する医療安全を向上するきかっけとなるべきものである。

問題を起こした個別の医師または医療者の課題については，各個人と指導者，リーダー，部署長との対応で解決を目指すべきである。

本書の内容

今回，筆者自身が経験したもの，筆者が研究会などで見聞きしたもの，それ以外のさまざまな症例の紹介をいただいた。そこから得られる経験や知識は，ぜひ色々な立場の先生方に知っていて欲しいし，同じような過ちをしないよう，本書に記載された経験を自分たちの経験とし，自分たちのシステムを改善して欲しい。「M&Mカンファランスの勧め」にも記載したが，M&Mカンファランスは形骸化すれば，それはただのdutyとなってしまい，時間の無駄であり，診療にまったく役に立たないものになってしまう。そのようにならないためには，常に意識を新しく保ち，ほかの診療科や他の病院，他国ではどのようにしているのか？それまでの事象を整理し，問題点，組織の改善度などを数値として表していく必要がある。また会議時間は短く，起承転結をはっきりとさせ，かつ自由に意見がいえる環境を構築することである。

本書の読みかた

井川房夫先生の項目（p.450）にも記載してあるが，失敗をどのように活かすかは，失敗の事例を知識として，経験として積み重ねていくことが重要である。

本書のように積み重ねられた経験談をどう扱うか？　はまず症例を疑似体験して欲しい。

　対処や最終的アウトカムをすぐに読んでしまうのではなく，自分であったらどうしただろう？　自分がこの場にいたら，患者はどうなっただろう？　と想像をしてみて欲しい。そうすれば，自ら同じような体験をしたときには，すでに経験したこととして，迅速な対応が可能となると思われる。

　批判的に読むのも一法であろう。自分達ならこんな適応はない。こんな手術はしない。こんな対処はしない。ではそうしなかったどうなるのか？　も想像して欲しい。

総括

　本書には脳神経外科におけるさまざまな合併症の症例提示，対応策の記事から，広く個人，チーム，病院としての心と体制のありかたについて記載されている。ただこれは氷山の一角のごくわずかの部分にすぎない。いつなにが，予想外のことが起こるかわからないのが実医療の世界である。脳神経外科においては特にそれは患者の日常生活を直接脅かし，医療者としての自負を木っ端微塵にしてしまうような事例となる。一方で医療者自身の健全な生活すら蝕むような事例も存在する。日頃から日常診療のありかたに留意し，自分だけではなく医師や医療職の同僚にも配慮し，お互いによくない点があれば，修正し，優れた点はまねて相互のレベルを向上する姿勢が重要である。書籍やメディアからの知識，学術集会からの知識を他人のことを考えず，常に自分の立場に置き換えてみることが有用な知識・情報や技術の取得となる。

　ぜひ「患者の安全のために」最良の医療を実施できるよう日々自己，施設のレベルを向上する努力を継続して欲しい。

よりよいM&Mを構築するための10カ条
①立場が上位のものほど，自らの問題点を明らかとする姿勢をもつ
②フランクにdiscussionできる環境を作る
③批判的な意見にも素直に耳を傾け，根にもたない
④直接日常患者対応業務に携わるものが積極的に参加し構築，組み立てて行くようなカンファランスにする（トップダウンからボトムアップに）
⑤集合時間を厳守する
⑥1回のカンファランスは短時間（30分以内）に終了できるようにする
⑦結論を曖昧にせず，結論，対応策を立てる
⑧もし⑦ができない案件があれば次回への課題と担当者を明らかにする
⑨定期的に集計し，統計を取り，変化を検証し共有する
⑩他診療科，施設，海外施設などのカンファランスや結果と比較し，よりよいシステムに定期的に改善する

索引

索引

あ～

圧迫性脊髄症 ………………………… 410
外側線条体動脈 ……………………… 53
開頭 …………………………………… 32, 45
　　──腫瘍摘出術 ………………… 273
海綿静脈洞部髄膜腫 ………………… 342
架橋静脈 ……………………………… 116, 119
仮性瘤 ………………………………… 74
眼瞼下垂 ……………………………… 64, 370, 391
ガンマナイフ ………………………… 336
機能外科手術 ………………………… 28, 416, 425, 431
記銘力障害 …………………………… 425
急性期開頭血栓除去 ………………… 229
急性期バイパス術 …………………… 225
急性硬膜下血腫 ……………………… 29, 104, 110
急性硬膜下水腫 ……………………… 374
虚血 …………………… 209, 216, 220, 225, 229, 235,
　　　　　　　　　　 240, 245, 250, 254
巨大動脈瘤 …………………………… 52, 182, 188, 205
くも膜下出血 ………… 36, 79, 104, 177, 250, 383
くも膜嚢胞 …………………………… 368
クラニオトーム ……………………… 48
グリオーマ …………………… 260, 264, 269, 273, 278

頚動脈ステント留置術 ……………… 254
頚動脈内膜剥離術 …………… 68, 209, 216, 220, 254
経鼻頭蓋底手術 ……………………… 391
頚部動脈手術 ………………………… 254
血胸 …………………………………… 39
高血圧性脳内出血 …………………… 260
後頭蓋窩 …………………… 307, 314, 325, 342
後腹膜血腫 …………………………… 250
硬膜下出血 …………………………… 45
硬膜切開 ……………………………… 49
高齢者脳動脈瘤 ……………………… 164, 173

さ～

サイバーナイフ ……………………… 336, 410
再発 …………………………… 147, 152, 158, 336, 342
　　──神経膠腫 ………………… 278
三叉神経損傷 ………………………… 348
三叉神経痛 …………………………… 307
失敗学 ………………………………… 450, 504
斜台髄膜腫 …………………………… 336
手術教育 ……………………………… 438
出血部位 ……………………………… 104

術後片麻痺	269
術中破裂	68,142
──のリカバリー	68
症候性動脈瘤	64
小脳圧迫	314
小脳延髄槽	307
小脳橋角部腫瘍	285,329
小脳浮腫	314
静脈出血	325
静脈損傷	115
静脈洞損傷	325
シリンダー手術	374
髄液鼻漏	357
髄液漏	351,357,400
錐体斜台部類上皮腫	307
錐体髄膜腫	336,357
錐体部再発脊索腫	296
水頭症	45
頭蓋底腫瘍	285,292,296,302,307,314, 320,325,332,336
生検術	273
正常圧水頭症	36
脊索腫	391
脊髄手術	400,405,410
切迫破裂	64
前交通動脈	115,119,135
前床突起	65
──髄膜腫	292
前錐体アプローチ	348,357
穿通枝温存	182
穿頭術	28
前内側側頭葉切除術	417
前脈絡叢動脈	87
側頭葉てんかん	425
側脳室前角腫瘍	374

た〜

第三脳室開窓術	368
多発性脳動脈瘤	110
中大脳動脈	52,104,158
中脳水道	368
剃髪	46
てんかん	416,425,431
頭蓋内血行再建	255
動眼神経麻痺	64

橈骨動脈グラフト	197
動静脈シャント	410
動脈損傷	70, 302
内頚後交通動脈瘤	127
内頚動脈瘤術中破裂	67
内視鏡下血腫除去	376
内視鏡手術	368, 376, 391, 397
軟膜下皮質多切術	431
脳灌流圧低下	177
脳血管障害	52, 64, 70, 92, 96, 110, 115, 127, 135, 142, 147, 152, 158, 164, 173, 177, 182, 188, 192, 197, 209, 216, 220
脳梗塞	264
——超急性期血行再開通療法	245
脳室－腹腔シャント	36
脳室ドレナージ	36
脳腫脹	30, 431
脳腫瘍	260, 264, 269, 273, 278, 285, 292, 302, 307
囊状動脈瘤	110
脳底動脈	92
脳動静脈奇形	68
脳動脈瘤	52, 64, 70, 92, 96, 110, 115, 127, 135, 142, 147, 152, 158, 164, 173, 177, 182, 188, 192, 197, 204
脳動脈瘤塞栓術	142

は〜

皮下剥離	46
非機能性下垂体腺腫	387
鼻中隔	376
非分岐部動脈瘤	52
不完全クリッピング	127
浮腫	351
ブロードネック	92
閉頭	49
傍矢状静脈洞髄膜腫	32
母動脈閉塞	58, 62
慢性硬膜下血腫	28
未破裂動脈瘤	87
良性腫瘍	285, 292, 296, 302, 307, 314, 320, 325, 332, 336
ローカルルール	446

欧文

ASDH 29,104,110
AVM 68
balloon occlusion test 56
BOT 56
burr hole 28,48
CAS 254
CEA 68,209,216,220,254
cross flow 152
CSDH 28
elongated styloid process 192
flaccid hemiplegic state 80
flow diverting stent 52
high flow bypass 81,152,192
high jugular bulb 329
hyperprefusion 320
insular glioma 269
low grade glioma 264,269
LSA 53
M&M 14,32,45,87,96,204,225,254,
362,466,504
MCA 52
Meckel腔 348
moyamoya病 42
paraclinoid瘤 74
petrosal vein 329
premature rupture 79,135
remote event 320
remote hemorrhage 320
SAH 79,104,177,250
STA－MCA bypass 235
STA－SCA bypass 240
suction decompression 177

脳神経外科　M&M カンファランス

2016年10月10日　第1版第1刷発行

- ■監　修　寶金清博　ほうきんきよひろ
- ■編　集　森田明夫　もりたあきお
- ■発行者　鳥羽清治
- ■発行所　株式会社メジカルビュー社
  〒162-0845 東京都新宿区市谷本村町2-30
  電話　03(5228)2050(代表)
  ホームページ http://www.medicalview.co.jp/

  営業部　FAX 03(5228)2059
  　　　　E-mail eigyo@medicalview.co.jp

  編集部　FAX 03(5228)2062
  　　　　E-mail ed@medicalview.co.jp

- ■印刷所　株式会社加藤文明社

ISBN 978-4-7583-1558-6　C3047

©MEDICAL VIEW, 2016. Printed in Japan

- 本書に掲載された著作物の複写・複製・転載・翻訳・データベースへの取り込みおよび送信（送信可能化権を含む）・上映・譲渡に関する許諾権は，（株）メジカルビュー社が保有しています．
- JCOPY 〈(社)出版者著作権管理機構　委託出版物〉
  本書の無断複写は著作権法上での例外を除き禁じられています．複写される場合は，そのつど事前に，(社)出版者著作権管理機構（電話 03—3513—6969，FAX 03—3513—6979，e-mail：info@jcopy.or.jp）の許諾を得てください．
- 本書をコピー，スキャン，デジタルデータ化するなどの複製を無許諾で行う行為は，著作権法上での限られた例外（「私的使用のための複製」など）を除き禁じられています．大学，病院，企業などにおいて，研究活動，診察を含み業務上使用する目的で上記の行為を行うことは私的使用には該当せず違法です．また私的使用のためであっても，代行業者等の第三者に依頼して上記の行為を行うことは違法となります．